American Heart Association.

二次救命処置

インストラクターマニュアル

JN137032

日本にて発行: Global Speed 2-6-34, Takashima, Nishi-ku, Yokohama-shi, Kanagawa, 220-8515 Japan

登録番号: 0107-03-002847

ISBN: 978-1-61669-911-6. 日本語版 20-2108JP. 発行日 : 5/21

オリジナルの英語版

Advanced Cardiovascular Life Support Instructor Manual

謝辞

アメリカ心臓協会(American Heart Association,AHA)は，このマニュアルの開発に貢献された以下の方々に感謝いたします。Elizabeth Sinz, MD, MEd; Kenneth Navarro, MEd, LP; Adam Cheng, MD; Elizabeth A. Hunt, MD, MPH, PhD; Sallie Johnson, PharmD, BCPS; Steven C. Brooks, MD, MHSc; Susan Morris, RN; Brian K. Walsh, PhD, RRT; Julie Crider, PhD; and the AHA ACLS International Project Team.

日本語版：野々木 宏， 菊地 研， 高橋 弘， 花田 裕之， 齋藤 博則， 瀬尾 宏美， 鈴木 秀一， 加藤 正哉， 真弓 俊彦， 平井 信孝， 船﨑 俊一， 金子 一郎， 中山 英人，境田 康二， 弘本 光幸， 北原 浩， 栁井 良裕， 鈴木 淳一， 武安 法之， 松本 尚浩， 加塩 信行， 鹿瀬 陽一， 片山 正夫， 木村 相樹， 木村 光利， 佐藤 浩之，杉木 大輔， 富澤 稔， 西山 靖将， 蛯原 大作， 大森 正樹， 河波 弘晃， 佐方 祐貴， 山寺 圭，若月 優子 and the AHA ECC International ACLS Project Team.

このテキストの最新情報や修正情報を入手するには，
www.international.heart.org を参照してください。

目次

目次

略語

略語	定義
ACLS	二次救命処置
ACS	急性冠症候群
AED	自動体外式除細動器
AHA	アメリカ心臓協会
AV	房室
BLS	一次救命処置
CCF	蘇生処置中に胸骨圧迫をしている時間割合胸骨圧迫の割合
CE	継続教育
CME	医学生涯教育
CPR	心肺蘇生
CPSS	シンシナティ病院前脳卒中スケール
CT	コンピュータ断層撮影
ECC	救急心血管治療
ECG	心電図
EMS	救急医療サービス
IO	骨髄内
IV	静脈内
MET	Medical Emergency Team
MI	心筋梗塞
NPA	鼻咽頭エアウェイ
NSTE	非 ST 上昇
OPA	口咽頭エアウェイ
PCI	経皮的冠動脈インターベンション
PEA	無脈性電気活動
pVT	無脈性心室頻拍
ROSC	自己心拍再開
RRT	Rapid Response Team
RV	右心室
STEMI	ST 上昇型心筋梗塞
VF	心室細動

ACLS インストラクター用リソース

CPRverify（**www.CPRverify.org**）から利用できる。

*ACLS コースには受講前のオンラインビデオレッスンが含まれている。ACLS トラディショナルコースには受講前のオンラインビデオレッスンは含まれていない。すべてのコースには必須の受講前自己評価が含まれている。

受講前教材

器材リスト

ACLS コースの日程例

ACLS 更新コースの日程例

ACLS トラディショナルコースの日程例

ACLS トラディショナル更新コースの日程例

HeartCode ACLS 実践スキルの概要の例（オプション 1）

HeartCode ACLS 実践スキルの概要の例（オプション 2）

ACLS コースの日程例プラス BLS カード

ACLS 更新コースの日程例と BLS カード

受講者向け事前案内の見本（ACLS コース）

受講者向け事前案内の見本（ACLS トラディショナルコース）

受講者向け事前案内の見本（HeartCode ACLS）

ACLS ケースシナリオテンプレート

コース教材

2020 年サイエンス要約表

ACLS コードタイマー／レコーダーシート

ACLS 薬物シート

ACLS レッスンプラン

ACLS 学習ステーションチェックリスト

成人に対する質の高い BLS スキルテストチェックリスト

気道管理スキルテストチェックリスト

ACLS メガコードテストチェックリスト

学習ステーションおよびメガコードテスト

ACLS 学習ステーションシナリオおよびデブリーフィングツール

ACLS メガコードテストシナリオ

*初期評価と第一印象は同様である。

パート 1

コースの概要

本インストラクターマニュアルについて

アメリカ心臓協会(AHA)は本インストラクターマニュアルを再構成し，蘇生トレーニングの科学的理論と教育方針，また当協会のトレーニングコースを実施するための基本設備について説明する導入セクションを追加した。パート 1 では，新しくインストラクターとなる人に対し，AHA インストラクターとしての第一歩を支援する重要かつ実用的なツールを提供する。また，熟練したインストラクターに対しては，すべての AHA コースの設計に組み込まれている科学的理論と教育方針に関する洞察を提供する。情報には，主に AHA のより高度な蘇生コースに適用されるものも含まれているが，これらは一次救命処置（BLS）のインストラクターにとっても有益である。本書のその他のパートでは，本コース特有の情報について説明する。

インストラクターの重要な役割

AHA コースの最終的な目標は，心血管疾患のある患者，特に，心肺蘇生（CPR）または救急心血管治療（ECC）が必要な患者の予後を改善することにある。AHA インストラクターは，学習と練習を通じて受講者の技術を向上させることにより，現実の人命救助に貢献するという特有の機会を有している。インストラクターは ECC コースの教育的設計を使用して，できるかぎり現実の救急現場に近い状況を再現する必要がある。AHA コースではこのような方法により，次の救急現場で最適な行動ができるよう受講者の準備を整えることができる。

AHA インストラクターとしての役割は，以下のように受講者を支援することである。

- 最新版の『心肺蘇生と救急心血管治療のための AHA ガイドライン(AHA Guidelines for CPR and ECC)』に従った効果的なケース管理を実演する
- 質の高い治療をモデルとして示す
- 目的とする結果に重点を置きながら，円滑にディスカッションを進める
- 受講者の反応に耳を傾け，学習の概念を理解できるようにフィードバックを行う
- 受講者の行動を観察し，必要に応じて指導を行う
- 良い点を指摘したり，間違いを正すためフィードバックを行う
- ディスカッションとシミュレーションを管理し，教室での講習時間を有効に活用して学習効果を最大に高める
- 各シミュレーション前のプレブリーフィングと各シミュレーション後の体系的なデブリーフィングを主導および促進し，モデルを示す

さらに，AHA インストラクターによっては，ブレンデッドラーニングコースも指導する。これらのコースは，受講者がコースの一部をオンラインで受講する e ラーニングと，インストラクター主導による実践セッションを組み合わせたものである。ブレンデッドラーニングコースの詳細については本マニュアルで後述する。

インストラクターに要求される事項

最新の科学情報

科学技術や教育内容は，定期的に更新される。AHA では，このような更新情報をリリース時に確認できるよう，以下のリソースを参照することを強く推奨している。

- ECC Beat を含む AHA のインストラクターネットワーク。アクセス方法については **www.ahainstructornetwork.org** を参照のこと。
- AHA の Web サイト（**www.international.heart.org**）
- 『心肺蘇生と救急心血管治療のための AHA ガイドライン(AHA Guidelines for CPR and ECC)』(**eccguidelines.heart.org**)

インストラクターネットワーク

すべての AHA インストラクターには，インストラクターネットワークへの登録とトレーニングセンターとの提携が求められる。トレーニングセンターによって提携が承認されなければ，インストラクター用コンテンツにはアクセスできない。登録方法に関する指示については，**www.heart.org/instructors** にアクセスすること。登録の際には，ユーザー同意書に同意する必要がある。AHA は提携を解消または拒否する権利を有する。

登録および提携承認が完了したら，指導訓練科目すべてに適用されるインストラクター ID 番号が付与される。この番号は，インストラクターカードと，担当クラスの受講者のすべてのコース修了カードに表示される。所属するトレーニングセンターが変わっても，この番号は変更されない。

コース計画と補助教材

教室でのコースや実践セッションの前に十分な時間をとって，インストラクターマニュアル，レッスンプラン，プロバイダーマニュアル，その他の受講者用資料をよく読み，ビデオを視聴して，内容を確認すること。事前の準備が指導の成功と評価への鍵となる。

ビデオとレッスンプラン（パート 6）を確認するときは，コースがどのように構成されているかと，自分自身および受講者に期待されている内容に注目する。必要に応じて，レッスンプランにメモを取る。

この準備は重要であり，コースをより効果的に指導できるようになる。また，コースの展開に従って取るべき行動を予測できるようになる。これは，コースの一部で実習やテストを受けてもらうために受講者をまとめる場合やビデオを使って情報を伝える場合，討論を円滑に進める場合，器材を配布する場合，デブリーフィングを行う場合，筆記試験または実践テストを実施する場合に特に当てはまる。

コースの案内

AHA 国際インストラクターは，AHA が提供する CPRverify で，名簿を入力して e カードを発行することができる。コースを探している受講者は，ECC Global Connector で最寄りの国際トレーニングセンターを検索し，問い合わせることができる。ECC Global Connector: **www.heart.org/internationaltraining**

教材の注文

インストラクターは書籍およびその他の補助教材を，トレーニングセンターを通じて，または **https://international.heart.org/en/how-to-buy** から代理店に直接，注文することができる。ただし，コース修了カードを注文できるのは，トレーニングセンターのコーディネーターだけである。トレーニングセンターのコーディネーターと協力して，受講者がカードを受け取ることができるようにすること。

AHA 教材の著作権

AHA の書籍およびその他のトレーニング教材の著作権は AHA にある。AHA による事前の書面による同意なしに，これらの教材の一部または全部を複製することはできない。

詳しい情報，および ECC テキストまたはその他の教材の再販，複写，または使用の許可については，**copyright.heart.org** を参照すること。

喫煙に関する方針

トレーニングセンターでは，AHA ECC トレーニングのプログラム実施中は，クラスルームおよびトレーニング施設を常時全面禁煙とする必要がある

コース修了カード

トレーニングセンターのコーディネーターまたはトレーニングセンターのコーディネーターに任命されたその他の公認の国際トレーニングセンターの代表者のみが，承認された科目に対するコース修了カード（eCard または印刷されたカード）を注文するための機密セキュリティコードを使用することができる。トレーニングセンターのコーディネーターはこのコードを機密にしておくこと。トレーニングセンターコーディネーターは，このコードなしにコース修了コードを注文できない。

トレーニングセンターのコーディネーターは，AHA に対してセキュリティーコードに関する最終責任を担う。セキュリティコードの紛失，盗難，開示，または無許可使用の疑いがある場合，トレーニングセンターのコーディネーターは AHA に直ちに報告しなければならない。

AHA は，コードの機密性を保持するために必要であると判断した場合，コードを変更する場合がある。

機密セキュリティコードの誤用は，国際トレーニングセンターの契約の終了につながる場合がある。

コース修了カードの詳細については，**CPRverify.org** にある『ECC コースカードリファレンスガイド』を参照すること。

コース器材

すべての AHA ECC コースでは，主要なスキル（気道管理，適切な手の位置，胸骨圧迫の深さ，胸郭の戻りなど）の実演が可能なマネキンや器材が必要である。AHA は，成人の CPR スキルを指導する AHA のすべてのコースで，機器を搭載したフィードバック装置またはフィードバック機能が備わったマネキンを使用することを義務付けている。

AHA は特定のブランドのマネキンまたはその他の器材の宣伝または推奨を行わない。使用する器材のブランドまたはモデルは，トレーニングセンターの責任において決定する。

担当のコースや実践セッションで用いる器材の詳細なリストは，本インストラクターマニュアルのパート 2 に掲載されている。

忠実度が高いシミュレーションと低いシミュレーション

数十年にわたり，AHA コースにはシミュレータが使用されてきた。シミュレーターを使用することで，受講者は実際の患者の蘇生を行う際に必要な臨床スキルを練習し，向上させる機会を得ることができる。

技術の進歩により，医療従事者はより簡単に病態生理学的徴候を観察できるようになった。シミュレータの種類は著しく多様化している。中にはオレンジを使った筋肉注射の練習など，単純で時代遅れのものも存在する。一方で，コンピュータ制御装置により，特定の手順の練習における外観と手触りをよりリアルに再現できる洗練された装置もある。プラスチックの品質改善により，タスクトレーナー（気道管理用の練習モデルなど）の用途が広がり，よりリアルなものになっている。また，多くのマネキンに対して実物そっくりの特徴や機能強化が施されている。

「忠実度が高い」という用語は「高度なテクノロジー」の同義語として使われてきたものの，「忠実度」とは，特定の学習目標に関連する現実感のレベルを示すものである。そのため，「忠実度が高い」という言葉には非常に現実に近いシミュレーションであるという意味が含まれている。その一方で，「忠実度が低い」と言った場合は，現実とのギャップを埋める想像力が受講者に要求されることを意味する。これらの定義は，
装置自体ではなく，受講者の経験に基づくものである。

高度なテクノロジーと忠実度が高いシミュレーションは訴求力が高く，受講者の満足度が高まるかもしれない。しかし，より簡素なシミュレータと比較して学習効果が必ず高くなるわけではなくコストだけが大幅に上昇する場合もある。実際，市場にあるどのような製品でも，忠実度の点で実際の人間にかなうものは存在しない。

「忠実度が高い」マネキンは，チームワークおよびスキルの統合には役立つが，現実感を高めることで具体的にシナリオのどの側面が改善されるのかは定かではない。学習プロセスを臨床での実践に反映させるには，忠実度が高いマネキンより，受講者にとって適切なケースや状況を用意することや，器材を受講者が現場で使用するものと一致させることのほうが重要な場合がある。インストラクターは手元にあるリソースを使用して最適なアプローチを構築することにより，受講者を満足させるとともに学習目標を達成する「忠実度が高い」環境を作り出すことができる。

フィードバック装置では胸骨圧迫のテンポ，深さ，胸壁の戻り，および換気の回数と量を正確に測定できる。このフィードバックをコース全体およびテストで使用し，受講者が考えなくても（自動的に）実施できるようになるまで練習できるようにすべきである。自動的に実施できるようにするには，受講者がこれらのスキルを一貫して正しく実行すること，チームリーダーとチームメンバーが他者の正しい手順を確認することが重要である。

感染防護措置

安全で衛生的な環境が教室内で保たれていることを確認するのは，インストラクターの責任である。トレーニングセッションではマネキンに直接手を触れる機会があることと，他の受講者に近接することを，事前に受講者に伝えておく。

コース教材と一緒に事前送付されるコース案内で，感染症に罹患している場合や体調がすぐれない，または手，口，口のまわりに開いた傷口または切り傷がある場合には，コース参加を見合わせるべきであることを受講者に通知しておく必要がある。参加者およびインストラクターは，感染症の活動期である場合，感染症にさらされたと確信する合理的な理由がある場合は，CPR 研修を延期しなければならない。

器材とマネキン消毒

潜在的な感染リスクを低減するため，すべてのマネキンおよびトレーニング器材は各講習終了後に十分に消毒する必要がある。CPR の実習およびテストに使用したマネキンは，受講者 1 人が使用するたびに特別な処置を必要とする。また AHA では，マネキンの使用と維持管理についてメーカーの推奨事項に従うことを強く推奨している。メーカーの推奨事項がない場合は，講習の実施中および終了後に下記のガイドラインを使用することができる。

「開講中」

- 受講者とインストラクターは，適切な手洗い法により良好な衛生状態を保つこと。
- 各自が人工呼吸用フェイスシールドを使用する場合，コース中および終了後のマネキン清掃について挙げられている汚染除去の推奨事項を常に順守すること。さらに，各受講者が汚染にさらされるリスクを低減するために，使用中は受講者全員がフェイスシールドの同じ面をマネキンに当てていることを確認すること。
- コース中にフェイスシールドを使用しない場合　（ダイレクトに呼気吹込みを行う場合）は，受講者 1 人がマネキンを使用するたびに，70 %エチルアルコールの消毒剤を染み込ませた専用の清浄綿でマネキンを消毒すること。
  - パッケージを開け，清浄綿を取り出し，広げる。
  - マネキンの口と鼻を清浄綿で強くこする。
  - 清浄綿で口と鼻をぴったりと覆う。
  - そのまま 30 秒間放置する。
  - 清潔なペーパータオルなどでマネキンの顔の水分を拭き取る。
  - 人工呼吸の練習を続ける。

「講習終了後」

- メーカーの指示に従ってマネキンを分解する。マネキンの分解と消毒作業を行う作業者は，感染防護手袋を着用し，終了時に手を洗うこと。
- トレーニング中に感染の可能性のある体液に接触したマネキンのパーツは，各講習の終了後できるだけ速やかに清掃し，汚染物質がマネキンの表面で乾燥するのを防止する。
- マネキンが清掃前に 24 時間以上保管されていた場合は，以下の手順に従う。
  - すべての表面，再利用可能な感染防護用フェイスシールド，およびポケットマスクを，温かい石鹸水とブラシで念入りに洗浄する。
  - すべての表面を，500 ppm 以上の遊離塩素を含む次亜塩素酸ナトリウム溶液（水道水約 4 L あたり家庭用漂白剤 4 分の 1 カップ）に 10 分間浸す。この溶液は講習のたびに新しく作り，使用後は廃棄すること。4 分の 1 カップ以上の濃度を使用しても効果が高まることは証明されておらず，マネキンが変色するおそれがある。
  - すべての表面をきれいな水で洗い流し，自然乾燥してから保管する。
  - マネキンのパーツを食器洗い機で洗浄するよう推奨しているメーカーもある。使用するマネキンのメーカーに問い合わせ，この方法が適切かを判断する。マネキンの素材によっては食器洗い機で損傷することもある。
- 使い捨ての人工肺は，各講習終了後に交換すること。
- マネキンの衣服とマネキン収納ケースは，定期的に，または汚れた場合に洗浄すること。
- 講習で使用するその他の器具は，病院の方針に従ってメンテナンスすること。受講者が触れる面は消毒液を使用して拭き取ること。

コース教材

インストラクター登録後，アカウントにログインすると，コース指導の準備に役立つ案内文書，フォーム，およびその他の教材のテンプレートを入手することができる。コースや実践セッションの準備に必要なことを受講者に連絡する事前案内など，これらの教材の一部はカスタマイズが必要である

レッスンプラン

すべての AHA ECC インストラクターマニュアルには，以下を目的とするレッスンプランが記載されている。

- インストラクターによるコースの進行を助ける
- コース内容の一貫性を保つ
- インストラクターが各レッスンの主要な目的に集中できるようにする
- コースにおけるインストラクターの責任を説明する

インストラクター用のレッスンプランはコースの前，コースの進行時，およびスキル実習とテストセッション時に表 1 のように使用するために作成されている

表 1. レッスンプランの使用法

実施時期	使用方法
コースの受講前	レッスンプランを確認し，受講者の役割と環境に基づいて，強調したいことをメモする。 • 各レッスンの目標を特定する。 • 各レッスンプランでの自分の役割を定義する。 • 各レッスンで必要なリソースを収集する。
コースの受講中	• 各レッスンプランに従ってコースを進める。 • 各ビデオセグメントの内容を受講者に周知する。 • 各レッスン用のすべてのリソース，器材，用品が整っていることを確認する。 • 各レッスンで指定されている目標を全受講者が達成できるように支援する。 • チームとして取り組み，互いに協力するよう受講者に促す。 • 臨床現場で実践できる最高のパフォーマンスと改善を後押しする雰囲気を作り出す。
スキルテスト前の練習中	受講者は，スキルテストの特定の部分に関して疑問を抱く場合がある。レッスンプランは，そうした質問に答える際のインストラクターの資料となる。

プロバイダーマニュアルの使用

受講者は，コースの受講前に目を通し，コース中およびコース後に資料として使用するため，各自で 1 冊，最新版のプロバイダーマニュアルを所持していなければならない。レッスンプランには，コース中に受講者にプロバイダーマニュアルの特定のセクションを参照させるタイミングが示されている。

プロバイダーマニュアルは，各自で使用するよう設計されており，受講者の教育の不可欠な要素である。マニュアル改訂や更新時は，新しい蘇生ガイドラインが公開されるまで，受講者は各自のマニュアルを再利用してもよい。

ブレンデッドラーニングコースの受講者は，オンライン受講時にプロバイダーマニュアルおよびその他の参考教材を閲覧できる。受講者が参考教材にアクセスできる期間は，オンライン講習用キーの有効化を行った日から最大 2 年間である。受講者には，教室に電子機器を持ち込み，このような電子資料にアクセスすることを許可すること

受講者に合わせた調整

コース詳細の特定

コースで指導を行う前に，以下のコースの詳細を特定する。

- 受講者
- 受講者数
- 特殊な要件や地域のプロトコール
- 教室の条件
- コース器材

実施するコースや実践セッションのタイプに応じた詳細は，パート 3 に記載されている。

コースの柔軟性

AHA では，インストラクターが各コースを受講者のニーズに合わせて調整することを許可している。このようなコースの柔軟性の一例として，学習ステーションとテストステーションで使用される地域の CPR プロトコールがある。具体的な例については，パート 2 を参照すること。

コースを変更する場合は，本マニュアルで概説されている基本的なコース内容に付加する形で変更する。そのため，その分コースの所要時間が長くなる。インストラクターは，コースのレッスンや構成要素を削除してはならない。またコースへの追加や変更は，「AHA 以外」の教材として明確に区別する必要がある（「AHA 以外のコンテンツ」セクションを参照）。一部のエビデンスは，「コースに内容を追加すると，学習と定着が実際に低下する場合がある」ことを示している。コースに追加の教材を入れることは最善の手法とは見なされていないが，必要なレッスンやコース内容が削減されたり短縮されたりしない限り，インストラクターは関連するトピックを追加することができる。

「AHA 以外のコンテンツ」

インストラクターとして最も受講者の役に立てるのは，特定の受講者のニーズに応えるよう調整ができている場合である。受講会場に固有の情報，器材，または職業特有の内容を加えることで受講者の役に立つことが明らかであり，AHA が作成していない内容をクラスまたは配布資料において取り上げる予定である場合は，以下の規則に従うこと。

- 必須となっている AHA のレッスンまたはコース内容は削除や短縮をしないこと。
- コースの変更は，インストラクターマニュアルに記載された基本のコンテンツに追加する形で行う。
- コンテンツの追加によってコースの所要時間も延長される。
- 追加のトピックや情報は，必須のレッスンの流れを妨げないように，コースの「最初または最後」に説明する。
- 地域固有のプロトコールまたはAHAのプロセスに準拠していない手順（新たな薬剤，専門的な技術を代わりに使用するなど）は，受講者に対して「地域固有である」ということを明確に示す必要がある
- AHA 以外のコンテンツについては，「AHA により認証または確認されたものではない」ことを明示し，情報源を受講者に開示しなければならない。
- 使用する副教材は，リードインストラクター（上級コースの場合にはコースディレクター），およびトレーニングセンターのコーディネーターが承認する必要がある。
- 改訂した日程（アジェンダ）およびクラスで共有した印刷教材については，コピー 1 部を保存するコースファイルに入れておくこと。
- AHA 以外のコンテンツに関する試験は行わないこと。受講者が AHA の定義するコース修了要件を満たしたら，その受講者に対し AHA コース修了カードを必ず発行すること。

特別な支援が必要な受講者

- AHA は，障がい者への便宜・融通に関する具体的な指針を，ITCまたはインストラクターに与えることはできない。ITCが弁護士やリスクマネージャー と相談してさらなる情報を得ることを推奨する。
- 受講者には，コース修了カードを取得するためにすべてのコース修了要件を適切に修了する能力が求められる。マネキンの配置，テキストリーダーの使用，試験内容の読み上げなど，必要に応じて合理的な対応を行うことができる。
- 受講者が障がいのためにスキルテストを適切に修了できない場合，クラス受講の書面による記録に，適切に修了できなかったテスト内容の一覧を添えて受講者に渡す。

トレーニングにおける蘇生教育科学の導入

2018 年の『AHA Scientific Statement（AHA 科学的提言）』に掲載された研究『Resuscitation Education Science： Educational Strategies to Improve Outcomes From Cardiac Arrest（蘇生教育科学：心停止の予後を改善するための教育戦略）』によれば，プロバイダーのスキルは標準的な蘇生コースの受講後わずか数週間で低下し始める可能性があり，心停止患者の不十分な臨床ケアと生存転帰の不良につながるおそれがある。『Resuscitation Education Statement（蘇生教育に関する提言）』は，プロバイダーによる重要スキルの習得と維持のレベルを向上させる，以下のような戦略を支持するエビデンスを提示している。

- 完全習得学習：受講者が重要な蘇生スキルを完全に習得できるよう，完璧にマスターしたことを示すまで受講者に練習させる。AHA コースは，受講者がビデオによる実演を見ながら，シナリオに沿ってグループで実習するための時間を設けている。AHA インストラクターの役割は，フィードバックとコーチングを行い，受講者の実習時間を有意義で効果的なものとすることにある。
- 習うより慣れろ（継続は力なり）：受講者に重要スキルの実演を要求する完全習得学習モデルを使用し，受講者が達成すべき最低到達基準を設定する。受講者は，AHA コースのビデオによる実演により，正確かつ一貫した蘇生スキルを観察し，ビデオを見ながらグループシナリオに従って練習することができる。受講者が完全にスキルを習得し，スキルテストを受ける準備が整うまで，練習する時間を十分に与えること。
- 受講者を動機づけるためのパフォーマンス評価：観察可能な行動を基にしてパフォーマンス基準を設定する。患者の予後にとって重要なパフォーマンスを決定し，時間，正確さ，ベストプラクティスなどの基準を設定すること。すべての AHA コースに含まれているスキルテストチェックリストは，重要スキルの合格基準を設定しており，インストラクターが受講者のパフォーマンスを測定し記録できるようになっている。
- 集中的な練習：完全習得が難しい行動や自動的に行うべき行動を習得させるため，体を動かす練習とフィードバックを組み合わせたスキルを反復する「集中的な練習」を行う。
- スキルの維持を図るため過剰学習を利用：時間とともに忘れやすい行動や，完全習得レベルを維持することが難しいスキルについては，「過剰学習」により最低到達基準以上のトレーニングを行う。
- 反復学習：より頻繁に，より短い学習セッションに参加する受講者は，新しい知識や手順を維持できる可能性が高い。e ラーニング，復習イベント，およびその他の方法によって，予定されたトレーニング以外の学習機会を増やすことにより，講習後のトレーニングを強化することができる。Resuscitation Quality Improvement® は，プロバイダーが職場で定期的にスキルを練習して学習を強化するために使用できる，低負荷高頻度のトレーニングの一例である。インストラクターは，コースの中で定期的なスキル復習の機会を提供することができる。
- 文脈学習：受講者の職務範囲と直接関連したトレーニングは，受講者の積極的な参加を促し，自らの習熟度を高める意欲を引き出すことができる。各グループアクティビティに適したチーム構成，役割，状況を設定し，適切なレベルのストレスと学習負荷をかけることを検討すること。
- プレブリーフィング，フィードバック，デブリーフィング：
  - プレブリーフィング：講習前のブリーフィングは，受講者に予想を立てさせ，受講者にとって安全な環境を作り出す。プレブリーフィングはインストラクターと受講者の間に親密な関係を築き，受講者が受講後のフィードバックをより受け入れやすくする。
  - フィードバックおよびデブリーフィングにおけるデータの使用：受講者の改善するにはパフォーマンスして示すことが必要である。これには，インストラクター，他の受講者，および装置からのデータが含まれる。
  - デブリーフィングツール：デブリーフィング用のツールや台本は，学習成果の改善に焦点を当てた指示とコンテンツを提供することにより，インストラクターによるデブリーフィングの効果を向上させる。
- 評価：受講者の習熟度の評価は，効果的な蘇生チームの形成に欠かせない要素である。各受講者の知識とスキルを幅広く把握するため，各コースを通じてさまざまな質の高い評価を計画すること。
- 革新的な教育戦略：最新情報に対する新しいアクセス手法は，一般の人の行動意欲，プロバイダーのパフォーマンス，および生存率を改善する可能性がある。例えば，ゲーム方式の学習は受講者の積極的な参加を促し，ソーシャルメディアは多人数の聴講者に対し情報をすばやく提供できる。

- ファカルティ・デベロップメント：初期のインストラクタートレーニングは不可欠だが，生涯学習に向けて努力するようインストラクターを奨励することは，トレーニングを重視する文化の醸成，受講者の啓蒙，および教室体験の強化につながる。
- 知識の転換と実践のための戦略：プロバイダーが会得した知識を臨床現場で活かすことができなければ，エビデンスの評価がいくら高くても患者の生存率を改善することはできない。『Resuscitation Education Statement（蘇生教育に関する提言）』によれば，科学的知識を臨床現場での実践に転換する手法を改善することは，発展途上の研究分野であり，心停止管理における新しい発見よりも多くの人命を救う可能性がある。AHA コースでは，蘇生スキルとともにチームスキルの教育を行っており，デブリーフィングなどのツールを使用して，受講者が重要スキルの実施方法だけでなく実際の蘇生現場における行動を評価・分析する方法を学習してチームのパフォーマンス改善に貢献できるよう支援している。

質の高い CPR の重要性

用手胸骨圧迫と換気で構成される質の高い CPR は，心停止の傷病者に対する救命蘇生の基礎である。心臓と脳への血流を維持することは，薬物の投与といった他の介入処置に先立ち最優先される。個人およびチームは，心停止時の蘇生処置中，常に心拍出量を維持することに集中する必要がある。

院外および院内の心停止では，CPR が実施されていない，あるいは実施されても中断が多すぎる事例が数多くみられる。CPR スキルの定着に関する研究では，CPR トレーニング後は，数日，数週間，数か月単位で CPR スキルが著しく後退するパターンが示されている。CPR は，CPR が必要とされるすべての学習ステーションにおいて，各受講者のパフォーマンスを支援する視聴覚的フィードバック装置を使用してリアルタイムで実行する必要がある。これは高い能力を持つチームを形成するために非常に重要である。また，胸骨圧迫の割合(CCF)（心停止中に胸骨圧迫が行われる時間の割合）は，学習ステーションにおけるパフォーマンスの向上を後押しするものだが，胸骨圧迫をリアルタイムで実行しないと測定できない。換気においても，最適なパフォーマンスを確保するため，時間を計測するか，リアルタイムの視聴覚的フィードバックを利用する必要がある。これは練習時だけでなく，テストの際にも，現実の救急現場にも当てはまる。

すべての受講者には，コース評価において救命スキルを実演する前に，質の高い CPR を練習する機会が与えられる。

成人の心停止患者に対する質の高い CPR の要素は，以下のとおりである。

- パフォーマンスの改善を支援する自動フィードバック装置を使用して，強く（少なくとも 5 cm）圧迫する。
- 1 分あたり 100～120 回のテンポで速く押す。
- 胸骨圧迫の中断は最小限（10 秒以内）に留める。
- CCF は 80 %以上を理想とする。
- 胸骨を圧迫した後，胸壁が完全に元に戻るのを待って再び圧迫する（圧迫と圧迫の間に，胸部にもたれないこと）。
- 過換気を避け，胸の上がりが目で確認できるように人工呼吸を 1 回につき 1 秒かけて行う。
- 約 2 分ごとに，または疲労する前に胸骨圧迫担当者を交代する。

高度なチームワーク

蘇生チームにおける高度なチームワークは，質の高い CPR を提供し，生存率を高めるための非常に重要な要素である。患者の心停止の転帰の成功はチームに依存するという事実にもかかわらず，蘇生スキルの能力は個人において検証されることが非常に多い。受講者は高度なチームワークについて学習し，教室でそれを練習する。

高い能力を持つチームは，心停止中の適切な手順について，タイミング，質，連携，および運用を，効果的に組み合わせている（図 1）。これら 4 つの重要分野には，以下の詳細が含まれる。

- **タイミング：**最初の圧迫までの時間，最初の電気ショックまでの時間，80%以上を理想とする CCF，電気ショック前の中断の最小化，救急医療サービス（EMS）対応までの時間の短縮
- **質：**圧迫のテンポ・深さ・胸の戻り，中断の最小化，2 分ごとまたは疲労した場合はそれより早い胸骨圧迫担当者の交代，過換気の回避，フィードバック装置の常時使用
- **連携：**チームダイナミクス，チームメンバーの協力，役割の習熟
- **運用：**リーダーシップ，測定，継続的な質向上，参加するコードチームメンバーの数

チームは，施設により，またすべての院外での状況において，さまざまに機能する。方針および手順，ならびに受講者の地域のプロトコールを知ることは，インストラクターの準備に不可欠である。

図 1. 生存率を高めるため，高い能力を持つチームが重視する分野。

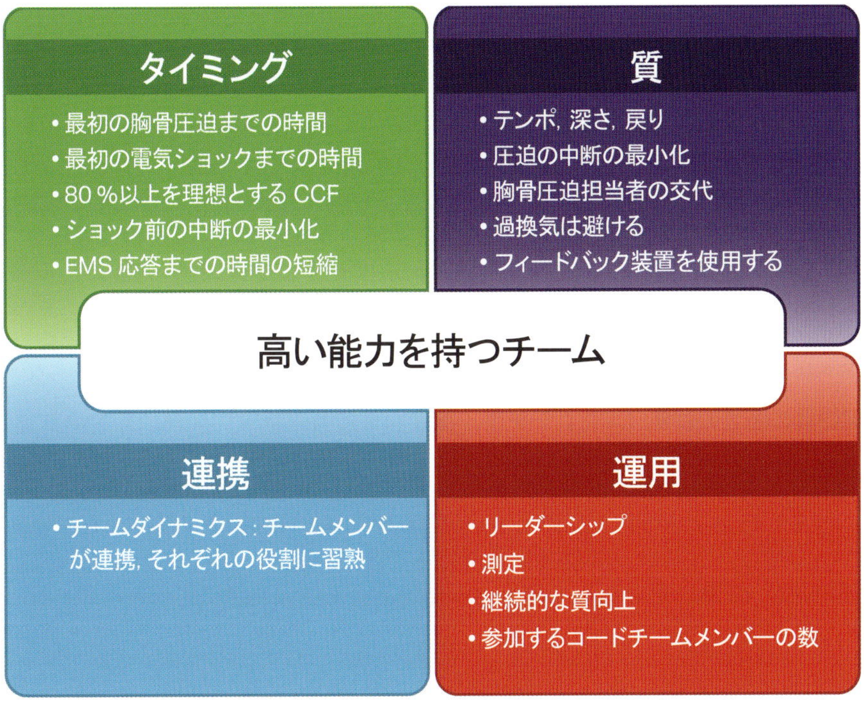
タイミング
• 最初の胸骨圧迫までの時間
• 最初の電気ショックまでの時間
• 80 %以上を理想とする CCF
• ショック前の中断の最小化
• EMS 応答までの時間の短縮
質
• テンポ，深さ，戻り
• 圧迫の中断の最小化
• 胸骨圧迫担当者の交代
• 過換気は避ける
• フィードバック装置を使用する
高い能力を持つチーム
連携
• チームダイナミクス：チームメンバーが連携，それぞれの役割に習熟
運用
• リーダーシップ
• 測定
• 継続的な質向上
• 参加するコードチームメンバーの数

蘇生チームにおける CPR コーチの役割

心停止を起こした傷病者の治療にあたる際，蘇生チームは数多くの重要なタスクを実行しなければならない。これらのタスクを効率的に調整することは，患者の予後を改善するために非常に重要である。チームリーダーは一般的に，多数の重要タスクの監督に加え，BLS スキルのパフォーマンスを監視する責任を負う。これほど多くのタスクを同時に調整することは難しく，治療の遅れや過誤につながるおそれがある。

そのため，現在では多くの蘇生チームで，CPR コーチという役割を設けている。CPR コーチは，質の高い BLS 技能のパフォーマンスを支援することで，チームリーダーが臨床ケアの他の側面に集中できるようにする。複数の研究結果により，CPR コーチのいる蘇生チームは，CPR コーチのいないチームより，質の高い CPR をより高い CCF およびより短い中断時間で実施できることが示されている。

CPR コーチは独立した役割である必要はなく，現在のモニター／除細動器担当者の役割と兼任させることができる。CPR コーチの責任は，CPR の開始時から発生する。主要な目的は，チームメンバーが質の高い BLS スキルを実施できるようコーチングし，胸骨圧迫の中断を最小限にするよう支援することである。以下は具体的な役割を簡単にまとめたものである。

CPR 開始の調整：患者の脈がないと判断したら，CPR コーチは直ちに「私が CPR コーチです。脈がないので胸骨圧迫を開始してください。」と言って動作を促す。次に CPR い。」と言って動作を促す。次に CPR コーチは 胸骨 圧迫を最適に実施するための環境を整える。これには，ベッドとベッドレールを下げること，踏み台を用意すること，あるいは傷病者を回転させてバックボードと除細動パッドを配置することなどが含まれる。これらの行為は胸骨圧迫担当者の疲労防止に寄与し，質の高い圧迫を可能とする。

胸骨圧迫と換気の質を高めるためのコーチング：CPR コーチは，胸骨圧迫と換気の質を高めるために以下のことを行う。

- CPR フィードバック装置から得た客観的データを伝達し，胸骨圧迫担当者のパフォーマンス改善を助ける。CPR の質に関するチームメンバーの目視での評価は，一般に不正確である
- 圧迫（深さ，テンポ，胸の戻りなど）と換気（換気回数，量，胸骨圧迫と換気の比率（必要な場合）など）のパフォーマンスをコーチングする
- 特定の中央目標値をチームメンバーに伝え（100～120/分ではなく 110/分のテンポで圧迫するよう伝えるなど），胸骨圧迫と換気を推奨範囲内で実施できるようにする
- 修正のためのフィードバックを提供し，具体的な肯定（圧迫の深さは適切です，など）を伝えることで CPR スキルの良好なパフォーマンスを後押しする

プロバイダーの交代と除細動のための調整：CPR コーチは，プロバイダーが交代したり除細動器を使用したりする際の中断時間を最小限に抑えるための支援を行う。中断時間を 5 秒未満とすることを目標とする。

以下に CPR コーチによる声かけの例を示す。「チームリーダー，次のリズム解析まであと 30 秒です。次の胸骨圧迫担当者，今の担当者の近くで待機してください。私が除細動器をチャージした後，5 秒間カウントダウンします。胸骨圧迫担当者はカウント 1 になったら胸骨圧迫を止めてください。その後交代して次の担当者は胸の上に手を置いてください。脈拍をチェックしますので，チームリーダーはリズムを判定してください。電気ショック適応リズムであれば直ちに電気ショックを実施し，胸骨圧迫を再開します。」

高度な気道管理器具の装着の調整：CPR コーチは，高度な気道管理器具の装着のための調整を行い，圧迫における中断を最小限に抑える。CPR コーチはまず，チームリーダーと気道管理担当者が理解を共有していることを確認する。「圧迫を止めずに挿管を行う予定と理解しています。うまく行かなかったら，最大 10 秒間圧迫を中断して挿管を試みます。間違いありませんか？」次に，CPR コーチは挿管の開始を宣言し，必要に応じて圧迫中断の調整を行う。中断時間が 10 秒に達したら，CPR コーチは胸骨圧迫担当者に圧迫を再開するよう指示する。

「インストラクターへのヒント」

- CPR コーチは医療従事者であれば誰でもなることができる。ただし，最新の BLS プロバイダーカードを保有しており，CPR コーチの責任を理解し，胸骨圧迫担当者と気道管理担当者を効果的に指導してパフォーマンスを向上させる能力があることを実証する必要がある。
- CPR コーチは除細動器担当者の隣，胸骨圧迫担当者を直接監視できる場所に位置をとる。
- CPR コーチは絶えず声かけをしてコーチングを続ける必要があるため，患者の治療の他の側面を妨げないよう声のトーンやボリュームを調節しなければならない。
- CPR コーチはチームリーダーの役割を尊重すべきであり，リーダーシップを取ろうとしていると思わせてはならない。常にチームリーダーに情報を提供して理解を共有し，重要なタスクと決定について確認を求める必要がある。

CCF の計算

医療従事者は， フィードバック装置または 2 つの手動タイマーを使用することにより，CCF を機械的に計算することができる1 つ目のタイマーで蘇生処置の開始から終了または自己心拍再開(ROSC)までの蘇生処置の合計時間を計測し，2 つ目のタイマーで胸骨圧迫の合計時間を計測する。胸骨圧迫時間を計測する際は，圧迫を開始または再開するたびに 2 つ目のタイマーを開始し，圧迫が中断されるたびに停止する。胸骨圧迫時間を蘇生処置の合計時間で割ると，CCF を算出できる。

CCF = 実際の胸骨圧迫時間／蘇生処置の合計時間

プレブリーフィング

講習前の効果的なブリーフィング（「プレブリーフィング」）は，安全な学習環境の構築に役立つ。

教育担当者はプレブリーフィングを通じて，受講者に対し，ミスは想定されているものであり学習の機会として利用すべきこと，またメンバー間でのリスクの分担が奨励されることを伝え，心理的な安心感を構築することができる。効果的なプレブリーフィングは受講者とインストラクターの間に親密な関係を築く。また，パフォーマンスの目標を明確にし，セッションで重視されるパフォーマンスフィードバックの側面を明示することによって，期待されていること（例えば，タイミング，学習の機会，目的（トレーニングなのか評価なのか））を受講者に理解させ，フィードバックに対する受容性を高める。

- プレブリーフィングでは，失敗してもよく，そこから学ぶことができる支援的な学習環境を確立する必要がある。
- これには，重要なパフォーマンス目標とパフォーマンスに期待されることの強調，実施している練習の重要性の強調，受講者がフィードバックをスムーズに受けられるような準備，デブリーフィングがいつどのように実施されるかの説明などが含まれる。
- シミュレーションに関する規則とリアリズムを設定すること。
- 高い能力を持つチームになるには，目標を設定し，実施後に体系的なデブリーフィングでこれらの目標が達成されたか討論する必要がある。

フィードバックおよびコーチング

受講者がスキルを習得できるよう，ときには手助けをする必要がある。これには，コミュニケーションに関する専門知識と教育的創造性が必要となる。AHA コースの基本方針は，必要なスキルをコース中に習得できない受講者でも，できるようになるまで練習できるというものである。インストラクターは個々の受講者に合った効果的で適切な手法を見つけて使用するよう努めるべきである。通常，成人向け学習原則とデブリーフィング技術を組み合わせることで，高い効果を期待できる。以下のようなことを提案している。

- 特定のシナリオまたはスキルステーションの目的を，受講者と見直す。
- 望ましい行動が見られた場合は，良い点を指摘する。望ましくない行動が見られた場合は自由に回答できる質問を行い，受講者の思考過程を確認する。
- 受講者が目標を達成するまで，必要であれば同じシナリオを繰り返し使用する。

デブリーフィング

デブリーフィングは，体系化された，エビデンスに基づく，受講者に焦点を当てたプロセスであり，威圧感や圧迫感のない環境で行われる。これは，受講者がとった行動について，いつそれを行ったか，そしてなぜそれを行い，どのように行ったか，どのように改善できるかということを受講者が考える際に支援する方法である。

効果的なデブリーフィングセッションでは，インストラクターの視点のみを伝えるのではなく，インストラクターが質問して，受講者に自らの行動を分析するよう促す。このアプローチは，インストラクターの観点ではなく，受講者が考え，行うことに重点が置かれているため，受講者は実践においてレッスンを思い出し，応用しやすくなる。

「フィードバックとデブリーフィングの比較」

単純なフィードバックは，通常，インストラクターが目にした受講者の行動を是正するための活動で，ある間違いを正すことにより他の間違いを生むという予期しない結果をもたらす可能性のある手法である。一方で効果的なデブリーフィングは，受講者が特定の行動を取った理由に焦点を当てたものであり，各受講者の考え方を修正することができる。一般的に，受講者は自分が納得できる理由で物事を行う。優れたデブリーフィングは，受講者が自らの行動を見直し，より深く理解することを助ける。

デブリーフィングはシンプルなフィードバックより時間を要するが，受講者の理解を見直すことにより，レッスンを実際の生活により適用できるようになり，今後の行動により持続的な影響を及ぼす。

「効果的なデブリーフィングの特徴」

効果的なデブリーフィングは，目的に合致し，かつパフォーマンス基準をどのように達成するかに焦点を置いたものでなければならない。具体的には，インストラクターは設定されたデブリーフィングプロセスに注目し，状況に合わせてデブリーフィングを調整し，デブリーフィング用の台本を使用してデブリーフィングの効果を高める必要がある。また，受講者が実際の臨床診療後のデブリーフィングプロセスに対する準備を整えられるよう，デブリーフィングのモデルを示すための機会としてトレーニングをとらえる必要がある。

受講者が向上するにはパフォーマンスデータが必要である。これらのデータも可能な限りデブリーフィングに含めるべきである。蘇生教育において提供される定量的データは，インストラクター，CPR 装置，シミュレータからのデータなど，複数のソースから得る必要がある。一部のデータはリアルタイムで使用できるが，その他のデータはデブリーフィングにおいて使用される。

フィードバックとデブリーフィングは，全体的なカリキュラム設計の一部であり，単独で行うべきものではない。これらの教育における強力な介入は，包括的なカリキュラム設計を検討する際の不可欠な要素である。

効果的なデブリーフィングセッションの特徴を以下に示す。

- 積極的な参加
- 受講者によるディスカッション
- 自己分析
- 応用
- 情報の完全な処理

効果的なデブリーフィングでは，受講者は以下を行う。

- 起きたことを分析して評価する
- 受講者が状況を管理するためにツールがいかに役立つかを認識する
- 自己批評の習慣を身に付ける

推奨されるのは，体系化かつサポートされたデブリーフィングであり，受講者の知識と考え方に重点が置かれた，学習者が中心となったデブリーフィングモデルである。この手法は，行動科学のエビデンスに基づく結果を利用し，批判的思考に焦点を当て，受講者が自身の動機およびパフォーマンスを分析するよう奨励する。これは，受講者が行ったこと，なぜ，どのように，いつそれを行ったか，どのように改善できるかということを受講者に考えさせる，効果的で秩序のあるプロセスである。

体系化かつサポートされたデブリーフィングでは，以下の簡単な 3 つの手順に従って，総合的で効果的なデブリーフィングを実現する。

- イベントに関する情報を「収集」する。
- 正確な記録を使用して情報を「分析」する。
- 目標の達成度を「要約」して，将来の改善に役立てる。

体系化された要素は，表 2 に示す 3 つの具体的な段階で構成されている。支援の要素には対人的サポートと，プロトコール，アルゴリズム，およびベストエビデンスの使用がある。各ケースシナリオの後には十分な時間を取って，デブリーフィングセッションを実施する。

表 2. 体系化かつサポートされたデブリーフィングのプロセス

段階	目標	行動
情報収集	各ケースにおいて何が起こったかを尋ね，イベントに対する共通のメンタルモデルを形成する。受講者の言うことに耳を傾け，受講者がシミュレーションについて何を考えどのように感じているかを理解する。	• チームリーダーの感想を聴く。 • 高い能力を持つチームから情報の明確化や補足を求める。
分析	受講者に自身の行動に対する熟考と分析を促す。	• 蘇生処置の正確な記録を確認する。 • 観察内容を報告する（正しい手順と誤った手順の両方について）。 • 受講者がシミュレーション時のパフォーマンスについて熟考および検証し，デブリーフィング時の認識について熟考できるよう支援する。 • セッションの目標から焦点が逸れないように，デブリーフィング中の受講者の話の方向を調整する。
まとめ	学んだ教訓のうち実践に活かせるものを特定し確認する後押しをする。	• 受講者からのコメントまたは発言を要約する。 • 高い能力を持つチームや個人の行動について，受講者に肯定的な面を特定させる。 • 高い能力を持つチームや個人の行動について，受講者に変更や修正が必要な領域を特定させる。

指導セッション中の学習の強化，受講者による自己批評，今後の臨床場面の熟考などの奨励を目的とするファシリテーターとして行動する。これにより，継続的な自己啓発が促進され，個々のコースを超えた長期的な効果が期待できる。

良いファシリテーターとは，話を聞くことや誠実な質問をすること，自由に回答できる質問をするスキルを効果的に使用し，受講者が各状況をどのように理解し，どのように考えたかを判断できる人物である。特定の「行動」を修正した場合，ある 1 つの行動にしか影響を与えないが，「アプローチ」を修正した場合は，さまざまな状況における受講者の行動に影響を与える。

適切な中断および沈黙によって，受講者が自身の考えをまとめるために必要な時間を与えることができる。プロトコールおよびアルゴリズムの有益性を示すことも，効果的な促進の一部である。

体系化かつサポートされたデブリーフィングは，臨床現場で必要なスキルと技術を円滑に学ぶのに役立つ。また，実際の蘇生処置のデブリーフィングは，医療従事者が将来の臨床現場におけるパフォーマンスを向上させるのに役立つ方法となりうるため，優れたデブリーフィング技法を手本として示し，促進することも重要である。

文脈学習

蘇生トレーニングの核となるもう 1 つの概念は，受講者が現実に遭遇する状況に適用できるトレーニングを行うことである。

- 受講者によって重視することがそれぞれ異なることを考慮し，受講者のタイプ，置かれている状況，それぞれの環境において入手可能なリソースに合わせて学習内容を調整する。
- 蘇生をシミュレーションする際は，マネキンの忠実度が高いだけでは不十分であることを認識し，状況に合わせて必要なマネキン機能を使用すること。これらの機能はトレーニングに対する受講者の積極的な参加を促し，学習目標達成に貢献する。
- チームの構成，役割，状況を担当の受講者グループに適したものにすることにより，チームトレーニングのリアリズムを強化する。
- 受講者に負荷をかけることを恐れない（受講者が無理と思わない範囲で）。受講者にとって適切な負荷は，学習への取り組みを深め，経験学習の効果を強化することができる。

コース修了のためのテスト

AHA では，受講生がプロバイダーコース修了カードを取得するには，スキルテストの修了に加え，インストラクター主導のコースの筆記試験または HeartCode のオンライン講習の修了を条件としている。

プロバイダーのスキルと知識を迅速かつ正確に提供することは，患者が生存する上で非常に重要である。客観的かつ一貫性のある正確なテストを実施することは，このような救命スキルと知識の強化だけでなく，すべてのインストラクターが指導する内容に一貫性を持たせるうえでも重要である。

すべての AHA インストラクターは，以下のセクションで説明するすべてのスキルテストについて高水準のパフォーマンスを維持することが望まれる。

スキルテスト

スキルテストの実施中，受講者はインストラクターからの支援，ヒント，または指示を一切受けることなく，すべてのスキルの習熟度を実証する必要がある。

該当する分野のインストラクターは，コースの主要な精神運動スキルに関する理論的な知識と習熟度について各受講者を評価する。AHA コース修了カードの発行には，該当する科目の AHA インストラクターによる必須スキルテストを受けるか，または AHA e ラーニングコースにおいて AHA 承認の電子マネキンを使った必須スキルテストを受けることが必要である。

ACLS コースの受講者は，有効な BLS プロバイダーカードの保有を AHA に義務付けられているわけではないが，BLS スキルに習熟していることを実証することが求められる。トレーニングセンターは，有効な BLS プロバイダーカードを要求しても，BLS の内容とテストを本コースで省略してよいということを意味するわけではない。

ブレンデッドラーニングコースの受講者のスキルテスト

インストラクターは，場合によってスキルの練習とテストをブレンデッドラーニングコースの実践セッションで実施する必要がある。これらのセッションにはパート 6 のレッスンプランを役立てることができる。実践セッションのスキルテストは，インストラクター主導のコースと同じように実施する必要がある。一部のスキルテストは，テスト実施中に他の受講者の参加を必要とする（詳細はパート 4 を参照）。

試験

試験では，ECC インストラクター主導のコースで学んだ認知的知識の習得度を評価する。各受講者がコース修了の要件を満たすには，試験で少なくとも 84 %の正答率を得る必要がある。

AHA は，e ラーニングコースまたは教室でのコースで実施する試験について，オープンリソースポリシーを採用している。「オープンリソース」とは，受講者が試験を受けるときにリソース（資料）を参照してもよいことを意味する。使用可能なリソースの例としては，プロバイダーマニュアルの印刷版または個人用デバイスで閲覧できる e ブック，受講者がプロバイダーコースの受講中に取ったメモ，『ヘルスケアプロバイダー向け ECC ハンドブック 2020（2020 Handbook of ECC for Healthcare Providers）』，『心肺蘇生と救急心血管治療のための AHA ガイドラインアップデート（AHA Guidelines Update for CPR and ECC）』などが挙げられる。ただし，他の受講者やインストラクターとの自由な話し合いは，「オープンリソース」に含まれない。試験中は，受講者どうしで話し合ってはならない。

コース教材に添えて受講者に送る事前案内では，試験で使用するためマニュアルを教室に持参することの重要性を強調すること。e ブック版を使用している受講者は，インターネット接続がない場合に備え，プロバイダーマニュアルを自分の端末の e リーダーアプリにダウンロードして持参する必要がある。

試験はオンラインで実施されるが，ときには紙での試験が必要とされる場合もある。
試験についての詳細な情報は，CPRverify に掲載されている。

オンラインではなくテスト用紙での試験を行う場合は，試験の採点をし，受講者が用紙を提出した後はすべての質問に答えること。正答率が 84 %に満たない受講者は，知識と理解の程度を確認するため，2 度目の試験を受けるか，口頭での補習を受ける必要がある。受講者に 2 度目の試験を受けさせる場合は，初回の試験を受講者と一緒に見直し，受講者が不正解だった問題について学ぶ時間を与える。口頭での補習を行う場合，受講者に，間違って解答していた質問に口頭で答えてもらい，受講者がそれぞれの質問に正しく解答したかどうかを解答用紙に記録する。解答用紙には，補習が修了し受講者が合格点に達したことを記録する必要がある。

文字を読むことや文字で書かれた問題を理解することが困難な受講者がいる場合は，試験を読み上げてもよい。試験問題は書かれているとおりに読み上げ，正解を示唆するような読み方をしてはならない。必要であれば試験を口頭で翻訳してもよい。

ECC ブレンデッドラーニングヘルスケアコースでは，知識習得の評価がオンライン講習に組み込まれているため，受講者が教室での講習に出席した際に試験を行う必要はない。

試験のセキュリティ

試験の機密保持は最も重要である。

- すべての試験について機密性を確保し，教室外にてコピーまたは配布されないように注意すること。
- 試験は著作権で保護されている。したがって，トレーニングセンターまたはインストラクターはいかなる形でも試験を改変することはできず，インターネットまたはイントラネットのサイトのような学習管理システムに試験を掲載することもできない。これには受講前自己評価も含まれる。*
- テスト用紙での試験を実施する必要があるときは，指導しているコースのオンライン試験プラットフォームから必ず最新版を印刷すること。
- テスト用紙での各試験は配布枚数を管理する必要があり，配布したすべての試験用紙は試験時間の終了時にインストラクターに返却されなければならない。

*試験は複数の言語に翻訳されている。指導しているコースで翻訳された試験が必要な場合は，必要な翻訳版が利用可能であるか，所属するトレーニングセンターのコーディネーターに確認してもらう。

補習

プロバイダーコース受講者の補習

コースの一部を正しく実施できていない受講者に対しては，補習が必要になることがある。通常，これには多大なリソースを要し，コミュニケーションおよび教育関連の創造力の面で，相当量の専門知識が要求される場合もある。

基本原則として，必要なスキルをコース受講中に習得できなかったすべての受講者は補習を受けることができる。インストラクターは，受講者にとって効果のある適切な方法を見つけ出し，これを採用することに尽力すべきである。通常，成人向け学習原則とデブリーフィング技術を組み合わせることで，高い効果を期待できる。以下のようなことを提案している。

- シナリオまたはスキルステーションの目的を，受講者と見直す。
- 望ましい行動が見られた場合は，良い点を指摘する。望ましくない行動が見られた場合は自由に回答できる質問を行い，受講者の思考過程を確認する。
- 受講者が目標を達成するまで，必要であれば同じシナリオを繰り返し使用する。

別のインストラクターに補習を担当してもらうことを検討する。インストラクターが替わることにより，受講者にとって助けとなる別のアプローチを提供できる可能性がある。

コース中に特定のセクション内（または試験やスキルテスト）で補習を無事修了できない受講者がいる可能性がある。その場合，受講者は補習セッションを別に手配することができる。受講者は，コース修了カードを取得するにあたり，コースディレクターまたはリードインストラクターが期待する学習目標をすべて修了する必要がある

受講者は，試験，スキルテスト，スキルステーションなどのすべての補習セッションを，元のコースの最終日から 30 日以内に修了する必要がある。補習日は，コース修了カードの発効日として表示される。

受講者が 30 日以内にコースのすべての修了要件を満たさなかった場合，コースは未修了とみなされ，コース修了カードは発行されない。

インストラクター向けの補習に関する概念

「補習」とは，インストラクターが受講者に対して，コースの必要なスキルを習得するための機会を追加する，学習プロセスの 1 つである。

「非公式な補習」は，コース全般で随時行われ，学習プロセスの一部となっている。たとえば，ある受講者がスキルの習得に苦労している場合，練習やテストにおけるスキル実施時に，その受講者の順番を最後にすることができる。これにより，その受講者は他の受講者を観察して学習する時間をより多く持てることになる。

「正式な補習」は，受講者がスキルテストまたはコアケーステストステーションを正式に受験した後，習熟度を実証できなかった場合に行われる。休憩時や昼食時，講習終了時などに，受講者をインストラクターと 1 対 1 で練習させ，スキルの実施において改善の余地のある部分を判断する。次に，受講者に練習を促し，再テストを受ける準備ができたら申し出るように伝える。

正式な補習の必要性については，テストの終了後すぐ，個別のデブリーフィングで慎重かつ客観的に受講者に伝えることが重要である。このとき，シナリオの重要行動目標を指針として使用する。

- どの受講者にも，まれな例外を除いて，補習は受けることができる。
- 初回受講だけではコースのスキルや原則を十分に学習できなかった受講者に対しては，補習を実施するよう努めること。
- インストラクターのレッスンの進め方が受講者の学習形態と合わない場合もあるため，状況によってはインストラクターの交替も必要である。
- 成績の不振の原因が知識不足だと決めてかからないこと。受講者の成績は，他の要因（個人的な問題，作業に関する問題など）によって左右される場合もある。
- 受講者が補習を受けた後も習得が困難な場合は，受講者の学習スタイルを検証し調整を行う必要がある場合もある。
- インストラクターの役割は，学習を容易に行うことにある。受講者に補習を行う際は，常に礼儀正しく丁寧前向きで，プロフェッショナルかつ社交的な態度で臨む。

本マニュアルの後半のセクションに，補習に役立つ追加教材が掲載されている。

成果を上げるための補習の手順

補習を行うときには，以下の手順が役立つ場合がある。

- 受講者が適切に実行できなかった，重要な行動の手順を再確認する。
- 自由に回答できる質問（デブリーフィングツール）を使用して，受講者の思考過程を確認し，必要に応じてこれを修正する。
- その他の要因（能力的な不安など）が受講者のパフォーマンスに影響したかどうかを特定する。
- 受講者の再テストには，同一の，または類似するシナリオを使用する（初回のシナリオが呼吸のケースだった場合は，再テストにも呼吸のケースを使用するなど）。
- 補習が必要なその他の受講者またはその他のインストラクターを用いて，高い能力を持つチームを編成してケースシナリオを管理する。
- 行動不安，またはインストラクターと受講者との相性が合わないことが要因となる場合は，別のインストラクターに補習の実施を依頼する。

インストラクターはコース中に知識やスキルの不足を修正できるようあらゆる努力をすべきである。これにより，受講者がコースの最後に正式な補習を受けなければならなくなる可能性を最小限に抑えることができる。

コース後

プログラムの評価

AHA にとって，AHA の教材およびインストラクターに対する継続的な評価と改善は重要である。各受講者には講習を評価する機会を与える必要がある。また，その機会を提供することはインストラクターとしての責務である。コース評価の実施方法にはいくつかのオプションがある。

- 用紙による評価：紙面記入用のテンプレートがインストラクターネットワークから入手可能である。受講者全員がコース終了時に評価を記入してインストラクターに返却できるよう，十分な数のコピーを用意する。フィードバックに目を通し，記入済みフォームをトレーニングセンターのコーディネーターに送付する。
- オンライン評価（国際トレーニングセンター）：国際トレーニングセンターのインストラクターの場合，その受講者がオンラインで評価フォームに入力した後，CPRverify™でコース修了カード(eCard)の発行を申請できる。さらにインストラクターは受講者に対し，CPRverify で入手した評価用紙に記入を求めることもできる。

プロバイダーコース修了カードの発行

コース要件を無事修了した各受講者には，AHA コース修了カードが発行される。詳細な情報は，CPRverify に掲載されている。

AHA コース修了カードの発行には，マネキンによるスキル実習とテストが必要である。その方法として，AHA e ラーニングコースの一環として AHA 承認の電子マネキンを使用する方法，または該当科目の AHA インストラクターが実施する方法がある。

コースの継続的教育／医学生生涯教育単位

ほとんどの ECC オンラインコースおよびブレンデッドラーニングコースは，継続的教育(CE)/医学生生涯教育(CME)単位を提供しており，CE 基準を満たすよう設計されている。この CE/CME 証明書は，受講者がコースを修了してその単位取得を請求した時点で自動的に作成される。これは修了証明書とは異なる場合がある。

一部の教室でのコースでは，EMS 従事者のための単位も提供している。AHA は，すべての EMS 資格を有する受講者に対し Commission on Accreditation for Pre-Hospital Continuing Education(CAPCE)を通じて継続的教育(CE)の時間を提供する契約を締結している。資格取得コースを修了し米国での資格を有するすべての EMS 従事者に対して CAPCE 認定を与えるという契約上の義務があるため，インストラクターと所属するトレーニングセンターは，必要情報（氏名，電子メールアドレス）を収集して提出する必要がある。提出はインストラクターネットワークを介して行われる。その後，各受講者に対して詳細な必要情報を提供して認定を申請するよう，電子メールでの案内が届く。米国 EMS 資格を有する全受講者のために，全 EMS 受講者の情報を提出しなければならないが，受講者がその認定を受領または請求することは義務ではない。

CAPCE の認定は，コースの内容が，いずれかの国，州または地域の基準，あるいは何らかのベストプラクティスに適合していることを示すものではない。

担当するインストラクター主導のコースに参加したその他の医療従事者に CE の単位を付与する場合は，所属するトレーニングセンターまたは雇用者と協力し，適切な承認機関を介して単位を申請する必要がある。

どのコースで CM/CME の単位を付与しているか，また詳細な情報および最新情報については，インストラクターネットワークを確認のこと。

プロバイダーカードの更新

更新の流れ

現在の AHA コース修了カードの推奨更新期間は 2 年ごとである。コースの再受講に最適な方法とタイミングを確定するうえで十分なエビデンスは得られていないが，スキル維持とトレーニングに関する研究では以下の点が示されている。

- BLS の知識とスキルは，最初のトレーニング後に急速に低下するというエビデンスが徐々に増えている。
- BLS スキルは最初のトレーニングから早くとも数ヵ月以内に低下することが，研究から実証されている。
- 短期間にトレーニングセッションの回数を増やした場合の効果を検証する研究では，胸骨圧迫の実技の向上と除細動実施までの時間短縮が示されている。
- 追加または高頻度のトレーニングを実施した後は CPR 実施について受講者の自信や意欲の向上が認められるという研究結果もある。

トレーニング後に BLS スキルが急速に低下してしまうこと，また頻繁にトレーニングを受けた受講者にスキルと自信の向上がみられることから，定期的にプロバイダーマニュアルを復習し，できるだけスキルを練習するよう受講者に奨励すべきである。また，インストラクターおよびトレーニングセンターは，受講者がコースイベントの合間に自らのスキルを練習しテストする機会を提供することができる。

インストラクタートレーニング

インストラクターの採用と指導

担当コースの受講者の中には，AHA インストラクターになることを希望する受講者がいる可能性がある。AHA では，プロバイダーコースを無事修了した後でインストラクターになることを希望するすべての受講者に対して，少し時間を取って以下の情報を伝えることを，インストラクターに奨励している。

AHA インストラクターコースでは，他者に効率的に教えるための方法を指導している。AHA では，AHA インストラクターコースに参加する最低年齢制限を 18 歳としている。

インストラクター候補者の選考

理想的なインストラクター候補は以下のとおりである。

- 指導する意欲がある
- 学習を円滑に進める意欲がある
- 受講者がコースを修了するために必要なスキルを受講者が確実に習得できるようにする意欲がある
- 受講者の評価を個々の知識およびスキルの向上手段として捉えている

インストラクターコースの受講前提条件

AHA インストラクターコースへの参加候補者は，以下の条件を満たしている必要がある。

- 指導を希望するコースにおける有効期限内のプロバイダー資格を保有している
- インストラクター候補者申請書（国際トレーニングセンターのコーディネーターから入手）への記入を完了している

インストラクターカードの受領

担当の訓練科目のインストラクターカードは，提携するプライマリー（第一登録）国際トレーニングセンターから発行される。このセンターは，トレーニングやモニタリングを受けた国際トレーニングセンターと異なる場合がある。

すべてのインストラクターカードの有効期間は 2 年間である。

新規インストラクターの場合：

- トレーニングの教室での講習の修了後 6 カ月以内に，最初のコースを指導しモニタリングを受けなければならない。担当の科目の現在のトレーニングファカルティメンバーが，最初のプロバイダーコースまたはアップデートコースや更新コースを指導中のインストラクターをモニタリングする必要がある。このモニタリングについては，インストラクターコースを実施したトレーニングファカルティメンバー，または所属する国際トレーニングセンターのコーディネーターと協力しながら，自分の責任において予定を組むこと。
- すべてのモニタリング要件を問題なく修了すると，所属するプライマリー国際トレーニングセンターからインストラクターカードが付与される。有効期限は，モニタリングを含むすべての要件を修了した月から 2 年後となる。
- インストラクター ID 番号を受け取るには，所属するプライマリー国際トレーニングセンターを CPRverify に登録する必要がある。この番号はカードの裏面に記載されるため，カード発行前に取得する必要がある。インストラクターカードの取得に関する質問は，担当の国際トレーニングセンターコーディネーターに問い合わせること。

インストラクターの資格更新の基準：ACLS

インストラクター資格は，トレーニングファカルティメンバーによる更新を受ける必要がある。ACLSインストラクター資格は，以下の基準をすべて満たす場合，
または新規インストラクターの要件をすべて問題なく修了した場合に更新できる。

- 現在有効なプロバイダー資格を維持していること。これには，現在有効なプロバイダーカードを維持しているか，またはトレーニングファカルティメンバーに対して優れたプロバイダースキルを実演し，プロバイダー試験を問題なく修了する必要がある。
- スキルの実演を選んだ場合は，問題なく修了したことがインストラクター／トレーニングファカルティの更新チェックリストに記録されていなければならない。新しいプロバイダーカードはトレーニングセンターの判断によって発行されるか，自らの申請によって発行される。ただし，これは AHA の要件ではない。

- 2 年ごとにインストラクター認証の 4 単位を取得する必要がある。これは以下を組み合わせることで行われる。
  - インストラクター主導の ACLS クラスを指導する（1 コースにつき 1 単位）。
  - HeartCode® ACLS ブレンデッドラーニングコースの実践セッションを実施する。HeartCode ACLS の 1 日の実践セッションを 1 単位と数える。
  - ACLS EP コースのインストラクターでもある場合は，ACLS EP コースでの指導も ACLS インストラクターの更新にカウントされる。
- 過去 2 年以内に更新コースに参加していること。更新では新しいコースコンテンツや手法を紹介し，トレーニングセンター，地域，および全国の ECC 情報を再確認する。
- インストラクター資格が失効する前に，指導中にモニターされる。インストラクターエッセンシャルコース後の初回のモニタリングはこの要件を満たさない。

指導要件の特別な例外

資格更新のためにインストラクターが 2 年間で最低 4 コースの指導を行うという要件は，特殊な状況下で免除または延長される場合がある。特殊な状況には以下のようなものがある（ただし，これらに限定されない）。

- 病気や怪我により，インストラクターが休職するか，指導の職務から離れた場合
- 受講者の不足またはコース教材の遅れが原因で，地域で開講できるコースの回数が限られる場合

トレーニングセンターコーディネーターは，担当のトレーニングファカルティと相談したうえで，該当する科目の指導要件の免除を決定できる。インストラクターが通常の職務から離れる期間，教材のリリースの遅延の長さ，指導の機会の数に対する実際に指導したコースの数を考慮する必要がある。この決定を裏付ける文書をインストラクターのファイルに保管しなければならない。そのほかすべての資格更新要件が，上記のとおり満たされていなければならない。

パート 2

コースの準備

コースの概要

コースの概要と構成

ACLSプロバイダーコースの構成は教育研究により向上するとともに，科学的エビデンスにより内容が充実した。AHA の ACLS プロバイダーコースは，構成と内容のどちらもエビデンスに基づいたものである。

ACLS プロバイダーコースでは，以下の 3 つの主要な概念に重点を置いている。

- 患者の生存に対する質の高い CPR および早期の除細動の決定的な重要性
- 効果的な BLS と ACLS 治療介入の統合
- 蘇生実施時の高い能力を持つチームの効果的な連携，タイミング，コミュニケーションの重要性

このコースは，蘇生の実施時に使用する以下のスキルについて，受講者に実習と習熟度証明の機会を与えるように設計されている。

- 体系的なアプローチ（評価）
- 質の高い BLS
- 気道管理
- リズム認識
- 除細動
- 静脈路（IV）／骨髄路（IO）（知識のみ）
- 薬物の使用
- 電気ショック
- 経皮ペーシング
- 高い能力を持つチーム

受講者は，上記およびそのほかのスキルの応用をシミュレーションケースで実習し，チームリーダーとチームメンバーの両方の役割を練習する。

コースの概要

ACLS プロバイダーコースは，心停止やそのほかの心血管エマージェンシーの処置を指揮または実施する医療提供者向けに設計されている。説明およびシミュレートされたケースへの積極的な参加により，受講者は心停止，心拍再開後の治療，急性不整脈，脳卒中，および急性冠症候群（ACS）の認識および介入技術を向上させることができる。

コースの目標

ACLS プロバイダーコースの目標は，高いパフォーマンスチームによる早期認識と介入を通し，心停止やほかの心肺エマージェンシーを発症した成人患者の転帰を改善することである。

学習目標

このコースを問題なく修了すると，受講者は以下のことができるようになること。

- 「治療システム」を定義する
- 成人患者の系統的評価のためにBLSアセスメント，ACLS 一次アセスメント，ACLS 二次アセスメントの手順を適用する
- Rapid Response Team（RRT）またはMedical Emergency Team（MET）の利用によって，どのように患者の予後が改善されるかについて検討する
- ACS の早期認識と早期治療の開始（適切な処置を含む）について討論する
- 脳卒中の早期認識と早期治療の開始（適切な処置を含む）について討論する
- 心停止の発症，または蘇生転帰の悪化を招く可能性のある徐脈と頻拍を認識する
- 心停止の発症，または蘇生転帰の悪化を招く可能性のある徐脈と頻拍の早期処置を実施する
- 高い能力を持つチームのメンバーまたはリーダーとして効果的なコミュニケーションの模範となる
- チームダイナミクスがチームの活動能力全体に与える影響を認識する
- 呼吸停止を認識する
- 呼吸停止の早期治療を実施する
- 心停止を認識する
- 迅速な胸骨圧迫を優先し，自動体外式除細動器（AED）の早期使用の統一など，迅速で質の高い BLS を実施する
- 蘇生中止または治療交代まで心停止の早期処置を実施する（心拍再開後の治療を含む）
- CPR の質の継続的な評価，患者の生理的反応のモニタリング，およびチームへのリアルタイムフィードバックの提供による，心停止中の蘇生努力を評価する。

教育的設計

ACLS コースでは，リアルな医療現場（救急車の後部，救急部のベッド）を再現（シミュレート），もしくは実際に使用することもある中で，多様な教授法と成人学習の原則が採用されている。**教育的観点から見ると，シミュレーションでの緊急事態が実際の体験（例：設定，器具）に近いほど，スキルを現場で生かせるものになる。**認知領域，精神運動領域，および一部の情意領域は，少人数グループでの指導，チームリーダーとチームメンバーによるマネキンを使用したケースシナリオの実習（すなわち，実践的な学習）によって身に付けることができる。

シミュレーションは，20 年以上にわたり ACLS の基本教育モデルとなっている。技術が進化し，シミュレーション教育の科学が発展し続けているが，基本は変わっていない。シミュレーションは，実際の患者に適用する前に，認知および精神運動の各スキルを学習して実習する機会を受講者に提供する。そのようなシミュレーションに基づく教育が，受講者の知識，スキル，チーム行動，リーダーシップ，およびコミュニケーションを向上する上で効果的であることを立証するエビデンスが，多くの分野で得られている。したがって，ACLS コースの設計には今後もこのモデルが組み込まれることになる。

AHA は，幅広い体験を提供するため，実際の緊急事態や救命の場におけるパフォーマンスを最適化するという共通の目標を持って，異なる学習スタイルを持つ多様な受講者が参加できる。

受講者の学習と習得を最大限にするため，特定のグループによる特定のセッションでは，固有の場所に合うようにシナリオ変更が必要な場合もある。

個々の受講者の学習ニーズに対応できるよう，またインストラクターに柔軟性を提供するために，複数の異なるコース形式が用意されている。

- インストラクター主導の ACLS
- HeartCode ACLS
- RQI®（心肺蘇生品質向上プログラム(Resuscitation Quality Improvement®,RQI®)
- 経験を積んだプロバイダー向け (EP) の ACLS

すべての形式で異なる学習アプローチが使用されており，知識とスキルの統合が強化されている。RQI プログラムの詳細については，**rqipartners.com** を参照すること。経験を積んだプロバイダー向け (EP) の ACLS は，緊急事態や救命医療に関する経験が豊富なプロバイダーを対象とした，上級 ACLS コースである。

インストラクター主導のトレーニング

インストラクター主導のトレーニングでは，受講者はトレーニングセンターやその他の施設での受講に備え，受講前準備を行う必要がある。コースの構成は以下のとおりである。

- トレーニングセンターは，受講者がクラスに参加する前にオンラインビデオレッスンを完了するか，またはビデオレッスンを教室で実施して受講者同士が討議する従来の ACLS コースを受講するかを選択できる。パート 3 の ACLS トラディショナルコースの日程例を参照すること。
- ビデオレッスン，インストラクター主導の討論，マネキンを使用したケースに基づくシナリオを通じて，主要概念についてオンラインで説明する。
- インストラクターは，受講者が CPR や換気のスキルを実演する際に，フィードバック装置を使用して受講者を指導する。
- インストラクターは，スキルテストチェックリストの記載内容に基づき，各受講者／チームが実演するスキルの習熟度をモニタリングする。
- 受講者は筆記試験を受けて，主要概念を理解しているかを確認することができる。

ブレンデッドラーニング(HeartCode)

ブレンデッドラーニングは，オンライン学習の柔軟性と現場のスキル実習およびテストを組み合わせたものである。

「コースの構成」

ブレンデッドラーニングコースの構成は以下のとおりである。

- HeartCode プログラムを使用したオンラインで，　一人一人に適応させ，かつ対話形式のものとして説明される。ビデオおよび対話型の学習活動により，取り組みを強化する。オンラインコースは自己主導型であるため，受講者は指導を受ける時間，場所，およびペースを自ら管理することができる。
- オンライン講習を問題なく修了したら，受講生は修了書を印刷する。
- 受講者は，トレーニングセンターまたは実践セッションを開催するその他の場所，または HeartCode 対応のマネキンシステムで AHA インストラクターの指導を受ける。
- AHA インストラクターが行う実践セッションには，このブレンデッドラーニングコースの実用的かつ実践的な部分のスキル実習が含まれる。実践セッションには，ACLS フルコースと ACLS 更新コースで実施されるスキルテストと同じスキルテストも含まれている。メガコードテスト（**必須**）の場合は，各ケースシナリオに 3 人以上の受講者が参加する必要がある。

「スキル実習とテスト」

受講者は，スキルテストチェックリストの記載内容に基づき，各スキルを適切に実行できることを実演する必要がる（患者評価の実施，質の高い胸骨圧迫の実施，除細動器の使用，口咽頭エアウェイ [OPA] の挿入，高い能力を持つチームとの効果的なコミュニケーション，高い CCF の達成など）。

HeartCode では，スキル実習とテストをその分野の AHA インストラクターまたは HeartCode 対応マネキンにより実施できる。HeartCode 対応マネキンシステムは，受講者がインストラクターの支援なしで実習とテストを実施できるように作成されている。インストラクターが HeartCode 対応マネキンを使用して支援することは可能だが，必須ではない。

ブレンデッドラーニングコースの指導の準備

ブレンデッドラーニングコースの指導の準備をするために，受講前作業をオンラインで実施したり，指導する各種目のオンラインコースを受講することが推奨される。これにより，受講者が学ぶ内容と実施するための準備内容を理解することができる。インストラクター主導のコースと同様，すべてのオンラインコースは，教育原則およびベストプラクティスを使用して開発されている。コース教材は，受講者にとって学習しやすく，内容が定着しやすいものとなっている。受講者は，主要概念について指導し，試験するために作られたオンラインコースのすべての活動を修了しなければならない。また，オンラインコースは受講者が知識をスキルの実施に応用して実施できるように設計されている。

インストラクターは，インストラクターマニュアルスキルテストのチェックリスト，重要なスキルの説明，コースビデオのスキルセクションなど，すべてのコース教材に目を通す必要がある。

HeartCode ACLS 実践セッションでは，このマニュアルで提供されている以下の教材を使用する。

- レッスンプラン ACLS-HeartCode P1 および ACLS-HeartCode T1
- 付録の ACLS スキルテストのチェックリスト

HeartCode コースを理解する

HeartCode は自分のペースで進める Web 上の指導プログラムで，以下を対象とする対応する技術を使用する。

- 治療システム
- 体系的なアプローチ
- 成人に対する BLS
- ACS
- 脳卒中
- 徐脈
- 頻拍
- 高い能力を持つチーム
- 呼吸停止
- 心停止および心拍再開後の治療
- メガコード

オンラインコース修了証の確認

受講者が AHA コースのオンライン講習を修了したら，AHA インストラクターとともに，または承認された HeartCode 対応マネキンを用いて，スキル実習およびスキルテストのセッションを修了しなければならない。

その際，ACLS インストラクターとして，HeartCode ACLS のスキル実習およびスキルテストのセッションを行うよう依頼される場合がある。インストラクターは受講者が提出する修了証が有効であることを確認することができる。

受講者のオンラインコース修了証が有効かどうか確認するには，**www.elearning.heart.org/verify_certificate** にアクセスすること。

コースの対象者

コース受講要件

ACLS フルコース，ACLS 更新コース，経験を積んだプロバイダー向け (EP) の ACLS コースまたは HeartCode ACLS を受講するプロバイダーは，以下に習熟している必要がある。

- 現在の『AHA 心肺蘇生と救急心血管治療のためのガイドラインアップデート（AHA Guidelines for CPR and ECC）』に従って質の高い BLS スキルの実施
- 心電図（ECG）の判読と解釈
- ACLS に必要な薬理作用の理解
- バッグマスク換気の実施

表 3 には，受講者がこれらの各要件を満たす上で役立つ追加リソースが記載されている。記載されている自己学習のトレーニングモジュールを終了できなかった受講者は，ACLS コースに合格できる可能性が低くなる。

表 3. コースの前提条件に適合する追加リソース

前提条件	目安	リソース
BLS	質の高い CPR を実施でき，成人に対する CPR および AED，ならびにバッグマスク換気の使用において習熟度を証明できること。	• BLS コース • 現在の『AHA 心肺蘇生と救急心血管治療のためのガイドライン（AHA Guidelines for CPR and ECC）』 • 『ACLS プロバイダーマニュアル』
心電図リズムの解析	循環が良好な徐脈と頻拍，循環不良な頻拍，無脈性心停止に関連するリズムをモニターおよび出力用紙上で特定できる。これらのリズムには以下が含まれるが，これらに限定されない。 • 正常な洞調律 • 洞性徐脈 • Mobitz I 型 2 度房室ブロック • Mobitz II 型 2 度房室ブロック • 3 度房室ブロック • 洞性頻脈 • 上室性頻拍 • 心房細動（Atrial fibrillation） • 心房粗動（Atrial flutter） • 心室頻拍（単形性および多形性） • 心静止 • 心室細動 • 脈拍のない秩序のある心リズム	• 受講前自己評価 • 『ACLS プロバイダーマニュアル』 • ACLS 補助教材
薬理	以下で使用される重要な薬物について，基本的な理解ができている。 • 心停止 • 徐脈 • 循環が良好な頻拍 • 循環不良な頻拍 • 心拍再開後の治療 • ACS • 脳卒中	• 受講前自己評価 • 『ACLS プロバイダーマニュアル』

BLS プロバイダーコース修了カード

AHA のACLSコース は，BLS のスキルを基礎としている。このACLS コースは，BLS の全スキルのテストを行わず，BLS の筆記試験も含まれていない。BLS プロバイダーカードを発行する場合は，BLS インストラクターが立ち会って，乳児に対する CPR スキルテストと試験を実施する必要がある。

ACLS インストラクターは BLS スキルテストの提供と BLS 試験の管理を選択する可能性があるが，この場合 ACLS コースに時間が追加されることになる。そのため，ACLS クラス実施中に BLS スキルを更新する場合は，事前に計画されている必要があり，BLS 講習へ登録することで，受講者とインストラクターの両方が準備できる。このオプションを希望する ACLS インストラクターのため，このマニュアルには ACLS コースプラス BLS カードの日程例が含まれている。

求められる特定の要件も含めて，このオプションの利用に関する詳細は，本書に後述する ACLS コースの「受講者の BLS カードの取得」を参照すること。

ACLS 受講者用リソース

ACLS 受講者用リソースには **eLearning.heart.org** からアクセスする。ACLS 受講者用リソースには，受講前自己評価，受講前作業（ビデオレッスン），受講前リソース（表 4。インストラクターネットワークと CPRverify の ACLS受講者用リソースのアクセス手順を参照）が含まれる。

表 4. ACLS 受講者用リソース

リソース	説明	使用方法
必須の受講前自己評価	受講前自己評価は，リズム認識，薬理，および実用的応用の 3 つについて受講者の知識を評価する。	自身の習熟度を評価し，補足的なレビューおよび実習の必要性を判断するために，「コース受講前」に完了しておくこと。合格スコアは 70 %である。自己評価は，合格するまで何回でも受けることができる。
ビデオレッスン（受講前作業を行うトレーニングセンターでは必須）	ビデオレッスンは 13 種類あり，複数の医学項目（体系的なアプローチ，急性冠症候群など）が対象である。これによって受講者はコースに備えることができる。各レッスンには，受講者が取り組む質問が含まれている。	ビデオレッスンは，インストラクター主導のトレーニングコース（ACLS トラディショナルコースを除く）に入る前に完了しておく必要がある。
受講前準備チェックリスト	受講者に，コースに備えて適切な準備をする方法を示す。	チェックリストとして使用する。
ACLS 補足情報	• 基本的な気道管理 • 高度な気道管理 • ACLS の主要なリズム • 除細動 • 薬物投与路の確保 • ACS • ECC および ACLS に関する人道的，倫理的，および法的な側面	この追加情報は，ACLS コースで説明する基本概念を補完する。 一部は補足情報だが，そのほかの領域は関心のある学習者または上級プロバイダー向けである。

受講の準備が整っていることを確認するため，**受講者は受講前自己評価に 70 % 以上のスコアで合格しなければならない。**受講前自己評価とビデオレッスンを修了したら，受講者は受講前自己評価のスコアとすべてのビデオレッスンの修了を示す証明書をプリントアウトして，クラスに持参しなければならない。トレーニングセンターでの ACLS トラディショナルコース受講者は，受講前にビデオレッス

ンを修了する必要はないが，受講前自己評価のスコアを示す証明書をクラスに持参しなければならない。受講前自己評価（目安：約 1 時間）と受講前作業（オンラインビデオレッスン：2〜3 時間）の修了に要する時間は受講者によって異なる。受講者の特定のニーズによっては，『ACLS プロバイダーマニュアル』および補足教材で学習する時間がさらに必要となる。

この他，各受講者は受講前準備チェックリストに記入しなければならない。

ACLS コースの柔軟性

AHA は，インストラクターが受講者固有のニーズに合わせて ACLS コースを調整することを許可している。CPR に関連するいくつかの地域プロトコールを選択して**学習ステーションやテストステーション**に組み込むことができる。心停止後数分以内の胸骨圧迫のみの CPR，またはバッグマスクを使用した 6 秒ごとに 1 回の非同期換気を伴う連続胸骨圧迫といった異なるプロトコールの使用が，従来の比率 30：2 に代わる CCF および質の高い CPR の最適化の例である。初期設定の胸骨圧迫と人工呼吸の比率（30：2）は，医療従事者が十分に訓練を受けていない場合，または 30：2 が既定のプロトコールである場合に使用する。これらのプロトコールまたはその他の地域プロトコールを取り入れる場合，学習ステーションおよびテストステーションで使用される CPR のすべてのプロトコールは，**「2 分間サイクル（心リズム解析）」の枠組み内である必要がある**ことを認識する必要がある。

最後に，より多様な受講者に対応するためにケースシナリオ数を増加するとともに，自身のシナリオを作成できるようにすることで，ACLS コースを調整するための柔軟性がさらに高まる。

コースを変更する場合は，本マニュアルで概説されている基本的なコース内容に付加する形で変更する。そのため，その分コースの所要時間が長くなる。インストラクターは，コースのレッスンや構成要素を削除してはならない。またコースへの追加や変更は，「AHA 以外」の教材として明確に区別する必要がある。詳細については，本インストラクターマニュアルの「AHA が作成していない内容」のセクションを参照のこと。

追加のケースシナリオの作成

経験豊富なインストラクターは，コースの柔軟性を高めて，特定の受講者ニーズを満たすために，追加のシナリオを作成することができる。シナリオを作成する際は，次のセクションに進む前に，ここで提供するテンプレートに従う。これらは，現実的なシナリオを作成するために考慮すべき点である。

- 場所の選択。
- ケースシナリオが適用される学習ステーションを選択する。
- シナリオが完了したら，評価スケールを使用してケースシナリオの難易度を評価する。
- 生理学的に適切で現実的なシナリオを作成するために実際のケースの使用が推奨される。
- シナリオの難易度がプロバイダーの実務範囲に一致することを確認する。
  - フルコースの場合は難易度 1 か 2 のシナリオ評価を使用する。
  - 更新コースの場合は難易度 2 か 3 のシナリオ評価を使用する。

現在のケースシナリオをガイド（付録に記載）として使用して，適切な情報を記入する。

ACLS ケースシナリオテンプレート

ケース番号, ロケーション, トピック：（例）

ケース 1：院外呼吸停止

シナリオの難易度：3

導入：（例）あなたは救急救命士で，女性が喘息発作を起こしているというレストランからの通報に対応する。

バイタルサイン

心拍数：
血圧：
呼吸数：
Spo$_2$：
体温：
体重：
年齢：

最初の情報

-
-
-

あなたが最初に取るべき行動は？

追加情報

-
-
-

あなたが次に取るべき行動は？

追加情報（必要な場合）

-
-
-

あなたの次に取るべき行動は？

インストラクター向けの注意事項：（例）救急隊員は経口気管挿管または輪状甲状間膜穿刺のどちらを試みるか判断する。経口気管挿管では，気道の腫れが悪化する場合がある。酸素投与を開始する必要がある。

［該当する場合のアルゴリズム情報。すべてのケースに含まれるものではない］

インストラクター向けの注意事項：（例）チームが質の高い胸骨圧迫を続けることで，患者に ROSC が見られるので，チームは成人の心拍再開後の治療アルゴリズムを開始する。

ACLS シナリオの難易度は 1～3 で，1 = 容易，2 = 中等度，3 = 高難度である。

ACLS コースで 受講者がBLS カードを取得する場合

ACLS コース実施中に受講者が BLS スキルの更新を希望する場合に、 ACLS インストラクターは，以下のすべての要件を満たすことを確認しておく必要がある。

- BLS スキルの更新を希望する受講者は，現在有効な BLS プロバイダーカード（印刷または eCard）と，『BLS プロバイダーマニュアル』または HeartCode BLS の修了証明書のいずれかを保有している必要がある。
- AHA BLS インストラクターまたは ACLS インストラクター（BLS コースも指導できる）は，BLS スキルテストを実施し，BLS 試験を管理する必要がある。
- コース日程は以下のいずれかに従うものとする。
  - ACLS コースプラス BLS カードの日程例（このマニュアルに記載）
  - ACLS コースの概要または ACLS 更新コースの概要の内容一覧から作成した同等の日程表（いずれもこのマニュアルに記載）
  - 修正された日程表には，以下の BLS コース修了要件を含む必要がある。
    - 乳児に対する CPR スキルの実習およびテスト（『BLS インストラクターマニュアル』の乳児のスキル実習および乳児のスキルテストのレッスンプランを参照），スキルテストは BLS 乳児 CPR スキルテストに記録する必要がある。
    - 小児の窒息（成人／小児の窒息に関する『BLS インストラクターマニュアルのレッスンッスンプランを参照）
    - 乳児の窒息（窒息に関する『BLS インストラクターマニュアル』のレッスンッスンプランを参照）
    - 乳児のバックマスク換気の実習（バッグマスクレッスンプラン『BLS インストラクターマニュアルの乳児用バッグマスクレッスンプランを参照）
    - BLS プロバイダー試験，受講者が HeartCode BLS 修了証を提供できない場合。
- 成人の BLS スキル実習およびテストには，機器を搭載したフィードバック装置またはマネキンが必要である。
- 学習ステーションのケースおよびメガコード実習とテストの実施中は，CCF が測定され，ステーションとテストのチェックリストに記録される。
- BLS 受講者名簿の記入は，BLS スキルの更新および新しい BLS プロバイダーカードの発行のために必要である。
- 受講者がすべての BLS コース修了要件を満たす場合，ACLS コースおよびテストの結果にかかわらず，BLS プロバイダーカードが発行される。

インストラクターの要件

コースの指導者

AHA のコースは，それぞれの分野において最新のインストラクターステータスを有する AHA インストラクターが指導しなければならない。インストラクターになるための詳細な情報は，ECC Global Connector を確認し，最寄りのトレーニングセンターに問い合わせること。

各 AHA コースには，コースディレクターが参加する必要がある。このコースディレクターは，コース全体に物理的に参加可能でなければならない。コースディレクターは，コースの実施計画と品質保証，さらにはインストラクターが，指導するすべてのコースで AHA のガイドラインに従うことに対する責任を負う。

AHA 認定インストラクターは，担当する分野において受講者の正式な評価またはテストを実施しなければならない。

リードインストラクター

複数のインストラクターで ACLS コースの指導にあたる場合には，リードインストラクターを指定する必要がある。リードインストラクターは，クラスの前およびクラスの進行時にすべてのインストラクター間のやりとりを監督する。またリードインストラクターは，インストラクターが所属するトレーニングセンターからコース修了カードが発行され，このカードを受講者が受け取ること，およびコースのすべての書類（名簿，スキルテストチェックリスト，コース評価など）がトレーニング用に供給されていることを確認する責任がある。

プロバイダーコースのリードインストラクターには，以下のガイドラインが適用される。

- 各 ACLS プロバイダーコースでは，クラスの全期間を通じて，リードインストラクターが物理的に現場にいる必要がある。
- リードインストラクターは，コースのインストラクターの役割を務めることもできる。
- リードインストラクターは，コースの実施計画と品質保証に関する責任を担う。
- リードインストラクターは，トレーニングセンターのコーディネーターによって指名される。

指導時の要件

以下の表には，ACLS コースを指導するインストラクターの役割と責任が記載されている。なお，1 人が複数の役割を担う場合がある。各学習ステーションとメガコードテストステーションには，1 人のインストラクターが必要である。

表 5. ACLS インストラクターの役割と責任

役割	責任
コースディレクター	• クラスの前およびクラスの進行時にインストラクター間のやりとりを監督する。 • コース全体の流れを監督する • スケジュールの順守を確認する • プログラムの質を監督する • 自分のトレーニングセンターからコース修了カードを発行する
コースインストラクター	• コースを指導する • ケースシナリオを促進する • 各実習後のデブリーフィングを実施する • すべてのテストを実施する • 必要に応じて補習を提供する

インストラクターと受講者の比率

このコースへの参加が許可されている受講者数は，施設，インストラクターの数，利用できる器材により異なる。

ACLS コースの日程は，12 名の受講者用に作成されている。つまり，受講者 6 名のステーションが 2 つと各ステーションにインストラクター 1 名という構成である。望ましい比率は，1 つの学習ステーションに 1 人のインストラクターと 6 人の受講者であり，ステーションの交代スケジュールはこの比率に基づいて作成されている。

場合によっては，1 つの学習ステーションに対して 1 人のインストラクターと 8 人の受講者という比率が許可される場合もある。ただし，インストラクター 1 人につき受講者 6 人という理想的な比率の場合と比べ，追加した受講者 1 人につきクラス時間が増加する。これは，受講者が 1 人追加されるごとに各学習ステーションでの実習時間が長くなるためである。また，追加の受講者に対処するために，説明するケースの数も追加されるだけでなく，テストにも追加の時間を割り当てる必要がある。

インストラクターに対する受講者の比率は，以下の表に示す活動によって異なる。

表 6. 受講者とインストラクターの人数比

活動	推奨サイズまたは比率
大人数でのセッション	グループの規模は，教室の大きさとビデオモニターまたはプロジェクタースクリーンの数によって制限される。
学習ステーションおよびメガコードテスト	受講者とインストラクターの比率は 6：1，最大で 8：1（追加時間がかかる）。

受講者とマネキンの比率

気道管理の実習とテストステーションおよび質の高い BLS の実習とテストステーションでは，受講者 3 名につきマネキンを 1 台使用するものとする（または，トレーニングセンターに装備があれば比率を 1：1 まで下げる）。

心停止の予防のため：徐脈および頻拍ステーション，高い能力を持つチーム：心停止および心拍再開後の治療，高い能力を持つチーム：メガコード実習，高い能力を持つチーム：メガコードテストステーション，受講者とマネキンの比率は 6：1（最大 8：1，最小 3：1）

インストラクターの準備

指導の準備

ACLS コースを指導する上で不可欠な要素がインストラクターの準備である。ACLS コースまたは HeartCode ACLS 実践スキルセッションを指導する前に，以下のプログラム要素をすべて詳細に読んで確認すること。

- 『ACLS インストラクターマニュアル』
- すべてのレッスンプラン（レッスンプランの詳細については，このマニュアルで後述）
- すべてのビデオ教材
- 『ACLS プロバイダーマニュアル』および受講者用リソース

ビデオとレッスンプラン（パート 6）を確認するときは，コースがどのように構成されているかと，自分自身および受講者に期待されている内容に注目する。必要に応じて，レッスンプランにメモを取る。

この準備は重要であり，コースをより効果的に指導できるようになる。また，コースの展開に従って取るべき行動を予測できるようになる。これは，コースの一部で実習やテストを受けてもらうために受講者をまとめる場合やビデオを使って情報を伝える場合，討論を円滑に進める場合，器材を配布する場合，プレブリーフィング，ケースシナリオ，デブリーフィングを行う場合，筆記試験またはスキルテストを実施する場合に特に当てはまる。

十分な準備を行わなければ，ACLS コースで適切な指導を行うことはできない。

コース計画と補助教材

コース詳細の特定

コースで指導を行う前に，以下のコースの詳細を特定する。

- 受講者の背景
- 受講者数
- 特別なニーズまたは器材
- 特別な部屋の予約（シミュレーションラボなど）

このコースでは大人数グループと少人数グループの両方のセッションを指導する。少人数グループのセッションは，「学習ステーション」および「テストステーション」と呼ばれる。

テストステーションでは，次のスキルについてテストを行う。

- 質の高い BLS
- OPA または鼻咽頭エアウェイ（NPA）の挿入によるバッグマスク換気
- 高い能力を持つチーム：メガコード

このプロセスの一部として，『ACLS インストラクターマニュアル』および『ALCS プロバイダーマニュアル』を参照すること。

テンプレート

『ACLS インストラクターマニュアル』およびインストラクターリソースには，コース指導の準備に役立つ案内文書やフォームなどの素材が用意されている。受講前文書など，これらの素材の一部はカスタマイズが必要である。

受講者向け事前案内の見本（ACLS コース）

クラス開始前にインストラクターが各受講者に事前案内を送付する。案内の見本は以下のとおりである。この見本は，CPRverify のインストラクターリソースでも入手できる。自身またはトレーニングセンターのニーズに合わせて修正すること。

（日付）

ACLS コース受講者各位

ACLS （二次救命処置）プロバイダーコースへようこそ。

クラスの日時と場所

日付：

時間：

場所：

クラスが始まってしまうと遅れを取り戻すのが困難であるため，遅刻せず時間どおりに到着するようにしてください。受講者は，コース全体に出席して参加することが求められます。

送付内容

コース日程表と『ACLS プロバイダーマニュアル』を同封いたします。以下の手順に従って受講者用リソースにアクセスしてください。

1. **elearning.heart.org/courses** にアクセスします。
2. コース名（**インストラクター：カタログから正しいコース名をここに挿入する**）を探します。
3. コース名が見つかったら，「コースを開始する」を選択します。

注意：まだログインしていない場合は，指示に従ってログインしてください。初めてサイトにアクセスする場合は，指示に従ってアカウントを登録してください。

受講の準備

ACLS コースは，チームメンバーおよびチームリーダーの両方の立場から，院内または院外を想定した状況で必要となる救命スキルを学んでいただけるように設計されています。ACLS コースでは，短期間で多くの教材を学習するため，事前にコースの準備をする必要があります。

受講前の要件

以下を行って**クラスの準備をする**必要があります。

1. 『ACLS プロバイダーマニュアル』の情報を確認し，理解してください。
2. **必須の受講前自己評価**を実施し，内容を理解し，合格してください。
3. **必須の受講前作業（ビデオレッスン）**を実施し，内容を理解し，完了してください。ビデオレッスンにアクセスする前に，受講前自己評価に合格する必要があります。ACLS 受講前自己評価に合格し，ビデオレッスンを完了したら，証明書とスコアレポートを印刷してクラスに持参してください。

蘇生のシナリオに関する BLS スキルと知識が最新のものであることを確認してください。ACLS コースの最初に，フィードバックマネキンを使用して，成人に対する質の高い BLS スキルについてのテストが行われます。CPR の実施方法や AED の使用方法に関する指導は行いませんので，これらのスキルについては事前に知っておく必要があります。

持ち物および服装

各クラスに『ACLS プロバイダーマニュアル』をご持参ください。コースの各レッスン時に必要となります。また，任意で『ECC（救急心血管治療）ハンドブック（Emergency Cardiovascular Care for Healthcare Providers）』をご購入いただくこともできます。コース内の一部のステーションでは，このハンドブックを持参し，リファレンスガイドとしてご利用いただけます。

授業にはゆったりとした動きやすい服装でお越しください。スキルの練習時には手や膝をついたりします。また，コースでは腰を曲げたり，立ち上がったり，持ち上げたりするなどの作業が必要になります。このような活動への参加に支障をきたすような健康状態の方は，インストラクターにお知らせください。腰，膝，腰などの調子が悪い場合は，インストラクターが器材を調整できる場合があります。

それでは，（クラスの日時）にお会いできることを楽しみにしております。コースに関する質問は，（名前）までお電話（電話番号）でお問い合わせください。

敬具

（名前），リードインストラクター

受講者向け事前案内の例（ACLS トラディショナルコース）

クラス開始前にインストラクターが各受講者に事前案内を送付する。ここに示す案内の見本は，CPRverify のインストラクターリソースでも入手できる。自身またはトレーニングセンターのニーズに合わせて修正すること。

（日付）

ACLS コース受講者各位

ACLS （二次救命処置）プロバイダーコースへようこそ。

クラスの日時と場所
日付：

時間：

場所：

クラスが始まってしまうと遅れを取り戻すのが困難であるため，遅刻せず時間どおりに到着するようにしてください。受講者は，コース全体に出席して参加することが求められます。

送付内容
コース日程表と『ACLS プロバイダーマニュアル』を同封いたします。

以下の手順に従って受講者用リソースにアクセスしてください。

1. **elearning.heart.org/courses** にアクセスします。
2. コース名（**インストラクター：カタログから正しいコース名をここに挿入する**）を探します。
3. コース名が見つかったら，「コースを開始する」を選択します。

注意：まだログインしていない場合は，指示に従ってログインしてください。初めてサイトにアクセスする場合は，指示に従ってアカウントを登録してください。

受講の準備
ACLS コースでは，チームメンバーおよびチームリーダーの両方の立場から，院内または院外を想定した状況で必要となる救命スキルを学んでいただけます。ACLS コースでは，短期間で多くの教材を学習するため，事前にコースの準備をする必要があります。

受講前の要件
以下を行って**クラスの準備をする**必要があります。

1. 『ACLS プロバイダーマニュアル』の情報を確認し，理解してください。
2. **必須の受講前自己評価**を実施し，内容を理解し，合格してください。修了証とスコアレポートを印刷し，受講時に持参してください。
3. 蘇生のシナリオに関する BLS スキルと知識が最新のものであることを確認してください。ACLS コースの最初に，フィードバックマネキンを使用して，成人に対する質の高い BLS スキルについてテストが行われます。ACLS コースでは，CPR の実施方法や AED の使用方法に関する指導は実施しないため，受講者はこれらのスキルについて事前に知っておく必要があります。

持ち物および服装
クラスには，『ACLS プロバイダーマニュアル』をご持参ください。コースの各レッスン時に必要となります。また，任意で『ECC（救急心血管治療）ハンドブック（Emergency Cardiovascular Care for Healthcare Providers）』をご購入いただくこともできます。コース内の学習ステーションの一部では，このハンドブックを持参し，リファレンスガイドとしてご利用いただけます。

授業にはゆったりとした動きやすい服装でお越しください。スキルの練習時には，手や膝をつく，腰を曲げる，立ち上がる，持ち上げるといった作業が必要になります。このような活動への参加に支障をきたすような健康状態の方は，インストラクターにお知らせください。腰，膝，腰などの調子が悪い場合は，インストラクターが器材を調整できる場合があります。

それでは，（クラスの日時）にお会いできることを楽しみにしております。コースに関する質問は，（名前）までお電話（電話番号）でお問い合わせください。

敬具

（名前），リードインストラクター

受講者への受講前文書の例（HeartCode ACLS）

この文書例を修正し，HeartCode ACLS コースに登録した受講者に送付することができる。

（日付）

ACLS コース受講者各位

HeartCode® ACLS コースにお申込みいただき，ありがとうございます。このコースは，オンライン講習とインストラクター主導の教室での講習の 2 部構成になっています。まず，オンライン講習を修了していただく必要があります。

オンライン講習には，URL：［受講者のライセンス URL］からアクセスできます。

重要：オンライン講習終了時には修了証を必ず印刷してください。この修了証は教室での講習に出席する際にインストラクターに提出してください。オンライン講習を修了したことを証明するために必要なものです。修了証をお持ちでない場合，このコースのスキル実習とスキルテストに参加いただくことができません。

教室での講習のスケジュール

日付：

時間：

場所：

ゆったりとした動きやすい服装でお越しください。スキルの練習時には，手や膝をつく，腰を曲げる，立ち上がる，持ち上げるといった作業が必要になります。コースへの参加に支障をきたすような健康状態の方は，会場に到着したときにインストラクターの 1 人にお知らせください。インストラクターが規定のコース修了要件の範囲内でご要望にお応えできるように取り計らいます。体調不良の場合は，インストラクターにその旨を連絡して受講日程を変更してください。

それでは，（クラスの日時）にお会いできることを楽しみにしております。コースに関する質問は，（名前）までお電話（電話番号）でお問い合わせください。

敬具

（名前），リードインストラクター

教室の要件

一般的なコースの指導は，例えば 12 人の受講者および 2 人のインストラクターの場合，1 つの大きな教室でも 2 つの小さな教室でも実施できる。大きな教室は，少なくとも 20 人を無理なく収容できる広さでなければならない。小さな教室は，最大 8 人の受講者と 1 人のインストラクター，および必要なマネキンと器材を収容できる必要がある。

大きな教室と小さな教室はいずれも，以下が必要である。

- 音響効果がよい
- 照明が明るく，ビデオ教材用に調整できる
- インストラクターが制御するビデオプレーヤーまたはコンピューターと，すべてのコース受講者から見える大きさのモニターが用意されている。受講者が数人だけの小規模なクラスでは TV も使用できるが，大規模なクラスでは大画面 TV やコンピューター，および LCD プロジェクターが必要になる場合がある。
- 受講者 1 人につき 1 つの椅子が用意されている
- ACLS テスト用の机が配置されている（オンラインテストでない場合）

コアカリキュラム

AHA の各コースは，『ACLS プロバイダーマニュアル』および『ACLS インストラクターマニュアル』の最新版に記載されているガイドラインおよびコアカリキュラムに従わなければならない。コース中は，AHA の最新版のコース教材を最優先教材として使用しなければならない。

このセクションで説明するインストラクター用ツールには，ACLS コースで指導を行うのに役立つ，以下のような広範な教材が含まれている。

「ACLS インストラクターマニュアルおよびインストラクターリソース」

インストラクターリソースには，レッスンプラン，ケースシナリオ，学習ステーションのチェックリストの電子版，メガコードテストチェックリスト，質の高い BLS チェックリストおよび気道管理テストチェックリストなど，『ACLS インストラクターマニュアル』に含まれる多くの重要な教材が用意されている。2 種類の形式の教材を使用できるため，インストラクターとコースコーディネーターは柔軟な方法で情報を取得できる。これらのインストラクター用リソースは CPRverify.org で確認できる。

「レッスンプラン」

インストラクターは，パート 6 にあるレッスンプランを各レッスンのガイドとして用いる。レッスンプランは，コースの各レッスンを指導する際の指針を提供する。**レッスンプランは，教育設計を保持し，すべての内容をカバーすることから，非常に重要である。** AHA は，インストラクターが ACLS クラスを指導する際は**毎回**レッスンプランを使用することを推奨する。

「高い能力を持つチーム：メガコードテストチェックリストのマスター」

高い能力を持つチームの使用：メガコードテストチェックリスト（付録に記載）では，メガコードテスト中にチームリーダーとチームメンバーを評価する。

「学習ステーションチェックリスト」

- 心停止の予防：徐脈の学習ステーションチェックリスト
- 心停止の予防：頻拍（安定性頻拍および不安定性頻拍）学習ステーションチェックリスト
- 高い能力を持つチーム：心停止および心拍再開後の治療の学習ステーションチェックリスト
- 高い能力を持つチーム：メガコードの実習の学習ステーションチェックリスト

学習ステーションチェックリスト（付録に記載）を使用して，徐脈，頻拍，高い能力を持つチーム：心停止および心拍再開直後の治療，高い能力を持つチーム：メガコードの実習の学習ステーションでチームリーダーとチームメンバーを評価する。

「ECC ハンドブック（オプション）」

AHA の Web サイト（**ShopCPR.Heart.org**）では『ヘルスケアプロバイダー向け ECC（救急心血管治療）ハンドブック』（ECC ハンドブック）を購入できる（オプション）。受講者は，すべての学習ステーションおよび筆記試験で，メガコードテストと同様に，次の制約の下で『ECC ハンドブック』を使用できる。

- 受講者は，投与量を確認する目的で，学習ステーションおよびテストステーションで『ECC ハンドブック』を使用できる。
- 受講者は，質問の大半を調べずにメガコードテストを終了できる必要がある。ただし，メガコードテスト中に時々調べごとをすることは構わない。

「ACLS プロバイダーマニュアル」

『ACLS プロバイダーマニュアル』は，独立した出版物としても，ACLS コースを補完する資料としても使用できるようになっている。各コースセッションの前に，インストラクターと受講者の両方が該当するセクションを確認しておくことを強く推奨する。受講者は，コース活動中は常にマニュアルを携帯しておく必要がある。

ACLS コース全体を通じて，受講者の学習プロセスを高めるために『プロバイダーマニュアル』を使用する必要がある。**これを達成するために，レッスンプランには，受講者に『プロバイダーマニュアル』の特定のセクションを参照させるタイミングが示されている。各クラスセッションの進行時に，インストラクターは頻繁にこの『プロバイダーマニュアル』を参照する必要がある。**

ACLS 受講者用リソースは，以下のリソースを含む。

- 受講前自己評価（合格スコア 70 %）
- インタラクティブなビデオレッスン 13 本（受講前作業。ACLS トラディショナルコースの受講者を除く。日程例を参照）
- 受講前準備チェックリスト
- 追加の ACLS 補足情報
- オプションのビデオ 2 本（IO および死への対応）
- 各受講者は，コースの前，コースの進行時，およびコース後に，最新の『ACLS プロバイダーマニュアル』をすぐに使用できるようにしておく必要がある。

『ACLS プロバイダーマニュアル』は，個人が使用するために設計されており，受講者の教育の不可欠な要素である。受講者は，新しい科学的ガイドラインが発表されるまで，今後のコースで各自のマニュアルを再利用してもよい。

「ACLS コースビデオ」

インストラクターパッケージに付属するか別途購入したコースビデオ（DVD またはストリーミングオプション）には，以下の主要トピックが含まれている。

- 高い能力を持つチーム：院内
- 高い能力を持つチーム：院外

オプションのセクション（ACLS トラディショナルコースの受講者を除き，受講者はこれらのビデオのほとんどを受講前作業で視聴する）

- 治療システム
- 蘇生科学
- 体系的なアプローチ
- CPR コーチ
- 質の高い BLS
- 気道管理（ショートバージョン）
- 気道管理（ロングバージョン）
- 認識：臨床的悪化の徴候
- 急性冠症候群
- 脳卒中
- アルゴリズム（4）
  - 心停止
  - 徐脈
  - 頻拍
  - 心拍再開後の治療
- 骨髄路確保
- 死への対応

従来の日程例に従う場合，次のビデオの視聴はクラスルームで必須である（ACLS トラディショナルコースの日程例を参照）：

- 治療システム
- 蘇生科学
- 体系的なアプローチ
- CPR コーチ
- 質の高い BLS
- 気道管理（ショートバージョン）
- 認識：臨床的悪化の徴候
- 急性冠症候群
- 脳卒中
- アルゴリズム（4）
  - 心停止
  - 徐脈
  - 頻拍
  - 心拍再開後の治療

「コース開講前の準備」

受講者による準備は，ACLS コースに参加して終了する上で不可欠である。コースを受講するには，受講前自己評価に合格し，オンラインの双方向型ビデオレッスン（受講前作業オプションを選択した場合）を修了する必要がある。この受講前自己評価により，受講者はコースに参加および合格するために必要な知識とのギャップを理解できる。基本不整脈，薬理，質の高い BLS，およびバッグマスク換気の知識とスキルなしで ACLS コースに参加した受講者は，学習およびテストステーションで作業を行うことができず，ACLS コースを完了できる可能性は少ない。ビデオレッスンでは，受講に必要な重要な認知的知識を強化でき，実習により多くの時間を費やすことができる。

受講者は以下を行って ACLS コースの準備をする必要がある。

1. ACLS 受講者用リソースで受講前準備チェックリストを表示する。
2. コース日程表を確認する。
3. 『ACLS プロバイダーマニュアル』の情報をよく読み理解しておく。
4. 受講者用リソースにある受講前自己評価に目を通し，内容を理解し，合格する。
5. 受講者用リソースで受講前作業ビデオレッスンを視聴し，内容を理解し，修了する（トラディショナルコースの受講者を除く。ACLS トラディショナルコースの日程表見本を参照）。
6. 蘇生のシナリオに関する BLS スキルと知識が最新のものであることを確認する。受講者には，ACLS プロバイダーコースの最初に，成人に対する圧迫および AED のスキルとバッグマスク換気のスキルについてのテストが課される。

コース器材

すべての AHA ECC コースでは，指導するコースの中核を成すスキル（気道管理，適切な手の位置，胸骨圧迫の深さ，胸郭の戻りなど）の実演が可能なマネキンや器材が必要である。

器材リスト

各講習に必要な器材をこの章の表に示す。使用するすべての器材は清潔で，適切に作動し，良好な整備状態でなければならない。

以下の表は，このコースを適切に実施する上で必要な器材と用品をまとめたものである。院内（医療施設内）プロバイダー用のコードカート，院外（病院搬送前）プロバイダー用のジャンプキットおよび除細動器ユニットも含まれている。

表 7. クラスルーム器材および用品

器材と備品	必要な数量	器材が必要な学習／テストステーション
書類		
受講者名簿（コースロスター）	1 クラスあたり 1 部	コースの最初
受講者グループのリスト	1 クラスあたり 1 部	すべて
名札	受講者 1 人および インストラクター 1 人あたり 1 つ	すべて
コース日程（アジェンダ）	受講者 1 人および インストラクター 1 人あたり 1 つ	すべて
コース修了カード	受講者 1 人あたり 1 つ	コースの終了時
ACLS プロバイダーマニュアル	受講者 1 人および インストラクター 1 人あたり 1 つ	すべて
ECC ハンドブック（オプション）	受講者 1 人および インストラクター 1 人あたり 1 つ	すべて
事前案内	受講者 1 人あたり 1 つ	開講前
気道管理スキルテストチェックリスト	受講者 1 人あたり 1 つ	気道管理
成人に対する質の高い BLS スキルテストチェックリスト	受講者 1 人あたり 1 つ	質の高い BLS

（続く）

器材と備品	必要な数量	器材が必要な学習／テストステーション
高い能力を持つチーム：メガコードテストチェックリスト	受講者 1 人あたり 1 つ	メガコードテスト
ACLS プロバイダーコース試験（オンライン式でない場合）	受講者 1 人あたり 1 つ	試験
未記入の試験解答用紙（オンライン式でない場合）	受講者 1 人あたり 1 つ	試験
試験解答キー（オンライン式でない場合）	1 クラスあたり 1 部	試験
『ACLS インストラクターマニュアル』（ケースシナリオを含む）および ACLS レッスンプラン	インストラクターごとに 1 つ	すべて
学習ステーションチェックリスト	受講者 1 人あたり 1 つ	質の高い BLS，気道管理，心停止の予防：徐脈，心停止の予防：頻拍（安定性頻拍および不安定性頻拍），高い能力を持つチーム：心停止および心拍再開後の治療，高い能力を持つチーム：メガコード実習
視聴覚機器		
コースビデオ：インターネットにアクセスでき，ストリーミングが可能な性能を備えたコンピュータとプロジェクションスクリーン	ステーションごとに 1 つ	高い能力を持つチーム：メガコード，受講前作業で視聴済みの場合はそのほかすべてのビデオはオプション
CPR および AED の器材		
CPR 用成人マネキン（シャツ着用）	受講者 3 人ごとに 1 つ	質の高い BLS
成人の気道マネキン	受講者 3 人ごとに 1 つ	気道管理
成人マネキン（気道，CPR，除細動に対応）	受講者 6 人ごとに 1 つ	テクノロジーの確認，心停止の予防：徐脈，心停止の予防：頻拍（安定性頻拍および不安定性頻拍），高い能力を持つチーム：心停止および心拍再開後の治療，高い能力を持つチーム：メガコード実習，高い能力を持つチーム：メガコードテスト
CPR／短いボード	ステーションごとに 1 つ	質の高い BLS，高い能力を持つチーム：心停止および心拍再開後の治療，高い能力を持つチーム：メガコード実習，高い能力を持つチーム：メガコードテスト
コードカートまたはジャンプキット	ステーションごとに 1 つ	テクノロジーの確認，徐脈，頻拍，高い能力を持つチーム：心停止および心拍再開後の治療，高い能力を持つチーム：メガコード実習，高い能力を持つチーム：メガコードテスト

（続く）

器材と備品	必要な数量	器材が必要な学習／テストステーション
ストップウォッチ／タイマー（換気の時間計測または CCF）	インストラクターごとに 1 つ	気道管理，高い能力を持つチーム：心停止および心拍再開後の治療，高い能力を持つチーム：メガコード実習，高い能力を持つチーム：メガコードテスト
カウントダウンタイマー	インストラクターごとに 1 つ	すべて
フィードバック装置（必須）	ステーションごとに 1 つ	質の高い BLS，気道管理，高い能力を持つチーム：心停止および心拍再開後の治療，高い能力を持つチーム：メガコード実習，高い能力を持つチーム：メガコードテスト
成人用 AED トレーニングパッド付きの AED トレーナー	受講者 3 人ごとに 1 つ	質の高い BLS
CPR で使用する踏み台	受講者 3 人ごとに 1 つ	質の高い BLS，高い能力を持つチーム：心停止および心拍再開後の治療，高い能力を持つチーム：メガコード実習，高い能力を持つチーム：メガコードテスト
超音波装置（オプション）	受講者 6 名ごとに 1 つ	高い能力を持つチーム：心停止および心拍再開後の治療，高い能力を持つチーム：メガコード実習，高い能力を持つチーム：メガコードテスト
気道および換気		
バッグマスク，リザーバ，チューブ	受講者 3 人ごとに 1 つ	質の高い BLS を除くすべて，心停止の予防：徐脈，心停止の予防：頻拍（安定性頻拍および不安定性頻拍）
口咽頭エアウェイと鼻咽頭エアウェイ	ステーションごとに 1 セット	質の高い BLS を除くすべて，心停止の予防：徐脈，心停止の予防：頻拍（安定性頻拍および不安定性頻拍）
水溶性潤滑剤	ステーションごとに 1 つ	質の高い BLS を除くすべて，心停止の予防：徐脈，心停止の予防：頻拍（安定性頻拍および不安定性頻拍）
非再呼吸式マスク	受講者 3 人ごとに 1 つ	質の高い BLS を除くすべて
波形表示呼気 CO_2 モニター	ステーションごとに 1 つ	気道管理，高い能力を持つチーム：心停止および心拍再開後の治療，高い能力を持つチーム：メガコード実習，高い能力を持つチーム：メガコードテスト
リズム認識および電気的治療		
心電図シミュレータ／リズムジェネレータ	ステーションごとに 1 つ	質の高い BLS，気道管理を除くすべて：

（続く）

器材と備品	必要な数量	器材が必要な学習／テストステーション
電極	ステーションごとに 1 つ	質の高い BLS を除くすべて，気道管理：
除細動／同期電気ショック，経皮ペーシングに対応したモニター	ステーションごとに 1 つ	質の高い BLS を除くすべて，気道管理：
ペーシングパッド，除細動器のパッド，除細動器のジェル（パッドが使用されない場合）	ステーションごとに 1 つ	質の高い BLS を除くすべて，気道管理：
予備バッテリーまたは電源コード	ステーションごとに 1 つ	質の高い BLS を除くすべて，気道管理：
予備の心電図記録紙	ステーションごとに 1 つ	質の高い BLS を除くすべて，気道管理：
推奨される薬物，薬物パッケージ，または薬物カード（付録）		
アドレナリン（Adrenaline，Epinephrine）	ステーションごとに 1 つ	心停止の予防：徐脈，高い能力を持つチーム：心停止および心拍再開後の治療，高い能力を持つチーム：メガコード実習，高い能力を持つチーム：メガコードテスト
アトロピン	ステーションごとに 1 つ	心停止の予防：徐脈，高い能力を持つチーム：心停止および心拍再開後の治療，高い能力を持つチーム：メガコード実習，高い能力を持つチーム：メガコードテスト
アミオダロンおよび／またはリドカイン	ステーションごとに 1 つ	心停止の予防：徐脈，心停止の予防：頻拍（安定性頻拍および不安定性頻拍），高い能力を持つチーム：心停止および心拍再開後の治療，高い能力を持つチーム：メガコード実習，高い能力を持つチーム：メガコードテスト
アデノシン	ステーションごとに 1 つ	心停止の予防：頻拍（安定性頻拍および不安定性頻拍），高い能力を持つチーム：メガコード実習，高い能力を持つチーム：メガコードテスト
ドパミン	ステーションごとに 1 つ	心停止の予防：徐脈，高い能力を持つチーム：心停止および心拍再開後の治療，高い能力を持つチーム：メガコード実習，高い能力を持つチーム：メガコードテスト
生理食塩液のバッグ／ボトル	ステーションごとに 1 つ	ACS，脳卒中，気道管理，および質の高い BLS を除き常時
IV ポール	ステーションごとに 1 つ	質の高い BLS を除くすべて，気道管理：
安全性		
鋭利医療器具廃棄容器（本物の針を使用している場合）	ステーションごとに 1 つ	質の高い BLS を除くすべて，気道管理：

（続く）

器材と備品	必要な数量	器材が必要な学習／テストステーション
高度な気道管理器具（気管チューブと1つ以上の声門上デバイスを選択すること）		
気管チューブおよび正しい挿入に必要なすべての器材と用品	ステーションごとに1つ	気道管理，高い能力を持つチーム：心停止および心拍再開後の治療，高い能力を持つチーム：メガコード実習，高い能力を持つチーム：メガコードテスト
正しい挿入に必要なラリンゲアルチューブおよび用品	ステーションごとに1つ	気道管理，高い能力を持つチーム：心停止および心拍再開後の治療，高い能力を持つチーム：メガコード実習，高い能力を持つチーム：メガコードテスト
正しい挿入に必要なラリンゲアルマスクエアウェイおよび用品	ステーションごとに1つ	気道管理，高い能力を持つチーム：心停止および心拍再開後の治療，高い能力を持つチーム：メガコード実習，高い能力を持つチーム：メガコードテスト
正しい挿入に必要な地域や施設により利用可能な声門上気道デバイス，すべての器材，および用品	ステーションごとに1つ	気道管理，高い能力を持つチーム：心停止および心拍再開後の治療，高い能力を持つチーム：メガコード実習，高い能力を持つチーム：メガコードテスト
受講者実習中および各コース後の消毒用品		
マネキン消毒用備品	場合により異なる	すべて

『注意』：適切な学習ステーションで，より現実的なケースに基づいたシナリオを実現するために，マネキンの配置に救急治療室または集中治療室用のベッドおよび／またはストレッチャーを使用することを検討する。

パート 3

コースの指導

受講者との対話

受講者への挨拶

各受講者が到着したら挨拶を行って歓迎の意思を示し，インストラクターとして気持ちよく受け入れてもらえるようにする。

コースの間

コース全体を通して各受講者について把握するように努め，各個人の長所と短所を観察する。また，各個人に対応しながら学習効果が表れていることを確認する。コースが進むにつれ，各受講者がすべてのインストラクターから指導，フィードバック，および奨励の機会を与えられるよう，各受講者の情報をほかのインストラクターと共有する。

学習ステーションおよびスキルの実習

はじめに

学習ステーションでは，受講者とともに具体的なスキルとケースシナリオを確認する。各学習ステーションとテストステーションには，複数のケースシナリオが用意されている（付録には，院外と院内の両方のシナリオが掲載されている）。

必須条件：CPR が必要な**すべての学習ステーションおよびテストステーション**で，リアルタイムフィードバックを提供するため，圧迫のテンポと深さを確認できる視聴覚可能なフィードバック装置を備える必要がある。さらに，高い能力を持つチームの CCF を測定する必要がある。心停止および心拍再開後の治療，高い能力を持つチーム：メガコード実習，高い能力を持つチーム：メガコードテストステーション。

視聴覚可能なフィードバック装置を使用する場合，胸郭の戻りも測定できる。視聴覚可能なフィードバック装置がない場合は，気道管理に関する学習とテストステーションのために用手による換気タイミングをはかる必要がある（回数と量）。

タイミングとリアルタイムフィードバックはコースの重要なポイントであり，習熟度を追求するうえで客観的な測定ができる。

すべての学習ステーションとテストステーションのケースシナリオは，実際の緊急事態と同じように実施する必要がある。

すべての受講者が各ケースで何らかの役割を担うことと，すべての受講者がフルコース受講中に最低 3 回，更新コース受講中に最低 1 回チームリーダーとなることが重要である。受講者に割り当てられる役割は，ステーションの受講者数によって変化する。追加の受講者には，追加の胸骨圧迫担当者，追加の記録者の役割または気道を管理する 2 人目の人員の役割を与えることができる。インストラクターは，特定の順序でケースを示す必要はないが，割り当てられた受講者の役割を変更してはならない。後続の学習ステーションのケースでは受講者の順序を変更し，特定の受講者がステーションで常に最初にならないようにする。

インストラクターは，学習ステーションの各ケースの前にプレブリーフィングを行い，各ケースの後，特に，高いパフォーマンスチームの概念の説明時に，学習促進のテクニックとして体系化かつサポートされたデブリーフィングを行う必要がある。起きたこと，問題にどう取り組んだか，そしてその結果について受講者のデブリーフィングを行う。**すべての受講者は，ACLS コース全体において，最低 3 回チームリーダーの役割を務める必要がある。**

- 心停止の予防：徐脈または頻拍
- 高い能力を持つチーム：心停止および心拍再開後の治療
- 高い能力を持つチーム：メガコード実習
- 高い能力を持つチーム：メガコードテスト

各受講者は，ACLS 更新コースにおいて，最低 1 回チームリーダーの役割を務める必要がある。

- 高い能力を持つチーム：メガコード実習
- 高い能力を持つチーム：メガコードテスト

学習ステーションの準備

学習ステーションの円滑化：

- 質の高い BLS
- 気道管理
- テクノロジーの確認
- 心停止の予防：徐脈
- 心停止の予防：頻拍（安定性頻拍および不安定性頻拍）
- 高い能力を持つチーム：心停止および心拍再開後の治療
- 高い能力を持つチーム：メガコード実習
- 高い能力を持つチーム：メガコードテスト

提供された日程例は，トレーニングセンターの必要性に基づいて修正可能である。最初の 3 つのレッスンはコースの基本であるため，順番どおりに実施する。コース概要，質の高い BLS，気道管理。

学習ステーションを準備するには，各ステーションのすべての教材をレッスンマップ（パート 6），本マニュアル，および『ACLS プロバイダーマニュアル』で慎重に確認する。準備には，学習ステーションの要素の練習が含まれる。最初の数回は，インストラクター同士でリハーサルを行うとよい。実習セッションによって教材に精通し，どのインストラクターが特定のセッションを指導するのが良いかが判断できる。

追加の準備には，以下が含まれる。

- 学習ステーションを設定する—必要な器材と物品がすべて揃っていることを確認する
- シミュレータおよびマネキンが適切に動作することを確認する。
- レッスンプランを確認する。
- 『ECC ハンドブック』（オプション）と『AHACPR と ECC のためのガイドライン（AHA Guidelines for CPR and ECC）』を確認する

学習ステーションの実施

学習ステーションを実施する場合は，受講者が入室したら，必要に応じて自己紹介をする。また，学習ステーションの目的について説明する。学習ステーションでは，受講者が実際に操作を行う実習が非常に重要であることに留意する。

インストラクターの役割は受講者がスキルを実施するときに指導することであり，特定のスキルについて講義を行うことではない。受講者が知っておくべき内容をすべて説明したり，各学習ステーションを事前に行うのではなく，「プレブリーフィング」と呼ばれるケースの簡単な説明を行う。プレブリーフィング中に，受講者に学習ステーションの目的と修了時までにできるようになることを伝えて，学習のステージを設定する。受講者には，インストラクターは受講者の学習をサポートするためのもので，受講者同士もまたチームメンバーとして助け合うものであることを伝える。最後に，グループメンバーに，ステーションのチームとして達成したい目標を設定してもらう。ステーションではスキル実習をスムーズに進行させ，ステーションのレッスンプランで示されている場合のみデモを行う。ECC プレブリーフィングでは以下について説明する

- **精神的安全性**，安全な学習環境の確保（間違うことは恥ずかしいことではなく，そこから学ぶ）
- そのケースに対する現実性の討論など，**期待すること**を設定
- そのケースの**規則**の説明
- **相互尊重**したうえでのケースの実施
- そのケースに対するチームの**目標設定**（CCF 82 %など）（この目標は体系的なデブリーフィングで評価される）

ケースに基づく学習ステーションでは，インストラクターは，各ケースごとにコースの開始時に受講者を指導，促進，誘導するために時間をかけて，受講者が役割や責務に慣れるに従って，徐々にその時間を短縮していく必要がある。各受講者には協力し合って一緒に作業をするように促し，重要なポイントがずれたり誤解しないことを確認する。ACLS インストラクターとしての目標は，受講者がほかの人の命を救うための準備を整え，実際に救命できるようになることであり，コースに合格させることではない。学習目標として重要なことは，受講者がステーションで求められたスキルをリアルタイムで，実際の器材を

使用して，現場でリードして実施できることである。また，学習ステーションは，チームワークを推奨するように設計されている。受講者が自分たちの役割や責務に慣れ，すべてを理解できるようになると，チームの機能は全体として，個々のメンバー単独の能力よりも優れたものとなる。インストラクターは，受講者に対して，最終的により多くの命を救うことができるようになるというチームワークのメリットを強調すること。

ケースの前にプレブリーフィングを実施し，ケース後に体系化され補助されたデブリーフィングを実施する（図 2）。デブリーフィング実施中に，プレブリーフィングで設定したゴールを評価し，自分たちの実施したことと，次のケースでよりよいパフォーマンスを行うために変えるべきことについて評価，考察し，判断できる。時間や主要な処置，不要な中断時間の回数と長さ，胸骨圧迫の質，フィードバックマネキンまたはタイマー使用による CCF などの定量的なパフォーマンスデータを提供する。これにより，受講者にとって改善の目的が明確になる。

図 2. 高い能力を持つチームのフロー心停止および心拍再開後の治療，高い能力を持つチーム：メガコード実習ステーション。

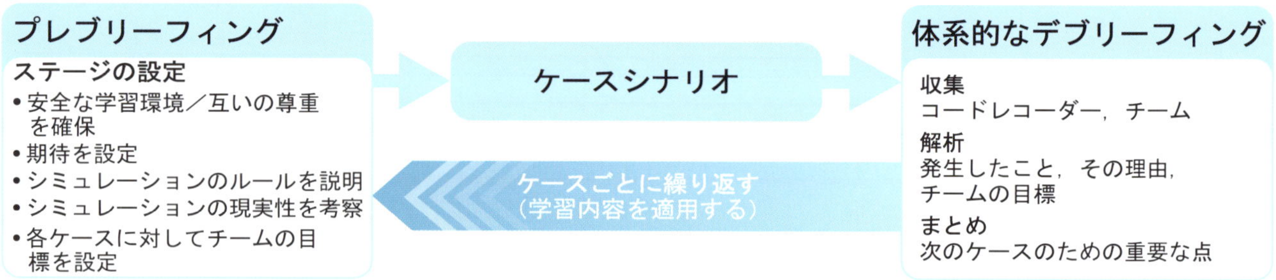

プレブリーフィング
ステージの設定
•安全な学習環境／互いの尊重を確保
•期待を設定
•シミュレーションのルールを説明
•シミュレーションの現実性を考察
•各ケースに対してチームの目標を設定
ケースシナリオ
体系的なデブリーフィング
収集
コードレコーダー，チーム
解析
発生したこと，その理由，チームの目標
まとめ
次のケースのための重要な点
ケースごとに繰り返す
（学習内容を適用する）

ステーションでの学習内容にケースシナリオが含まれている場合は，ケースに関する情報をチームリーダーとチームメンバーに伝えるチームリーダーは，チームのサポートを得てケースを優先的に管理し，必要に応じて，インストラクターの指示も受ける（ケースシナリオ実践時に推奨されるチームリーダーと各チームメンバーの配置については，以下の図 3 を参照のこと）。

ケースの展開に従って重要な情報を提供できるように準備しておく。グループが学習ステーションの目的から逸脱した場合は，目的に沿って実習を進行できるように導く。インストラクターはヒントやアドバイスを与えることはできるが，受講者が，チームリーダーの役割を担う受講者の指揮下で，アルゴリズムや BLS，ACLS 一次アセスメントおよび ACLS 二次アセスメントに取り組めるようにする。

新人のインストラクターや，指導を行うのが初めてのインストラクターは，1 人で指導する前に，経験を積んだ ACLS インストラクターが実施する学習ステーションを見学したり，一緒に作業することも有益である。

図 3. ケースシミュレーションの実践時および実際の緊急時に推奨されるチームリーダーとチームメンバーの配置。

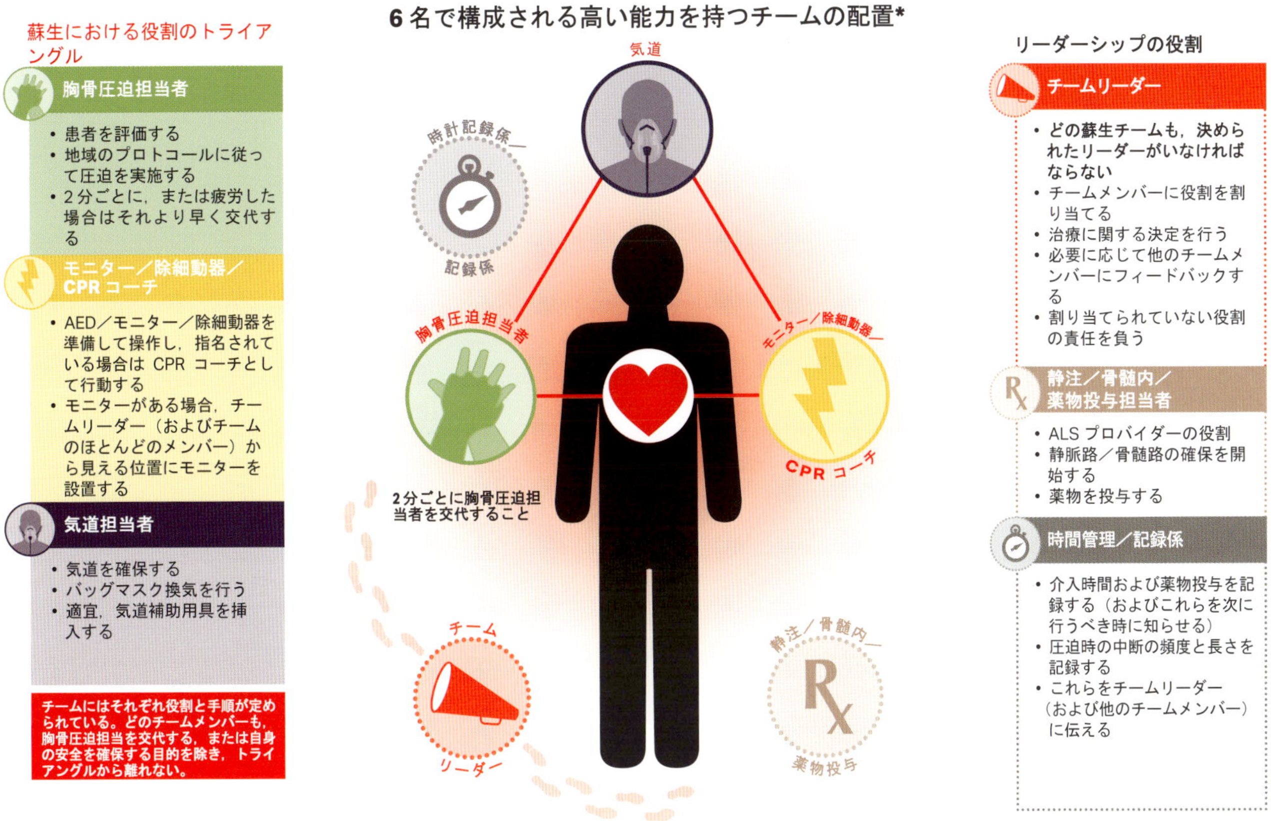

*これは推奨されるチーム構成の一例である。役割については，地域のプロトコルに適応させてもよい。

プレブリーフィングとデブリーフィングに十分な時間を確保すること。ケース実習時は，各ケースを臨床的に解決する必要はない。それよりも，時間通りにケースを終了させ，ディスカッションの時間を十分に取ること。

学習ステーションでのシミュレーション実施時は，受講者は実際の緊急時に使用する場合と同様に，手袋を着用することができる。このような場合も，手袋を着用するために，胸骨圧迫の開始が遅れることがあってはならない。

「学習ステーション」

CPR コーチ

CPR コーチは，質の高い BLS および気道管理ステーション，高い能力を持つチームの学習とテストステーション（モニター／除細動器の位置）において，実際の緊急時と同様に，同僚によるコーチングを提供する。クラス開講中に，CPR コーチ（受講者 1 名）がほかの受講者に，視聴覚的フィードバックとタイミング装置からのデータに基づいて，圧迫と換気の調整を実施させる。また，CPR コーチは，胸骨圧迫の中断時間をできるだけ短くするように（高 CCF），チームリーダーをサポートする。

「質の高い BLS」

質の高い BLS学習とテストステーションの間，すべての受講者に胸骨圧迫の実習を行う時間を確保する。受講者は，胸骨圧迫実習中，フィードバック装置を使用して同僚による指導（CPR コーチ）を行う必要がある。これは実際の緊急時の指導にも影響を与える。インストラクターは，CPR コーチと胸骨圧迫を実施している受講者の両方を指導できる（図 4）。受講者ごとにテストを実施する。可能であれば，受講者が自分で修正できるよう，デバイスからのフィードバックをリアルタイムで受講者に与える。目標は，受講者が正しいテンポで，胸部によりかかることなく自然に胸骨圧迫を実施できるように，身体で覚えることである。実習中に正しい胸骨圧迫を多く実施するほど，実際の緊急時に正しく実施できる可能性が高まる。フィードバック装置が胸郭の戻りを再現できる場合，受講者の調整に使用できる。

図 4. CPR コーチのいる質の高い BLS 学習ステーションの位置。

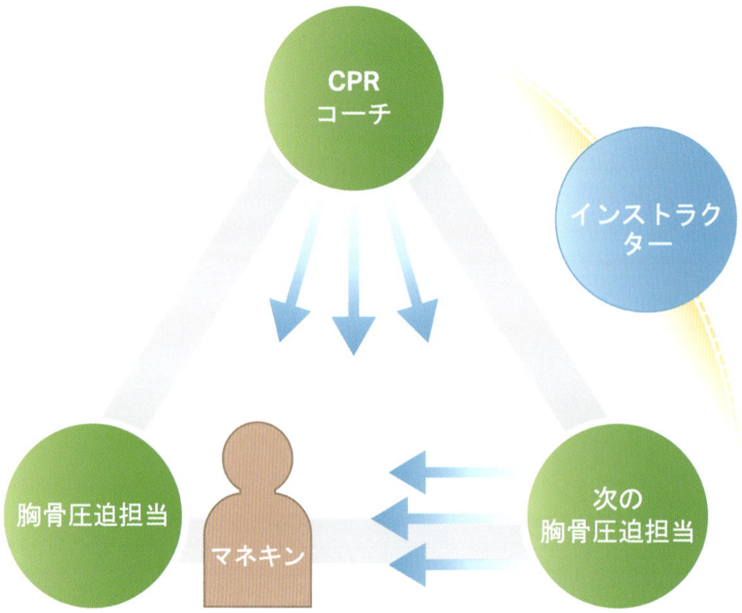

「気道管理」

気道管理学習およびテストステーションでは，すべての受講者に OPA および NPA の挿入，酸素の接続，吸引，バッグマスクによる 1 分間の換気（タイマーを使用して換気レートをモニタリングするか，フィードバック装置を使用してレートと用量をモニタリングする）を実習する時間を確保する。受講者は，バッグマスク換気実習中，タイマーまたはフィードバック装置を使用して，同僚によるコーチング（CPR コーチ）を行う必要がある。これは実際の緊急時の指導にも影響を与える。インストラクターは，CPR コーチと換気を実施している受講者の両方を指導できる（図 5）。受講者ごとにテストを実施する。**実際の緊急時には，換気が速すぎるケースがよくみられるため，受講者が呼吸の間に適切な中断時間を確保していることを確認すること。**受講者に，$ETCO_2$ モニターを取り付け，実際の蘇生中に使用するように確認する。これは，換気中のガス交換のシグナル，および胸骨圧迫中の心拍出量の間接的な指標としての役割を果たす。これには，バッグマスクの使用も含まれる。

図 5. CPR コーチのいる気道管理に関する学習とテストステーションの位置。

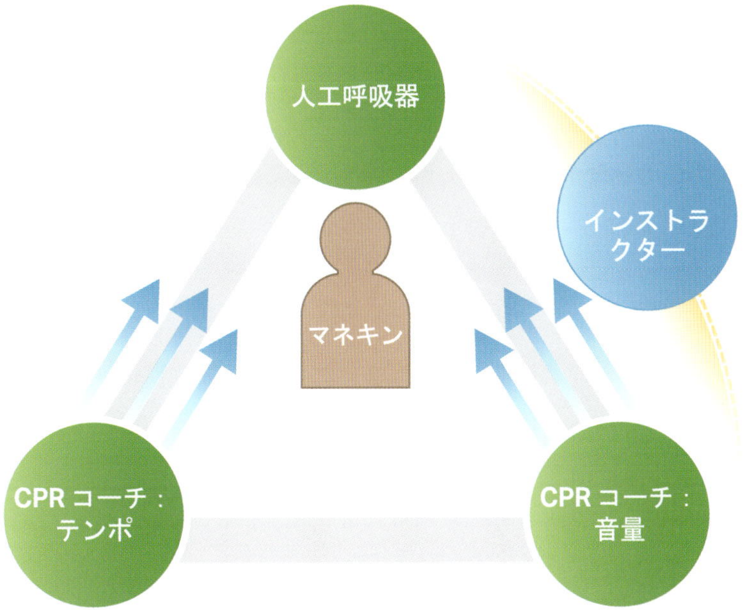

「技術および器材の確認」

学習ステーションを実施する前に，各受講者がすべての器材に精通していることと，モニターや除細動器など，必要なすべての器材を操作できることを確認する。学習ステーションとテストステーション中に，受講者が使用責任者となる器材に関して実践経験を得ることが重要である。実際の緊急時に使用する器材と同じ器材であれば理想的である。以下の内容についてデモと確認を行い，受講者に練習させること。

- モニター／除細動機能，ボタン，接続（機能は器材によって異なる）
  - 電源ボタン
  - 経皮ペーシング
  - 同期電気ショック
  - 血圧
  - $PETCO_2$
  - パルスオキシメトリ
  - パッド接続
  - 心電図の接続とリード線の装着（3 誘導，4 誘導，5 誘導）
  - オプションの 12 誘導配置および右側の 12 誘導配置
- 救急カート／ジャンプキット用品の場所の確認（気道，薬剤など）
- CPR および換気に関連する**学習ステーションとテストステーション**における**フィードバック装置**（視聴覚用）の使用についての説明。また，学習とテストステーションにおいて**タイミング**および客観的評価が重要な成分であることも説明する。

各受講者が AED を正しく使えるようになってから，手動式除細動器の使用に進むこと。以下の点について強調する。

- EMS から救急部への搬送で，パッドコネクターの形状が異なる場合の対策（できるだけ迅速にアダプターまたはスイッチパッドを使用する）
- 継続的で中断のない胸骨圧迫の重要性

「心停止の予防：徐脈および頻拍」

徐脈および頻拍学習ステーションでは，必要に応じてモニター／除細動器の技術を確認し，リズムジェネレータまたは静的 ECG を使用して徐脈および頻拍リズムを確認する。これらのアクティビティが終了したら，学習ステーションのケースシナリオ（ステーションごとに 3 つ）を実施し，各ケースに役割を割り当てる。各ケース終了時に体系化され補助されたデブリーフィングを実施する（付録を参照）。

「高い能力を持つチーム：心停止および心拍再開後の治療」

高い能力を持つチームが，心停止および心拍再開後の治療の学習ステーションを実施する間，必要に応じてモニター／除細動器技術を確認する。各学習ステーションケースシナリオ（受講者ごとに 1 つ）の前に，各ケースの役割をサポートしながら，プレブリーフィングを実施する。各ケース終了時に体系化され補助されたデブリーフィングを実施する（付録を参照）。受講者は，以前のケースから学んだことを次のケースに適用する。**このステーションにはフィードバック装置が必要であり，CCF を計算する必要がある。**

「高い能力を持つチーム：メガコード実習」

高い能力を持つチーム：メガコードに関する学習とテストステーションでは，大型のケースに基づくシナリオの中に，複数のアルゴリズムが組み込まれている。受講者がメガコードシナリオを受講できるようになるまでに，構成部分について十分に理解する必要がある。ここで注目するのは，チームとしての作業により主要なアクションが連携して着実に行われることを確認すること，また，1 つのアルゴリズムから別のアルゴリズムへ円滑に移行することである。

実演ケースのチームリーダーとして，最初のプレブリーフィング，ケースシナリオ，デブリーフィングを主導する。学習ステーションケースシナリオ（受講者ごとに 1 つ）を，各ケースの役割をサポートしながら実行する。各ケースの前にプレブリーフィングを実施し，各ケース後に体系化され補助されたデブリーフィングを実施する。チームは改善するエリアを特定して注力する。これにより，繰り返すたびに前回よりも改善されるようになる。このプロセスは，実際の蘇生行為の確認とデブリーフィングの実習を強化する。この実習は，その後の蘇生行為を改善することが示されている（付録を参照）。

学習ステーションのケースシナリオ

学習ステーションは，学習者のためにカスタマイズできる。ケース目標は，インストラクターノートに詳細に記載されている討論点の重要な概念となる。

学習ステーションのシナリオに変化を付けるため，院外，救急部，および院内の 3 つのケースプレゼンテーションが用意されている。各ケースには，1（容易）から 3（困難）までの評価が含まれている。ACLS コース全体では，新規または再受講者は通常 1 または 2 の評価を使用する。更新コースの受講者は，通常 2 または 3 の評価を使用する。HeartCode ACLS 実践セッション中，受講者は 1 から 3 の評価を使用できる。各受講者に対し，最適なシナリオを選択する。各受講者に対し，付録のケースシナリオのいずれかを選択する。

呼吸停止

- ケース 1：呼吸停止 - 院外
- ケース 2：呼吸停止 - 院外
- ケース 3：呼吸停止 - 院外
- ケース 4：呼吸停止 - 院外
- ケース 5：呼吸停止 - 救急部
- ケース 6：呼吸停止 - 救急部
- ケース 7：呼吸停止 - 救急部
- ケース 8：呼吸停止 - 救急部
- ケース 9：呼吸停止 - 救急部
- ケース 10：呼吸停止 - 院内
- ケース 11：呼吸停止 - 院内
- ケース 12：呼吸停止 - 院内
- ケース 13：呼吸停止 - 院内

心停止の予防：徐脈

- ケース 14：洞性徐脈 - 院外
- ケース 15：洞性徐脈 - 院外
- ケース 16：洞性徐脈 - 院外
- ケース 17：洞性徐脈 - 院外
- ケース 18：洞性徐脈 - 救急部
- ケース 19：洞性徐脈 - 救急部
- ケース 20：洞性徐脈 - 救急部
- ケース 21：洞性徐脈 - 院内
- ケース 22：洞性徐脈 - 院内
- ケース 23：洞性徐脈 - 院内

心停止の予防：頻拍（安定および不安定）

- ケース 24：頻拍 - 院外
- ケース 25：頻拍 - 院外
- ケース 26：頻拍 - 院外
- ケース 27：頻拍 - 救急部
- ケース 28：頻拍 - 救急部
- ケース 29：頻拍 - 救急部
- ケース 30：頻拍 - 院内
- ケース 31：頻拍 - 院内
- ケース 32：頻拍 - 院内

高い能力を持つチーム：心停止および心拍再開後の治療

- ケース 33：心停止 - 院外
- ケース 34：心停止 - 院外
- ケース 35：心停止 - 院外
- ケース 36：心停止 - 院外
- ケース 37：心停止 - 救急部
- ケース 38：心停止 - 救急部
- ケース 39：心停止 - 救急部
- ケース 40：心停止 - 院内
- ケース 41：心停止 - 院内
- ケース 42：心停止 - 院内
- ケース 43：心停止 - 院内
- ケース 44：心停止 - 院内
- ケース 45：心停止 - 院内
- ケース 46：心停止 - 院内
- ケース 47：心停止 - 院内

高い能力を持つチーム：メガコード実習

- ケース 48：メガコード実習 - 院外
- ケース 49：メガコード実習 - 院外
- ケース 50：メガコード実習 - 院外
- ケース 51：メガコード実習 - 院外
- ケース 52：メガコード実習 - 院外
- ケース 53：メガコード実習 - 院外
- ケース 54：メガコード実習 - 院外
- ケース 55：メガコード実習 - 院外
- ケース 56：メガコード実習 - 救急部
- ケース 57：メガコード実習 - 救急部
- ケース 58：メガコード実習 - 救急部
- ケース 59：メガコード実習 - 救急部
- ケース 60：メガコード実習 - 院内
- ケース 61：メガコード実習 - 院内
- ケース 62：メガコード実習 - 院内

各ケースシナリオには，シナリオ順に指針を示すインストラクターノートが含まれる。インストラクターの便宜を考慮して，デブリーフィングの実施を必要とするケースシナリオ別にデブリーフィングツールが本書の付録に用意されている。

学習ステーションによって異なる受講者のチェックリストを完了する（付録内またはインストラクター用リソース）。

インストラクター用指導教材

アイコンについて

レッスンプランやコースビデオで使用されているアイコンは，コースの特定の時点でどの行動を取るかを受講者に思い出させるためのものである。コースを通じて使用されるアイコンは，表 8 に記載されている。

表 8. レッスンプランのアイコン

アイコン	定義
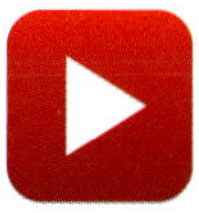	ビデオを再生する
	ビデオを一時停止する
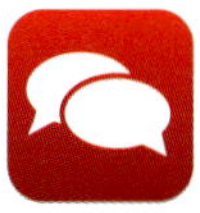	対話型の考察
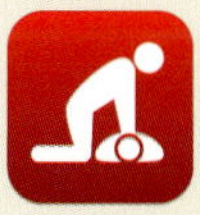	受講者による練習
	受講者の交代
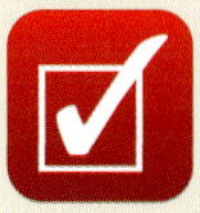	試験またはスキルテスト

レッスンプランについて

すべての AHA ECC インストラクターマニュアルにはレッスンプランが記載されている。レッスンプランには以下の目的がある。

- インストラクターによるコースの進行を助ける
- コース間の一貫性を保つ
- インストラクターが各レッスンの主要な目的に集中できるようにする
- コースにおけるインストラクターの責任を説明する

レッスンプランはインストラクターのみが使用することを想定している。これは，インストラクターのガイドとなるツールであるため，各自でメモをとり，自分だけのオリジナルツールにするとよい。図 6 は，フロアのレイアウト例を示したものである。

図 6. レッスンプランの例。

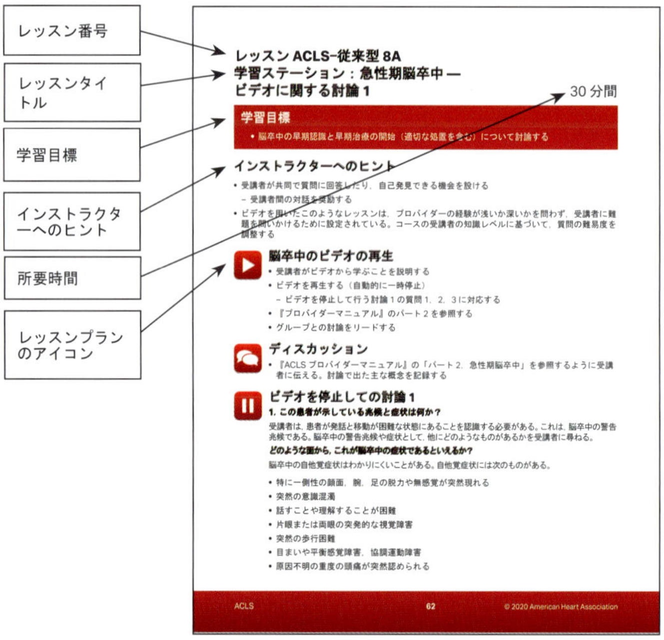

レッスンプランの使用

レッスンプランはクラスの前，コースの進行時，およびスキル実習とテストセッション時に使用するために作成されたものである。

表 9. レッスンプランを使用するタイミングと使用方法

タイミング	使用方法
クラスの前	レッスンプランを確認し，理解する • 各レッスンの目標 • 各レッスンプランでの役割 • 各レッスンで必要になるリソース 覚えておきたいこと，付け加えたいことをメモする。
クラス開講中	• 各レッスンプランに従ってコースを進める。 • 各ビデオセグメントの内容を受講者に周知する。 • 各レッスン用のすべてのリソース，器材，備品が整っていることを確認する。 • 各レッスンで指定されている目標を受講者が達成できるように支援する。
スキルテスト前の練習中	受講者は，スキルテストの特定の部分に関して疑問を抱く場合がある。レッスンプランは，そうした疑問に答える際のインストラクターの資料となる。

コースの概要と日程

ACLS プロバイダーコースは，9 つのレッスンとメガコードおよび筆記試験で構成されている。コースは，マネキン 1 体または 1 ステーションに対して 1 人のインストラクター，6 人の受講者という比率を使用するように設計されている。質の高い BLS ステーションおよび気道管理ステーションでは，ステーション当たり 6 人の受講者に対して 1 人のインストラクターと 2 体のマネキンが必要になる。

AHA の ACLS プロバイダーコースでは，1 人のインストラクターに対して受講者が 8 人を超えてはならない。7 人目または 8 人目の受講者を加えることで，コースの合計時間は，受講者 1 人あたり約 80 分増加する。

このセクションでは，ACLS コース，ACLS トラディショナルコース，ACLS トラディショナル更新コースの日程と概要の例を提供する。表に挙げた所要時間はおよその時間であり，クラスごとに異なる場合があることに注意する。さらに，コースディレクターは，活動から別の活動への移行時間と教室から別の教室への移動時間を考慮する必要がある。

ACLS コースの日程例

受講者 12 名，ACLS インストラクター 2 名，約 12～13 時間（休憩を含む）

1 日目		
8:30 **レッスン開始：**挨拶，紹介，およびコース管理 8:45 **レッスン 1：**ACLS コースの概要と構成		
クラスを 2 グループに分ける	**レッスン 2** 学習／テストステーション： 質の高い BLS	**レッスン 2** 学習／テストステーション： 質の高い BLS
8:55	グループ 1	グループ 2
クラスを 2 グループに分ける	**レッスン 3** 学習／テストステーション： 気道管理	**レッスン 3** 学習／テストステーション： 気道管理
9:40	グループ 2	グループ 1
10:25 **休憩**		
大人数の 1 グループ（または少人数の 2 グループ） 10:40 **レッスン 4**：テクノロジーの確認		
クラスを 2 グループに分ける	**レッスン 5** 学習ステーション： 心停止の予防：徐脈	**レッスン 6** 学習ステーション：心停止の予防： 頻拍（安定性および不安定性）
10:55	グループ 1	グループ 2
11:55 **昼食**		
12:50	グループ 2	グループ 1
大人数の 1 グループ（または少人数の 2 グループ） 1:50 **レッスン 7**：高い能力を持つチーム 2:20 **休憩**		
クラスを 2 グループに分ける	**レッスン 8** 学習ステーション： 高い能力を持つチーム： 心停止および心拍再開後の治療	**レッスン 8** 学習ステーション： 高い能力を持つチーム： 心停止および心拍再開後の治療
2:35	グループ 1	グループ 2
5:05 **1 日目終了**		

（続く）

2日目		
クラスを 2 グループに分ける	**レッスン 9** 学習ステーション： 高い能力を持つチーム： メガコード実習	**レッスン 9** 学習ステーション： 高い能力を持つチーム： メガコード実習
8:30	グループ 2	グループ 1
10:50　**休憩**		
クラスを 2 グループに分ける	高い能力を持つチーム： メガコードテストおよびメガコードテストの詳細 **レッスン T2-T4：**	高い能力を持つチーム： メガコードテストおよびメガコードテストの詳細 **レッスン T2-T4**
11:00	グループ 1	グループ 2
大人数の 1 グループ（受講者のメガコードテスト終了後） 12:15　試験（T5-T6） 1:00　補習／クラス終了		

ACLS 更新コースの日程例

受講者 12 名，ACLS インストラクター 2 名，約 7.25〜8.25 時間
（休憩を含む）

1 日のみ		
8:30 **レッスン開始：**挨拶，紹介，およびコース管理 8:45 **レッスン 1**：ACLS コースの概要と構成		
クラスを 2 グループに分ける	**レッスン 2** 学習／テストステーション： 質の高い BLS	**レッスン 2** 学習／テストステーション： 質の高い BLS
8:55	グループ 1	グループ 2
クラスを 2 グループに分ける	**レッスン 3** 学習／テストステーション： 気道管理	**レッスン 3** 学習／テストステーション： 気道管理
9:40	グループ 2	グループ 1
10:25 **休憩**		
大人数の 1 グループ（または少人数の 2 グループ） 10:40 **レッスン 4**：テクノロジーの確認 10:55 **レッスン 5**：高い能力を持つチーム（**ACLS レッスンプランのレッスン 7**） 11:25 **昼食**		
クラスを 2 グループに分ける	**レッスン 6** 学習ステーション： 高い能力を持つチーム：メガコード実習 （**ACLS レッスンプランのレッスン 9**）	**レッスン 6** 学習ステーション： 高い能力を持つチーム： メガコード実習 （**ACLS レッスンプランのレッスン 9**）
12:15	グループ 2	グループ 1
2:35 **休憩**		
クラスを 2 グループに分ける	高い能力を持つチーム： メガコードテストおよびメガコードテストの詳細 **レッスン T2-T4**	高い能力を持つチーム：メガコードテストおよびメガコードテストの詳細 **レッスン T2-T4**
2:50	グループ 1	グループ 2
大人数の 1 グループ（受講者のメガコードテスト終了後） 4:05 試験（T5-T6） 4:50 補習／クラス終了		

ACLS トラディショナルコースの日程例

受講者 12 名，ACLS インストラクター 2 名，約 15～16 時間（休憩を含む）

1 日目		
8:30	**レッスン開始：** 挨拶，紹介，およびコース管理	
8:45	**レッスン 1：** ACLS コースの概要と構成	
8:55	**レッスン ACLS-トラディショナル 2：** 治療システム	
9:05	**レッスン ACLS-トラディショナル 3：** 蘇生科学	
9:20	**レッスン ACLS-トラディショナル 4：** 体系的なアプローチ	
9:35	**レッスン ACLS-トラディショナル 5：** CPR コーチ	
クラスを 2 グループに分ける	**レッスン 6** 学習／テストステーション： 質の高い BLS **（ACLS レッスンプランのレッスン 2）**	**レッスン 6** 学習／テストステーション： 質の高い BLS **（ACLS レッスンプランのレッスン 2）**
9:45	グループ 1	グループ 2
10:30	**休憩**	
クラスを 2 グループに分ける	**レッスン 7** 学習／テストステーション： 気道管理 **（ACLS レッスンプランのレッスン 3）**	**レッスン 7** 学習／テストステーション： 気道管理 **（ACLS レッスンプランのレッスン 3）**
10:40	グループ 2	グループ 1
大人数の 1 グループ（または少人数の 2 グループ）		
11:25	**レッスン 8：** テクノロジーの確認 **（ACLS レッスンプランのレッスン 4）**	
11:40	**レッスン 9：** 認識：臨床的増悪の兆候 **（レッスン ACLS-トラディショナル 6）**	
クラスを 2 グループに分ける	**レッスン 10** 学習ステーション：急性冠症候群 **（レッスン ACLS-トラディショナル 7）**	**レッスン 11** 学習ステーション：急性期脳卒中 **（レッスン ACLS-トラディショナル 8）**
11:50	グループ 1	グループ 2
12:20	グループ 2	グループ 1
12:50	**昼食**	
大人数の 1 グループ（または少人数の 2 グループ）		
1:35	**レッスン 12：** 高い能力を持つチーム **（ACLS レッスンプランのレッスン 7）**	
2:05	**休憩**	
クラスを 2 グループに分ける	**レッスン 13** 学習ステーション： 高い能力を持つチーム： 心停止および心拍再開後の治療 **（ACLS レッスンプランのレッスン 8）**	**レッスン 13** 学習ステーション： 高い能力を持つチーム： 心停止および心拍再開後の治療 **（ACLS レッスンプランのレッスン 8）**
2:20	グループ 1	グループ 2
4:50	**1 日目終了**	

（続く）

2日目		
クラスを2グループに分ける	**レッスン14** 学習ステーション：心停止の予防：徐脈 **（ACLSレッスンプランのレッスン5）**	**レッスン15** 学習ステーション：心停止の予防：頻拍（安定性および不安定性）よび不安定性頻拍） **（ACLSレッスンプランのレッスン6）**
8:30	グループ2	グループ1
9:30	グループ1	グループ2
10:30　**休憩**		
クラスを2グループに分ける	**レッスン16** 学習ステーション：高い能力を持つチーム：メガコード実習 **（ACLSレッスンプランのレッスン9）**	**レッスン16** 学習ステーション：高い能力を持つチーム：メガコード実習 **（ACLSレッスンプランのレッスン9）**
10:45	グループ2	グループ1
1:05　**昼食**		
クラスを2グループに分ける	高い能力を持つチーム：メガコードテストおよびメガコードテストの詳細 **（ACLSレッスンプランのレッスンT2-T4）**	高い能力を持つチーム：メガコードテストおよびメガコードテストの詳細 **（ACLSレッスンプランのレッスンT2-T4）**
2:00	グループ1	グループ2
3:15　**休憩**		
大人数の1グループ（受講者のメガコードテスト終了後） 3:25　試験（T5-T6） 4:10　補習／クラス終了		

ACLS トラディショナル更新コースの日程例

受講者 12 名，ACLS インストラクター 2 名，約 8〜9 時間（休憩を含む）

8:30	**レッスン開始:** 挨拶，紹介，およびコース管理	
8:45	**レッスン 1:** ACLS コースの概要と構成	
8:55	**レッスン ACLS-トラディショナル 2:** 治療システム	
9:05	**レッスン ACLS-トラディショナル 3:** 蘇生科学	
9:20	**レッスン ACLS-トラディショナル 4:** 体系的なアプローチ	
9:35	**レッスン ACLS-トラディショナル 5:** CPR コーチ	
クラスを 2 グループに分ける	**レッスン 6** テストステーション： 質の高い BLS **（ACLS レッスンプランのレッスン 2）**	**レッスン 7** テストステーション：気道管理 **（ACLS レッスンプランのレッスン 3）**
9:45	グループ 1	グループ 2
10:30	休憩	
10:40	グループ 2	グループ 1
大人数の 1 グループ（または少人数の 2 グループ）		
11:25	**レッスン 8:** テクノロジーの確認 **（ACLS レッスンプランのレッスン 4）**	
11:40	**レッスン 9:** 高い能力を持つチーム **（ACLS レッスンプランのレッスン 7）**	
12:10	**昼食**	
クラスを 2 グループに分ける	**レッスン 10** 学習ステーション：高い能力を持つチーム：メガコード実習 **（ACLS レッスンプランのレッスン 9）**	**レッスン 10** 学習ステーション：高い能力を持つチーム：メガコード実習 **（ACLS レッスンプランのレッスン 9）**
1:05	グループ 1	グループ 2
3:25	**休憩**	
クラスを 2 グループに分ける	高い能力を持つチーム：メガコードテストおよびメガコードテストの詳細 **（ACLS レッスンプランのレッスン T2-T4）**	高い能力を持つチーム：メガコードテストおよびメガコードテストの詳細 **（ACLS レッスンプランのレッスン T2-T4）**
3:35	グループ 1	グループ 2
大人数の 1 グループ（受講者のメガコードテスト終了後）		
4:45	試験（T5-T6）	
5:30	補習／クラス終了 **オプション:ACS および脳卒中レッスン（レッスン ACLS-トラディショナル 7 および ACLS-トラディショナル 8）**	

ACLS コースの概要

コースのおよその所要時間：10.25～11.25 時間（休憩含まず），学習ステーションの受講者とインストラクターの人数比は 6:1

レッスン番号	コースイベント	所要時間（分）	レッスンのタイプ
ACLS 開始	挨拶，紹介，およびコース管理	15	
ACLS 1	ACLS コースの概要と構成	10	
ACLS 2	学習／テストステーション：質の高い BLS	45	
ACLS 3	学習／テストステーション：気道管理	45	
ACLS 4	テクノロジーの確認	15	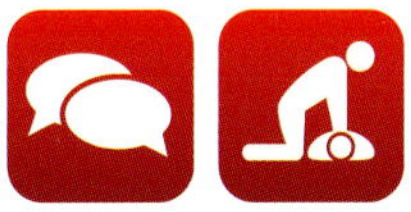
ACLS 5	学習ステーション：心停止の予防：徐脈	60	
ACLS 6	学習ステーション：心停止の予防：頻拍（安定性および不安定性）	60	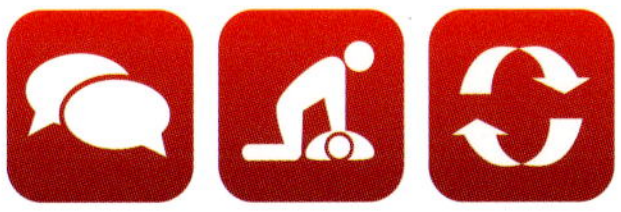
ACLS 7	高い能力を持つチーム	30	
ACLS 8	学習ステーション：高い能力を持つチーム：心停止および心拍再開後の治療	148	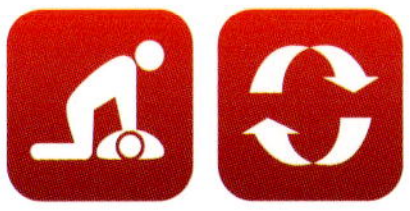
ACLS 9	学習ステーション：高い能力を持つチーム：メガコード実習	138	
ACLS T2-T4	高い能力を持つチーム：メガコードテストおよびメガコードテストの詳細	12-75	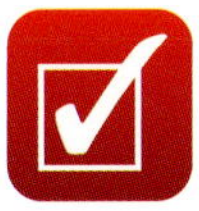
ACLS T5，T6	筆記試験および試験の詳細	45	
ACLS REM	補習	状況によって異なる	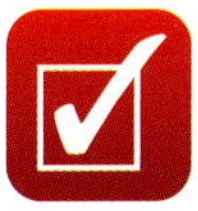

（続く）

レッスン番号	コースイベント	所要時間（分）	レッスンのタイプ
ACLS VAS	学習ステーション：血管確保（オプション）*	状況によって異なる	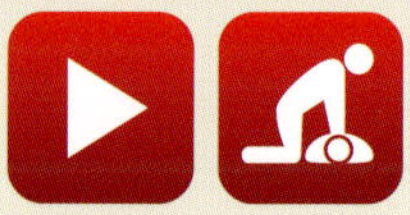
ACLS COP	学習ステーション：死への対応（オプション）*	状況によって異なる	

*オプションのレッスンは日程の任意の時間に行われる場合があります。

ACLS 更新コースの概要

コースのおよその所要時間：6〜7 時間（休憩含まず），学習ステーションの受講者とインストラクターの人数比は 6：1

レッスン番号	コースイベント	所要時間（分）	レッスンのタイプ
ACLS 開始	挨拶，紹介，およびコース管理	15	
ACLS 1	ACLS コースの概要と構成	10	
ACLS 2	学習／テストステーション：質の高い BLS	45	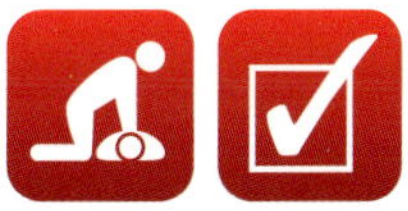
ACLS 3	学習／テストステーション：気道管理	45	
ACLS 4	テクノロジーの確認	15	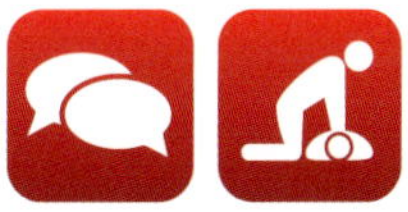
ACLS 5	高い能力を持つチーム（**ACLS レッスンプランのレッスン 7**）	30	
ACLS 6	学習ステーション：高い能力を持つチーム：メガコード実習（**ACLS レッスンプランのレッスン 9**）	138	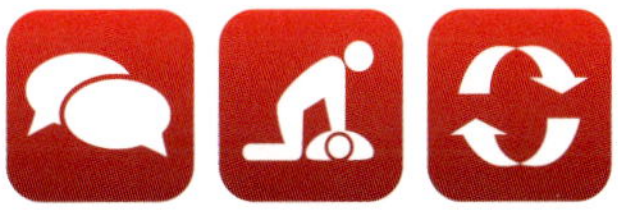
ACLS T2-T4	高い能力を持つチーム：メガコードテストおよびメガコードテストの詳細	12-75	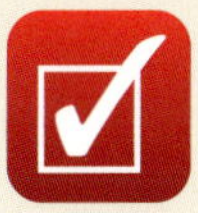
ACLS T5，T6	筆記試験および試験の詳細	45	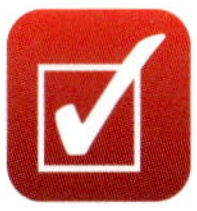
ACLS REM	補習	状況によって異なる	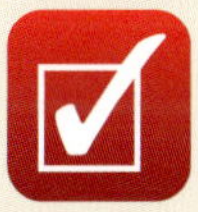
ACLS VAS	学習ステーション：血管確保（オプション）*	状況によって異なる	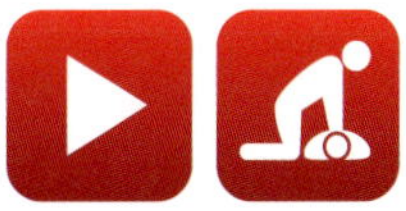
ACLS COP	学習ステーション：死への対応（オプション）*	状況によって異なる	

*オプションのレッスンは日程の任意の時間に行われる場合があります。

HeartCode ACLS 実践スキルの概要（オプション 1）

コースのおよその所要時間：4.75〜5.75 時間（休憩含まず），学習ステーションの受講者とインストラクターの人数比は 6：1

レッスン番号	コースイベント	所要時間（分）	レッスンのタイプ
ACLS START	挨拶，紹介，およびコース管理	15	
ACLS 1	ACLS コースの概要と構成	10	
ACLS 2	学習ステーション：品質の高い BLS の実習（**ACLS レッスンプランのレッスン 2A**）	30	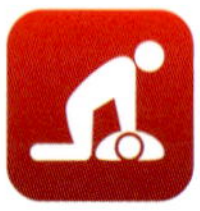
ACLS 3	学習ステーション：気道管理の実習（**ACLS レッスンプランのレッスン 3A**）	30	
ACLS 4	テクノロジーの確認	15	
ACLS 5	学習ステーション：高い能力を持つチーム：メガコード実習（**ACLS レッスンプランのレッスン 9**）	138	
ACLS T	質の高い BLS の試験 – 試験の詳細（**ACLS レッスンプランのレッスン 2B**）	15	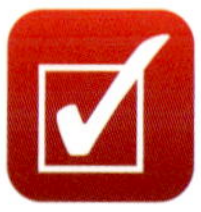
ACLS T	気道管理テスト ― テストの詳細（**ACLS レッスンプランのレッスン 3B**）	15	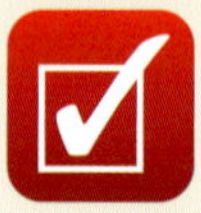
ACLS T2–T4	高い能力を持つチーム：メガコードテストおよびメガコードテストの詳細	12-75	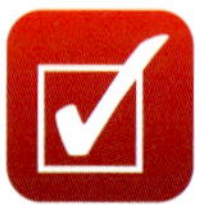
ACLS REM	補習	状況によって異なる	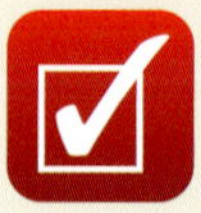

HeartCode ACLS 実践スキルの概要（オプション 2）

コースのおよその所要時間：4.75～5.75 時間（休憩含まず），学習ステーションの受講者とインストラクターの人数比は 6：1

レッスン番号	コースイベント	所要時間（分）	レッスンのタイプ
ACLS 開始	挨拶，紹介，およびコース管理	15	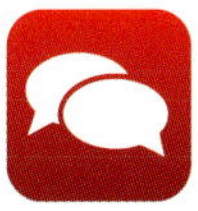
ACLS 1	ACLS コースの概要と構成	10	
ACLS 2	学習／テストステーション：質の高い BLS	45	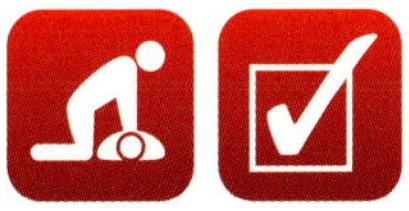
ACLS 3	学習／テストステーション：気道管理	45	
ACLS 4	テクノロジーの確認	15	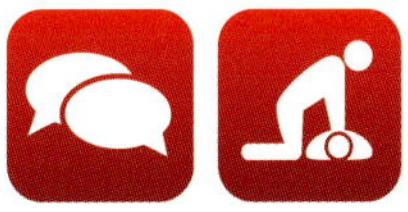
ACLS 5	学習ステーション：高い能力を持つチーム：メガコード実習**（ACLS レッスンプランのレッスン 9）**	138	
ACLS T2–T4	高い能力を持つチーム：メガコードテストおよびメガコードテストの詳細	12-75	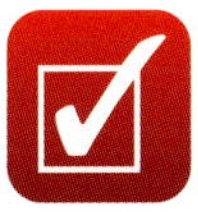
ACLS REM	補習	状況によって異なる	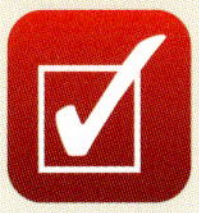

ACLS トラディショナルコースの概要

コースのおよその所要時間：12.25～13.25 時間（休憩含まず），学習ステーションの受講者とインストラクターの人数比は 6：1

レッスン番号	コースイベント	所要時間（分）	レッスンのタイプ
ACLS 開始	挨拶，紹介，およびコース管理	15	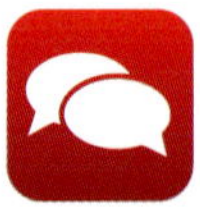
ACLS 1	ACLS コースの概要と構成	10	
ACLS-トラディショナル 2	治療システム	10	
ACLS-トラディショナル 3	蘇生科学	15	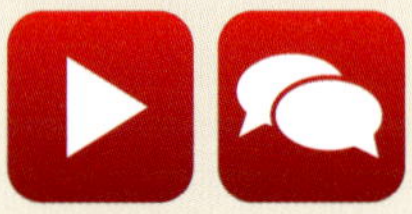
ACLS-トラディショナル 4	体系的なアプローチ	15	
ACLS-トラディショナル 5	CPR コーチ	10	
ACLS 6	学習／テストステーション：質の高い BLS の実習 （**ACLS レッスンプランのレッスン 2**）	45	
ACLS 7	学習／テストステーション：気道管理 （**ACLS レッスンプランのレッスン 3**）	45	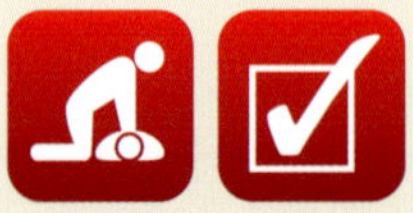
ACLS 8	テクノロジーの確認 （**ACLS レッスンプランのレッスン 4**）	15	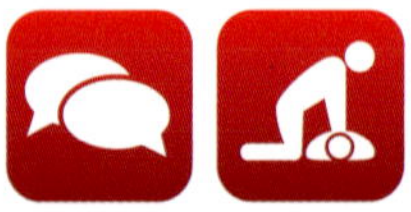
ACLS 9	認識：臨床的増悪の兆候（**レッスン ACLS-トラディショナル 6**）	10	
ACLS 10	学習ステーション：急性冠症候群（**レッスン ACLS-トラディショナル 7**）	30	
ACLS 11	学習ステーション：急性脳卒中（**レッスン ACLS-トラディショナル 8**）	30	

（続く）

レッスン番号	コースイベント	所要時間（分）	レッスンのタイプ
ACLS 12	高い能力を持つチーム（**ACLS レッスンプランのレッスン 7**）	30	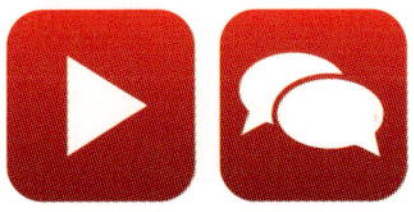
ACLS 13	学習ステーション：高い能力を持つチーム：心停止および心拍再開後の治療（**ACLS レッスンプランのレッスン 8**）	148	
ACLS 14	学習ステーション：心停止の予防：徐脈（**ACLS レッスンプランのレッスン 5**）	60	
ACLS 15	学習ステーション：心停止の予防：頻拍（安定性および不安定性）（**ACLS レッスンプランのレッスン 6**）	60	
ACLS 16	学習ステーション：高い能力を持つチーム：メガコード実習（**ACLS レッスンプランのレッスン 9**）	138	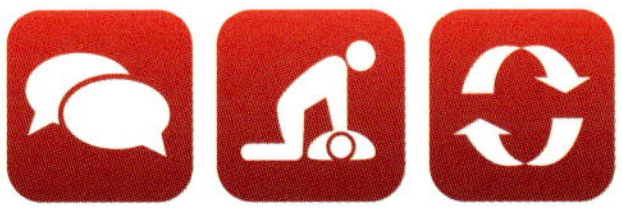
ACLS T	高い能力を持つチーム：メガコード試験およびメガコード試験の詳細（**ACLS レッスンプランのレッスン T2–T4**）	12-75	
ACLS T	試験（**ACLS レッスンプランのレッスン T5–T6**）	45	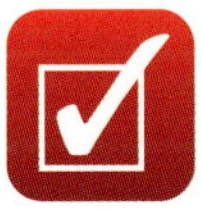
ACLS REM	補習	状況によって異なる	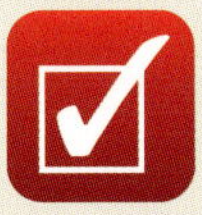
ACLS VAS	学習ステーション：血管確保	オプション	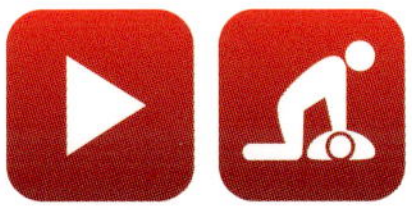
ACLS COP	学習ステーション：死への対応	オプション	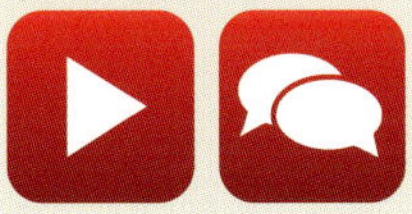

ACLS トラディショナル更新コースの概要

コースのおよその所要時間：6.75～7.75 時間（休憩含まず），学習ステーションの受講者とインストラクターの人数比は 6：1

レッスンプラン番号	コースイベント	所要時間（分）	レッスンのタイプ
ACLS START	挨拶，紹介，およびコース管理	15	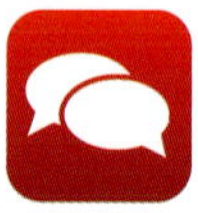
ACLS 1	ACLS 更新コースの概要と構成	10	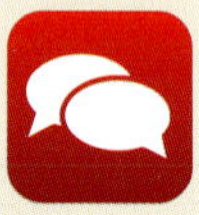
ACLS-トラディショナル 2	治療システム	10	
ACLS-トラディショナル 3	蘇生科学	15	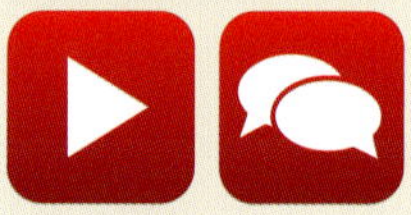
ACLS-トラディショナル 4	体系的なアプローチ	15	
ACLS-トラディショナル 5	CPR コーチ	10	
ACLS 6	学習／テストステーション：質の高い BLS（**ACLS レッスンプランのレッスン 2**）	45	
ACLS 7	学習／テストステーション：気道管理（**ACLS レッスンプランのレッスン 3**）	45	
ACLS 8	テクノロジーの確認（**ACLS レッスンプランのレッスン 4**）	15	
ACLS 9	高い能力を持つチーム（**ACLS レッスンプランのレッスン 7**）	30	
ACLS 10	学習ステーション：高い能力を持つチーム：メガコード実習（**ACLS レッスンプランのレッスン 9**）	138	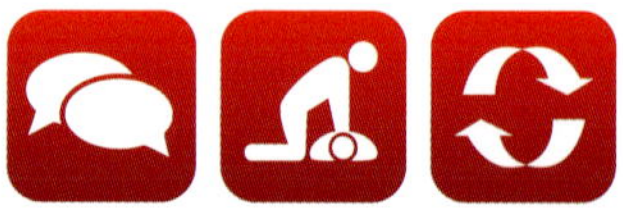

（続く）

レッスンプラン番号	コースイベント	所要時間（分）	レッスンのタイプ
ACLS T	高い能力を持つチーム：メガコード試験およびメガコード試験の詳細（**ACLS レッスンプランのレッスン T2-T4**）	12-75	
ACLS T	試験（**ACLS レッスンプランのレッスン T5-T6**）	45	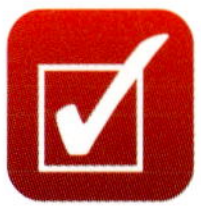
ACLS REM	補習	状況によって異なる	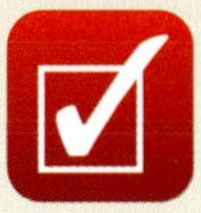

ACLS コースプラス BLS カードの日程例*

受講者 12 名，ACLS インストラクター 2 名，約 13～14 時間（休憩を含む）

1 日目		
8:30	**レッスン開始：**挨拶，紹介，およびコース管理	
8:45	**レッスン 1**：ACLS コースの概要と構成	
8:55	**レッスン 1A**：乳児 CPR およびバッグマスク換気*	
9:10	**レッスン 1B**：乳児の CPR 試験*	
9:30	**レッスン 1C**：成人／小児の窒息*	
9:35	**レッスン 1D**：乳児の窒息*	
9:40	**レッスン 1E**：BLS 試験	
クラスを 2 グループに分ける	**レッスン 2** 学習／テストステーション： 質の高い BLS	**レッスン 2** 学習／テストステーション： 質の高い BLS
10:10	グループ 1	グループ 2
10:55 休憩		
クラスを 2 グループに分ける	**レッスン 3** 学習／テストステーション： 気道管理	**レッスン 3** 学習／テストステーション： 気道管理
11:10	グループ 2	グループ 1
大人数の 1 グループ（または少人数の 2 グループ）		
11:55	昼食	
12:50	**レッスン 4**：テクノロジーの確認	
クラスを 2 グループに分ける	**レッスン 5** 学習ステーション： 心停止の予防：徐脈	**レッスン 6** 学習ステーション： 心停止の予防：頻拍 （安定性および不安定性）
1:05	グループ 1	グループ 2
2:05	グループ 2	グループ 1
大人数の 1 グループ（または少人数の 2 グループ）		
3:05	休憩	
3:20	**レッスン 7**：高い能力を持つチーム	
クラスを 2 グループに分ける	**レッスン 8** 学習ステーション：高い能力を持つチーム：心停止および心拍再開後の治療	**レッスン 8** 学習ステーション：高い能力を持つチーム：心停止および心拍再開後の治療
3:50	グループ 1	グループ 2
6:10	**1 日目終了**	

（続く）

2 日目		
クラスを 2 グループに分ける	**レッスン 9** 学習ステーション：高い能力を持つチーム：メガコード実習	**レッスン 9** 学習ステーション：高い能力を持つチーム：メガコード実習
8:30	グループ 2	グループ 1
10:50　**休憩**		
クラスを 2 グループに分ける	高い能力を持つチーム：メガコードテストおよびメガコードテストの詳細 **レッスン T2–T4**	高い能力を持つチーム：メガコードテストおよびメガコードテストの詳細 **レッスン T2–T4**
11:00	グループ 1	グループ 2
大人数の 1 グループ（受講者のメガコードテスト終了後） 12:15　試験（T5–T6） 1:00　補習／クラス終了		

*『BLS インストラクターマニュアル』の BLS レッスンプラン参照。

ACLS 更新コースと BLS カードの日程例*

受講者 12 名，ACLS インストラクター 2 名，約 8.5〜9.5 時間（休憩を含む）

1 日のみ		
8:30 **挨拶, 紹介, およびコース管理** 8:45 **レッスン 1**：ACLS コースの概要と構成 8:55 **レッスン 1A**：乳児 CPR およびバッグマスク換気* 9:10 **レッスン 1B**：乳児の CPR 試験* 9:30 **レッスン 1C**：成人／小児の窒息* 9:35 **レッスン 1D**：乳児の窒息* 9:40 **レッスン 1E**：BLS 試験		
クラスを 2 グループに分ける	**レッスン 2** 学習／テストステーション：質の高い BLS	**レッスン 2** 学習／テストステーション：質の高い BLS
10:10	グループ 1	グループ 2
10:55 休憩		
クラスを 2 グループに分ける	**レッスン 3** 学習／テストステーション：気道管理	**レッスン 3** 学習／テストステーション：気道管理
11:10	グループ 2	グループ 1
大人数の 1 グループ（または少人数の 2 グループ） 11:55 昼食 12:45 **レッスン 4**：テクノロジーの確認 1:00 **レッスン 5**：高い能力を持つチーム		
クラスを 2 グループに分ける	**レッスン 6** 学習ステーション：高い能力を持つチーム：メガコード実習 （**ACLS レッスンプランのレッスン 9**）	**レッスン 6** 学習ステーション：高い能力を持つチーム：メガコード実習 （**ACLS レッスンプランのレッスン 9**）
1:30	グループ 2	グループ 1
3:50 **休憩**		
クラスを 2 グループに分ける	高い能力を持つチーム：メガコードテストおよびメガコードテストの詳細 **レッスン T2–T4**	高い能力を持つチーム：メガコードテストおよびメガコードテストの詳細 **レッスン T2–T4**
4:00	グループ 1	グループ 2
大人数の 1 グループ（受講者のメガコードテスト終了後） 5:15 試験（T5–T6） 6:00 補習／クラス終了		

*『BLS インストラクターマニュアル』の BLS レッスンプラン参照。

パート 4

テスト

コース修了のためのテスト

AHA では，受講者が ACLS プロバイダーコース修了カードを取得するには，スキルテストの修了に加え，インストラクター主導のコースの筆記試験または HeartCode のオンライン講習の修了を条件としている。テストと修了条件の詳細については，本パートを通して説明されている。

高いパフォーマンスチームが ACLS スキルと知識を迅速かつ正確に提供することは，患者が生存する上で非常に重要である。客観的かつ一貫性のある正確なテストを実施することは，このような救命スキルの徹底だけでなく，すべてのインストラクターが提供する ACLS プロバイダーコースの内容と知識に一貫性を実現する上でも重要である。十分に役立つ，よく訓練された，高い能力を持つチームを確保することが目標である。

すべての ACLS インストラクターは，次のセクションで説明するすべての ACLS スキルテストについて高水準のパフォーマンスを維持することが望まれる。

コース修了の要件

フルコースまたは更新コースを受講する受講者がコース修了カードを受け取るには，各コースのすべてのレッスンに出席して受講し，すべてのスキルテストに合格し，筆記試験に合格する必要がある。

すべての AHA コースに推奨される更新間隔は 2 年である。**スキルは自然に衰えるため，施設は 3～6 ヵ月間隔または必要に応じて実習コードを実施し，プロバイダーが高い能力を持つチームとしてのスキルを磨いておくようサポートする必要がある。**更新コースを受講予定のプロバイダーは，更新コースへの登録時に有効なプロバイダーカードの提示が求められる。トレーニングセンターのコーディネーター，コースディレクターまたはリードインストラクターの裁量により，例外が認められる場合がある。トレーニングセンターのコーディネーターは，有効な AHA プロバイダーカードを持っていない受講者に更新コースの受講許可を与える最終的な権限と責任を持っている。有効期限切れのプロバイダーカードを提示した受講者やプロバイダーカードを持っていない受講者は，更新コースを受講できるが，補習を受けるオプションは付いていない。受講者がテスト時にコース修了要件を満たすことができない場合は，プロバイダーコース全体を修了する必要がある。いずれかのスキルテストで不合格になった受講者は，ACLS コース全体を再受講する必要がある。インストラクターの裁量により，ACLS 更新コースを受講する（現在有効な ACLS カードを所有している）受講者は，講義を受講せずに必要なテストを受験することができる。

さらに，HeartCode ACLS 受講者は，スキル実習とスキルテストを含んだ実践セッションに参加する必要がある。受講者はオンライン講習を修了したら，AHA インストラクターによるか，または HeartCode 対応マネキンシステムを用いて，スキルテストに合格する必要がある。

受講生が正しく実施できなかった場合は，どの行動が「不合格」の原因となったのかを明確に説明し，補習が必要であることを伝える（気道管理器具留置の確認を怠った，灌流リズムが見られるのにショックを与えたなど）。

受講者は，最新の『AHA 心肺蘇生と救急心血管治療のためのガイドライン（AHA Guidelines for CPR and ECC）』を理解しておく責任がある。

コースの必要条件をすべて満たし，コース修了カードを受け取る資格があると認められるには受講者は，以下の条件を満たす必要がある（表 10）。

表 10. スキルテストおよび試験の要件

スキルテストの要件	筆記試験の要件
受講者は，以下のスキルテストに合格する必要がある。 • 質の高い BLS スキルテスト • OPA/NPA の挿入による気道管理スキルテスト • 学習ステーション習熟度 • 高い能力を持つチーム：メガコードテスト	受講者は，筆記試験で 84 %以上の正答率を得る必要がある（HeartCode を有する受講者には適用されない）。

スキルテスト

受講者は，必要なスキルすべてにおいて習熟度を証明する必要がある。要件については，付録のテストチェックリストを参照のこと。

担当するスキルのインストラクターは，コースの主要な理解と行動によるスキルにおいて，受講生の学習した知識と習熟度を評価する。

受講者はメガコードスキルテストの際に『ECC ハンドブック（Handbook of ECC）』および ECC アルゴリズムを参照することができる。

担当するスキルの AHA インストラクターによるマネキンを使った実践スキルテスト，または AHA e ラーニングコースの AHA が承認した電子マネキンを使った実践スキルテストを受けなければ，AHA コース修了カードは発行されない。

ACLS コースの受講者は，有効な BLS ヘルスケアプロバイダーカードの保有を AHA により義務付けられてはいないが，BLS スキルに習熟していることが望まれる。
トレーニングセンターは，任意で有効な BLS プロバイダーカードの保有を義務付けることができる。

質の高い BLS スキルテスト

ACLS コースのすべての受講者は，準備の方法や以前の CPR トレーニングに関係なく，質の高い BLS スキルテストに合格する必要がある。すべての CPR テストは，視聴覚的フィードバック装置（必須）を使用して行われる。成人に対する質の高い BLS スキルテストチェックリストの使用方法が表 11 に示されている。

追加情報については，パート 1 の補習セクションを参照すること。

質の高い BLS テストシナリオ

すべての ACLS 受講者のための質の高い BLS スキルテストシナリオには，院内または院外シナリオがスキルテストチェックリストの一番上にある。

気道管理スキルテスト

すべての ACLS コース受講者は，準備方法や過去の気道トレーニング経験を問わず，OPA/NPA 挿入を伴うバッグマスク換気を含む気道管理スキルテストに合格する必要がある。換気は，スキルテストチェックリストに合わせて時間を測る必要がある。

追加情報については，パート 1 の補習セクションを参照すること。

必須の視聴覚的フィードバック装置

すべての CPR 実習およびテストは，視覚および／または聴覚的なフィードバック装置（必須）を用いて行う必要がある。また，実際に行われるすべての CPR では，質とタイミングを最適化するため，視聴覚的フィードバックを用いて行う必要がある。

ブレンデッドラーニングコースの受講者のスキルテスト

インストラクターは，ブレンデッドラーニングコース（HeartCode）の実践セッションを実施しなければならない場合がある。ACLS コースの特定の内容がブレンデッドラーニングの手法の実践セッションに組み込まれている。実践セッションには，スキル実習とスキルテストが含まれている（「HeartCode レッスンプラン」を参照）。実践セッションのスキルテストは，インストラクター主導のコースと同じように実施する必要がある。メガコードテストの実施には，3 人以上の受講者の参加が必要である。

表 11. 成人に対する質の高い BLS スキルテストチェックリストの使用方法

セクション	使用方法
評価と通報	この欄の手順は特定の順序で完了する必要はない。受講者は胸骨圧迫を開始する前にすべての手順を完了していればよい。教育上の目的から，受講者が記憶できるように，順番どおりに実施することが最善の方法である。脈拍と呼吸の確認は同時に行うことができる。 **台本** 受講者が助けを求めたら，インストラクターは「ここに感染防護具があります。私は AED を取ってきます」と言う。
成人に対する胸骨圧迫	このセクションでは，受講者は次の救助者（受講者）が AED を持ってくるまでの間，胸骨圧迫を 2 分間続ける。受講者が質の高い胸骨圧迫を行う能力を評価する。胸骨圧迫を客観的に評価するには，忠実度の高いマネキンが最適なフィードバック装置であり，その使用を強く推奨する。忠実度の高いマネキンが使用できない場合，胸骨圧迫を客観的に評価するためには**フィードバック装置が必要**である。胸骨圧迫は心停止の認識から 10 秒以内に開始する必要がある。 **手の位置** 手の位置が胸部中央（胸骨の下半分）にあり，片方の手のひらの付け根を使用しているか，受講者を評価する。受講者が両手を使用する場合，一方の手の上にもう一方を重ねるか，最初に置いた手の手首をつかむ。 **テンポ** 胸骨圧迫のテンポは，フィードバック装置によって 100～120 回/分になることを評価しなければならない。テンポの中央値が 110 になるように集中することが推奨される。 **深さと戻り** 胸骨圧迫の深さと胸郭の戻りは少なくとも5 cm とする。深さと可能なら胸郭の戻りをフィードバック装置でモニターする。 **『注意』：すべての CPR の実習およびテストは，視聴覚的フィードバック装置（必須）を使用して行わなければならない。また，実際に行われるすべての CPR では，品質とタイミングを最適化するため，視聴覚的フィードバックを用いて行う必要がある。** 『ヒント』：受講者が適切な深さで胸骨圧迫を行い，疲労を最小限に抑えられるように，肘は動かさず，肩（支点）が患者の真上に来るようにして胸骨圧迫を行うよう指導する。
AED	胸骨圧迫を 2 分間続けて行ったら，2 人目の受講者またはインストラクターが AED を持ってきて，1 人目の受講者に渡すことができる。1 人目の受講者に AED を渡し，AED を使用するように告げたら，2 人目の受講者またはインストラクターは直ちに胸骨圧迫を交代することができる。インストラクターはもう 1 人の救助者が胸骨圧迫を行っていると受講者に伝えてもよい。2 人の救助者によるシナリオの場合，受講者が，AED の使用により胸骨圧迫が中断してはならないということを理解していることが重要である。受講者はそれぞれの機器の特性に従って AED の電源を入れる。これには，受講者が AED の電源を押す必要がある場合や，またはケースを開けると AED の電源が自動的に入る場合もある。受講者は，パッドに描かれた図に従い，マネキンに AED パッドを貼り付ける。受講者は使用している AED の指示に従う。 インストラクターは，スキルテストチェックリストに記載された AED の手順が装置によっては完全に当てはまらない場合もあることに注意すること。解析と充電のサイクルの間も傷病者から離れる必要がある AED もあれば，装置の充電中は圧迫を続けることができる AED もある。AED がショックを実行する準備ができたら，受講者は口頭および目視で患者から離れたことを確認する。全員が離れたら，ショックボタンを押す。受講者は直ちに胸骨圧迫を再開する。

（続き）

セクション	使用方法
胸骨圧迫を再開する	評価を受ける受講者がマネキンの頭部に移動し，バッグマスク換気の準備をする一方，ほかの受講者やインストラクターは，ショックが実施された後，胸骨圧迫を直ちに再開する。ショック実施後，受講者が他の受講者やインストラクターに直ちに胸骨圧迫を再開するように指示できるかどうかを評価する。ショックの実施後，受講者が他の受講者やインストラクターに直ちに胸骨圧迫を再開するように指示した場合，テストを終了する。
テスト結果	受講者がすべてのスキルを正しく実施できた場合は，その受講者のスキルテストチェックリストの「合格」に丸を付ける。受講者がうまく実施できないスキルがあった場合は，「要補習」に丸を付ける。インストラクターは，新しいスキルテストチェックリストを使用して，受講者の正しく実施されなかったスキルを再テスト（再評価）する必要がある。補習が必要な場合，補習が必要であるということを示したスキルチェックリストと受講者が合格したということを示す新しいスキルチェックリストをコース記録とともに保管する。イニシャル，インストラクター ID，日付をチェックリストの最後のボックスに記入する。

スキルテストチェックリストおよび「重要スキルの説明」を使用する

コースのスキルテストセクションにおける受講者の成績は，スキルテストチェックリストを使用して記録する。スキルテストのチェックリストは，受講者がスキルを実施している間に記入すること。受講者がスキルの各手順を正しく実行できたかどうかは，「スキルテストの重要なスキルの説明」を参照して判断する。

- 受講者が問題なく手順を完了した場合は，スキルテストのチェックリストに記載されているその手順にあるボックスにチェック（✓）を付ける。
- 受講者が正しく実施できなかった場合は，スキルテストのチェックリストに記載されているその手順の隣にあるボックスを空白のままにする。受講者が正しく完了できなかった手順については，「重要なスキルの説明」の中に記載されたその手順に丸を付ける。

受講者がスキルテストの各手順を正しく実行できた場合は，その受講者のスキルテストのチェックリストで，そのスキルテストに対して合格のマークを付ける。すべてのボックスにチェックマークが付かなかった受講者については，コース終了時にその受講者に補習を受けさせ，該当するスキルについて再テストするようにする。また，「重要なスキルの説明」で〇をつけた部分と，そのスキルを正しく行う方法について，受講者と討論します。

『インストラクターは，BLS スキルテストを正しく行うことができるよう「重要なスキルの説明」はすべて熟知していなければならない』。

スキルテストチェックリストのルール

スキルテストチェックリストを使用する場合は，表 12. に示されたルールを適用する。

表 12. スキルテストチェックリストのルールと注意

ルール	注意
受講者が正しく行った手順のみにチェックを付ける。	• 受講者が，「重要なスキルの説明」に従って手順を正しく実行した場合は，成人に対する質の高い BLS スキルテストチェックリストの該当する手順にあるボックスに印を付ける。 • 受講者がその手順を正しく行わなかった場合，その手順のチェックリストに印を付けない。 • すべての手順を正しく実行した受講者は，スキルテストの合格者となる。
テスト時にはヒントを与えてはならない。	• 評価手順について受講者に特定の情報を与えてはならない。例えば，受講者が呼吸を確認する際に，「呼吸なし」と言ってはならない。 • テスト中は，受講者が実施したスキルのパフォーマンスについて言及してはならない。これにより，以下のことが可能になる。 – 受講者が，「インストラクターに頼ることなく」，『傷病者について自身の評価能力でどうするべきかを判断して CPR を実施する』。 – 実際の CPR の状況を反映した正確なテストを実施する。『これは，CPR のスキル習熟度を判断する上で重要な基準となる』。
観察すべき項目の詳細については，「重要なスキルの説明」を参照する。	• 「重要なスキルの説明」に何らかの解釈を加えたり深読みしたりしない。また，各スキルについてスキルの説明で明確に示されていない内容については評価しないこと。 • 受講者が，説明で示されている内容に正確に従って手順を実行できているかどうかを判断する。 – できている場合は，その手順についてチェックリストに印を付ける。 – できていない場合は，その手順についてチェックリストを空白のままにしておく。
「成人に対する質の高い BLS スキルテストチェックリスト」で実施できていることが示された時点でテストを終了する。	• 受講者に合格または要補習の印を付ける。 • 要補習の印を付けた受講者については，以下のように対処する。 – さらに実習が必要な手順については，その受講者の実習シートに印を付けておく。 – コースで後ほど再テストを実施するまでに，その手順を練習しておくように受講者に伝える。 – コース内で後ほど実施する補習レッスンの一環として，追加の練習と再テストを行う。
その場では受講者に再テストを実施しない。	• チェックリストで示されている終了ポイントより前に受講者がテストを途中で止めた場合は，以下のように対処する。 – この受講者のチェックリストに要補習の印を付ける。 – さらに練習するように受講者に伝える。
スキル全体を再テストする。	補習レッスン中に受講者に再テストを実施する場合は，スキル全体を実施する必要がある。

ACLS
成人に対する質の高い BLS スキルテストチェックリスト

American Heart Association.

受講者名＿＿＿＿＿＿＿＿＿＿＿＿＿＿＿　テスト日＿＿＿＿＿＿＿＿＿＿＿＿＿

院内シナリオ：「病院，またはクリニックで働いているあなたは，廊下で突然，人が倒れるのを目撃しました。そこで現場が安全であることを確認し，患者に近付きました。その次に何を行うかを実行してください」

病院前シナリオ：「あなたは心停止が疑われる傷病者のいる現場に到着しました。バイスタンダーによる CPR は実施されていません。現場に近付き，安全であることを確認しました。その次に何を行うかを実行してください」

評価と通報

- ☐ 反応を確認する
- ☐ 大声で助けを呼ぶ／救急対応システムに出動を要請する／AED を持って来てもらう
- ☐ 呼吸を確認する
- ☐ 脈拍を確認する

「受講者が助けを呼んだら，インストラクターは「私が AED を取ってきます」と言う。」

胸骨圧迫　「正確に行うためには視聴覚的フィードバック装置が必要」

- ☐ 胸骨の下半分の位置に手を置く
- ☐ 胸骨圧迫を 2 分間続ける（100～120 回/分）
- ☐ 少なくとも 5 cm 圧迫する
- ☐ 胸郭を完全に元に戻す（オプション，フィードバック装置を使用する場合はチェックを入れる）

「救助者 2 が「AED を持ってきました。圧迫を替わりますから，あなたが AED を使ってください」と言う。」

AED（AED の指示に従う）

- ☐ AED の電源を入れる
- ☐ パッドを正しく装着する
- ☐ 解析のために傷病者から離れる
- ☐ 安全に電気ショックを実行できるように傷病者から離れる
- ☐ 安全に電気ショックを実行する
- ☐ AED の到着からショックを与えるまでの時間は 45 秒以内

胸骨圧迫を再開する

- ☐ 電気ショックの実施後，直ちに胸骨圧迫を再開する
  - 胸骨圧迫を再開するよう受講者がインストラクターに指示を出す，または
  - 2 人目の受講者が胸骨圧迫を再開する

テスト終了

インストラクター向けの注意事項

- 受講者が正しく完了した手順に対応するボックスにチェックマークを記入する。
- 受講者がすべての手順を正しく完了できなかった場合（つまり，チェックマークのないボックスが残っている場合），その受講者は補習を受ける必要がある。補習を必要とするスキルについて，ここにメモしておくこと（補習については，インストラクターマニュアルを参照）。

テスト結果　合格の場合は**合格**，補習が必要である場合は**要補習**を○で囲む：	**合格**	**要補習**

インストラクターイニシャル＿＿＿＿　インストラクター番号＿＿＿＿＿＿　日付＿＿＿＿＿＿

ACLS
成人に対する質の高いBLSスキルテストの重要スキルの説明

1. **30秒以内に，患者を評価し，救急対応システムに出動を要請する（胸骨圧迫開始前に行わなければならない）。現場の安全を確認したら，以下を実行する。**
   - 軽くたたいて大きな声で呼びかけ，反応を確認する
   - 大声で助けを呼ぶか，助けを呼ぶよう人に指示し，AED／除細動器を入手する
   - 呼吸がまったくないか，または異常であるかを確認する（呼吸なしまたは死戦期呼吸のみ）
     - 5秒以上10秒以内で頭部から胸部にかけて胸郭の上下動を確認する
   - 頸動脈の脈拍をチェックする
     - 呼吸の確認と同時に実施することも可能である
     - 5秒以上10秒以内であることをチェックする
2. **質の高い胸骨圧迫を2分間実施する（心停止を認識したら，ただちに胸骨圧迫を開始する）**
   - 正しい手の位置を実演する。
     - 胸部中央（胸骨の下半分）
     - 両手を使用（一方の手の上にもう一方を重ねるか，最初に置いた手の手首をつかむ）
   - 胸骨圧迫のテンポ100～120回/分とする
   - 継続的な胸骨圧迫を2分間行う（100～120 回/分のテンポで）
   - 適切な圧迫の深さと胸郭の戻りになるようにする
     - 深さ：少なくとも5 cm*
     - 圧迫を行うたびに胸郭が完全に元に戻す
   - 胸骨圧迫の中断を最小限に抑える
     - AEDによる心リズム解析を行うときまで，圧迫を中断しない
     - ショック後，あるいはショック適応ではないと確認された後，ただちに胸骨圧迫を再開する
3. **AEDの使用**
   - AEDの電源を入れる
     - AEDが到着したら，ただちに電源ボタンを押すか蓋を開けて電源を入れる
   - パッドを正しく装着する
     - 患者の年齢に応じた適切なサイズ（成人用）のパッドを，正しい位置に貼る
   - 解析のために傷病者から離れる
     - AEDで心リズムを解析できるように，すべてのプロバイダーが傷病者から離れるようにする（機器によっては，解析ボタンを押す）
     - ほかのすべてのプロバイダーに対して，傷病者に触れないように明確に伝える
   - 安全に電気ショックを実行できるように傷病者から離れる
     - ほかのすべてのプロバイダーに対して，傷病者に触れないように明確に伝える
   - 電気ショックを実行する
     - 電気ショックの実行後は，直ちに胸骨圧迫を再開する
     - CPR中はAEDの電源を切っては「ならない」
4. **ショックの実施後，直ちに質の高い胸骨圧迫を再開する**
   - 同じ手順で胸骨圧迫を繰り返す

*圧迫の深さを調整できるCPRの質をフィードバックする装置がある場合，圧迫の深さの目標値を5～6 cmとするのが最適である。この目標は範囲が狭いため，圧迫の深さが＞6 cmであったという理由のみで受講者を不合格にしてはならないが，平均が＜5 cmの場合は不合格となる。

受講者の再試験

質の高い BLS テストステーションの時間に余裕がある場合は，合格できなかった受講者にもう 1 回再テストを実施することができる。すべての追加再テストは，コース最後の補習レッスンで実施される（パート 1 の補習セクションとパート 6 のレッスンプランを参照）。

再テストを行う場合は，常に受講者のスキル全体をテストする。

場合によっては，再テストをコース終了後の別日程に延期してもかまわない。例えば，補習によって成果を上げられなかった場合は，まず改善計画を策定し，受講者がその計画を完了してから再テストをスケジュールする。追加の補習がかなりの量になる場合は，その受講者に BLS または ACLS コースを再受講するように勧めることもできる。
筆記試験では，知識の習熟度を判定する（オープンリソースの試験）。

一部の自主学習用コースでは，試験は個々のコースのポリシーに従って，ソフトウェアプログラムに含まれている。受講者は，コースのオンラインパートを修了した時点で，修了証明書を印刷することができる。

インストラクターは，学習障害または言語障害を持つ受講者に対して筆記試験を読み上げてもよい。

各受講者は，筆記試験で ≧ 84%の正答率を得る必要がある。

高い能力を持つチーム：メガコード

評価およびテストのガイドライン

ACLS プロバイダーコースには，高い能力を持つチーム：メガコードテストが含まれる。受講者は，メガコードテストステーションでローテーションする。各メガコードテストステーションは，心室細動（VF）／無脈性心室頻拍（無脈性 VT）のリズムとそのほかの 3 種類の心リズムについて受講者をテストするように設計されている。メガコードテストチェックリストは，付録およびインストラクター用リソースに掲載されている。使用するテストチェックリストは，ランダムに選択する。

テストシナリオに変化を付けるため，複数のケースプレゼンテーションが用意されている。受講者 1 人につき，付録またはインストラクター用リソースから 1 つのケースシナリオを選択する。

ACLS の高い能力を持つチーム：メガコード

- ケース 1：メガコード—院外
- ケース 2：メガコード—院外
- ケース 3：メガコード—院外
- ケース 4：メガコード—院外
- ケース 5：メガコード—救急部
- ケース 6：メガコード—院内
- ケース 7：メガコード—院内
- ケース 8：メガコード—院内
- ケース 9：メガコード—院内
- ケース 10：メガコード—院内
- ケース 11：メガコード—院内
- ケース 12：メガコード—院内

各ケースシナリオには，シナリオの進行順に指針を示すインストラクターノートが含まれる。このノートを参照することで，受講者を一貫した方法でテストすることができる。インストラクターは，高い能力を持つチーム：メガコード実習のシナリオをテストに使用して，テスト用のケースの選択肢を増やすことができる。受講者がメガコード実習で見たことも使用したこともないケースシナリオを使用することが最適である。

各受講者について，テストチェックリストを記入する（付録またはインストラクター用リソースにある）。

メガコードテストに合格する

コースの最後には，コース目標の達成度を評価するための，「メガコードテストステーション」に参加することになる。シミュレートされたケースシナリオでは，以下を評価する。

- CPR の質とタイミング（フィードバック装置／タイマーを使用することにより客観的目標にが達成されているかを測定）
- CCF ＞ 80 %の達成（客観的評価）
- チームのコミュニケーション
- 主要なケースでの資器材および技能についての知識
- 各アルゴリズムへの精通
- 不整脈の判読
- 基本的な ACLS 薬物療法の適切な使用
- 高い能力を持つチームの効果的なメンバーとしてのパフォーマンス（チームメンバーの職種や受けた訓練の範囲内で）
- 始める前に要約した目標を達成するためにともに作業するチームのパフォーマンス

メガコードテストステーションでは，誰がチームリーダーになるかをインストラクターまたはチームが（可能なら職種や受けた訓練の範囲内で）決定でき，そのほかの役割を（可能なら）職種や受けた訓練の範囲に基づいて割り当てることができる。チームは，客観的評価（CCF など）および主観的評価（チームのコミュニケーションなど）を使用してテスト（チーム全体のパフォーマンスなど）される。チームがメガコードケースに合格すれば完了である。不合格の場合，チームが合格するまでメガコードケースを追加して継続する。

チームメンバーは希望すれば同じ役割を続けることができ，また役割を交代することもできる。メガコードテストは，チームの主要メンバーとしてのチームリーダーを含め，チームメンバーが適切に協力しあって実施することに関するテストである。受講者がスキルの習得に問題がある場合，コースをすべて行い，メガコードテストにいたる前に，インストラクターは，この問題に対処しておく必要がある。チームでのステーション中に，受講者は，実習シナリオの中でチームリーダーの役割とチームメンバーの役割を複数回務める。グループ（チーム）が 6 名の受講者で構成される場合，そのグループではメガコードテストに入る前に，徐脈のケース 3 件，頻拍のケース 3 件，心停止／心停止後のケース 6 件，メガコードのケース 6 件（合計 18 件）に参加する必要がある。先に説明したように，インストラクターは，受講者がチームでのステーションを続行するかを評価し，判断する十分な機会がある。メガコードテストの場合は，3 人以上の受講者が必要となる（フル ACLS コース，ACLS 更新コース，および HeartCode ACLS 実践セッション）。『注意』: メガコードテストでは，実際の心停止の際に通常チームリーダーとなるすべての医療従事者（救急部の医師，救急隊員など）は，チームリーダーとしてテストされることになる（つまり，チーム全体でメガコードテストに 1 回以上合格することが必要な場合がある）。

受講生に対する客観的かつ一貫性のある試験

チームに関連する各受講者がメガコードテストに合格するには，ケースシナリオ中にチームリーダーまたはチームメンバーとしての習熟度を証明する必要がある。スキルテストチェックリストの客観的および主観的要件を達成するため，チーム全体が協力して作業を行う必要がある。

メガコードでの習熟度とは，受講者が「チームリーダーおよびチームメンバーとしての役割を担い，客観的評価（CCF など）を含む重要な能力チェックリストのすべてのスキル手順を完了できるように，蘇生チームを正しく管理できること」を意味する。チームの行動とコミュニケーションにより，メガコードにおける適切な ACLS ガイドラインと原則が，客観的評価と同様に正しく適用されていなければならない。

メガコードテストが客観的で同一であることを保証するために，以下のすべてを遂行しなければならない。

- テストチェックリストに従うこと。テストチェックリストの各手順の基本的な要件は，ACLS プロバイダーコースで指導されている内容，指針，および行動に従ったものである。受講者は，このコースの内容にない手順またはスキルの実行を避ける必要がある。
- 合格するには，チームが客観的評価を含むテストチェックリストのすべてのスキル手順を適切に実行する必要がある。
- メガコードテストの実施中は，チームを指導，手引きまたは誘導してはならない。
- メガコードテストの実施中は，チームがするべきこと，またはしてはならないことについて，質問に答えたりヒントを与えたりしてはならない。
- チームメンバーが互いに支援を得ることを許可するが，一方で受講者がケース管理の大部分またはすべてを高い能力を持つチームメンバーに依存しすぎてはならない。テスト全体を通じて自ら決断しない受講者や，重要な指示を高いパフォーマンスチームメンバーに求めるような学習者は合格させないこと。受講者は，投与量を確認する目的で，メガコードテスト中に『ECC ハンドブック』を使用できるが，『ECC ハンドブック』でケース管理の詳細を調べるために，長時間を費やしてはならない。
- テスト中は，すべての受講者が自らの役割を現実と同じように担っていることを確認する（シミュレーションではなく，実際に胸骨圧迫していることなど）。「テストを開始する前に，すべての受講者がこの要件を理解しているか確認すること」。
- 注意深く観察し，高いパフォーマンスチームに対する適切な口頭での指示と適切な行動が確認できた受講者だけにチェックを付けること。
- メガコードテストは，何をしているか，あるいは何をすべきかを話し合う場にしてはならない。実践的なスキルを示したり，シミュレーションをしたりしながら，テストを現実的なシナリオにすること。
- テストは中断してはならない。受講者が一時中断した場合は，実際の ACLS では患者の蘇生に必要な行動の途中で一時中断することを許可していないことを受講者に指摘する。

- チームのパフォーマンスは，事後ではなく，テスト中にテストチェックリストに記録すること。「受講者がテスト中に行った内容について，記憶に頼った判断をしてはならない。」
- チームがテストの途中まで進んだら，もう1回度最初からやり直すことを許可してはならない。受講者がうまくできていない場合はテストを中止し，パフォーマンス不足について個人的なフィードバックを与え，補習に参加するように案内する。
- チームがチェックリストのすべての重要な手順について能力を証明できた場合，またはチームに補習が必要なことが明らかな場合は，その時点でテストを終了する。テストでは，その目的からして各ケースシナリオについて現実的な結末まで実施する必要はない。多くのケースシナリオは，教育および指導目的で，ROSC で終了となる。これは，実際の生存率を反映するものではない。
- 受講者の誤りを誘導するような行為をしてはならない。また，チームのパフォーマンスを落とすような行為もしてはならない。チームの誰かがうまくできている場合は，チームメンバーがどの程度まで理解しているか，またはケースのより困難な局面に対応できるかどうかについては確認せずとも，ケースを妥当なエンドポイントまで継続させる。
- 受講者に高い能力を持つチームとチームメンバーの職務範囲に適した行為を指示することを許可する。例えば，高度な気道管理器具の挿入はメガコードテストの合格には必要ではないが，チームリーダーによって指示された場合で，気道管理を職務範囲とする場合は実行して良い（蘇生の中断に関する ACLS ガイドラインと矛盾しないように）。
- メガコードテストの結果が出たあとで，チームにフィードバックを行う。チームメンバーがテストに合格するまで（またはコースを再受講を表明するまで）続ける。
- テストの際は，公平性，一貫性，できる限りの客観性を保つこと。テストチェックリストで示されたとおりに正しくケースを管理できたチームは合格とし，そのようにできなかったチームは不合格とする。本来不合格とするべき受講者を合格としたり，合格とするべき受講者を不合格にしたりしないこと。
- ACLS プロバイダーコースの一貫性と品質は，テストの公平性と客観性によるところが大きいことを念頭に置くこと。

ACLS メガコードケース：一般情報

インストラクターガイド：付録から適切なケースシナリオを選択して目を通す。

- 受講者はメガコードステーションでローテーションし，徐脈／頻拍，VF／無脈性 VT，心静止／無脈性電気活動（PEA），および ROSC という流れでテストを受ける。
- **徐脈／頻拍**：受講者は，徐脈／頻拍アルゴリズムに従って患者を管理する。
- **VF／無脈性 VT**：患者は，初回ショックに反応のない VF／無脈性 VT を生じる。
- **心静止／PEA**：2回目および3回目のショックを与えた後，アドレナリンおよびアミオダロン／リドカインを投与する。その後，患者のテストシナリオは心静止／PEA へと進み，血管収縮薬を投与する。
- **心拍再開後の治療**：高い能力を持つチームが質の高い胸骨圧迫を続けることで，患者に ROSC が見られ，チームリーダーは成人の心拍再開後の治療アルゴリズムを開始する。

ケースシナリオにおいて次の項目についてテストを行う。

- **チーム**：まず，チームリーダーは，高いパフォーマンスチームメンバーに特定の役割を割り当てる。
- **CPR** コーチ**による質の高い CPR のモニタリング**：心停止が生じると，チームメンバーは BLS，ACLS 一次アセスメントおよび ACLS 二次アセスメント，ならびに治療介入を開始する。チームリーダーは，高いパフォーマンスチームが胸骨圧迫の中断を最小化することで，効果的な CPR を常時実現していることを確認する。
- **CCF を測定し，テスト終了時に計算する**：受講者は，スコア少なくとも 81%（> 80%）で合格する必要がある。
- **徐脈または頻拍，心停止（VF／無脈性 VT／心静止／PEA），心拍再開後の治療アルゴリズム**：次にインストラクターが，徐脈，頻拍，心停止（VF／無脈性 VT／心静止／PEA），および心拍再開後の治療アルゴリズムのチェックリストに記載された重要な行動をテストする。

これらのシナリオで，インストラクターは受講者が効果的なリーダーシップスキルを発揮していることを観察しなければならない。

パート 5

付録

付録 A

学習ステーションシナリオ，メガコードシナリオ，およびデブリーフィングツール

ACLS ケースシナリオ

すべてのケースにおいて，インストラクターは，受講者のスキルおよび経験のレベルに基づき，情報を差し控えることも，追加することもできる。

「呼吸停止のケース」では，バッグマスク換気および OPA/NPA スキルテストの実施中，インストラクターは導入および冒頭の情報のみを使用して，受講者を先導する必要がある。インストラクターは，呼吸シナリオ全体を使用して，呼吸窮迫，呼吸不全，および呼吸停止などについて詳しく説明することもできる。このアプローチをとるには，インストラクターまたはコースコーディネーターは気道管理のステーションに時間を追加で予定する必要がある。

インストラクター向けの注意事項：各ケースの開始時に，受講者に対して「現場は安全である」ことを伝える。

ケース 1：院外呼吸停止

シナリオの難易度：3

導入：あなたは救急救命士で，女性が喘息発作を起こしているというレストランからの通報に対応する。

バイタルサイン

心拍数：120 回/分
血圧：60/38 mm Hg
呼吸数：
SpO_2：**室内空気で** ＜ 50 %
体温：
体重：
年齢：

最初の情報

- 患者は床に横たわり，意識を失いあえぐような呼吸をしている。

あなたの最初に取るべき行動は？

追加情報

- その女性は，食事中に呼吸するのが困難であると報告した。
- 女性は苦しそうにあえぎだし，意識状態が低下した。
- 脈拍は弱く，規則的だった。
- 中程度の胸部上昇があるだけで，バッグマスク換気では改善は認められない。
- 友人によると，その女性はピーナッツアレルギーであるという。

あなたの次に取るべき行動は？

追加情報（必要な場合）

- あなたは次の治療を行ったが改善は見られなかった。
  - アドレナリン 0.3 mg（1:1000）の筋注
  - ジフェンヒドラミン 50 mg の静注
  - バッグマスクを使用したサルブタモール 2.5 mg の投与

あなたの次に取るべき行動は？

インストラクター向けの注意事項：救急隊員は経口気管挿管または輪状甲状間膜穿刺のどちらを試みるか判断する。経口気管挿管では，気道の腫れが悪化する場合がある。酸素投与を開始する必要がある。

気道管理スキルテストチェックリスト

受講者名 ＿＿＿＿＿＿＿＿＿＿＿＿ テスト日 ＿＿＿＿＿＿＿＿

「重要な能力基準」	正しく完了した場合はチェックを入れる
BLS アセスメントと治療介入	
反応の有無をチェック • 肩などを軽くたたき，「大丈夫ですか？」と大きな声で尋ねる	
緊急対応システムに通報する • 近くにいる人たちに助けを求め／救急対応システムの出動を要請し，AED を用意する 「または」 • 2 人目の救助者に，救急対応システムに出動を要請し，AED を用意するように指示する	
呼吸を確認する • 胸の動きを目で確認する（5〜10 秒間）	
脈拍をチェックする（5〜10 秒間） **呼吸と脈拍のチェックは同時に行うことができる** 脈拍があるかどうかに注意する。胸骨圧迫を開始したり，AED を始めないこと	
口咽頭または鼻咽頭エアウェイを挿入する	
酸素を投与する	
効果的なバッグマスク換気を 1 分間行う • 適切なテンポで換気を行う（6 秒ごとに 1 回） • 適切なスピードで換気を行う（1 秒かけて） • 適切な量で換気を行う（換気バッグの約半分）	

テスト終了

インストラクター向けの注意事項
- 受講者が正常に完了した手順に対応するボックスにチェックマークを記入する。
- 受講者がすべての手順を正常に完了できなかった場合（つまり，チェックマークのないボックスが残っている場合），その受講者は補習を受ける必要がある。補習を必要とするスキルについて，ここにメモしておくこと（補習については，インストラクターマニュアルを参照）。

テスト結果 合格の場合は**合格**，補習が必要である場合は**要補習**を○で囲む：	**合格**	**要補習**

インストラクターイニシャル ＿＿＿＿＿＿
インストラクター番号 ＿＿＿＿＿＿＿＿＿＿ 日付 ＿＿＿＿＿＿＿＿

ケース 2：院外呼吸停止

シナリオの難易度：1

導入：あなたがラウンジにいると，パートナーが両手でのどを押さえながら入ってきた。

バイタルサイン

心拍数：64 回/分
血圧：110/70 mm Hg
呼吸数：
SpO_2：62 %
体温：
体重：
年齢：

最初の情報

- パートナーは話すことも咳をすることもできない。

あなたの取るべき行動は？

追加情報

- 腹部圧迫を数回実行したが，閉塞を解除することができず，
- パートナーの反応がなくなった。

あなたの取るべき行動は？

追加情報（必要な場合）

- 救急対応システムに出動を要請し，パートナーを地面（床）に横たえ，CPR を開始する。
- 気道を確保して人工呼吸を行うたびに，異物がないか確認し除去を試みる。
- 支援が到着し，パートナーに心電図モニターが取り付けられる。
- パートナーの口内から食塊を取り出す際，パルスオキシメータおよび気道管理器具を使用できる。
- これで換気できるが，パートナーは反応せず，呼吸もしていない。

あなたの次に取るべき行動は？

気道管理スキルテストチェックリスト

受講者名 ______________________ テスト日 __________

「重要な能力基準」	正しく完了した場合はチェックを入れる
BLS アセスメントと治療介入	
反応の有無をチェック • 肩などを軽くたたき，「大丈夫ですか？」と大きな声で尋ねる	
緊急対応システムに通報する • 近くにいる人たちに助けを求め／救急対応システムの出動を要請し，AED を用意する 「または」 • 2 人目の救助者に，救急対応システムに出動を要請し，AED を用意するように指示する	
呼吸を確認する • 胸の動きを目で確認する（5～10 秒間）	
脈拍をチェックする（5～10 秒間） **呼吸と脈拍のチェックは同時に行うことができる** 脈拍があるかどうかに注意する。胸骨圧迫を開始したり，AED を始めないこと	
口咽頭または鼻咽頭エアウェイを挿入する	
酸素を投与する	
効果的なバッグマスク換気を 1 分間行う • 適切なテンポで換気を行う（6 秒ごとに 1 回） • 適切なスピードで換気を行う（1 秒かけて） • 適切な量で換気を行う（換気バッグの約半分）	

テスト終了

インストラクター向けの注意事項

- 受講者が正常に完了した手順に対応するボックスにチェックマークを記入する。
- 受講者がすべての手順を正常に完了できなかった場合（つまり，チェックマークのないボックスが残っている場合），その受講者は補習を受ける必要がある。補習を必要とするスキルについて，ここにメモしておくこと（補習については，インストラクターマニュアルを参照）。

テスト結果 合格の場合は**合格**，補習が必要である場合は**要補習**を○で囲む：	**合格**	**要補習**

インストラクターイニシャル __________
インストラクター番号 ______________________ 日付 __________

ケース 3：院外呼吸停止

シナリオの難易度：2

導入：あなたは救急医療隊員で，呼吸困難の通報に対応する。

バイタルサイン
心拍数：
血圧：
呼吸数：
SpO_2：
体温：
体重：
年齢：

最初の情報
- 患者は重度の呼吸困難でベッドに横たわり，反応がない。

あなたの取るべき行動は？

追加情報
- あなたは心電図モニター／除細動器を取り付ける。
- 心リズムのチェックにより洞性頻脈が確認される。

インストラクター向けの注意事項：心電図を示す。
あなたの取るべき行動は？

追加情報（必要な場合）
- 患者の妻の話では，夫は昨日気分が優れず，夜も眠れなかったとのこと。

インストラクター向けの注意事項：救急救命士がすばやく換気の介助を開始した場合，心拍数は変化しない。介助を行わない場合は徐脈が発生し，急速に心静止に至る。
あなたの次に取るべき行動は？

気道管理スキルテストチェックリスト

受講者名 ________________________ テスト日 __________

「重要な能力基準」	**正しく完了した場合はチェックを入れる**
BLS アセスメントと治療介入	
反応の有無をチェック • 肩などを軽くたたき，「大丈夫ですか？」と大きな声で尋ねる	
緊急対応システムに通報する • 近くにいる人たちに助けを求め／救急対応システムの出動を要請し，AED を用意する 「または」 • 2 人目の救助者に，救急対応システムに出動を要請し，AED を用意するように指示する	
呼吸を確認する • 胸の動きを目で確認する（5～10 秒間）	
脈拍をチェックする（5～10 秒間） **呼吸と脈拍のチェックは同時に行うことができる** 脈拍があるかどうかに注意する。胸骨圧迫を開始したり，AED を始めないこと	
口咽頭または鼻咽頭エアウェイを挿入する	
酸素を投与する	
効果的なバッグマスク換気を 1 分間行う • 適切なテンポで換気を行う（6 秒ごとに 1 回） • 適切なスピードで換気を行う（1 秒かけて） • 適切な量で換気を行う（換気バッグの約半分）	

テスト終了

インストラクター向けの注意事項
- 受講者が正常に完了した手順に対応するボックスにチェックマークを記入する。
- 受講者がすべての手順を正常に完了できなかった場合（つまり，チェックマークのないボックスが残っている場合），その受講者は補習を受ける必要がある。補習を必要とするスキルについて，ここにメモしておくこと（補習については，インストラクターマニュアルを参照）。

テスト結果 合格の場合は**合格**，補習が必要である場合は**要補習**を○で囲む：	**合格**	**要補習**

インストラクターイニシャル ______
インストラクター番号 ______________ 日付 ______________

ケース 4：院外呼吸停止

シナリオの難易度：2

導入：あなたは救急救命士で，肥満男性の重度の喘息発作による息切れの通報に対応する。

バイタルサイン
心拍数：120 回/分
血圧：184/100 mm Hg
呼吸数：28 回/分
Spo_2：室内空気で 85 %
体温：
体重：
年齢：32 歳

最初の情報
- 患者は椅子に起坐位で座っている。
- 患者は重度の呼吸窮迫状態にあり，チアノーゼを起こし，発汗している。
- 患者の妻によると，患者は喘息吸入器を 1 日中使用していたが，20 分ほど前から状態が悪化したという。

あなたの最初に取るべき行動は？

追加情報
- 評価したところ，空気の出入りがほとんどなく呼吸音がないことが確認される。
- この患者は頻拍である。

あなたの取るべき行動は？

追加情報（必要な場合）
- 静脈路は確保できたが，患者はますます興奮して落ち着かず，
- 非再呼吸マスクと噴霧器を取り外してしまう。
- その直後，SpO_2 が下がる。

気道管理スキルテストチェックリスト

受講者名 ____________________ テスト日 ____________

「重要な能力基準」	正しく完了した場合はチェックを入れる
BLS アセスメントと治療介入	
反応の有無をチェック • 肩などを軽くたたき，「大丈夫ですか？」と大きな声で尋ねる	
緊急対応システムに通報する • 近くにいる人たちに助けを求め／救急対応システムの出動を要請し，AED を用意する 「または」 • 2 人目の救助者に，救急対応システムに出動を要請し，AED を用意するように指示する	
呼吸を確認する • 胸の動きを目で確認する（5～10 秒間）	
脈拍をチェックする（5～10 秒間） **呼吸と脈拍のチェックは同時に行うことができる** 脈拍があるかどうかに注意する。胸骨圧迫を開始したり，AED を始めないこと	
口咽頭または鼻咽頭エアウェイを挿入する	
酸素を投与する	
効果的なバッグマスク換気を 1 分間行う • 適切なテンポで換気を行う（6 秒ごとに 1 回） • 適切なスピードで換気を行う（1 秒かけて） • 適切な量で換気を行う（換気バッグの約半分）	

テスト終了

インストラクター向けの注意事項
- 受講者が正常に完了した手順に対応するボックスにチェックマークを記入する。
- 受講者がすべての手順を正常に完了できなかった場合（つまり，チェックマークのないボックスが残っている場合），その受講者は補習を受ける必要がある。補習を必要とするスキルについて，ここにメモしておくこと（補習については，インストラクターマニュアルを参照）。

テスト結果 合格の場合は**合格**，補習が必要である場合は**要補習**を○で囲む：	**合格**	**要補習**

インストラクターイニシャル ____________
インストラクター番号 ____________ 日付 ____________

ケース 5：救急部での呼吸停止

シナリオの難易度：3

導入：あなたは救急部の看護スタッフである。あなたは，蘇生室で患者を診るよう主任看護師から要請される。路地裏で意識のない 30 代の男性を見つけた店主が，119 番通報した。EMT は，到着と同時にその男性に意識がなく，呼吸していないことを確認し，現場に麻薬吸引具と空の注射器があることに気付いた。

バイタルサイン
心拍数：120 回/分
血圧：100/55 mm Hg
呼吸数：0 回/分
SpO_2：75 %
体温：36.7 °C
体重：
年齢：

最初の情報
- 患者は，乱れた身なりで，意識を失っているらしく，唇に軽度のチアノーゼがみられる。
- EMT は BLS 評価を実施し，バッグマスクを使用して患者に換気を試みている。

あなたの取るべき行動は？

追加情報
- あなたは心電図モニター／除細動器を取り付ける。
- 患者にはしっかりした脈拍はあるが，自発呼吸はない。
- 心リズムのチェックにより，**速くて狭い QRS 幅の頻拍**が確認される。
- 患者の腕には多数の注射痕がある。
- 患者のグラスゴーコーマスケール（GCS）のスコアは 3 であり，瞳孔は左右ともに 7 mm に拡張されている。

インストラクター向けの注意事項：心電図を示す。
あなたの取るべき行動は？

追加情報（必要な場合）
- EMT がバッグマスクを使用して適切な換気を行うのに苦心していた。

バッグマスク換気を改善するために取ることのできる行動は？
インストラクター向けの注意事項：換気を改善するために取る行動には，気道の開通，十分な密着状態の確保，2 人法の使用，口咽頭または鼻咽喉エアウェイの挿入がある。
- これらの技法の一部を使用することにより，換気と酸素飽和度が改善される。
  - これで，SpO_2 はバッグマスクによる 100 %酸素になった。
- 患者は意識もなく，無呼吸のままである。
  - 今の心拍数は 100 回/分の正常な洞調律で，血圧の変化はない。

あなたの次に取るべき行動は？
インストラクター向けの注意事項：オプションには，少量から開始して漸増投与するナロキソンの試験がある。

気道管理スキルテストチェックリスト

受講者名 ＿＿＿＿＿＿＿＿＿＿＿＿ テスト日 ＿＿＿＿＿＿

「重要な能力基準」	正しく完了した場合はチェックを入れる
BLS アセスメントと治療介入	
反応の有無をチェック • 肩などを軽くたたき，「大丈夫ですか？」と大きな声で尋ねる	
緊急対応システムに通報する • 近くにいる人たちに助けを求め／救急対応システムの出動を要請し，AED を用意する 「または」 • 2 人目の救助者に，救急対応システムに出動を要請し，AED を用意するように指示する	
呼吸を確認する • 胸の動きを目で確認する（5～10 秒間）	
脈拍をチェックする（5～10 秒間） **呼吸と脈拍のチェックは同時に行うことができる** 脈拍があるかどうかに注意する。胸骨圧迫を開始したり，AED を始めないこと	
口咽頭または鼻咽頭エアウェイを挿入する	
酸素を投与する	
効果的なバッグマスク換気を 1 分間行う • 適切なテンポで換気を行う（6 秒ごとに 1 回） • 適切なスピードで換気を行う（1 秒かけて） • 適切な量で換気を行う（換気バッグの約半分）	

テスト終了

インストラクター向けの注意事項
- 受講者が正常に完了した手順に対応するボックスにチェックマークを記入する。
- 受講者がすべての手順を正常に完了できなかった場合（つまり，チェックマークのないボックスが残っている場合），その受講者は補習を受ける必要がある。補習を必要とするスキルについて，ここにメモしておくこと（補習については，インストラクターマニュアルを参照）。

テスト結果 合格の場合は**合格**，補習が必要である場合は**要補習**を○で囲む：	**合格**	**要補習**

インストラクターイニシャル ＿＿＿＿＿＿
インストラクター番号 ＿＿＿＿＿＿＿＿＿＿ 日付 ＿＿＿＿＿＿＿＿

ケース 6：救急部での呼吸停止

シナリオの難易度：2

導入：あなたは 2 人勤務の救急部のナースプラクティショナー（もう一方の医療者は医師）で，息切れを訴える患者が EMS によって搬送されてくる。救急救命士が，患者の心不全の病歴と服薬不遵守を報告する。患者は，持続的気道内陽圧法（CPAP）を適用した状態で到着する。

バイタルサイン

心拍数：145 回/分
血圧：210/115 mm Hg
呼吸数：
SpO_2：100 %酸素で 82 %
体温：
体重：
年齢：

最初の情報

- 患者は救急部のストレッチャーに移される。
- 患者は疲れているように見え，完全な文で話せない。

あなたの取るべき新しい行動は？

追加情報

- 患者にモニターが取り付けられる。
- 患者は二相性陽圧換気に移行される。
- 10 分後，患者はうつ伏せになり無呼吸に陥いる。

ここであなたの取るべき行動は？

追加情報（必要な場合）

- 家族が到着し，患者が服薬不遵守であると告げる。
- 患者は次第に息切れするようになり，下肢もむくむようになってきた。
- この状況は過去数回起こり，入院を必要とすることが多かった。

インストラクター向けの注意事項：確実な気道を確保する必要がある。

心不全の治療は，患者に二相性陽圧呼吸が適用された後で開始するべきである。心電図，胸部 X 線，および検査室解析が診断の確定に役立つ。無呼吸に陥った患者は，二相性陽圧呼吸（BiPAP）または CPAP を停止し，挿管する必要がある。

気道管理スキルテストチェックリスト

受講者名 ________________ テスト日 ________________

「重要な能力基準」	正しく完了した場合はチェックを入れる
BLS アセスメントと治療介入	
反応の有無をチェック • 肩などを軽くたたき，「大丈夫ですか？」と大きな声で尋ねる	
緊急対応システムに通報する • 近くにいる人たちに助けを求め／救急対応システムの出動を要請し，AED を用意する 「または」 • 2 人目の救助者に，救急対応システムに出動を要請し，AED を用意するように指示する	
呼吸を確認する • 胸の動きを目で確認する（5～10 秒間）	
脈拍をチェックする（5～10 秒間） **呼吸と脈拍のチェックは同時に行うことができる** 脈拍があるかどうかに注意する。胸骨圧迫を開始したり，AED を始めないこと	
口咽頭または鼻咽頭エアウェイを挿入する	
酸素を投与する	
効果的なバッグマスク換気を 1 分間行う • 適切なテンポで換気を行う（6 秒ごとに 1 回） • 適切なスピードで換気を行う（1 秒かけて） • 適切な量で換気を行う（換気バッグの約半分）	

テスト終了

インストラクター向けの注意事項

- 受講者が正常に完了した手順に対応するボックスにチェックマークを記入する。
- 受講者がすべての手順を正常に完了できなかった場合（つまり，チェックマークのないボックスが残っている場合），その受講者は補習を受ける必要がある。補習を必要とするスキルについて，ここにメモしておくこと（補習については，インストラクターマニュアルを参照）。

テスト結果 合格の場合は**合格**，補習が必要である場合は**要補習**を○で囲む：	合格	要補習

インストラクターイニシャル ________
インストラクター番号 ________________ 日付 ________________

ケース 7：救急部での呼吸停止（煙吸引）

シナリオの難易度：2

導入：あなたは救急部の看護師／呼吸療法士／医師／救急救命士で，男性が住宅火災に関連した損傷の評価のために搬送されてくる。

バイタルサイン
心拍数：125 回/分
血圧：180/94 mm Hg
呼吸数：
Spo_2：室内空気で 100 %
体温：
体重：
年齢：23

最初の情報

- 患者は頻呼吸で，息切れと胸痛があると言っている。

あなたの最初に取るべき行動は？

追加情報

- 患者は鼻毛が焦げており，顔，首，胸上部に第 2 度熱傷が見られる。
- 動脈血液ガスを採取し，ヘモキシメトリーによる解析によって以下のことが明らかになる。
  - pH：7.50
  - Pco_2：29
  - Po_2：45
  - Hco_3：22
  - Sao_2：80 %
  - BE：1
- 検査室の値：
  - Hgb： 12 g/100 mL
  - WBC：8000

血液ガスを採取後，患者は意識状態が低下することとともに，胸郭の上下が減少し，バッグマスク換気では改善は認められない。

あなたの次に取るべき行動は？

追加情報（必要な場合）

あなたは次の治療を行ったが，改善は認められない。

- 100 %酸素
- バッグマスク
- バッグマスクを使用したサルブタモール 2.5 mg の投与

あなたの次に取るべき行動は？

インストラクター向けの注意事項：医療従事者は経口気管挿管を試みるかどうかを判断しなければならないが，気道傷害および随伴する腫れのおそれがあり，非常に困難になる可能性がある。さらに，この患者は一酸化炭素ヘモグロビン濃度が上昇し，酸素供給が困難になっている可能性がある。高圧酸素療法が必要な場合がある。その他の考慮事項は，シアン化物と機械的外傷である。

気道管理スキルテストチェックリスト

受講者名 ____________________ テスト日 ____________

「重要な能力基準」	正しく完了した場合はチェックを入れる
BLS アセスメントと治療介入	
反応の有無をチェック • 肩などを軽くたたき，「大丈夫ですか？」と大きな声で尋ねる	
緊急対応システムに通報する • 近くにいる人たちに助けを求め／救急対応システムの出動を要請し，AED を用意する 「または」 • 2 人目の救助者に，救急対応システムに出動を要請し，AED を用意するように指示する	
呼吸を確認する • 胸の動きを目で確認する（5～10 秒間）	
脈拍をチェックする（5～10 秒間） **呼吸と脈拍のチェックは同時に行うことができる** 脈拍があるかどうかに注意する。胸骨圧迫を開始したり，AED を始めないこと	
口咽頭または鼻咽頭エアウェイを挿入する	
酸素を投与する	
効果的なバッグマスク換気を 1 分間行う • 適切なテンポで換気を行う（6 秒ごとに 1 回） • 適切なスピードで換気を行う（1 秒かけて） • 適切な量で換気を行う（換気バッグの約半分）	

テスト終了

インストラクター向けの注意事項

- 受講者が正常に完了した手順に対応するボックスにチェックマークを記入する。
- 受講者がすべての手順を正常に完了できなかった場合（つまり，チェックマークのないボックスが残っている場合），その受講者は補習を受ける必要がある。補習を必要とするスキルについて，ここにメモしておくこと（補習については，インストラクターマニュアルを参照）。

テスト結果 合格の場合は**合格**，補習が必要である場合は**要補習**を○で囲む：	**合格**	**要補習**

インストラクターイニシャル __________
インストラクター番号 ____________________ 日付 ____________

ケース 8：救急部での呼吸停止（脳卒中）

シナリオの難易度：1

導入：あなたは救急部の看護師／呼吸療法士／医師／救急救命士で，慢性閉塞性肺疾患（COPD）を有する男性患者が，自宅の椅子に力なく座っているところを娘が見つけ，救急部に来た。患者の身長は約 180 cm（6 フィート）である。患者は鼻カニューレによる 2 L/分の在宅酸素療法を受けていた。家庭での処方薬を持参して救急部に到着した。患者には片側の顔面脱力が認められた。

バイタルサイン

心拍数：94 回/分
血圧：165/95 mm Hg
呼吸数：
SpO_2：2 L/分の在宅療法で 89 %
体温：
体重：155
年齢：58

最初の情報

- 患者にはいびき性呼吸がある。いびきの音は吸気時に聞こえる。
- 患者は意識もなく，痛み刺激に反応しない。

あなたの取るべき行動は？

追加情報

- 16 回/分の呼吸数が入院以来少なくなっている。
- 瞳孔は光に対してゆっくりと不均等に反応する。
- 呼吸の音ははっきりしているが，両肺底部で弱くなっている。

あなたの次に取るべき行動は？

追加情報（必要な場合）

あなたは次の治療を行ったが，改善は認められない。

- 患者の頭部の向きを変えて，気道を確保した。
- 鼻カニューレを 4 L/分に増加させた。

あなたの次に取るべき行動は？

インストラクター向けの注意事項：医療従事者は脳血管傷害を疑い，脳卒中プロトコルを開始する必要がある。患者は気道を保護することができないため，挿管が必要である。非侵襲的換気は，患者に誤嚥のリスクをもたらす。妥当な人工呼吸器の初期設定には，次のものがある。

- 心拍数の設定：12〜16 回/分
- 1 回換気量：6〜8 mL/kg
- FIO_2：0.4〜0.5
- PEEP：5〜6 cm H_2O
- $PaCO_2$ 目標値：正常値の 35〜45 mm Hg，または $ETCO_2$ 目標値：正常値の 30〜40 mm Hg

気道管理スキルテストチェックリスト

受講者名 ＿＿＿＿＿＿＿＿＿＿ テスト日 ＿＿＿＿＿＿＿＿

「重要な能力基準」	正しく完了した場合はチェックを入れる
BLS アセスメントと治療介入	
反応の有無をチェック • 肩などを軽くたたき，「大丈夫ですか？」と大きな声で尋ねる	
緊急対応システムに通報する • 近くにいる人たちに助けを求め／救急対応システムの出動を要請し，AED を用意する 「または」 • 2 人目の救助者に，救急対応システムに出動を要請し，AED を用意するように指示する	
呼吸を確認する • 胸の動きを目で確認する（5〜10 秒間）	
脈拍をチェックする（5〜10 秒間） **呼吸と脈拍のチェックは同時に行うことができる** 脈拍があるかどうかに注意する。胸骨圧迫を開始したり，AED を始めないこと	
口咽頭または鼻咽頭エアウェイを挿入する	
酸素を投与する	
効果的なバッグマスク換気を 1 分間行う • 適切なテンポで換気を行う（6 秒ごとに 1 回） • 適切なスピードで換気を行う（1 秒かけて） • 適切な量で換気を行う（換気バッグの約半分）	

テスト終了

インストラクター向けの注意事項
- 受講者が正常に完了した手順に対応するボックスにチェックマークを記入する。
- 受講者がすべての手順を正常に完了できなかった場合（つまり，チェックマークのないボックスが残っている場合），その受講者は補習を受ける必要がある。補習を必要とするスキルについて，ここにメモしておくこと（補習については，インストラクターマニュアルを参照）。

テスト結果 合格の場合は**合格**，補習が必要である場合は**要補習**を〇で囲む：	**合格**	**要補習**

インストラクターイニシャル ＿＿＿＿＿＿
インストラクター番号 ＿＿＿＿＿＿＿＿ 日付 ＿＿＿＿＿＿＿＿

ケース 9：救急部での呼吸停止（肺炎を伴う TBI）

シナリオの難易度：2

導入：あなたは救急部の看護師／呼吸療法士／医師／救急救命士で，3 年前に外傷性脳損傷を受けた女性患者を評価するために呼ばれた。患者は長期療養施設に住んでおり，DNAR 指示はない。患者は反応がない。

バイタルサイン

心拍数：120 回/分
血圧：90/40 mm Hg
呼吸数：24 回/分
SpO_2：室内空気で 88 %
体温：38.9 °C
体重：
年齢：55

最初の情報

- 患者は頻呼吸で，肋骨間の陥没が認められ，触ると暖かく，じっとり湿っている。

あなたの最初に取るべき行動は？

追加情報

- 心拍数：130 回/分，入院後に増加
- 皮膚：暖かく，じっとり湿っている
- 毛細血管再充満時間：3 秒
- 呼吸音：肺底で両側換気が減少。粗いラ音が肺野全体に点在していた。自発的で，湿った喀痰を伴う咳がある。
- 見ているうちに呼吸が遅くなり始め，SpO_2 は 78 %に低下した。

あなたの次に取るべき行動は？

追加情報（必要な場合）

あなたは次の治療を行い，改善がいくらか認められた。

- 患者の気道を確保し，バッグマスク換気により SpO_2 が 100 %酸素で 92 %に改善された。
- あなたは輸液ボーラス投与を行った。

あなたの次に取るべき行動は？

インストラクター向けの注意事項：医療従事者は，致死的肺炎と敗血症の可能性を疑う必要がある。バッグマスク換気が奏功したが，患者は反応がなく，肺炎は数時間で回復しそうにないため，患者は非侵襲的気道管理の理想的な適応ではなく，長期管理のために挿管すべきである。

気道管理スキルテストチェックリスト

受講者名 ____________________ テスト日 __________

「重要な能力基準」	正しく完了した場合はチェックを入れる
BLS アセスメントと治療介入	
反応の有無をチェック • 肩などを軽くたたき，「大丈夫ですか？」と大きな声で尋ねる	
緊急対応システムに通報する • 近くにいる人たちに助けを求め／救急対応システムの出動を要請し，AED を用意する 「または」 • 2 人目の救助者に，救急対応システムに出動を要請し，AED を用意するように指示する	
呼吸を確認する • 胸の動きを目で確認する（5～10 秒間）	
脈拍をチェックする（5～10 秒間） **呼吸と脈拍のチェックは同時に行うことができる** 脈拍があるかどうかに注意する。胸骨圧迫を開始したり，AED を始めないこと	
口咽頭または鼻咽頭エアウェイを挿入する	
酸素を投与する	
効果的なバッグマスク換気を 1 分間行う • 適切なテンポで換気を行う（6 秒ごとに 1 回） • 適切なスピードで換気を行う（1 秒かけて） • 適切な量で換気を行う（換気バッグの約半分）	

テスト終了

インストラクター向けの注意事項

- 受講者が正常に完了した手順に対応するボックスにチェックマークを記入する。
- 受講者がすべての手順を正常に完了できなかった場合（つまり，チェックマークのないボックスが残っている場合），その受講者は補習を受ける必要がある。補習を必要とするスキルについて，ここにメモしておくこと（補習については，インストラクターマニュアルを参照）。

テスト結果 合格の場合は**合格**，補習が必要である場合は**要補習**を○で囲む：	**合格**	**要補習**

インストラクターイニシャル __________
インストラクター番号 ____________________ 日付 __________

ケース 10：院内—内科・外科病棟での呼吸停止

シナリオの難易度：1

導入：あなたは外科的手術から戻ったばかりの患者をケアする医療従事者である。

バイタルサイン
心拍数：112 回/分
血圧：122/64 mm Hg
呼吸数：10〜12 回/分（支援）
SpO_2：
体温：
体重：
年齢：32 歳

最初の情報
- 患者は虫垂切除からの回復のために戻ってきた女性である。
- 麻酔後回復室が満員のため，患者は術後ケアのために外科病棟に戻された。
- 手術前，患者は健康で活動的な母親であった。
- 患者の夫が，妻が呼吸していないと叫びながらナースステーションに駆け出してくる。
- 病室に入ったあなたは，患者の反応がないことに気付く。

あなたの最初に取るべき行動は？
- あなたは BLS 評価を実行し，この患者の意識がなく，呼吸努力をしていないことに気付く。

あなたの取るべき行動は？

追加情報
- 初期評価で，チームリーダーは，患者は橈骨動脈の拍動が強く触知できることに気付く。
- バッグマスクと OPA を使用して 100 %酸素による同時換気が行われ，心電図モニター／除細動器の心リズムのチェックでは**狭い QRS 幅の頻拍**が認められる。

追加情報（必要な場合）
- 患者は前日は症状がなかった。
- 診断により，患者は緊急虫垂切除のために手術室へ急送された。
- この処置は緊急のため，患者の体重は推測された。
- 患者の夫によると，彼の知る限り彼女には健康上の問題はなく，手術の経験もないという。

その他に知っておきたい情報は？
その他に実施する処置は？

気道管理スキルテストチェックリスト

受講者名 ______________________ テスト日 ____________

「重要な能力基準」	正しく完了した場合はチェックを入れる
BLS アセスメントと治療介入	
反応の有無をチェック • 肩などを軽くたたき，「大丈夫ですか？」と大きな声で尋ねる	
緊急対応システムに通報する • 近くにいる人たちに助けを求め／救急対応システムの出動を要請し，AED を用意する 「または」 • 2 人目の救助者に，救急対応システムに出動を要請し，AED を用意するように指示する	
呼吸を確認する • 胸の動きを目で確認する（5〜10 秒間）	
脈拍をチェックする（5〜10 秒間） **呼吸と脈拍のチェックは同時に行うことができる** 脈拍があるかどうかに注意する。胸骨圧迫を開始したり，AED を始めないこと	
口咽頭または鼻咽頭エアウェイを挿入する	
酸素を投与する	
効果的なバッグマスク換気を 1 分間行う • 適切なテンポで換気を行う（6 秒ごとに 1 回） • 適切なスピードで換気を行う（1 秒かけて） • 適切な量で換気を行う（換気バッグの約半分）	

テスト終了

インストラクター向けの注意事項
- 受講者が正常に完了した手順に対応するボックスにチェックマークを記入する。
- 受講者がすべての手順を正常に完了できなかった場合（つまり，チェックマークのないボックスが残っている場合），その受講者は補習を受ける必要がある。補習を必要とするスキルについて，ここにメモしておくこと（補習については，インストラクターマニュアルを参照）。

テスト結果 合格の場合は**合格**，補習が必要である場合は**要補習**を○で囲む：	**合格**	**要補習**

インストラクターイニシャル ________
インストラクター番号 ______________ 日付 ____________

ケース 11：院内での呼吸停止

シナリオの難易度：2

導入：あなたは都市にある大規模な大学病院のオンコールの研修医（レジデント）である。薬物静注投与中に唇が腫れてかゆみが発生した患者について，看護師から呼び出される。

バイタルサイン

心拍数：130 回/分
血圧：170/82 mm Hg
呼吸数：35 回/分
SpO_2：87 %
体温：
体重：
年齢：73 歳

最初の情報

- 患者は唇と舌が腫れ，顕著な吸気性喘鳴がある。
- 患者は不安を感じているようである。

あなたの最初に取るべき行動は？

追加情報

- あなたは心電図モニター／除細動器を取り付ける。
- あなたは，患者が下肢蜂巣炎のために新しい抗生物質の静注投与を受けていることを知る。
- 首と胸上部に蕁麻疹が見られる。

あなたの取るべき行動は？

追加情報（必要な場合）

- 第一印象は，アナフィラキシーである。
- 患者にアドレナリンを筋注，H_2/H_1 拮抗薬とステロイドを静注投与する。
- 状態は変わらないが，舌の腫れがより大きくなっている。
- 吸気性喘鳴は悪化を続けている。
- 夫によると，彼女はペニシリンに対するアレルギーがある。

あなたの次に取るべき行動は？

検討すべき選択肢：

- 迅速挿管
- 外科的気道管理によるダブルセットアップ

インストラクター向けの注意事項：緊急輪状甲状間膜切開術が必要な場合に備えて，ダブルセットアップを検討する。

患者を ICU に移動する。

気道管理スキルテストチェックリスト

受講者名 ______________________ テスト日 ____________

「重要な能力基準」	正しく完了した場合はチェックを入れる
BLS アセスメントと治療介入	
反応の有無をチェック • 肩などを軽くたたき，「大丈夫ですか？」と大きな声で尋ねる	
緊急対応システムに通報する • 近くにいる人たちに助けを求め／救急対応システムの出動を要請し，AED を用意する 「または」 • 2 人目の救助者に，救急対応システムに出動を要請し，AED を用意するように指示する	
呼吸を確認する • 胸の動きを目で確認する（5～10 秒間）	
脈拍をチェックする（5～10 秒間） **呼吸と脈拍のチェックは同時に行うことができる** 脈拍があるかどうかに注意する。胸骨圧迫を開始したり，AED を始めないこと	
口咽頭または鼻咽頭エアウェイを挿入する	
酸素を投与する	
効果的なバッグマスク換気を 1 分間行う • 適切なテンポで換気を行う（6 秒ごとに 1 回） • 適切なスピードで換気を行う（1 秒かけて） • 適切な量で換気を行う（換気バッグの約半分）	

テスト終了

インストラクター向けの注意事項

- 受講者が正常に完了した手順に対応するボックスにチェックマークを記入する。
- 受講者がすべての手順を正常に完了できなかった場合（つまり，チェックマークのないボックスが残っている場合），その受講者は補習を受ける必要がある。補習を必要とするスキルについて，ここにメモしておくこと（補習については，インストラクターマニュアルを参照）。

テスト結果 合格の場合は**合格**，補習が必要である場合は**要補習**を○で囲む：	**合格**	**要補習**

インストラクターイニシャル ________

インストラクター番号 ________________ 日付 ______________

ケース 12：院内での呼吸停止

シナリオの難易度：2

導入：胆嚢摘出手術後 1 日目の女性に反応がなく，呼吸も弱い。

バイタルサイン

心拍数：
血圧：
呼吸数：
SpO_2：
体温：
体重：
年齢：70 歳

最初の情報

- 緊急事態が宣告される。
- あなたは患者への処置をするために病室に入る。

あなたの最初に取るべき行動は？

追加情報

- あなたは患者が無呼吸であるが，頸動脈拍動はしっかり触れていることを確認する。
- バッグマスク換気を開始する。

あなたの取るべき行動は？

インストラクター向けの注意事項：受講者は心停止なしの呼吸停止を認識する必要がある。バッグマスク換気を開始する必要がある。NPA または OPA を補助的に使用するのが理想的である。これを使用して該当する手法，および 1 人法または 2 人法の両方のバッグマスク換気をテストする。患者は完全に反応がないため，どちらも忍容するが，時間の経過とともに人工呼吸によって反応が高まり，口咽頭エアウェイを忍容できなくなる。

追加情報（必要な場合）

- 気道補助用具を使用したバッグマスク換気を継続する。
- さらに質問することにより，患者が術後の痛みの管理のために，ポンプによって継続的にモルヒネの投与を受けていることが判明する。
- ナロキソンの投与によって患者の意識が戻り，気道が維持される。

インストラクター向けの注意事項：呼吸不全の原因は，モルヒネの過剰摂取である。これを呼吸不全中に認識して，ナロキソンを投与する必要がある。ナロキソンの投与量について検討が必要である。シナリオはナロキソンが投与されたら終了する。

気道管理スキルテストチェックリスト

受講者名 ＿＿＿＿＿＿＿＿＿＿ テスト日 ＿＿＿＿＿＿

「重要な能力基準」	正しく完了した場合はチェックを入れる
BLS アセスメントと治療介入	
反応の有無をチェック • 肩などを軽くたたき，「大丈夫ですか？」と大きな声で尋ねる	
緊急対応システムに通報する • 近くにいる人たちに助けを求め／救急対応システムの出動を要請し，AED を用意する 「または」 • 2 人目の救助者に，救急対応システムに出動を要請し，AED を用意するように指示する	
呼吸を確認する • 胸の動きを目で確認する（5〜10 秒間）	
脈拍をチェックする（5〜10 秒間） **呼吸と脈拍のチェックは同時に行うことができる** 脈拍があるかどうかに注意する。胸骨圧迫を開始したり，AED を始めないこと	
口咽頭または鼻咽頭エアウェイを挿入する	
酸素を投与する	
効果的なバッグマスク換気を 1 分間行う • 適切なテンポで換気を行う（6 秒ごとに 1 回） • 適切なスピードで換気を行う（1 秒かけて） • 適切な量で換気を行う（換気バッグの約半分）	

テスト終了

インストラクター向けの注意事項
- 受講者が正常に完了した手順に対応するボックスにチェックマークを記入する。
- 受講者がすべての手順を正常に完了できなかった場合（つまり，チェックマークのないボックスが残っている場合），その受講者は補習を受ける必要がある。補習を必要とするスキルについて，ここにメモしておくこと（補習については，インストラクターマニュアルを参照）。

テスト結果 合格の場合は**合格**，補習が必要である場合は**要補習**を〇で囲む：	**合格**	**要補習**

インストラクターイニシャル ＿＿＿＿＿
インストラクター番号 ＿＿＿＿＿＿＿＿ 日付 ＿＿＿＿＿＿

ケース 13：院内での呼吸不全（喘息）

シナリオの難易度：3

導入：あなたは中間ケア病棟の看護師／呼吸療法士／医師／救急救命士で，糖尿病，冠動脈疾患，喘息，鬱血性心不全の病歴のある女性患者を評価するために呼ばれた。患者は心臓病および肺病のスタッフにはよく知られており，喘息と心不全に対するさまざまな服薬について不遵守がある。患者は喘息増悪のために以前挿管されたことがある。

バイタルサイン

心拍数：80 回/分
血圧：132/88 mm Hg
呼吸数：26 回/分
Spo_2：100 %酸素による CPAP で 82 %
体温：37.2 °C
体重：
年齢：62 歳

最初の情報

- あなたは，患者が鬱血性心不全の治療の一環として 10 の CPAP を適用されていることを知る。彼女は息切れしており，マスクを外したがっている。

あなたの最初に取るべき行動は？

追加情報

- 患者の不安が高まっているが，80 回/分の心拍数は変わっていない。
- 呼吸速度は規則的だが，患者は「これ以上は無理だ」と言っている。
- 皮膚：触ると冷たい
- 毛細血管再充満時間：3 秒
- 呼吸の音：弱くなり，喘鳴し，湿性ラ音とともに呼気相の延長がある。
- 患者は CPAP マスクを着用し続けることを拒否し，あなたの前でマスクを外す。

あなたの次に取るべき行動は？

追加情報（必要な場合）

あなたは次の治療を行ったが，改善は認められない。

- サルブタモール 2.5 mg
- 不安に対する鎮静薬
- 患者に再び CPAP を適用

あなたの次に取るべき行動は？

インストラクター向けの注意事項：医療従事者は，呼吸不全に対して挿管を検討する必要がある。BiPAP を試して，患者の呼吸仕事量の改善につながるかどうか確認することもできるが，患者はより高度な治療施設へ搬送すべきだと思われる。これが喘息増悪か心不全か，またはその両方なのかを判断することが最良である。β 遮断薬は，喘息または COPD の患者には最大のリスクをもたらすと思われる。この患者は心拍数の反応がないので，β 遮断薬を服用していると思われる。サルブタモールのような気管支拡張薬が奏功しないのはこれが原因である可能性がある。

気道管理スキルテストチェックリスト

受講者名 ______________________ テスト日 ______________

「重要な能力基準」	正しく完了した場合はチェックを入れる
BLS アセスメントと治療介入	
反応の有無をチェック • 肩などを軽くたたき，「大丈夫ですか？」と大きな声で尋ねる	
緊急対応システムに通報する • 近くにいる人たちに助けを求め／救急対応システムの出動を要請し，AED を用意する 「または」 • 2 人目の救助者に，救急対応システムに出動を要請し，AED を用意するように指示する	
呼吸を確認する • 胸の動きを目で確認する（5～10 秒間）	
脈拍をチェックする（5～10 秒間） **呼吸と脈拍のチェックは同時に行うことができる** 脈拍があるかどうかに注意する。胸骨圧迫を開始したり，AED を始めないこと	
口咽頭または鼻咽頭エアウェイを挿入する	
酸素を投与する	
効果的なバッグマスク換気を 1 分間行う • 適切なテンポで換気を行う（6 秒ごとに 1 回） • 適切なスピードで換気を行う（1 秒かけて） • 適切な量で換気を行う（換気バッグの約半分）	

テスト終了

インストラクター向けの注意事項
- 受講者が正常に完了した手順に対応するボックスにチェックマークを記入する。
- 受講者がすべての手順を正常に完了できなかった場合（つまり，チェックマークのないボックスが残っている場合），その受講者は補習を受ける必要がある。補習を必要とするスキルについて，ここにメモしておくこと（補習については，インストラクターマニュアルを参照）。

テスト結果 合格の場合は**合格**，補習が必要である場合は**要補習**を○で囲む：	**合格**	**要補習**

インストラクターイニシャル __________
インストラクター番号 ______________________ 日付 ______________

ケース 14：院外での徐脈

シナリオの難易度：2

導入：あなたは救急医療隊員で，意識障害の患者の通報に対応する。

バイタルサイン

心拍数：
血圧：
呼吸数：
SpO_2：
体温：
体重：
年齢：59 歳

最初の情報 • 患者はソファーに背筋を伸ばして座っている。 • 男性は見当識障害があり，青白く，冷汗でじっとりしている。 **あなたの取るべき行動は？**
追加情報 • あなたは心電図モニター／除細動器を取り付ける。 • 心リズムのチェックにより **3 度房室ブロック**が確認される。 **インストラクター向けの注意事項**：心電図を示す。 **あなたの取るべき行動は？**
追加情報（必要な場合） • 患者の妻によると，この状態は急に発生し，反応がなくなる直前に患者には胸痛があったという。 **インストラクター向けの注意事項**：救急救命士が経皮ペーシング手順を正しく開始した場合は，患者の状態が改善される。そうでない場合，患者はすぐに無脈状態に陥る。 **あなたの次に取るべき行動は？**

成人の徐脈の学習ステーションチェックリスト

成人の徐脈アルゴリズム

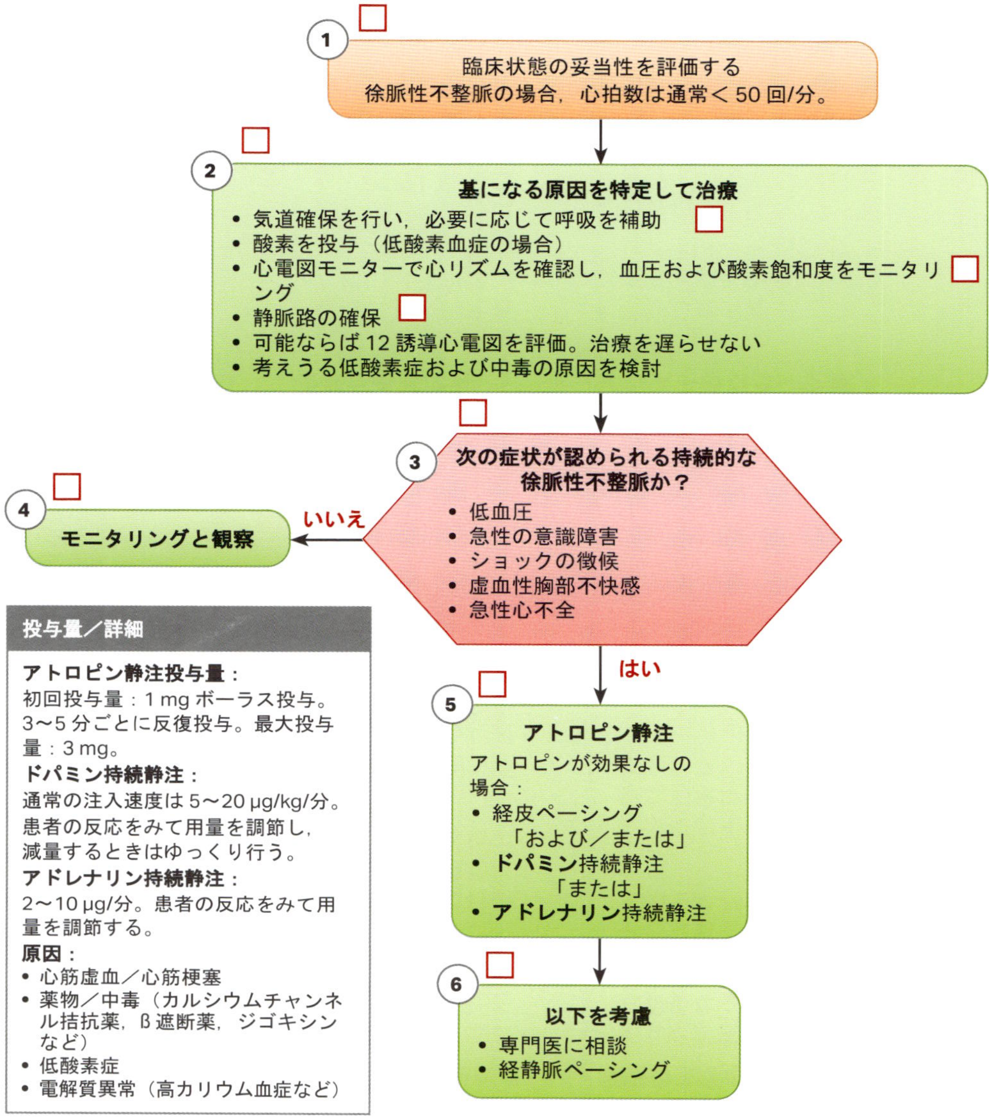

1
臨床状態の妥当性を評価する
徐脈性不整脈の場合，心拍数は通常＜ 50 回/分。
2
基になる原因を特定して治療
• 気道確保を行い，必要に応じて呼吸を補助
• 酸素を投与（低酸素血症の場合）
• 心電図モニターで心リズムを確認し，血圧および酸素飽和度をモニタリング
• 静脈路の確保
• 可能ならば 12 誘導心電図を評価。治療を遅らせない
• 考えうる低酸素症および中毒の原因を検討
3
次の症状が認められる持続的な徐脈性不整脈か？
• 低血圧
• 急性の意識障害
• ショックの徴候
• 虚血性胸部不快感
• 急性心不全
いいえ
4
モニタリングと観察
はい
5
アトロピン静注
アトロピンが効果なしの場合：
• 経皮ペーシング
「および／または」
• ドパミン持続静注
「または」
• アドレナリン持続静注
6
以下を考慮
• 専門医に相談
• 経静脈ペーシング

投与量／詳細

アトロピン静注投与量：
初回投与量：1 mg ボーラス投与。3〜5 分ごとに反復投与。最大投与量：3 mg。
ドパミン持続静注：
通常の注入速度は 5〜20 μg/kg/分。患者の反応をみて用量を調節し，減量するときはゆっくり行う。
アドレナリン持続静注：
2〜10 μg/分。患者の反応をみて用量を調節する。
原因：
• 心筋虚血／心筋梗塞
• 薬物／中毒（カルシウムチャンネル拮抗薬，β遮断薬，ジゴキシンなど）
• 低酸素症
• 電解質異常（高カリウム血症など）

デブリーフィングツール

ACLS サンプルシナリオ：徐脈

学習目標

- 成人患者の系統的評価のために BLS, ACLS 一次アセスメント，ACLS 二次アセスメントの手順の適用
- 心停止の発症，または蘇生転帰の悪化に至る可能性のある徐脈性不整脈を認識する。
- 心停止の発症，または蘇生転帰の悪化に至る可能性のある徐脈性不整脈に対する早期処置を実施する。
- 高い能力を持つチームのメンバーまたはリーダーとして効果的なコミュニケーションの模範となる
- チームダイナミクスがチームの活動能力全体に与える影響を認識する

デブリーフィングの一般原則

- デブリーフィング時の指針として，表を使用する。
- デブリーフィングの長さは 4〜6 分とする（さらに時間が必要な場合を除く）。
- すべての目標を取り扱う。
- デブリーフィングの最後に，覚えておくべき重要な事項を要約する。
- 受講者に内省（自分の行動を客観的に振り返ること）を促し、全参加者を引き込む。
- 講義のような解説をしたり，選択回答形式の質問で討論を支配することは**避ける**。

行うこと	情報収集	分析	要約
• チームの役割を割り当て，チームに指示する（効果的なチームダイナミクス）。 • 体系的アプローチを指示する。 • モニターリードの取り付けをチームに指示する。 • 静脈路／骨髄路の確保を指示する。 • 適切な薬物療法または経皮ペーシングを指示する。 • 治療に対する患者の再評価を指示する。 • 特定の治療について要約する。 • 必要ならば，高度な気道管理の必要性について言及する	**受講者による観察** （主にチームリーダーと時間管理／記録係） • あなたの視点から各イベントについて説明してもらえますか？ • あなたの行った治療はどのような結果となったと思いますか？ • シナリオのそれぞれのイベントを振り返ってもらえますか？（時間管理／記録係に対する指示） • 改善の余地がある点は何ですか？ • チームが適切に実施できた行動は何ですか？	**適切に実施できた点** • どのように［ここに行動を挿入］を適切に実施できたのですか？ • なぜ［ここに行動を挿入］を適切に実施できたと思いますか？ • ［ここに行動を挿入］を実施した経緯についてもう少し詳しく説明してください。	**受講者主導の要約** • あなたが学んだ最も重要なことは何ですか？ • 重要な点を誰かまとめてくれますか？ • 覚えておくべき重要な事項は主に何ですか？
	インストラクターによる観察 • 私は［ここに行動を挿入］に気付きました。 • 私は［ここに行動を挿入］を観察しました。 • 私は［ここに行動を挿入］を目撃しました。	**改善が必要な点** • なぜ［ここに行動を挿入］が起きたと思いますか？ • ［ここに行動を挿入］はどのようにして改善したら良いと思いますか？ • ［ここに行動を挿入］をしている間，どのように考えていましたか？ • ［ここに行動を挿入］ができなかったのはなぜですか？	**インストラクター主導の要約** • 学習した内容をまとめてみましょう・・・ • 学習したことは・・・ • 覚えておくべき重要な事項は主に・・・

ケース 15：院外での徐脈

シナリオの難易度：2

導入：脱力感と立ちくらみを訴えている男性の現場へ呼び出された。

バイタルサイン
心拍数：48 回/分，不規則
血圧：78/40 mm Hg
呼吸数：20 回/分
SpO_2：96 %
体温：
体重：
年齢：

最初の情報
- 患者は青白い顔をし，冷汗でじっとりした状態で椅子に座っている。
- 胃部不快感と脱力感を訴えている。

あなたの取るべき行動は？

追加情報
- パートナーがバイタルサインを確認している間に患者を評価し，心電図モニターとパルスオキシメータを患者に取り付ける。

ここで何を実施すべきか？
- 心リズムは，**Mobitz II 型 2 度房室ブロック**を示している。

追加情報（必要な場合）
- アトロピンは無効で，経皮的ペースメーカーでは捕捉できない。

あなたの次に取るべき行動は？
- 迅速に病院へ搬送する。

成人の徐脈の学習ステーションチェックリスト

成人の徐脈アルゴリズム

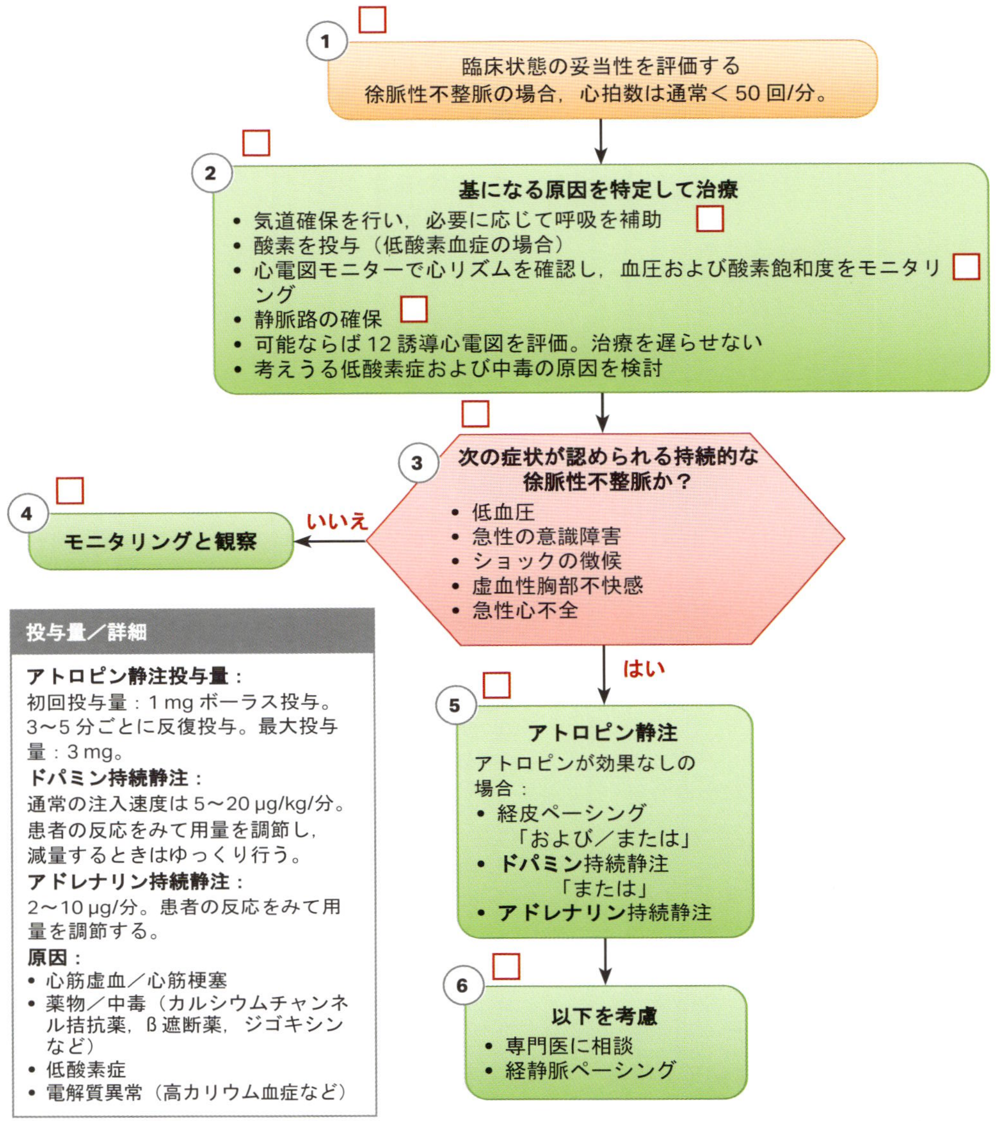

1
臨床状態の妥当性を評価する
徐脈性不整脈の場合，心拍数は通常＜ 50 回/分。
2
基になる原因を特定して治療
• 気道確保を行い，必要に応じて呼吸を補助
• 酸素を投与（低酸素血症の場合）
• 心電図モニターで心リズムを確認し，血圧および酸素飽和度をモニタリング
• 静脈路の確保
• 可能ならば 12 誘導心電図を評価。治療を遅らせない
• 考えうる低酸素症および中毒の原因を検討
3
次の症状が認められる持続的な徐脈性不整脈か？
• 低血圧
• 急性の意識障害
• ショックの徴候
• 虚血性胸部不快感
• 急性心不全
いいえ
4
モニタリングと観察
はい
5
アトロピン静注
アトロピンが効果なしの場合：
• 経皮ペーシング
「および／または」
• ドパミン持続静注
「または」
• アドレナリン持続静注
6
以下を考慮
• 専門医に相談
• 経静脈ペーシング

投与量／詳細

アトロピン静注投与量：
初回投与量：1 mg ボーラス投与。
3～5 分ごとに反復投与。最大投与量：3 mg。

ドパミン持続静注：
通常の注入速度は 5～20 μg/kg/分。
患者の反応をみて用量を調節し，減量するときはゆっくり行う。

アドレナリン持続静注：
2～10 μg/分。患者の反応をみて用量を調節する。

原因：
- 心筋虚血／心筋梗塞
- 薬物／中毒（カルシウムチャンネル拮抗薬，β 遮断薬，ジゴキシンなど）
- 低酸素症
- 電解質異常（高カリウム血症など）

デブリーフィングツール

ACLS サンプルシナリオ：徐脈

学習目標

- 成人患者の系統的評価のために BLS，ACLS 一次アセスメント，ACLS 二次アセスメントの手順の適用
- 心停止の発症，または蘇生転帰の悪化に至る可能性のある徐脈性不整脈を認識する。
- 心停止の発症，または蘇生転帰の悪化に至る可能性のある徐脈性不整脈に対する早期処置を実施する。
- 高い能力を持つチームのメンバーまたはリーダーとして効果的なコミュニケーションの模範となる
- チームダイナミクスがチームの活動能力全体に与える影響を認識する

デブリーフィングの一般原則

- デブリーフィング時の指針として，表を使用する。
- デブリーフィングの長さは 4～6 分とする（さらに時間が必要な場合を除く）。
- すべての目標を取り扱う。
- デブリーフィングの最後に，覚えておくべき重要な事項を要約する。
- 受講者に内省（自分**の行**動を客観的に振り返ること）を促し、全参加者を引き込む。
- 講義のような解説をしたり，選択回答形式の質問で討論を支配することは**避ける**。

行うこと	情報収集	分析	要約
• チームの役割を割り当て，チームに指示する（効果的なチームダイナミクス）。 • 体系的アプローチを指示する。 • モニターリードの取り付けをチームに指示する。 • 静脈路／骨髄路の確保を指示する。 • 適切な薬物療法または経皮ペーシングを指示する。 • 治療に対する患者の再評価を指示する。 • 特定の治療について要約する。 • 必要ならば，高度な気道管理の必要性について言及する。	**受講者による観察** （主にチームリーダーと時間管理／記録係） • あなたの視点から各イベントについて説明してもらえますか？ • あなたの行った治療はどのような結果となったと思いますか？ • シナリオのそれぞれのイベントを振り返ってもらえますか？（時間管理／記録係に対する指示） • 改善の余地がある点は何ですか？ • チームが適切に実施できた行動は何ですか？	**適切に実施できた点** • どのように［ここに行動を挿入］を適切に実施できたのですか？ • なぜ［ここに行動を挿入］を適切に実施できたと思いますか？ • ［ここに行動を挿入］を実施した経緯についてもう少し詳しく説明してください。	**受講者主導の要約** • あなたが学んだ最も重要なことは何ですか？ • 重要な点を誰かまとめてくれますか？ • 覚えておくべき重要な事項は主に何ですか？
	インストラクターによる観察 • 私は［ここに行動を挿入］に気付きました。 • 私は［ここに行動を挿入］を観察しました。 • 私は［ここに行動を挿入］を目撃しました。	**改善が必要な点** • なぜ［ここに行動を挿入］が起きたと思いますか？ • ［ここに行動を挿入］はどのようにして改善したら良いと思いますか？ • ［ここに行動を挿入］をしている間，どのように考えていましたか？ • ［ここに行動を挿入］ができなかったのはなぜですか？	**インストラクター主導の要約** • 学習した内容をまとめてみましょう・・・ • 学習したことは・・・ • 覚えておくべき重要な事項は主に・・・

ケース 16：院外での徐脈

シナリオの難易度：1

導入：あなたは救急救命士で，失神症状を起こしたという患者の家へ向かう。

バイタルサイン
心拍数：40 回/分，弱くて規則的
血圧：54/36 mm Hg
呼吸数：
SpO_2：室内空気で 70 %
体温：
体重：
年齢：

最初の情報
- 患者は床に横たわり，意識レベルの低下が認められる。
- 呼吸はしているが，極端に青白い顔をしている。

あなたの最初に取るべき行動は？

追加情報
- 彼女の夫によると，彼女には高血圧の病歴がある。
- 薬の服用後に立ちくらみ感が始まった。
- 心電図モニターは**洞性徐脈**を示している。

あなたの次に取るべき行動は？
インストラクター向けの注意事項：患者は薬をリシノプリルからアテノロールに変えたばかりである。アテノロールはこれまで服用したことがない。

追加情報（必要な場合）
- 静注を開始し，生理食塩液をボーラス投与したが，循環動態に顕著な改善が見られない。

あなたの次に取るべき行動は？

成人の徐脈の学習ステーションチェックリスト

成人の徐脈アルゴリズム

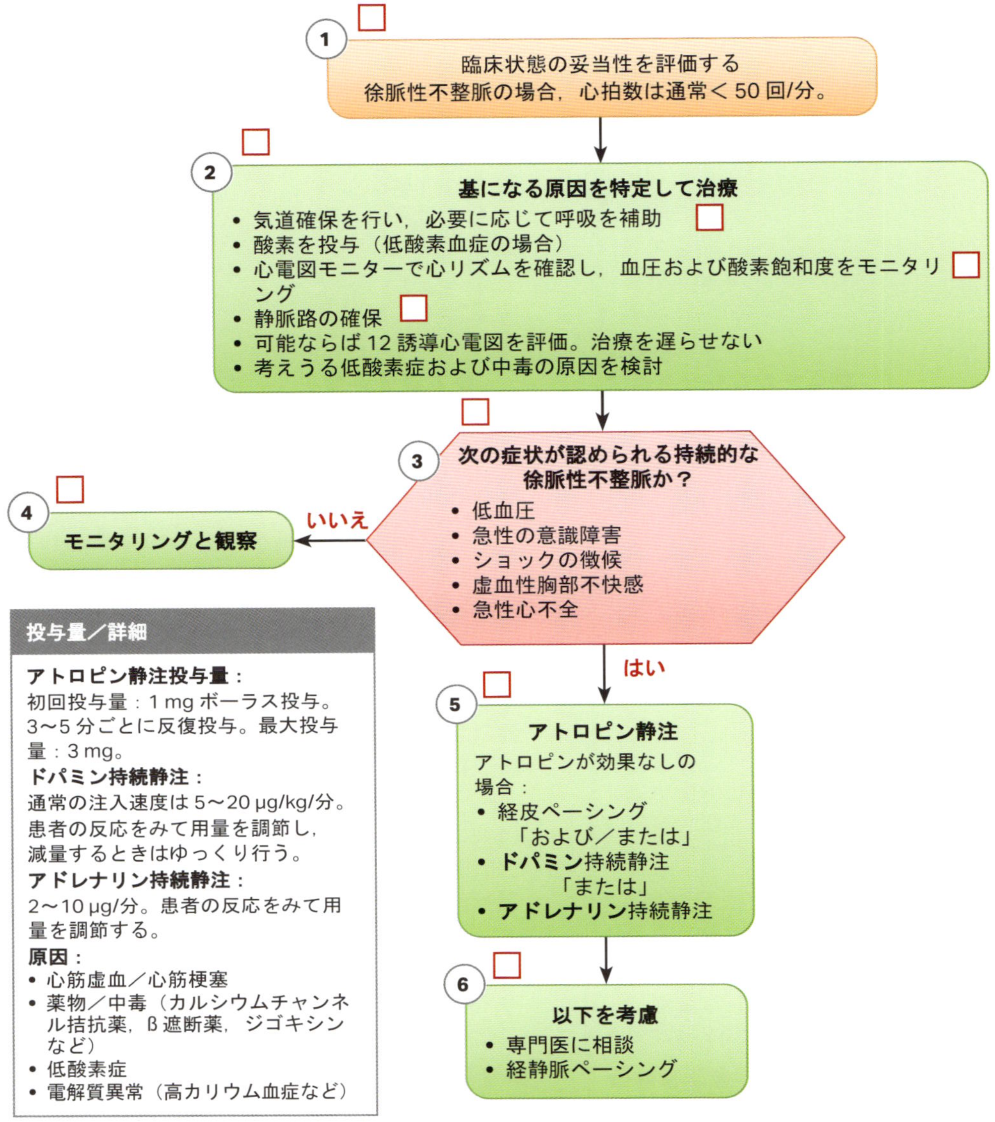

デブリーフィングツール

ACLS サンプルシナリオ：徐脈

学習目標

- 成人患者の系統的評価のために BLS，ACLS 一次アセスメント，ACLS 二次アセスメントの手順の適用
- 心停止の発症，または蘇生転帰の悪化に至る可能性のある徐脈性不整脈を認識する。
- 心停止の発症，または蘇生転帰の悪化に至る可能性のある徐脈性不整脈に対する早期処置を実施する。
- 高い能力を持つチームのメンバーまたはリーダーとして効果的なコミュニケーションの模範となる
- チームダイナミクスがチームの活動能力全体に与える影響を認識する

デブリーフィングの一般原則

- デブリーフィング時の指針として，表を使用する。
- デブリーフィングの長さは 4～6 分とする（さらに時間が必要な場合を除く）。
- すべての目標を取り扱う。
- デブリーフィングの最後に，覚えておくべき重要な事項を要約する。
- 受講者に内省（自分の**行**動を客観的に振り返ること）を促し、全参加者を引き込む。
- 講義のような解説をしたり，選択回答形式の質問で討論を支配することは**避ける**。

行うこと	情報収集	分析	要約
• チームの役割を割り当て，チームに指示する（効果的なチームダイナミクス）。 • 体系的アプローチを指示する。 • モニターリードの取り付けをチームに指示する。 • 静脈路／骨髄路の確保を指示する。 • 適切な薬物療法または経皮ペーシングを指示する。 • 治療に対する患者の再評価を指示する。 • 特定の治療について要約する。 • 必要ならば，高度な気道管理の必要性について言及する。	**受講者による観察** （主にチームリーダーと時間管理／記録係） • あなたの視点から各イベントについて説明してもらえますか？ • あなたの行った治療はどのような結果となったと思いますか？ • シナリオのそれぞれのイベントを振り返ってもらえますか？（時間管理／記録係に対する指示） • 改善の余地がある点は何ですか？ • チームが適切に実施できた行動は何ですか？	**適切に実施できた点** • どのように［ここに行動を挿入］を適切に実施できたのですか？ • なぜ［ここに行動を挿入］を適切に実施できたと思いますか？ • ［ここに行動を挿入］を実施した経緯についてもう少し詳しく説明してください。	**受講者主導の要約** • あなたが学んだ最も重要なことは何ですか？ • 重要な点を誰かまとめてくれますか？ • 覚えておくべき重要な事項は主に何ですか？
	インストラクターによる観察 • 私は［ここに行動を挿入］に気付きました。 • 私は［ここに行動を挿入］を観察しました。 • 私は［ここに行動を挿入］を目撃しました。	**改善が必要な点** • なぜ［ここに行動を挿入］が起きたと思いますか？ • ［ここに行動を挿入］はどのようにして改善したら良いと思いますか？ • ［ここに行動を挿入］をしている間，どのように考えていましたか？ • ［ここに行動を挿入］ができなかったのはなぜですか？	**インストラクター主導の要約** • 学習した内容をまとめてみましょう・・・ • 学習したことは・・・ • 覚えておくべき重要な事項は主に・・・

ケース 17：院外での徐脈

シナリオの難易度：2

導入：あなたは救急救命士で，心窩部痛および嘔吐を訴える女性のもとに出動した。

バイタルサイン

心拍数：46 回/分
血圧：76/30 mm Hg
呼吸数：18 回/分
Spo_2：室内空気で 98 %
体温：
体重：
年齢：76 歳

最初の情報

- 患者は痩せた高齢の女性で，冷や汗でじっとりし，青白く，見るからに不快感のある様子で，心窩部を押さえていた。
- 女性はひどい脱力感があると言っている。
- 胸痛はないが，息切れを感じると言っている。

あなたの最初に取るべき行動は？

追加情報

- 女性に酸素を投与する。

あなたの取るべき行動は？その優先順序は？

- 12 誘導心電図は，**広い QRS 幅の 3 度房室ブロック**による**急性下壁 STEMI** を示している。

インストラクター向けの注意事項：受講者は STEMI を認識し，心臓 STEMI 診療体制が始動されるように受け入れ先の病院に連絡する必要がある。

追加情報（必要な場合）

インストラクター向けの注意事項：受講者は，患者の反応を見て用量を調整しながらドパミン 5～20 μg/kg/分を試すか，または経皮ペーシングを試すようにチームメンバーに言葉で指示する必要がある。

アトロピンを考慮する場合は，心筋虚血の存在下でのアトロピンの使用上の注意について検討する。さらに，心リズムから判断すると，アトロピンが効果的ではない可能性がある。

救急救命士が患者にアスピリンや鎮痛薬を投与することも適切である。

患者がカテーテル検査室へ出来る限り早く入室できるように，救急部に搬送する必要がある。

成人の徐脈の学習ステーションチェックリスト

成人の徐脈アルゴリズム

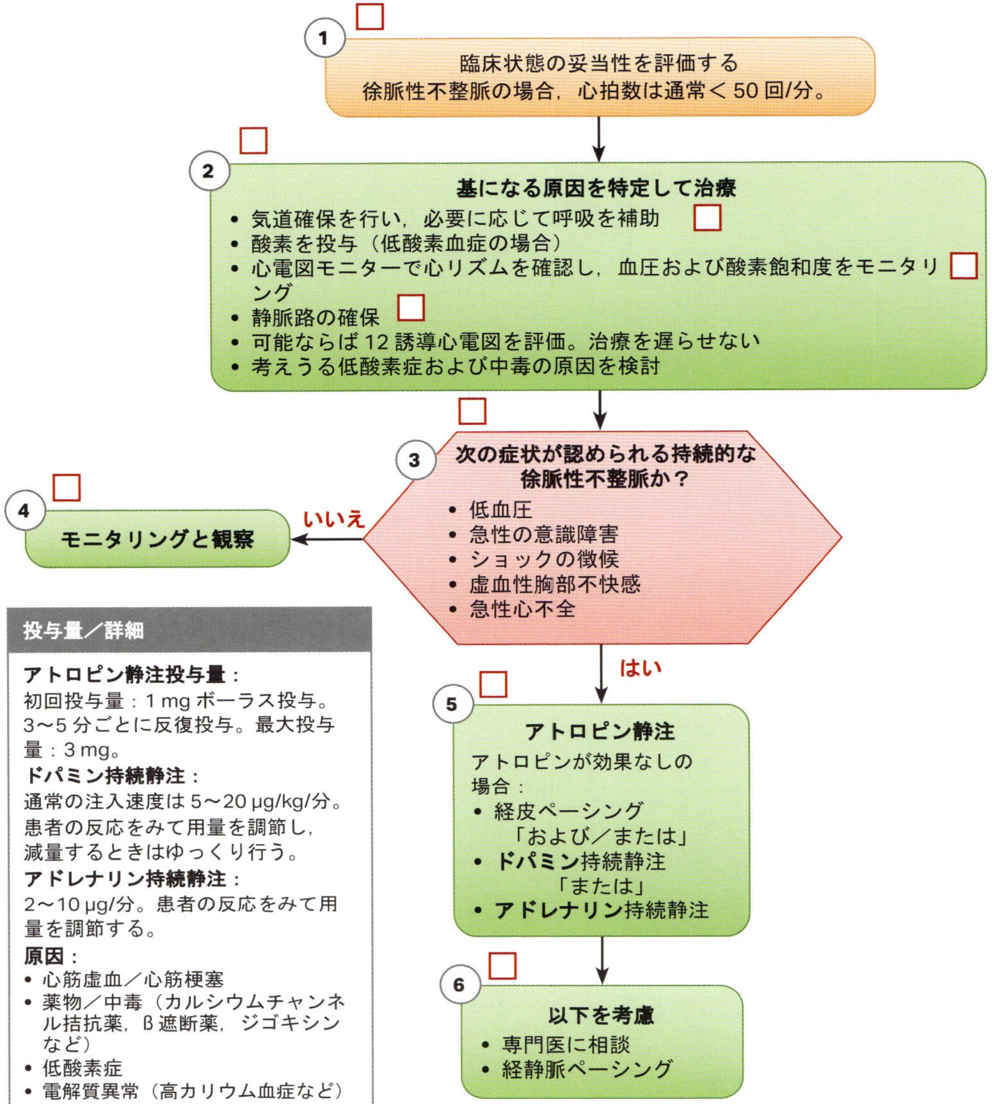
1
臨床状態の妥当性を評価する
徐脈性不整脈の場合，心拍数は通常＜50 回/分。
2
基になる原因を特定して治療
• 気道確保を行い，必要に応じて呼吸を補助
• 酸素を投与（低酸素血症の場合）
• 心電図モニターで心リズムを確認し，血圧および酸素飽和度をモニタリング
• 静脈路の確保
• 可能ならば 12 誘導心電図を評価。治療を遅らせない
• 考えうる低酸素症および中毒の原因を検討
3
次の症状が認められる持続的な徐脈性不整脈か？
• 低血圧
• 急性の意識障害
• ショックの徴候
• 虚血性胸部不快感
• 急性心不全
いいえ
4
モニタリングと観察
はい
5
アトロピン静注
アトロピンが効果なしの場合：
• 経皮ペーシング
「および／または」
• ドパミン持続静注
「または」
• アドレナリン持続静注
6
以下を考慮
• 専門医に相談
• 経静脈ペーシング

投与量／詳細

アトロピン静注投与量：
初回投与量：1 mg ボーラス投与。3～5 分ごとに反復投与。最大投与量：3 mg。

ドパミン持続静注：
通常の注入速度は 5～20 μg/kg/分。患者の反応をみて用量を調節し，減量するときはゆっくり行う。

アドレナリン持続静注：
2～10 μg/分。患者の反応をみて用量を調節する。

原因：
- 心筋虚血／心筋梗塞
- 薬物／中毒（カルシウムチャンネル拮抗薬，β遮断薬，ジゴキシンなど）
- 低酸素症
- 電解質異常（高カリウム血症など）

デブリーフィングツール

ACLS サンプルシナリオ：徐脈

学習目標

- 成人患者の系統的評価のために BLS，ACLS 一次アセスメント，ACLS 二次アセスメントの手順の適用
- 心停止の発症，または蘇生転帰の悪化に至る可能性のある徐脈性不整脈を認識する。
- 心停止の発症，または蘇生転帰の悪化に至る可能性のある徐脈性不整脈に対する早期処置を実施する。
- 高い能力を持つチームのメンバーまたはリーダーとして効果的なコミュニケーションの模範となる
- チームダイナミクスがチームの活動能力全体に与える影響を認識する

デブリーフィングの一般原則

- デブリーフィング時の指針として，表を使用する。
- デブリーフィングの長さは 4～6 分とする（さらに時間が必要な場合を除く）。
- すべての目標を取り扱う。
- デブリーフィングの最後に，覚えておくべき重要な事項を要約する。
- 受講者に内省（自分**の行**動を客観的に振り返ること）を促し、全参加者を引き込む。
- 講義のような解説をしたり，選択回答形式の質問で討論を支配することは**避ける**。

行うこと	情報収集	分析	要約
• チームの役割を割り当て，チームに指示する（効果的なチームダイナミクス）。 • 体系的アプローチを指示する。 • モニターリードの取り付けをチームに指示する。 • 静脈路／骨髄路の確保を指示する。 • 適切な薬物療法または経皮ペーシングを指示する。 • 治療に対する患者の再評価を指示する。 • 特定の治療について要約する。 • 必要ならば，高度な気道管理の必要性について言及する。	**受講者による観察** （主にチームリーダーと時間管理／記録係） • あなたの視点から各イベントについて説明してもらえますか？ • あなたの行った治療はどのような結果となったと思いますか？ • シナリオのそれぞれのイベントを振り返ってもらえますか？（時間管理／記録係に対する指示） • 改善の余地がある点は何ですか？ • チームが適切に実施できた行動は何ですか？	**適切に実施できた点** • どのように［ここに行動を挿入］を適切に実施できたのですか？ • なぜ［ここに行動を挿入］を適切に実施できたと思いますか？ • ［ここに行動を挿入］を実施した経緯についてもう少し詳しく説明してください。	**受講者主導の要約** • あなたが学んだ最も重要なことは何ですか？ • 重要な点を誰かまとめてくれますか？ • 覚えておくべき重要な事項は主に何ですか？
	インストラクターによる観察 • 私は［ここに行動を挿入］に気付きました。 • 私は［ここに行動を挿入］を観察しました。 • 私は［ここに行動を挿入］を目撃しました。	**改善が必要な点** • なぜ［ここに行動を挿入］が起きたと思いますか？ • ［ここに行動を挿入］はどのようにして改善したら良いと思いますか？ • ［ここに行動を挿入］をしている間，どのように考えていましたか？ • ［ここに行動を挿入］ができなかったのはなぜですか？	**インストラクター主導の要約** • 学習した内容をまとめてみましょう・・・ • 学習したことは・・・ • 覚えておくべき重要な事項は主に・・・

ケース 18：救急部での徐脈

シナリオの難易度：2

導入：あなたは市中病院の救急部で勤務中である。病室には，全身の脱力感を訴える患者がいる。彼女はトイレから立つのが困難だったとトリアージ看護師に告げる。

バイタルサイン

心拍数：32 回/分
血圧：72/45 mm Hg
呼吸数：
Spo_2：室内空気で 92 %
体温：
体重：
年齢：74 歳

最初の情報

- 患者は苦しんではいないが，疲れているように見え，青白い顔をしている。
- この女性にモニターは取り付けられていない。

あなたの取るべき行動は？

追加情報

- 患者に熱はない。
- 患者にモニターが取り付けられる。
- 彼女は「高血圧の治療薬」を毎日服用している。
- 心電図から，**Mobitz I 型（Wenckebach 型）2 度房室ブロック**が読み取れる。

ここであなたの取るべき行動は？

インストラクター向けの注意事項：アトロピン静注（反応なし），その後，ドパミン静注（アドレナリンも使用可能）およびβ遮断薬の過剰投与という推定のもとにグルカゴンが患者に投与される。

追加情報（必要な場合）

- 家族が到着し，患者が吐き気と漠然とした胸焼けを訴えており，最近は疲れやすいことを指摘した。
- また，患者は混乱して指定された量よりもかなり多く薬を服用してしまうことがあることを指摘した。

成人の徐脈の学習ステーションチェックリスト

成人の徐脈アルゴリズム

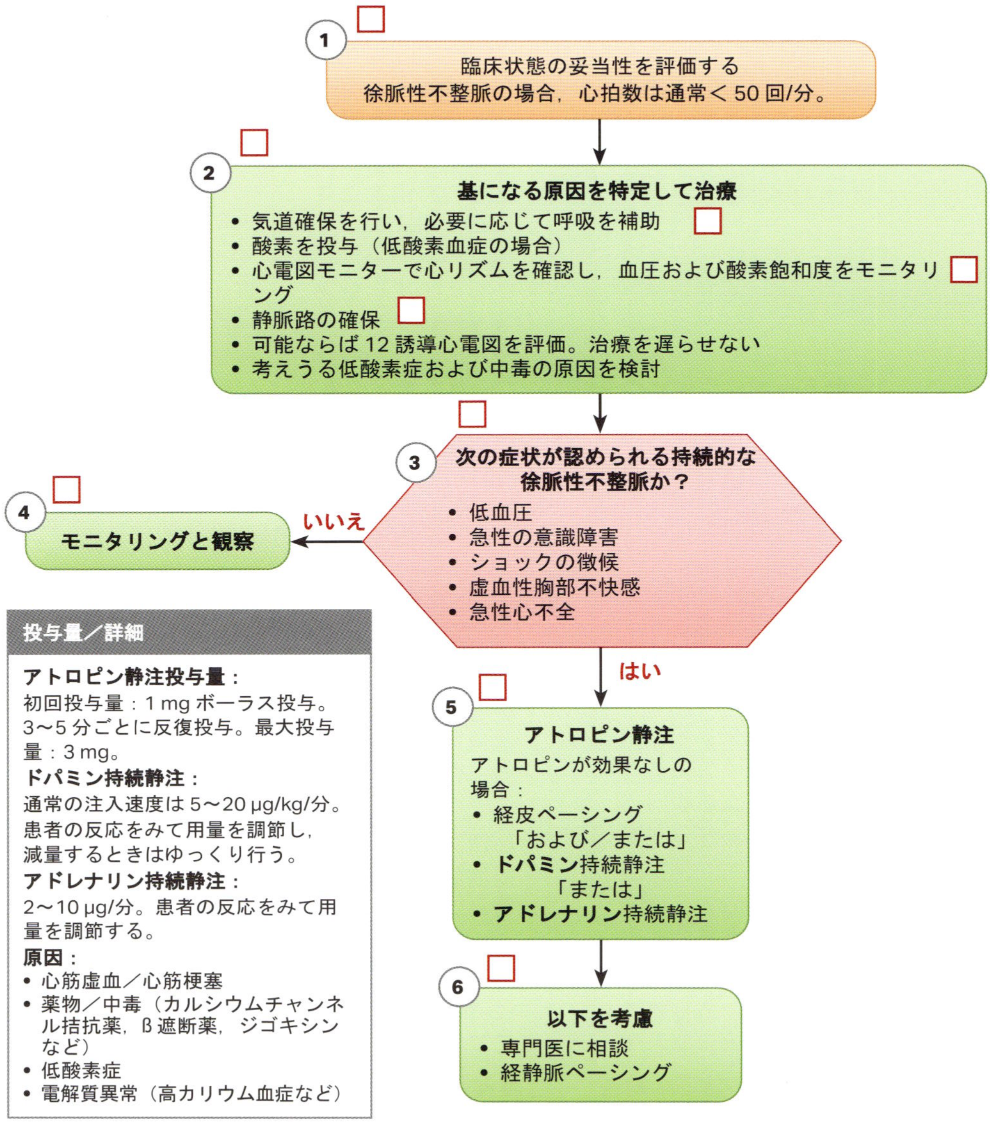

デブリーフィングツール

ACLS サンプルシナリオ：徐脈

学習目標

- 成人患者の系統的評価のために BLS，ACLS 一次アセスメント，ACLS 二次アセスメントの手順の適用
- 心停止の発症，または蘇生転帰の悪化に至る可能性のある徐脈性不整脈を認識する。
- 心停止の発症，または蘇生転帰の悪化に至る可能性のある徐脈性不整脈に対する早期処置を実施する。
- 高い能力を持つチームのメンバーまたはリーダーとして効果的なコミュニケーションの模範となる
- チームダイナミクスがチームの活動能力全体に与える影響を認識する

デブリーフィングの一般原則

- デブリーフィング時の指針として，表を使用する。
- デブリーフィングの長さは 4～6 分とする（さらに時間が必要な場合を除く）。
- すべての目標を取り扱う。
- デブリーフィングの最後に，覚えておくべき重要な事項を要約する。
- 受講者に内省（自分**の行**動を客観的に振り返ること）を促し、全参加者を引き込む。
- 講義のような解説をしたり，選択回答形式の質問で討論を支配することは**避ける**。

行うこと	情報収集	分析	要約
• チームの役割を割り当て，チームに指示する（効果的なチームダイナミクス）。 • 体系的アプローチを指示する。 • モニターリードの取り付けをチームに指示する。 • 静脈路／骨髄路の確保を指示する。 • 適切な薬物療法または経皮ペーシングを指示する。 • 治療に対する患者の再評価を指示する。 • 特定の治療について要約する。 • 必要ならば，高度な気道管理の必要性について言及する。	**受講者による観察** （主にチームリーダーと時間管理／記録係） • あなたの視点から各イベントについて説明してもらえますか？ • あなたの行った治療はどのような結果となったと思いますか？ • シナリオのそれぞれのイベントを振り返ってもらえますか？（時間管理／記録係に対する指示） • 改善の余地がある点は何ですか？ • チームが適切に実施できた行動は何ですか？	**適切に実施できた点** • どのように［ここに行動を挿入］を適切に実施できたのですか？ • なぜ［ここに行動を挿入］を適切に実施できたと思いますか？ • ［ここに行動を挿入］を実施した経緯についてもう少し詳しく説明してください。	**受講者主導の要約** • あなたが学んだ最も重要なことは何ですか？ • 重要な点を誰かまとめてくれますか？ • 覚えておくべき重要な事項は主に何ですか？
	インストラクターによる観察 • 私は［ここに行動を挿入］に気付きました。 • 私は［ここに行動を挿入］を観察しました。 • 私は［ここに行動を挿入］を目撃しました。	**改善が必要な点** • なぜ［ここに行動を挿入］が起きたと思いますか？ • ［ここに行動を挿入］はどのようにして改善したら良いと思いますか？ • ［ここに行動を挿入］をしている間，どのように考えていましたか？ • ［ここに行動を挿入］ができなかったのはなぜですか？	**インストラクター主導の要約** • 学習した内容をまとめてみましょう・・・ • 学習したことは・・・ • 覚えておくべき重要な事項は主に・・・

ケース 19：救急部での徐脈

シナリオの難易度：2

導入：あなたは中規模の市中病院の救急部に勤務している。末梢血管障害の病歴のある女性を評価中である。この女性は失神しそうな感じを訴えている。

バイタルサイン
心拍数：50 回/分
血圧：75/45 mm Hg
呼吸数：20 回/分
SpO_2：室内空気で 98 %
体温：36.5 ° C
体重：
年齢：79 歳

最初の情報
- 患者はめまい，立ちくらみ，脱力感に見舞われ，2 時間前にテレビを見ているうちに失神した。
- 胸痛，呼吸困難，動悸はなかった。
- 最近は健康で，熱，嘔吐，下痢，排尿障害などはなく，最近服用している薬も変わっていない。

あなたの取るべき行動は？
- 救急部の蘇生処置エリアに運ばれてきたとき，患者は低血圧で徐脈であった。
- 心電図は，**Mobitz II 型 2 度房室ブロック**を示している。

あなたがすぐに取るべき行動は？

追加情報
- あなたは心電図モニター／除細動器を取り付ける。心リズムのチェックにより，**狭い QRS 幅の徐脈（Mobitz II 型 2 度房室ブロック）**が確認される。
- 患者は青白い顔をして，嗜眠傾向である。

あなたの取るべき行動は？
- 患者には末梢血管障害の病歴がある。
- 彼女は去年跛行症状のため，左大腿膝窩動脈バイパス手術を受けた。手術以後は無症状である。
- また，この患者は高血圧であり，維持投薬を受けている。
- アスピリン 81 mg（1 日 1 回，経口），ラミプリル 10 mg（1 日 1 回，経口），ヒドロクロロチアジド 25 mg（1 日 2 回，経口）を服用中。
- アレルギーはなく，電解質は正常，心筋マーカーは陰性，胸部 X 線は正常である。

追加情報（必要な場合）
- 心拍数を上げるためにアトロピンの使用を試みるが奏功しない。
- 患者は 3 度房室ブロックへと悪化し，経皮ペーシングが必要となる。

成人の徐脈の学習ステーションチェックリスト

成人の徐脈アルゴリズム

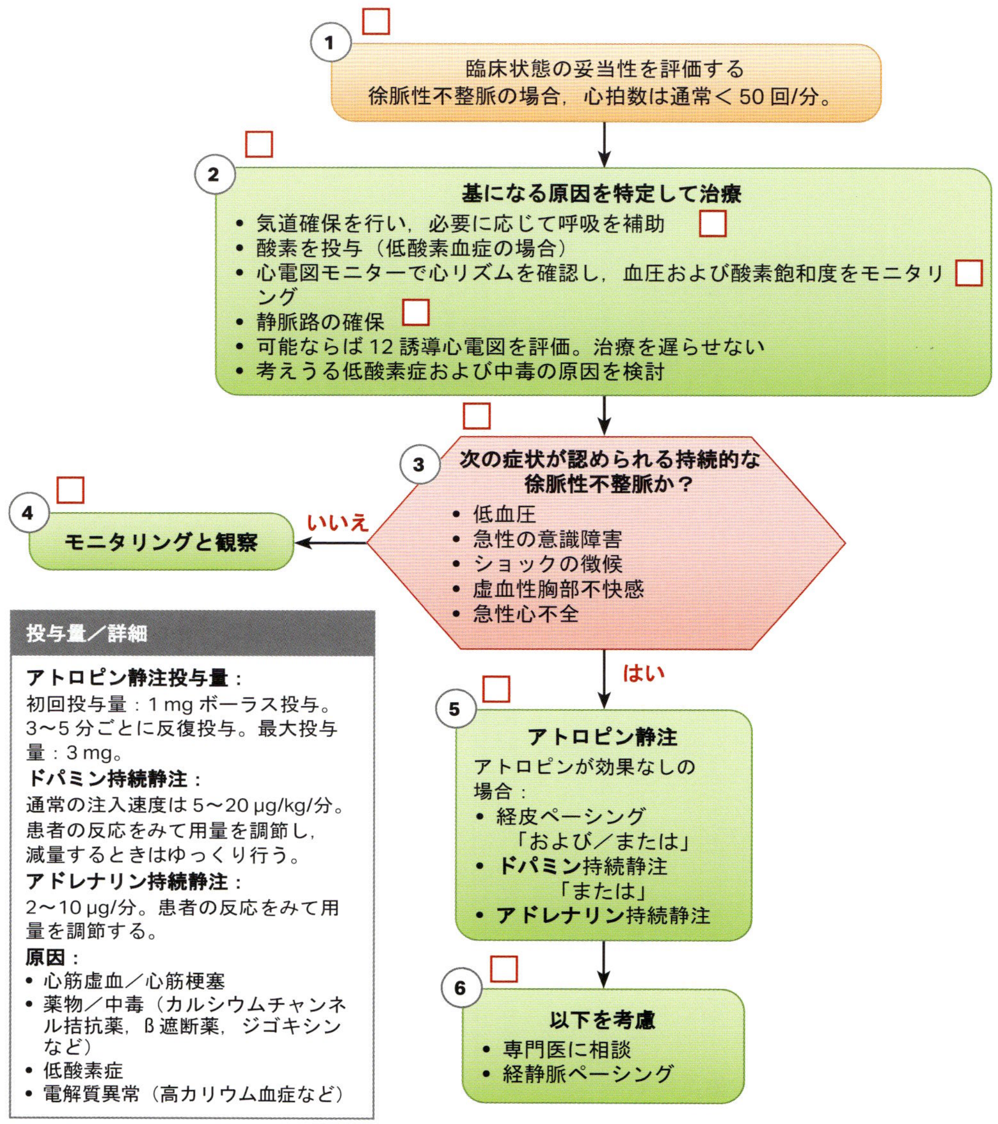

デブリーフィングツール

ACLS サンプルシナリオ：徐脈

学習目標

- 成人患者の系統的評価のために BLS，ACLS 一次アセスメント，ACLS 二次アセスメントの手順の適用
- 心停止の発症，または蘇生転帰の悪化に至る可能性のある徐脈性不整脈を認識する。
- 心停止の発症，または蘇生転帰の悪化に至る可能性のある徐脈性不整脈に対する早期処置を実施する。
- 高い能力を持つチームのメンバーまたはリーダーとして効果的なコミュニケーションの模範となる
- チームダイナミクスがチームの活動能力全体に与える影響を認識する

デブリーフィングの一般原則

- デブリーフィング時の指針として，表を使用する。
- デブリーフィングの長さは 4～6 分とする（さらに時間が必要な場合を除く）。
- すべての目標を取り扱う。
- デブリーフィングの最後に，覚えておくべき重要な事項を要約する。
- 受講者に内省（自分**の行**動を客観的に振り返ること）を促し，全参加者を引き込む。
- 講義のような解説をしたり，選択回答形式の質問で討論を支配することは**避ける**。

行うこと	情報収集	分析	要約
• チームの役割を割り当て，チームに指示する（効果的なチームダイナミクス）。 • 体系的アプローチを指示する。 • モニターリードの取り付けをチームに指示する。 • 静脈路／骨髄路の確保を指示する。 • 適切な薬物療法または経皮ペーシングを指示する。 • 治療に対する患者の再評価を指示する。 • 特定の治療について要約する。 • 必要ならば，高度な気道管理の必要性について言及する。	**受講者による観察** （主にチームリーダーと時間管理／記録係） • あなたの視点から各イベントについて説明してもらえますか？ • あなたの行った治療はどのような結果となったと思いますか？ • シナリオのそれぞれのイベントを振り返ってもらえますか？（時間管理／記録係に対する指示） • 改善の余地がある点は何ですか？ • チームが適切に実施できた行動は何ですか？	**適切に実施できた点** • どのように［ここに行動を挿入］を適切に実施できたのですか？ • なぜ［ここに行動を挿入］を適切に実施できたと思いますか？ • ［ここに行動を挿入］を実施した経緯についてもう少し詳しく説明してください。	**受講者主導の要約** • あなたが学んだ最も重要なことは何ですか？ • 重要な点を誰かまとめてくれますか？ • 覚えておくべき重要な事項は主に何ですか？
	インストラクターによる観察 • 私は［ここに行動を挿入］に気付きました。 • 私は［ここに行動を挿入］を観察しました。 • 私は［ここに行動を挿入］を目撃しました。	**改善が必要な点** • なぜ［ここに行動を挿入］が起きたと思いますか？ • ［ここに行動を挿入］はどのようにして改善したら良いと思いますか？ • ［ここに行動を挿入］をしている間，どのように考えていましたか？ • ［ここに行動を挿入］ができなかったのはなぜですか？	**インストラクター主導の要約** • 学習した内容をまとめてみましょう・・・ • 学習したことは・・・ • 覚えておくべき重要な事項は主に・・・

ケース 20：救急部での徐脈

シナリオの難易度：1

導入：あなたは，救急部の蘇生室で 78 歳の女性を診察するために呼び出された。女性は来院時にトリアージナースに，立ちくらみと息切れがあると訴えた。彼女は自宅で失神症状を起こしたため，緊急治療室に来院しようと思った。

バイタルサイン

心拍数：29 回/分
血圧：75/34 mm Hg
呼吸数：
SpO_2：測定不能
体温：
体重：
年齢：

最初の情報

- 患者は非常に眠そうである。
- この女性は，ここ数日間脱力感と疲れを感じていたことを告げる。
- 今日，彼女は立ち上がって台所に行った。台所で意識を失う前に，立ちくらみを感じ，発汗していた。
- 彼女は引き続き立ちくらみ，呼吸困難，吐き気を感じている。
- 一見して蒼白で，発汗し，嗜眠傾向がある。
- モニターから，遅い心拍と低血圧を示すアラームが鳴っている。
- 12 誘導心電図は，**3 度房室ブロック**を 29 のテンポで示している。

あなたの最初に取るべき行動は？

追加情報

行われた最初の行動と治療（心拍数にもその他の症状にも効果なし）：

- 静脈路の確保
- 心電図モニター
- 酸素
- アトロピン 1 mg 静注を 2 回

次に行うべき処置は？

インストラクター向けの注意事項：受講者は成人の徐脈アルゴリズムに従って進み，経皮的ペーシング，ドパミン注入，アドレナリン注入のいずれかを選択する必要がある。受講者は，経静脈ペーシングの準備と実施に加えて，専門医への相談を考慮する必要がある。

成人の徐脈の学習ステーションチェックリスト

成人の徐脈アルゴリズム

1 ☐
臨床状態の妥当性を評価する
徐脈性不整脈の場合，心拍数は通常＜ 50 回/分。

2 ☐
基になる原因を特定して治療
- 気道確保を行い，必要に応じて呼吸を補助 ☐
- 酸素を投与（低酸素血症の場合）
- 心電図モニターで心リズムを確認し，血圧および酸素飽和度をモニタリング ☐
- 静脈路の確保 ☐
- 可能ならば 12 誘導心電図を評価。治療を遅らせない
- 考えうる低酸素症および中毒の原因を検討

3 ☐
次の症状が認められる持続的な徐脈性不整脈か？
- 低血圧
- 急性の意識障害
- ショックの徴候
- 虚血性胸部不快感
- 急性心不全

いいえ →

4 ☐
モニタリングと観察

はい ↓

5 ☐
アトロピン静注
アトロピンが効果なしの場合：
- 経皮ペーシング
「および／または」
- **ドパミン**持続静注
「または」
- **アドレナリン**持続静注

6 ☐
以下を考慮
- 専門医に相談
- 経静脈ページング

投与量／詳細

アトロピン静注投与量：
初回投与量：1 mg ボーラス投与。3〜5 分ごとに反復投与。最大投与量：3 mg。

ドパミン持続静注：
通常の注入速度は 5〜20 μg/kg/分。患者の反応をみて用量を調節し，減量するときはゆっくり行う。

アドレナリン持続静注：
2〜10 μg/分。患者の反応をみて用量を調節する。

原因：
- 心筋虚血／心筋梗塞
- 薬物／中毒（カルシウムチャンネル拮抗薬，β 遮断薬，ジゴキシンなど）
- 低酸素症
- 電解質異常（高カリウム血症など）

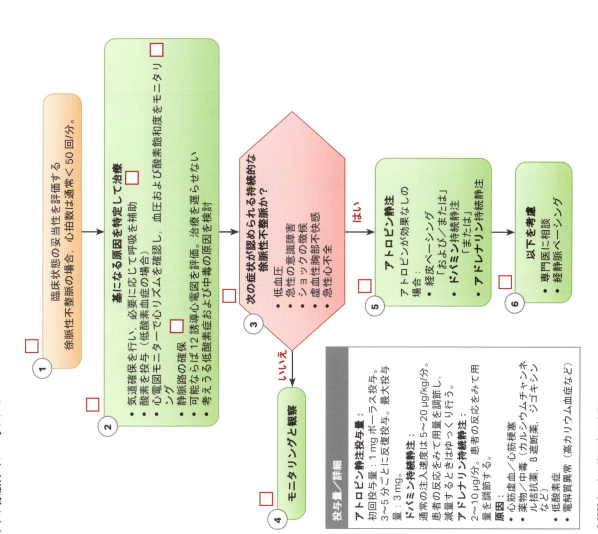

デブリーフィングツール

ACLS サンプルシナリオ：徐脈

学習目標

- 成人患者の系統的評価のために BLS，ACLS 一次アセスメント，ACLS 二次アセスメントの手順の適用
- 心停止の発症，または蘇生転帰の悪化に至る可能性のある徐脈性不整脈を認識する。
- 心停止の発症，または蘇生転帰の悪化に至る可能性のある徐脈性不整脈に対する早期処置を実施する。
- 高い能力を持つチームのメンバーまたはリーダーとして効果的なコミュニケーションの模範となる
- チームダイナミクスがチームの活動能力全体に与える影響を認識する

デブリーフィングの一般原則

- デブリーフィング時の指針として，表を使用する。
- デブリーフィングの長さは 4〜6 分とする（さらに時間が必要な場合を除く）。
- すべての目標を取り扱う。
- デブリーフィングの最後に，覚えておくべき重要な事項を要約する。
- 受講者に内省（自分**の行**動を客観的に振り返ること）を促し、全参加者を引き込む。
- 講義のような解説をしたり，選択回答形式の質問で討論を支配することは**避ける**。

行うこと	情報収集	分析	要約
• チームの役割を割り当て，チームに指示する（効果的なチームダイナミクス）。 • 体系的アプローチを指示する。 • モニターリードの取り付けをチームに指示する。 • 静脈路／骨髄路の確保を指示する。 • 適切な薬物療法または経皮ペーシングを指示する。 • 治療に対する患者の再評価を指示する。 • 特定の治療について要約する。 • 必要ならば，高度な気道管理の必要性について言及する。	**受講者による観察** （主にチームリーダーと時間管理／記録係） • あなたの視点から各イベントについて説明してもらえますか？ • あなたの行った治療はどのような結果となったと思いますか？ • シナリオのそれぞれのイベントを振り返ってもらえますか？（時間管理／記録係に対する指示） • 改善の余地がある点は何ですか？ • チームが適切に実施できた行動は何ですか？	**適切に実施できた点** • どのように［ここに行動を挿入］を適切に実施できたのですか？ • なぜ［ここに行動を挿入］を適切に実施できたと思いますか？ • ［ここに行動を挿入］を実施した経緯についてもう少し詳しく説明してください。	**受講者主導の要約** • あなたが学んだ最も重要なことは何ですか？ • 重要な点を誰かまとめてくれますか？ • 覚えておくべき重要な事項は主に何ですか？
	インストラクターによる観察 • 私は［ここに行動を挿入］に気付きました。 • 私は［ここに行動を挿入］を観察しました。 • 私は［ここに行動を挿入］を目撃しました。	**改善が必要な点** • なぜ［ここに行動を挿入］が起きたと思いますか？ • ［ここに行動を挿入］はどのようにして改善したら良いと思いますか？ • ［ここに行動を挿入］をしている間，どのように考えていましたか？ • ［ここに行動を挿入］ができなかったのはなぜですか？	**インストラクター主導の要約** • 学習した内容をまとめてみましょう・・・ • 学習したことは・・・ • 覚えておくべき重要な事項は主に・・・

ケース 21：院内—心電図モニター監視室での症候性徐脈

シナリオの難易度：1

導入：あなたは心電図モニター監視を行っている。患者が徐脈であることをモニターで確認した。患者の病室に急行すると，患者が胸をつかみながら助けを求めている。

バイタルサイン

心拍数：36 回/分
血圧：92/50 mm Hg
呼吸数：20 回/分
SpO_2：鼻カニューレを用いて 2 L/分で 96 %
体温：
体重：
年齢：

最初の情報

- 心電図モニターは，患者が QRS 幅の狭いゆっくりとした**洞性徐脈**であることを示している。
- 患者の夫が，ベッドサイドで彼女の手を握っている。

あなたの次に取るべき行動は？

追加情報

- 患者は静脈路が確保されており，極端な疲労を訴えている。
- 胸の中央部分に圧迫感があると言っている。

あなたの次に取るべき行動は？

追加情報（必要な場合）

- あなたは患者の皮膚が青ざめていることに気付く。患者は手足が非常に冷たいと言っている。
- 触診で，四肢が冷たいことが確認される。

あなたの次に取るべき行動は？

成人の徐脈の学習ステーションチェックリスト

成人の徐脈アルゴリズム

1 臨床状態の妥当性を評価する
徐脈性不整脈の場合，心拍数は通常＜50 回/分。

2 **基になる原因を特定して治療**
- 気道確保を行い，必要に応じて呼吸を補助
- 酸素を投与（低酸素血症の場合）
- 心電図モニターで心リズムを確認し，血圧および酸素飽和度をモニタリング
- 静脈路の確保
- 可能ならば 12 誘導心電図を評価。治療を遅らせない
- 考えうる低酸素症および中毒の原因を検討

3 **次の症状が認められる持続的な徐脈性不整脈か？**
- 低血圧
- 急性の意識障害
- ショックの徴候
- 虚血性胸部不快感
- 急性心不全

いいえ →

4 **モニタリングと観察**

はい →

5 **アトロピン静注**
アトロピンが効果なしの場合：
- 経皮ペーシング
「および／または」
- **ドパミン**持続静注
「または」
- **アドレナリン**持続静注

6 **以下を考慮**
- 専門医に相談
- 経静脈ペーシング

投与量／詳細

アトロピン静注投与量：
初回投与量：1 mg ボーラス投与。3～5 分ごとに反復投与。最大投与量：3 mg。
ドパミン持続静注：
通常の注入速度は 5～20 μg/kg/分。患者の反応をみて用量を調節し，減量するときはゆっくり行う。
アドレナリン持続静注：
2～10 μg/分。患者の反応をみて用量を調節する。
原因：
- 心筋虚血／心筋梗塞
- 薬物／中毒（カルシウムチャンネル拮抗薬，β 遮断薬，ジゴキシンなど）
- 低酸素症
- 電解質異常（高カリウム血症など）

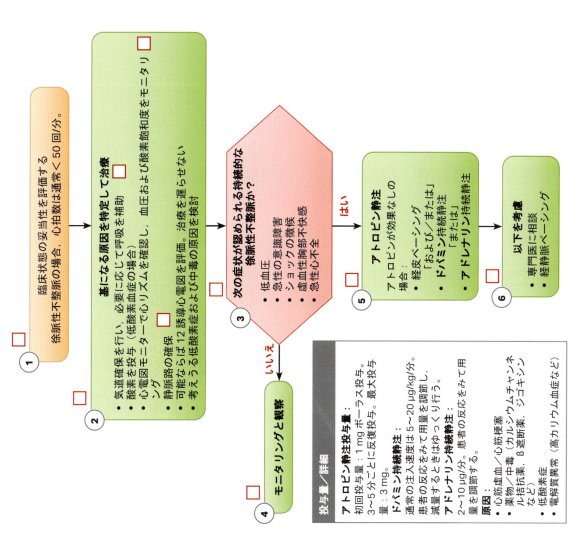

デブリーフィングツール

ACLS サンプルシナリオ：徐脈

学習目標

- 成人患者の系統的評価のために BLS, ACLS 一次アセスメント, ACLS 二次アセスメントの手順の適用
- 心停止の発症, または蘇生転帰の悪化に至る可能性のある徐脈性不整脈を認識する。
- 心停止の発症, または蘇生転帰の悪化に至る可能性のある徐脈性不整脈に対する早期処置を実施する。
- 高い能力を持つチームのメンバーまたはリーダーとして効果的なコミュニケーションの模範となる
- チームダイナミクスがチームの活動能力全体に与える影響を認識する

デブリーフィングの一般原則

- デブリーフィング時の指針として, 表を使用する。
- デブリーフィングの長さは 4～6 分とする（さらに時間が必要な場合を除く）。
- すべての目標を取り扱う。
- デブリーフィングの最後に, 覚えておくべき重要な事項を要約する。
- 受講者に内省（自分**の行**動を客観的に振り返ること）を促し、全参加者を引き込む。
- 講義のような解説をしたり, 選択回答形式の質問で討論を支配することは**避ける**。

行うこと	情報収集	分析	要約
• チームの役割を割り当て, チームに指示する（効果的なチームダイナミクス）。 • 体系的アプローチを指示する。 • モニターリードの取り付けをチームに指示する。 • 静脈路／骨髄路の確保を指示する。 • 適切な薬物療法または経皮ペーシングを指示する。 • 治療に対する患者の再評価を指示する。 • 特定の治療について要約する。 • 必要ならば, 高度な気道管理の必要性について言及する。	**受講者による観察** （主にチームリーダーと時間管理／記録係） • あなたの視点から各イベントについて説明してもらえますか？ • あなたの行った治療はどのような結果となったと思いますか？ • シナリオのそれぞれのイベントを振り返ってもらえますか？（時間管理／記録係に対する指示） • 改善の余地がある点は何ですか？ • チームが適切に実施できた行動は何ですか？	**適切に実施できた点** • どのように［ここに行動を挿入］を適切に実施できたのですか？ • なぜ［ここに行動を挿入］を適切に実施できたと思いますか？ • ［ここに行動を挿入］を実施した経緯についてもう少し詳しく説明してください。	**受講者主導の要約** • あなたが学んだ最も重要なことは何ですか？ • 重要な点を誰かまとめてくれますか？ • 覚えておくべき重要な事項は主に何ですか？
	インストラクターによる観察 • 私は［ここに行動を挿入］に気付きました。 • 私は［ここに行動を挿入］を観察しました。 • 私は［ここに行動を挿入］を目撃しました。	**改善が必要な点** • なぜ［ここに行動を挿入］が起きたと思いますか？ • ［ここに行動を挿入］はどのようにして改善したら良いと思いますか？ • ［ここに行動を挿入］をしている間, どのように考えていましたか？ • ［ここに行動を挿入］ができなかったのはなぜですか？	**インストラクター主導の要約** • 学習した内容をまとめてみましょう・・・ • 学習したことは・・・ • 覚えておくべき重要な事項は主に・・・

ケース 22：院内での徐脈

シナリオの難易度：2

導入：高血圧と心房細動の病歴のある女性が，尿路感染と多少の意識混濁で入院する。本日，当初から徐脈傾向であった心拍数と意識混濁程度がさらに悪化した。

バイタルサイン

心拍数：20〜30 回/分
血圧：70/30 mm Hg
呼吸数：
SpO_2：
体温：
体重：
年齢：84 歳

最初の情報

- 患者のモニターは，**3 度房室ブロック**の心リズムを示している。
- 看護師が患者の評価を行い，意識が混濁し，興奮していることを確認する。

あなたの取るべき行動は？

追加情報

- アトロピンが投与されるが，ほとんど効果がなく，その後ペーシングを行い奏功する。

インストラクター向けの注意事項：受講者はペーシングの実施方法を説明できなければならない。

追加情報（必要な場合）

インストラクター向けの注意事項：受講者から質問を受けた場合，患者はβ遮断薬とカルシウム拮抗薬の両方が投与されている。グルカゴンの投与は妥当であるが，徐脈から回復するにはまだペーシングが必要である。

シナリオは，受講者が循環器科と相談し，一時経静脈ペーシングを検討することにより終わる必要がある。

成人の徐脈の学習ステーションチェックリスト

成人の徐脈アルゴリズム

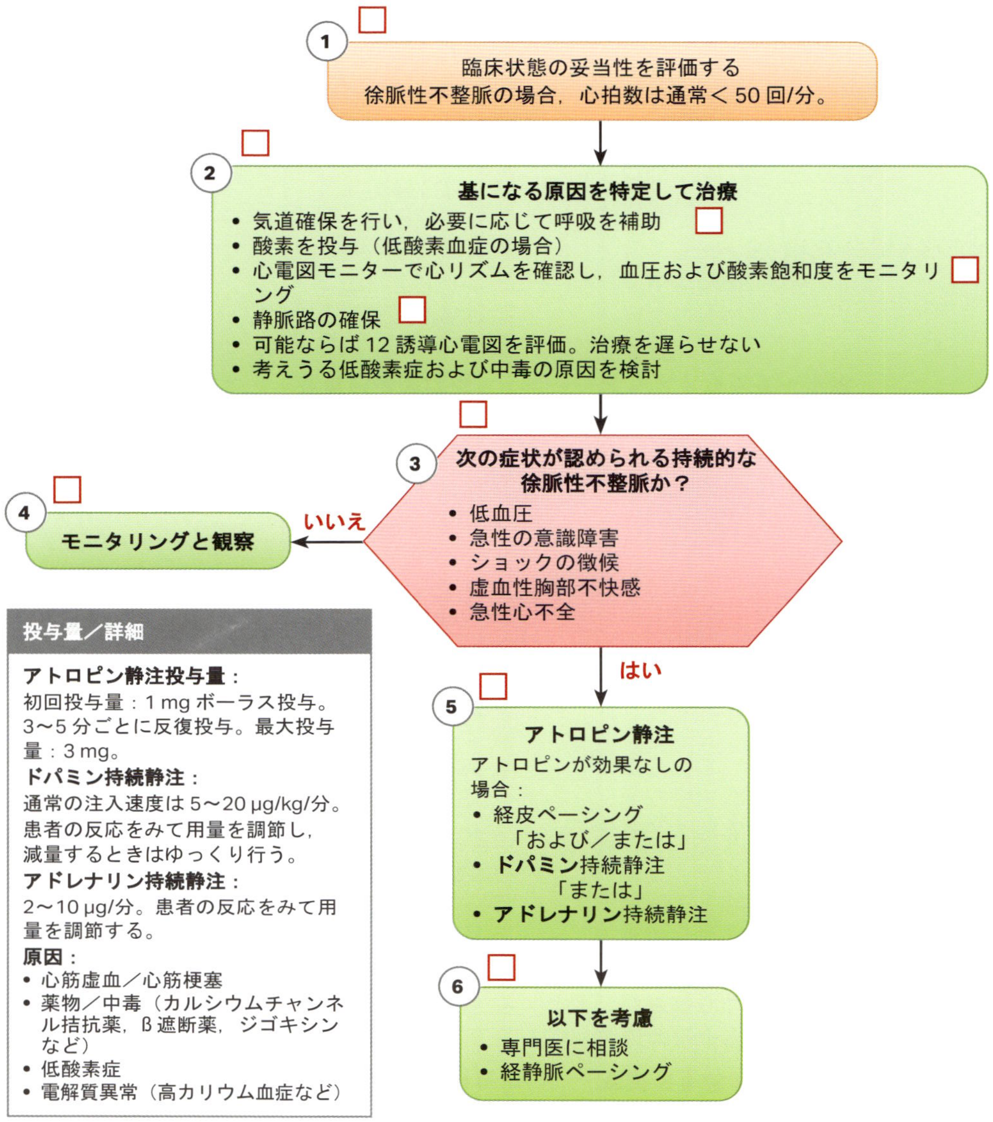

デブリーフィングツール

ACLS サンプルシナリオ：徐脈

学習目標

- 成人患者の系統的評価のために BLS，ACLS 一次アセスメント，ACLS 二次アセスメントの手順の適用
- 心停止の発症，または蘇生転帰の悪化に至る可能性のある徐脈性不整脈を認識する。
- 心停止の発症，または蘇生転帰の悪化に至る可能性のある徐脈性不整脈に対する早期処置を実施する。
- 高い能力を持つチームのメンバーまたはリーダーとして効果的なコミュニケーションの模範となる
- チームダイナミクスがチームの活動能力全体に与える影響を認識する

デブリーフィングの一般原則

- デブリーフィング時の指針として，表を使用する。
- デブリーフィングの長さは 4～6 分とする（さらに時間が必要な場合を除く）。
- すべての目標を取り扱う。
- デブリーフィングの最後に，覚えておくべき重要な事項を要約する。
- 受講者に内省（自分**の行**動を客観的に振り返ること）を促し、全参加者を引き込む。
- 講義のような解説をしたり，選択回答形式の質問で討論を支配することは**避ける**。

行うこと	情報収集	分析	要約
• チームの役割を割り当て，チームに指示する（効果的なチームダイナミクス）。 • 体系的アプローチを指示する。 • モニターリードの取り付けをチームに指示する。 • 静脈路／骨髄路の確保を指示する。 • 適切な薬物療法または経皮ペーシングを指示する。 • 治療に対する患者の再評価を指示する。 • 特定の治療について要約する。 • 必要ならば，高度な気道管理の必要性について言及する。	**受講者による観察** （主にチームリーダーと時間管理／記録係） • あなたの視点から各イベントについて説明してもらえますか？ • あなたの行った治療はどのような結果となったと思いますか？ • シナリオのそれぞれのイベントを振り返ってもらえますか？（時間管理／記録係に対する指示） • 改善の余地がある点は何ですか？ • チームが適切に実施できた行動は何ですか？	**適切に実施できた点** • どのように［ここに行動を挿入］を適切に実施できたのですか？ • なぜ［ここに行動を挿入］を適切に実施できたと思いますか？ • ［ここに行動を挿入］を実施した経緯についてもう少し詳しく説明してください。	**受講者主導の要約** • あなたが学んだ最も重要なことは何ですか？ • 重要な点を誰かまとめてくれますか？ • 覚えておくべき重要な事項は主に何ですか？
	インストラクターによる観察 • 私は［ここに行動を挿入］に気付きました。 • 私は［ここに行動を挿入］を観察しました。 • 私は［ここに行動を挿入］を目撃しました。	**改善が必要な点** • なぜ［ここに行動を挿入］が起きたと思いますか？ • ［ここに行動を挿入］はどのようにして改善したら良いと思いますか？ • ［ここに行動を挿入］をしている間，どのように考えていましたか？ • ［ここに行動を挿入］ができなかったのはなぜですか？	**インストラクター主導の要約** • 学習した内容をまとめてみましょう・・・ • 学習したことは・・・ • 覚えておくべき重要な事項は主に・・・

ケース 23：院内での徐脈

シナリオの難易度：1

導入：高齢者用クリニックを通りかかると，前にいた高齢の患者が突然地面に倒れ込む。

バイタルサイン

心拍数：
血圧：
呼吸数：
SpO_2：
体温：
体重：
年齢：

最初の情報

- 患者は意識清明で，見当識もある。また，すべての指示に従うことができる。
- 額に裂傷があり出血している。
- 患者は明確に話すことができ，ここ 1 週間疲れとだるさを感じていたことを告げる。
- すべての四肢を動かすことができ，不快感はない。

あなたの取るべき行動は？

追加情報

- あなたは心電図モニター／除細動器を取り付ける。
- 心電図モニターの記録は，心房レートが 80 回/分で心室レートが 50 回/分の狭い QRS 幅の規則的なリズム（**3 度房室ブロック**）を示している。
- P 波と QRS 幅は関連性が認められない。

あなたの取るべき行動は？

追加情報（必要な場合）

- 患者の妻によると，彼はずっと健康であったという。
- 最近受けた検診では，健康上の大きな問題は見られなかった。
- 処方薬は服用していない。

あなたの次に取るべき行動は？

成人の徐脈の学習ステーションチェックリスト

成人の徐脈アルゴリズム

1 ☐
臨床状態の妥当性を評価する
徐脈性不整脈の場合，心拍数は通常＜ 50 回/分。

2 ☐
基になる原因を特定して治療
- 気道確保を行い，必要に応じて呼吸を補助 ☐
- 酸素を投与（低酸素血症の場合）
- 心電図モニターで心リズムを確認し，血圧および酸素飽和度をモニタリング ☐
- 静脈路の確保 ☐
- 可能ならば 12 誘導心電図を評価。治療を遅らせない
- 考えうる低酸素症および中毒の原因を検討

3 ☐
次の症状が認められる持続的な徐脈性不整脈か？
- 低血圧
- 急性の意識障害
- ショックの徴候
- 虚血性胸部不快感
- 急性心不全

いいえ →

4 ☐
モニタリングと観察

はい →

5 ☐
アトロピン静注
アトロピンが効果なしの場合：
- 経皮ペーシング
「および／または」
- **ドパミン**持続静注
「または」
- **アドレナリン**持続静注

6 ☐
以下を考慮
- 専門医に相談
- 経静脈ペーシング

投与量／詳細

アトロピン静注投与量：
初回投与量：1 mg ボーラス投与。3～5 分ごとに反復投与。最大投与量：3 mg。
ドパミン持続静注：
通常の注入速度は 5～20 μg/kg/分。患者の反応をみて用量を調節し，減量するときはゆっくり行う。
アドレナリン持続静注：
2～10 μg/分。患者の反応をみて用量を調節する。
原因：
- 心筋虚血／心筋梗塞
- 薬物／中毒（カルシウムチャンネル拮抗薬，β 遮断薬，ジゴキシンなど）
- 低酸素症
- 電解質異常（高カリウム血症など）

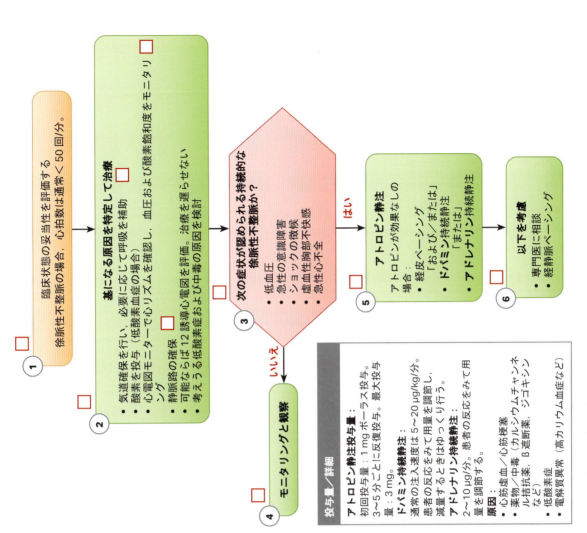

デブリーフィングツール

ACLS サンプルシナリオ：徐脈

学習目標

- 成人患者の系統的評価のために BLS, ACLS 一次アセスメント，ACLS 二次アセスメントの手順の適用
- 心停止の発症，または蘇生転帰の悪化に至る可能性のある徐脈性不整脈を認識する。
- 心停止の発症，または蘇生転帰の悪化に至る可能性のある徐脈性不整脈に対する早期処置を実施する。
- 高い能力を持つチームのメンバーまたはリーダーとして効果的なコミュニケーションの模範となる
- チームダイナミクスがチームの活動能力全体に与える影響を認識する

デブリーフィングの一般原則

- デブリーフィング時の指針として，表を使用する。
- デブリーフィングの長さは 4～6 分とする（さらに時間が必要な場合を除く）。
- すべての目標を取り扱う。
- デブリーフィングの最後に，覚えておくべき重要な事項を要約する。
- 受講者に内省（自分**の行**動を客観的に振り返ること）を促し、全参加者を引き込む。
- 講義のような解説をしたり，選択回答形式の質問で討論を支配することは**避ける**。

行うこと	情報収集	分析	要約
• チームの役割を割り当て，チームに指示する（効果的なチームダイナミクス）。 • 体系的アプローチを指示する。 • モニターリードの取り付けをチームに指示する。 • 静脈路／骨髄路の確保を指示する。 • 適切な薬物療法または経皮ペーシングを指示する。 • 治療に対する患者の再評価を指示する。 • 特定の治療について要約する。 • 必要ならば，高度な気道管理の必要性について言及する。	**受講者による観察** （主にチームリーダーと時間管理／記録係） • あなたの視点から各イベントについて説明してもらえますか？ • あなたの行った治療はどのような結果となったと思いますか？ • シナリオのそれぞれのイベントを振り返ってもらえますか？（時間管理／記録係に対する指示） • 改善の余地がある点は何ですか？ • チームが適切に実施できた行動は何ですか？	**適切に実施できた点** • どのように［ここに行動を挿入］を適切に実施できたのですか？ • なぜ［ここに行動を挿入］を適切に実施できたと思いますか？ • ［ここに行動を挿入］を実施した経緯についてもう少し詳しく説明してください。	**受講者主導の要約** • あなたが学んだ最も重要なことは何ですか？ • 重要な点を誰かまとめてくれますか？ • 覚えておくべき重要な事項は主に何ですか？
	インストラクターによる観察 • 私は［ここに行動を挿入］に気付きました。 • 私は［ここに行動を挿入］を観察しました。 • 私は［ここに行動を挿入］を目撃しました。	**改善が必要な点** • なぜ［ここに行動を挿入］が起きたと思いますか？ • ［ここに行動を挿入］はどのようにして改善したら良いと思いますか？ • ［ここに行動を挿入］をしている間，どのように考えていましたか？ • ［ここに行動を挿入］ができなかったのはなぜですか？	**インストラクター主導の要約** • 学習した内容をまとめてみましょう・・・ • 学習したことは・・・ • 覚えておくべき重要な事項は主に・・・

ケース 24：院外での安定した頻拍

シナリオの難易度：1

導入：あなたは救急医療隊員で，意識障害の患者の通報に対応する。

バイタルサイン
心拍数：116 回/分
血圧：134/82 mm Hg
呼吸数：24 回/分
SpO_2：94 %
体温：
体重：
年齢：73 歳

最初の情報
- 患者は脱力感があり，ベッドから出ることができない。
- 患者の息子によると，前日に父親が話すことも言葉を理解することもできないことが一時的にあったという。
- 約 3 週間前，患者は足の脱力のために介助なしに立つことができなかった。
- どちらの場合も，患者は救急部へは行こうとしなかった。
- 患者には心房細動，高血圧，および糖尿病の病歴がある。

あなたの次に取るべき行動は？

追加情報
- あなたは心電図モニター／除細動器を取り付ける。
- 心リズムのチェックで速い心室応答を伴う心房細動が確認される。

あなたの取るべき行動は？

成人の脈拍のある頻拍の学習ステーションチェックリスト

成人の脈拍のある頻拍アルゴリズム

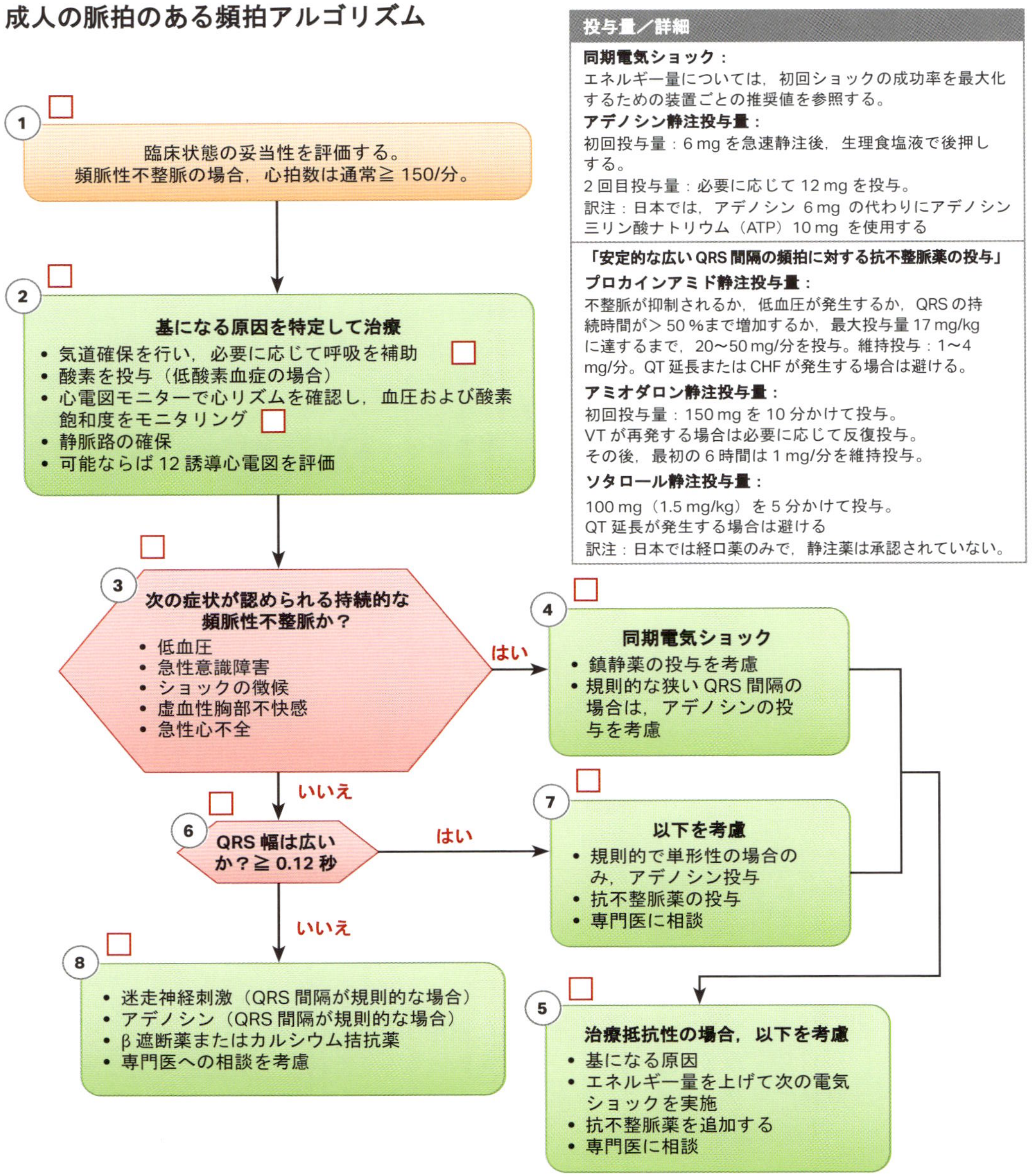

デブリーフィングツール

ACLS サンプルシナリオ：頻拍

学習目標

- 成人患者の系統的評価のために BLS, ACLS 一次アセスメント，ACLS 二次アセスメントの手順の適用
- 心停止の発症，または蘇生転帰の悪化に至る可能性のある頻脈性不整脈を認識する。
- 心停止の発症，または蘇生転帰の悪化に至る可能性のある頻脈性不整脈の早期処置を実施する。
- 高い能力を持つチームのメンバーまたはリーダーとして効果的なコミュニケーションの模範となる
- チームダイナミクスがチームの活動能力全体に与える影響を認識する

デブリーフィングの一般原則

- デブリーフィング時の指針として，表を使用する。
- デブリーフィングの長さは 4〜6 分とする（さらに時間が必要な場合を除く）。
- すべての目標を取り扱う。
- デブリーフィングの最後に，覚えておくべき重要な事項を要約する。
- 受講者に内省（自分**の行**動を客観的に振り返ること）を促し、全参加者を引き込む。
- 講義のような解説をしたり，選択回答形式の質問で討論を支配することは**避ける**。

行うこと	情報収集	分析	要約
• チームの役割を割り当て，チームに指示する（効果的なチームダイナミクス）。 • 体系的アプローチを指示する。 • モニターリードの取り付けをチームに指示する。 • 静脈路／骨髄路の確保を指示する。 • 適切な薬物療法または同期下／非同期下電気ショックを指示する。 • 治療に対する患者の再評価を指示する。 • 特定の治療について要約する。 • 必要ならば，高度な気道管理の必要性について言及する。	**受講者による観察** （主にチームリーダーと時間管理／記録係） • あなたの視点から各イベントについて説明してもらえますか？ • あなたの行った治療はどのような結果となったと思いますか？ • シナリオのそれぞれのイベントを振り返ってもらえますか？（時間管理／記録係に対する指示） • 改善の余地がある点は何ですか？ • チームが適切に実施できた行動は何ですか？	**適切に実施できた点** • どのように［ここに行動を挿入］を適切に実施できたのですか？ • なぜ［ここに行動を挿入］を適切に実施できたと思いますか？ •［ここに行動を挿入］を実施した経緯についてもう少し詳しく説明してください。	**受講者主導の要約** • あなたが学んだ最も重要なことは何ですか？ • 重要な点を誰かまとめてくれますか？ • 覚えておくべき重要な事項は主に何ですか？
	インストラクターによる観察 • 私は［ここに行動を挿入］に気付きました。 • 私は［ここに行動を挿入］を観察しました。 • 私は［ここに行動を挿入］を目撃しました。	**改善が必要な点** • なぜ［ここに行動を挿入］が起きたと思いますか？ •［ここに行動を挿入］はどのようにして改善したら良いと思いますか？ •［ここに行動を挿入］をしている間，どのように考えていましたか？ •［ここに行動を挿入］ができなかったのはなぜですか？	**インストラクター主導の要約** • 学習した内容をまとめてみましょう・・・ • 学習したことは・・・ • 覚えておくべき重要な事項は主に・・・

ケース 25：院外での不安定な頻拍

シナリオの難易度：2

導入：あなたは二次救命処置（ALS）救急車に乗り，自宅で疾患不明の患者に対応するために出動した。

バイタルサイン

心拍数：
血圧：
呼吸数：22 回/分
SpO_2：
体温：
体重：
年齢：68 歳

最初の情報

- その女性は家の正面の玄関口に横たわっている。
- 冷たい空気に当たるために息子が介助して戸口まで行った（外は −1° C である）。
- 倒れたわけでも，怪我をしたわけでもない。
- 患者は軽度の呼吸窮迫状態にあり，不安そうでかなりの発汗でじっとりとしている。
- 患者は息切れがして，暑さ，めまい，吐き気を感じ，深呼吸できないと言っている。
- 病歴には，肥満，インスリン非依存性糖尿病，および高血圧がある。

あなたの最初に取るべき行動は？

追加情報

- あなたのパートナーがバイタルサインを測定しようとしたところ，呼吸数は 22 回/分であるとわかった。
- 頸動脈の脈拍は速すぎて数えられず，橈骨動脈は触れないため血圧を測定できない。
- 明らかな浮腫は認められず，頸静脈も怒張していない。
- 呼吸音に左右差はないが，中等度のラ音が両側で聴取される。

あなたの次に取るべき行動は？

追加情報（必要な場合）

- 心電図モニターの四肢誘導を取り付けたところ，患者は**単形性の広い QRS 幅の頻拍（VT）**の状態にあるように見える。
- 末梢静脈路を確保できない。
- 同期電気ショックを 2 回試行したが，心リズムも心拍数も変化なく終わった。
- 骨髄路が確保され，患者はアミオダロン注入を受けている。
- アミオダロン投与の 5 分後，3 回目の同期電気ショックが奏功して 80 回/分の正常洞調律になる。
- その後，バイタルサインは正常に回復した。

インストラクター向けの注意事項：この職務範囲に関して，地域や施設のプロトコルが異なる場合がある。

成人の脈拍のある頻拍の学習ステーションチェックリスト

成人の脈拍のある頻拍アルゴリズム

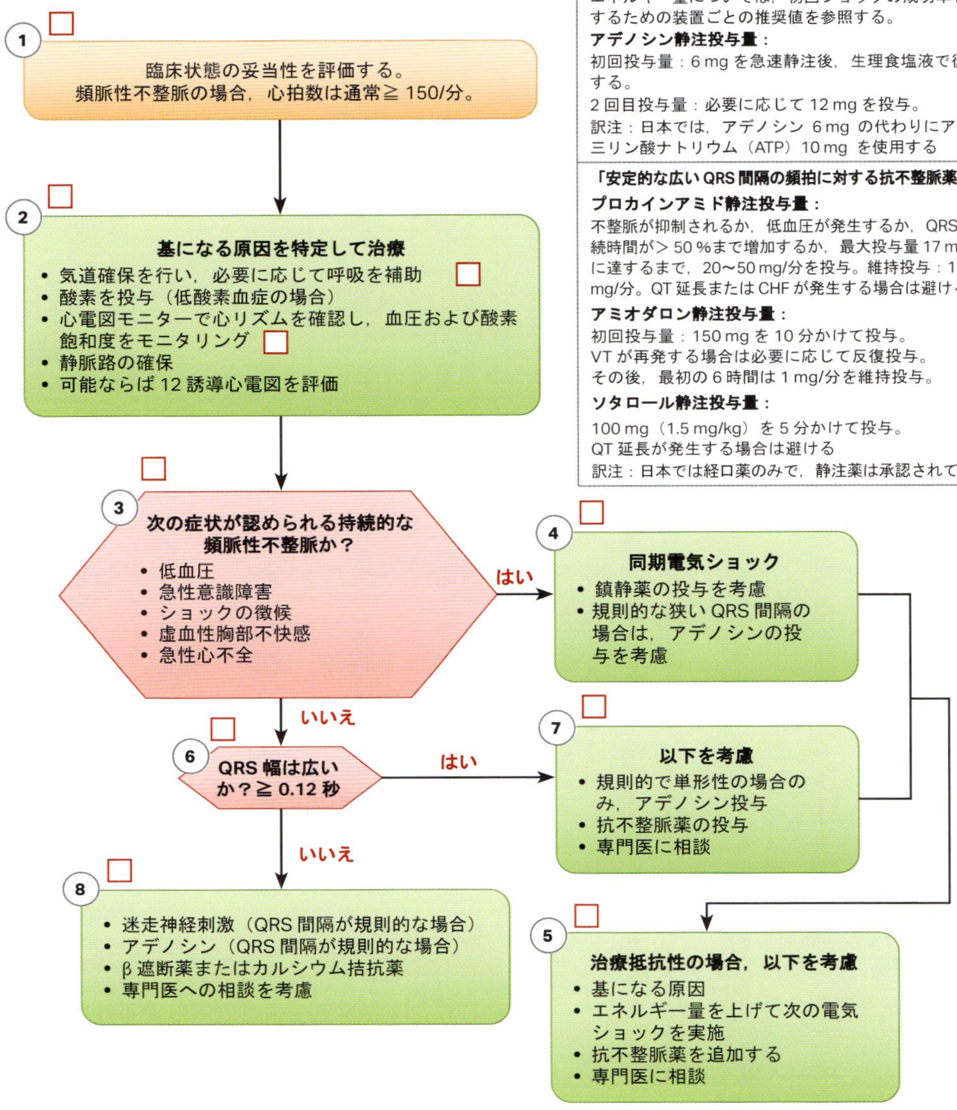
1
臨床状態の妥当性を評価する。
頻脈性不整脈の場合，心拍数は通常≧ 150/分。
2
基になる原因を特定して治療
• 気道確保を行い，必要に応じて呼吸を補助
• 酸素を投与（低酸素血症の場合）
• 心電図モニターで心リズムを確認し，血圧および酸素飽和度をモニタリング
• 静脈路の確保
• 可能ならば 12 誘導心電図を評価
3
次の症状が認められる持続的な頻脈性不整脈か？
• 低血圧
• 急性意識障害
• ショックの徴候
• 虚血性胸部不快感
• 急性心不全
はい
4
同期電気ショック
• 鎮静薬の投与を考慮
• 規則的な狭い QRS 間隔の場合は，アデノシンの投与を考慮
いいえ
6
QRS 幅は広いか？≧ 0.12 秒
はい
7
以下を考慮
• 規則的で単形性の場合のみ，アデノシン投与
• 抗不整脈薬の投与
• 専門医に相談
いいえ
8
• 迷走神経刺激（QRS 間隔が規則的な場合）
• アデノシン（QRS 間隔が規則的な場合）
• β 遮断薬またはカルシウム拮抗薬
• 専門医への相談を考慮
5
治療抵抗性の場合，以下を考慮
• 基になる原因
• エネルギー量を上げて次の電気ショックを実施
• 抗不整脈薬を追加する
• 専門医に相談

投与量／詳細

同期電気ショック：
エネルギー量については，初回ショックの成功率を最大化するための装置ごとの推奨値を参照する。

アデノシン静注投与量：
初回投与量：6 mg を急速静注後，生理食塩液で後押しする。
2 回目投与量：必要に応じて 12 mg を投与。
訳注：日本では，アデノシン 6 mg の代わりにアデノシン三リン酸ナトリウム（ATP）10 mg を使用する

「安定的な広い QRS 間隔の頻拍に対する抗不整脈薬の投与」

プロカインアミド静注投与量：
不整脈が抑制されるか，低血圧が発生するか，QRS の持続時間が＞ 50 %まで増加するか，最大投与量 17 mg/kg に達するまで，20〜50 mg/分を投与。維持投与：1〜4 mg/分。QT 延長または CHF が発生する場合は避ける。

アミオダロン静注投与量：
初回投与量：150 mg を 10 分かけて投与。
VT が再発する場合は必要に応じて反復投与。
その後，最初の 6 時間は 1 mg/分を維持投与。

ソタロール静注投与量：
100 mg（1.5 mg/kg）を 5 分かけて投与。
QT 延長が発生する場合は避ける
訳注：日本では経口薬のみで，静注薬は承認されていない。

デブリーフィングツール

ACLS サンプルシナリオ：頻拍

学習目標

- 成人患者の系統的評価のために BLS, ACLS 一次アセスメント, ACLS 二次アセスメントの手順の適用
- 心停止の発症，または蘇生転帰の悪化に至る可能性のある頻脈性不整脈を認識する。
- 心停止の発症，または蘇生転帰の悪化に至る可能性のある頻脈性不整脈の早期処置を実施する。
- 高い能力を持つチームのメンバーまたはリーダーとして効果的なコミュニケーションの模範となる
- チームダイナミクスがチームの活動能力全体に与える影響を認識する

デブリーフィングの一般原則

- デブリーフィング時の指針として，表を使用する。
- デブリーフィングの長さは 4～6 分とする（さらに時間が必要な場合を除く）。
- すべての目標を取り扱う。
- デブリーフィングの最後に，覚えておくべき重要な事項を要約する。
- 受講者に内省（自分**の行**動を客観的に振り返ること）を促し，全参加者を引き込む。
- 講義のような解説をしたり，選択回答形式の質問で討論を支配することは**避ける**。

行うこと	情報収集	分析	要約
• チームの役割を割り当て，チームに指示する（効果的なチームダイナミクス）。 • 体系的アプローチを指示する。 • モニターリードの取り付けをチームに指示する。 • 静脈路／骨髄路の確保を指示する。 • 適切な薬物療法または同期下／非同期下電気ショックを指示する。 • 治療に対する患者の再評価を指示する。 • 特定の治療について要約する。 • 必要ならば，高度な気道管理の必要性について言及する。	**受講者による観察** （主にチームリーダーと時間管理／記録係） • あなたの視点から各イベントについて説明してもらえますか？ • あなたの行った治療はどのような結果となったと思いますか？ • シナリオのそれぞれのイベントを振り返ってもらえますか？（時間管理／記録係に対する指示） • 改善の余地がある点は何ですか？ • チームが適切に実施できた行動は何ですか？	**適切に実施できた点** • どのように［ここに行動を挿入］を適切に実施できたのですか？ • なぜ［ここに行動を挿入］を適切に実施できたと思いますか？ • ［ここに行動を挿入］を実施した経緯についてもう少し詳しく説明してください。	**受講者主導の要約** • あなたが学んだ最も重要なことは何ですか？ • 重要な点を誰かまとめてくれますか？ • 覚えておくべき重要な事項は主に何ですか？
	インストラクターによる観察 • 私は［ここに行動を挿入］に気付きました。 • 私は［ここに行動を挿入］を観察しました。 • 私は［ここに行動を挿入］を目撃しました。	**改善が必要な点** • なぜ［ここに行動を挿入］が起きたと思いますか？ • ［ここに行動を挿入］はどのようにして改善したら良いと思いますか？ • ［ここに行動を挿入］をしている間，どのように考えていましたか？ • ［ここに行動を挿入］ができなかったのはなぜですか？	**インストラクター主導の要約** • 学習した内容をまとめてみましょう・・・ • 学習したことは・・・ • 覚えておくべき重要な事項は主に・・・

ケース 26：院外での不安定な頻拍

シナリオの難易度：2

導入：あなたは救急救命士で，ジムで女性が意識を失ったという通報に対応する。

バイタルサイン

心拍数：
血圧：
呼吸数：
SpO_2：
体温：
体重：
年齢：25 歳

最初の情報

- 女性は床に横たわり，意識清明かつ見当識は保たれているが，青白い顔で発汗している。
- 消防士は血圧を測定できない。

あなたの取るべき行動は？

追加情報

- あなたは心電図モニター／除細動器を取り付ける。
- 心リズムのチェックにより，心拍数 210 回/分の**狭い QRS 幅の頻拍**（**SVT**）が確認される。

あなたの取るべき行動は？

追加情報（必要な場合）

- 患者は市販のハーブの食欲抑制剤を服用している。
- 患者は運動中にめまいがした。その他の病歴は入手できない。

あなたの次に取るべき行動は？

成人の脈拍のある頻拍の学習ステーションチェックリスト

成人の脈拍のある頻拍アルゴリズム

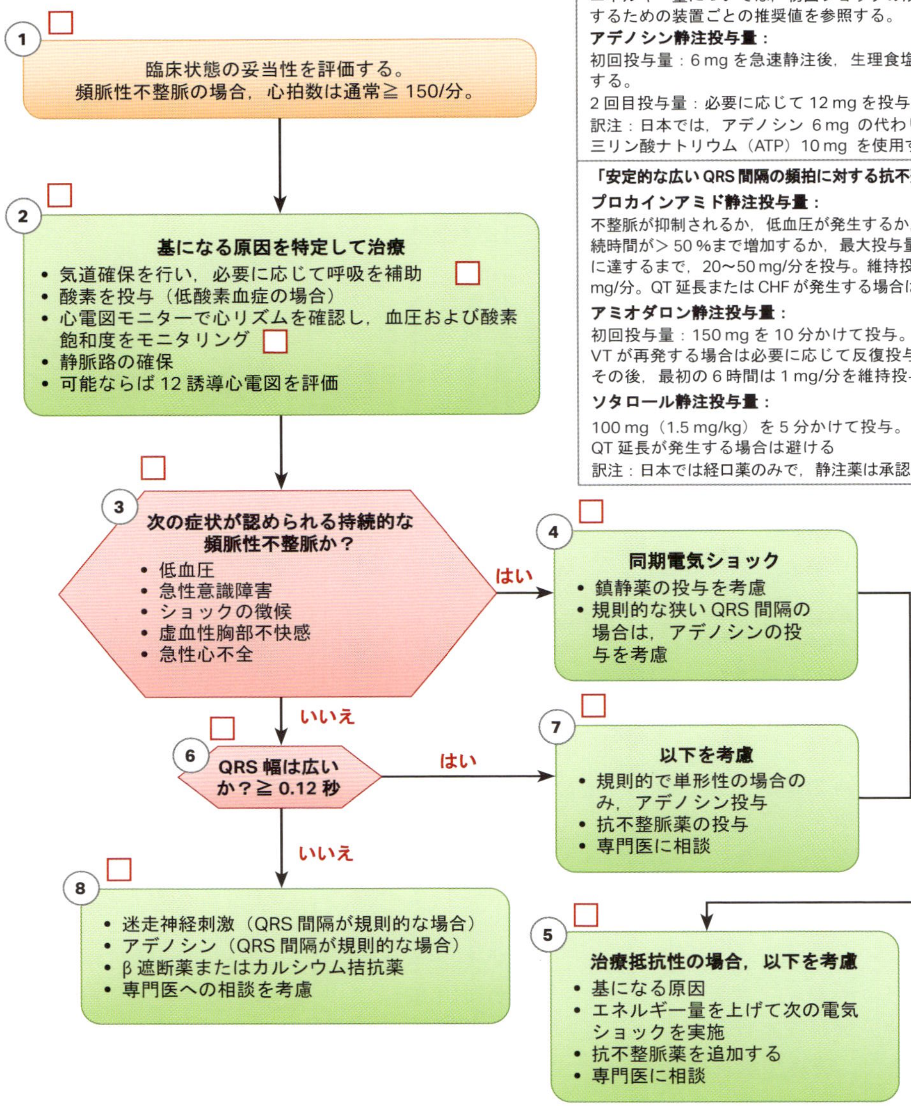

1
臨床状態の妥当性を評価する。
頻脈性不整脈の場合，心拍数は通常≧ 150/分。
2
基になる原因を特定して治療
• 気道確保を行い，必要に応じて呼吸を補助
• 酸素を投与（低酸素血症の場合）
• 心電図モニターで心リズムを確認し，血圧および酸素飽和度をモニタリング
• 静脈路の確保
• 可能ならば 12 誘導心電図を評価
3
次の症状が認められる持続的な頻脈性不整脈か？
• 低血圧
• 急性意識障害
• ショックの徴候
• 虚血性胸部不快感
• 急性心不全
はい
4
同期電気ショック
• 鎮静薬の投与を考慮
• 規則的な狭い QRS 間隔の場合は，アデノシンの投与を考慮
いいえ
6
QRS 幅は広いか？≧ 0.12 秒
はい
7
以下を考慮
• 規則的で単形性の場合のみ，アデノシン投与
• 抗不整脈薬の投与
• 専門医に相談
いいえ
8
• 迷走神経刺激（QRS 間隔が規則的な場合）
• アデノシン（QRS 間隔が規則的な場合）
• β 遮断薬またはカルシウム拮抗薬
• 専門医への相談を考慮
5
治療抵抗性の場合，以下を考慮
• 基になる原因
• エネルギー量を上げて次の電気ショックを実施
• 抗不整脈薬を追加する
• 専門医に相談

投与量／詳細

同期電気ショック：
エネルギー量については，初回ショックの成功率を最大化するための装置ごとの推奨値を参照する。
アデノシン静注投与量：
初回投与量：6 mg を急速静注後，生理食塩液で後押しする。
2 回目投与量：必要に応じて 12 mg を投与。
訳注：日本では，アデノシン 6 mg の代わりにアデノシン三リン酸ナトリウム（ATP）10 mg を使用する

「安定的な広い QRS 間隔の頻拍に対する抗不整脈薬の投与」
プロカインアミド静注投与量：
不整脈が抑制されるか，低血圧が発生するか，QRS の持続時間が＞ 50 %まで増加するか，最大投与量 17 mg/kg に達するまで，20～50 mg/分を投与。維持投与：1～4 mg/分。QT 延長または CHF が発生する場合は避ける。
アミオダロン静注投与量：
初回投与量：150 mg を 10 分かけて投与。
VT が再発する場合は必要に応じて反復投与。
その後，最初の 6 時間は 1 mg/分を維持投与。
ソタロール静注投与量：
100 mg（1.5 mg/kg）を 5 分かけて投与。
QT 延長が発生する場合は避ける
訳注：日本では経口薬のみで，静注薬は承認されていない。

デブリーフィングツール

ACLS サンプルシナリオ：頻拍

学習目標

- 成人患者の系統的評価のためにBLS, ACLS 一次アセスメント, ACLS 二次アセスメントの手順の適用
- 心停止の発症, または蘇生転帰の悪化に至る可能性のある頻脈性不整脈を認識する。
- 心停止の発症, または蘇生転帰の悪化に至る可能性のある頻脈性不整脈の早期処置を実施する。
- 高い能力を持つチームのメンバーまたはリーダーとして効果的なコミュニケーションの模範となる
- チームダイナミクスがチームの活動能力全体に与える影響を認識する

デブリーフィングの一般原則

- デブリーフィング時の指針として, 表を使用する。
- デブリーフィングの長さは4~6分とする（さらに時間が必要な場合を除く）。
- すべての目標を取り扱う。
- デブリーフィングの最後に, 覚えておくべき重要な事項を要約する。
- 受講者に内省（自分**の行**動を客観的に振り返ること）を促し、全参加者を引き込む。
- 講義のような解説をしたり, 選択回答形式の質問で討論を支配することは**避ける**。

行うこと	情報収集	分析	要約
• チームの役割を割り当て, チームに指示する（効果的なチームダイナミクス）。 • 体系的アプローチを指示する。 • モニターリードの取り付けをチームに指示する。 • 静脈路／骨髄路の確保を指示する。 • 適切な薬物療法または同期下／非同期下電気ショックを指示する。 • 治療に対する患者の再評価を指示する。 • 特定の治療について要約する。 • 必要ならば, 高度な気道管理の必要性について言及する。	**受講者による観察** （主にチームリーダーと時間管理／記録係） • あなたの視点から各イベントについて説明してもらえますか？ • あなたの行った治療はどのような結果となったと思いますか？ • シナリオのそれぞれのイベントを振り返ってもらえますか？（時間管理／記録係に対する指示） • 改善の余地がある点は何ですか？ • チームが適切に実施できた行動は何ですか？	**適切に実施できた点** • どのように［ここに行動を挿入］を適切に実施できたのですか？ • なぜ［ここに行動を挿入］を適切に実施できたと思いますか？ • ［ここに行動を挿入］を実施した経緯についてもう少し詳しく説明してください。	**受講者主導の要約** • あなたが学んだ最も重要なことは何ですか？ • 重要な点を誰かまとめてくれますか？ • 覚えておくべき重要な事項は主に何ですか？
	インストラクターによる観察 • 私は［ここに行動を挿入］に気付きました。 • 私は［ここに行動を挿入］を観察しました。 • 私は［ここに行動を挿入］を目撃しました。	**改善が必要な点** • なぜ［ここに行動を挿入］が起きたと思いますか？ • ［ここに行動を挿入］はどのようにして改善したら良いと思いますか？ • ［ここに行動を挿入］をしている間, どのように考えていましたか？ • ［ここに行動を挿入］ができなかったのはなぜですか？	**インストラクター主導の要約** • 学習した内容をまとめてみましょう・・・ • 学習したことは・・・ • 覚えておくべき重要な事項は主に・・・

ケース 27：救急部での不安定な頻拍

シナリオの難易度：3

導入：あなたは救急部の医療従事者で，失神および動悸が複数回発生したことを訴えた女性の評価を行っている。

バイタルサイン

心拍数：160 回/分
血圧：80/65 mm Hg
呼吸数：16 回/分
Spo_2：96 %
体温：36.3 ° C
体重：60 kg
年齢：35 歳

最初の情報

- 患者は，これらの状態が長年にわたり発生してきたが，ここ数日間頻繁に起きるようになった。
- 患者はひどい脱力感があると言っている。

あなたの最初に取るべき行動は？

- 心電図は**ウォルフパーキンソンホワイト症候群を伴う心房細動**（不規則，広い QRS 幅の頻拍）を示している。

追加情報

- 患者には喫煙者としての病歴があり，服用している薬およびアレルギーはない。
- 問診中，動悸が悪化し息切れするようになる。
- 同期電気ショックにより，正常洞調律に回復する。
- フォローアップの心電図は，正常洞調律と副伝導路の兆候（デルタ波，短い PR 間隔）を示している。

インストラクター向けの注意事項：受講者が房室結節伝導抑制薬（カルシウム拮抗薬，β 遮断薬，アデノシン）を投与すると，患者は心室応答が 300 回/分へと悪化する。その直後に，すべての療法に抵抗性のある VF による心停止に陥る。

成人の脈拍のある頻拍の学習ステーションチェックリスト

成人の脈拍のある頻拍アルゴリズム

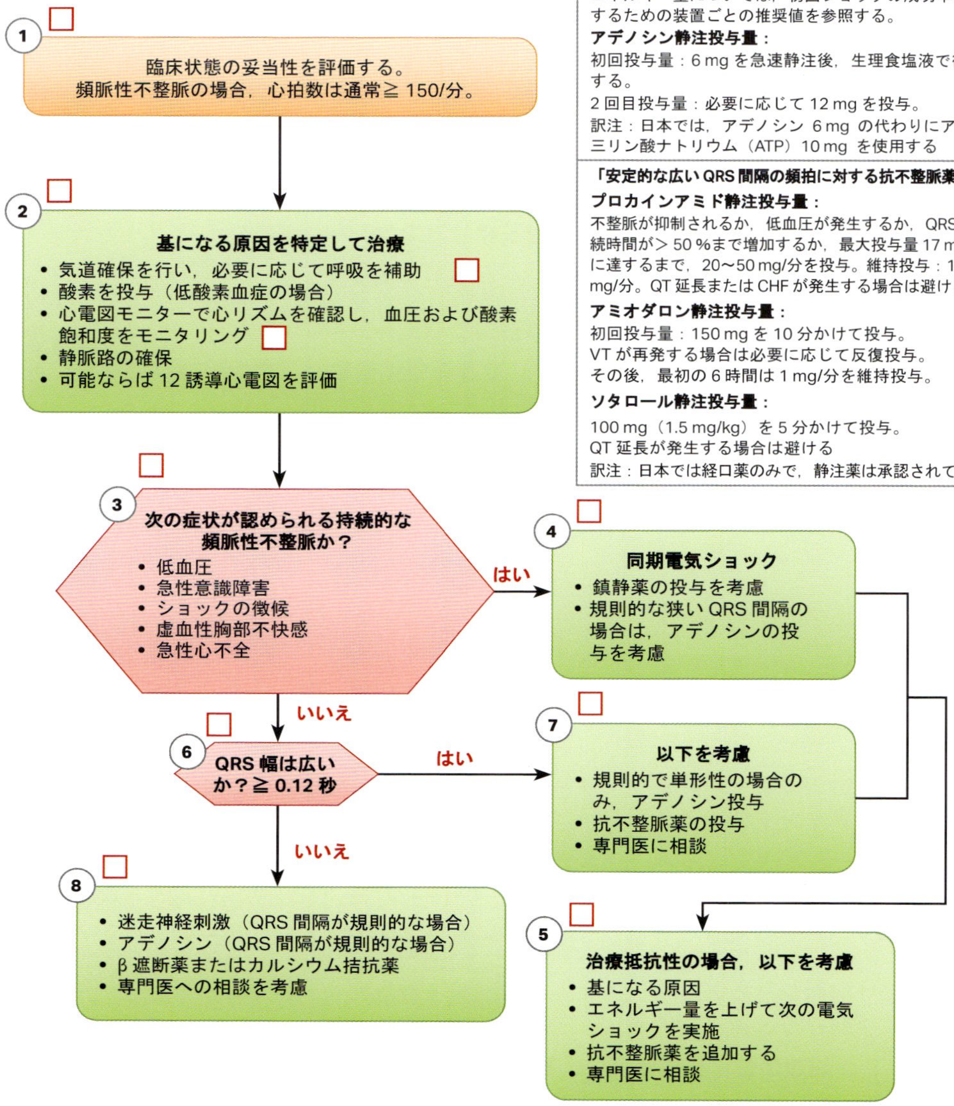

1
臨床状態の妥当性を評価する。
頻脈性不整脈の場合，心拍数は通常≧ 150/分。
2
基になる原因を特定して治療
• 気道確保を行い，必要に応じて呼吸を補助
• 酸素を投与（低酸素血症の場合）
• 心電図モニターで心リズムを確認し，血圧および酸素飽和度をモニタリング
• 静脈路の確保
• 可能ならば 12 誘導心電図を評価
3
次の症状が認められる持続的な頻脈性不整脈か？
• 低血圧
• 急性意識障害
• ショックの徴候
• 虚血性胸部不快感
• 急性心不全
はい
いいえ
4
同期電気ショック
• 鎮静薬の投与を考慮
• 規則的な狭い QRS 間隔の場合は，アデノシンの投与を考慮
6
QRS 幅は広いか？≧ 0.12 秒
はい
いいえ
7
以下を考慮
• 規則的で単形性の場合のみ，アデノシン投与
• 抗不整脈薬の投与
• 専門医に相談
5
治療抵抗性の場合，以下を考慮
• 基になる原因
• エネルギー量を上げて次の電気ショックを実施
• 抗不整脈薬を追加する
• 専門医に相談
8
• 迷走神経刺激（QRS 間隔が規則的な場合）
• アデノシン（QRS 間隔が規則的な場合）
• β 遮断薬またはカルシウム拮抗薬
• 専門医への相談を考慮

投与量／詳細

同期電気ショック：
エネルギー量については，初回ショックの成功率を最大化するための装置ごとの推奨値を参照する。
アデノシン静注投与量：
初回投与量：6 mg を急速静注後，生理食塩液で後押しする。
2 回目投与量：必要に応じて 12 mg を投与。
訳注：日本では，アデノシン 6 mg の代わりにアデノシン三リン酸ナトリウム（ATP）10 mg を使用する

「安定的な広い QRS 間隔の頻拍に対する抗不整脈薬の投与」
プロカインアミド静注投与量：
不整脈が抑制されるか，低血圧が発生するか，QRS の持続時間が> 50 % まで増加するか，最大投与量 17 mg/kg に達するまで，20〜50 mg/分を投与。維持投与：1〜4 mg/分。QT 延長または CHF が発生する場合は避ける。
アミオダロン静注投与量：
初回投与量：150 mg を 10 分かけて投与。
VT が再発する場合は必要に応じて反復投与。
その後，最初の 6 時間は 1 mg/分を維持投与。
ソタロール静注投与量：
100 mg（1.5 mg/kg）を 5 分かけて投与。
QT 延長が発生する場合は避ける
訳注：日本では経口薬のみで，静注薬は承認されていない。

デブリーフィングツール

ACLS サンプルシナリオ：頻拍

学習目標

- 成人患者の系統的評価のために BLS, ACLS 一次アセスメント，ACLS 二次アセスメントの手順の適用
- 心停止の発症，または蘇生転帰の悪化に至る可能性のある頻脈性不整脈を認識する。
- 心停止の発症，または蘇生転帰の悪化に至る可能性のある頻脈性不整脈の早期処置を実施する。
- 高い能力を持つチームのメンバーまたはリーダーとして効果的なコミュニケーションの模範となる
- チームダイナミクスがチームの活動能力全体に与える影響を認識する

デブリーフィングの一般原則

- デブリーフィング時の指針として，表を使用する。
- デブリーフィングの長さは 4～6 分とする（さらに時間が必要な場合を除く）。
- すべての目標を取り扱う。
- デブリーフィングの最後に，覚えておくべき重要な事項を要約する。
- 受講者に内省（自分の**行**動を客観的に振り返ること）を促し、全参加者を引き込む。
- 講義のような解説をしたり，選択回答形式の質問で討論を支配することは**避ける**。

行うこと	情報収集	分析	要約
• チームの役割を割り当て，チームに指示する（効果的なチームダイナミクス）。 • 体系的アプローチを指示する。 • モニターリードの取り付けをチームに指示する。 • 静脈路／骨髄路の確保を指示する。 • 適切な薬物療法または同期下／非同期下電気ショックを指示する。 • 治療に対する患者の再評価を指示する。 • 特定の治療について要約する。 • 必要ならば，高度な気道管理の必要性について言及する。	**受講者による観察** （主にチームリーダーと時間管理／記録係） • あなたの視点から各イベントについて説明してもらえますか？ • あなたの行った治療はどのような結果となったと思いますか？ • シナリオのそれぞれのイベントを振り返ってもらえますか？（時間管理／記録係に対する指示） • 改善の余地がある点は何ですか？ • チームが適切に実施できた行動は何ですか？	**適切に実施できた点** • どのように［ここに行動を挿入］を適切に実施できたのですか？ • なぜ［ここに行動を挿入］を適切に実施できたと思いますか？ • ［ここに行動を挿入］を実施した経緯についてもう少し詳しく説明してください。	**受講者主導の要約** • あなたが学んだ最も重要なことは何ですか？ • 重要な点を誰かまとめてくれますか？ • 覚えておくべき重要な事項は主に何ですか？
	インストラクターによる観察 • 私は［ここに行動を挿入］に気付きました。 • 私は［ここに行動を挿入］を観察しました。 • 私は［ここに行動を挿入］を目撃しました。	**改善が必要な点** • なぜ［ここに行動を挿入］が起きたと思いますか？ • ［ここに行動を挿入］はどのようにして改善したら良いと思いますか？ • ［ここに行動を挿入］をしている間，どのように考えていましたか？ • ［ここに行動を挿入］ができなかったのはなぜですか？	**インストラクター主導の要約** • 学習した内容をまとめてみましょう・・・ • 学習したことは・・・ • 覚えておくべき重要な事項は主に・・・

ケース 28：救急部での不安定な頻拍

シナリオの難易度：2

導入：女性が救急部に来院する。夫の話によると，夕食をとっているときに妻が突然意識を失い 4～5 秒間宙を見詰めていたという。

バイタルサイン

心拍数：
血圧：
呼吸数：
SpO_2：
体温：
体重：
年齢：35 歳

最初の情報

- 夫は痙攣発作のような症状には気が付かなかった。
- 患者はマラソン走者であり，職業は教師である。
- ここ 1 週間，彼女は鼻詰まりが生じ，ウォークインクリニック（予約なしの受診施設）で副鼻腔炎に効くクラリスロマイシンを処方された。

あなたの最初に取るべき行動は？

- 患者に心電図モニターが取り付けられる。身体診察および神経学的診察の結果は普通である。
- 12 誘導心電図を実施する。

インストラクター向けの注意事項：QTc 延長を示す。

あなたの取るべき行動は？

追加情報

- 看護師は，患者が一時的に反応がなくなったことに突然気付く。
- 心電図モニターは**多形性 VT** を示し，患者には脈拍がある。

あなたの取るべき行動は？

成人の脈拍のある頻拍の学習ステーションチェックリスト

成人の脈拍のある頻拍アルゴリズム

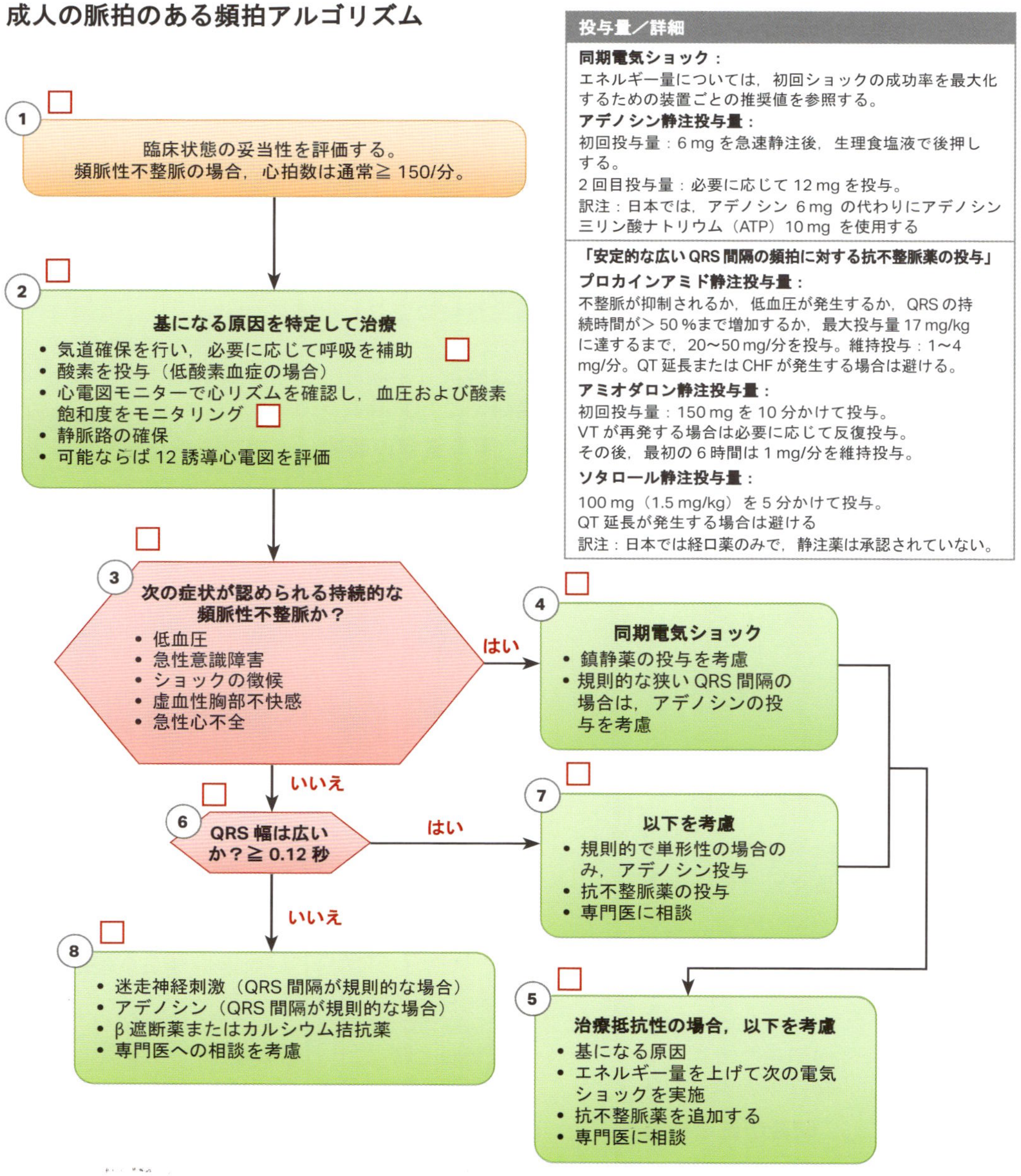

デブリーフィングツール

ACLS サンプルシナリオ：頻拍

学習目標

- 成人患者の系統的評価のために BLS, ACLS 一次アセスメント，ACLS 二次アセスメントの手順の適用
- 心停止の発症，または蘇生転帰の悪化に至る可能性のある頻脈性不整脈を認識する。
- 心停止の発症，または蘇生転帰の悪化に至る可能性のある頻脈性不整脈の早期処置を実施する。
- 高い能力を持つチームのメンバーまたはリーダーとして効果的なコミュニケーションの模範となる
- チームダイナミクスがチームの活動能力全体に与える影響を認識する

デブリーフィングの一般原則

- デブリーフィング時の指針として，表を使用する。
- デブリーフィングの長さは 4〜6 分とする（さらに時間が必要な場合を除く）。
- すべての目標を取り扱う。
- デブリーフィングの最後に，覚えておくべき重要な事項を要約する。
- 受講者に内省（自分**の行**動を客観的に振り返ること）を促し、全参加者を引き込む。
- 講義のような解説をしたり，選択回答形式の質問で討論を支配することは**避ける**。

行うこと	情報収集	分析	要約
• チームの役割を割り当て，チームに指示する（効果的なチームダイナミクス）。 • 体系的アプローチを指示する。 • モニターリードの取り付けをチームに指示する。 • 静脈路／骨髄路の確保を指示する。 • 適切な薬物療法または同期下／非同期下電気ショックを指示する。 • 治療に対する患者の再評価を指示する。 • 特定の治療について要約する。 • 必要ならば，高度な気道管理の必要性について言及する。	**受講者による観察** （主にチームリーダーと時間管理／記録係） • あなたの視点から各イベントについて説明してもらえますか？ • あなたの行った治療はどのような結果となったと思いますか？ • シナリオのそれぞれのイベントを振り返ってもらえますか？（時間管理／記録係に対する指示） • 改善の余地がある点は何ですか？ • チームが適切に実施できた行動は何ですか？	**適切に実施できた点** • どのように［ここに行動を挿入］を適切に実施できたのですか？ • なぜ［ここに行動を挿入］を適切に実施できたと思いますか？ • ［ここに行動を挿入］を実施した経緯についてもう少し詳しく説明してください。	**受講者主導の要約** • あなたが学んだ最も重要なことは何ですか？ • 重要な点を誰かまとめてくれますか？ • 覚えておくべき重要な事項は主に何ですか？
	インストラクターによる観察 • 私は［ここに行動を挿入］に気付きました。 • 私は［ここに行動を挿入］を観察しました。 • 私は［ここに行動を挿入］を目撃しました。	**改善が必要な点** • なぜ［ここに行動を挿入］が起きたと思いますか？ • ［ここに行動を挿入］はどのようにして改善したら良いと思いますか？ • ［ここに行動を挿入］をしている間，どのように考えていましたか？ • ［ここに行動を挿入］ができなかったのはなぜですか？	**インストラクター主導の要約** • 学習した内容をまとめてみましょう・・・ • 学習したことは・・・ • 覚えておくべき重要な事項は主に・・・

ケース 29：救急部での安定した頻拍

シナリオの難易度：1

導入：あなたが救急部で勤務中に EMS が「心拍数が早い」と訴える男性を搬送してくる。夕食時，男性は動悸，胸部圧迫感，発汗，吐き気を感じた。

バイタルサイン

心拍数：155 回/分
血圧：136/45 mm Hg
呼吸数：
SpO_2：室内空気で 97 %
体温：
体重：
年齢：52 歳

最初の情報

- 患者は不安な様子で冷汗をかいており，胸を手で押さえている。

あなたの取るべき行動は？

追加情報

- この患者にモニターを付けたところ，狭い QRS 幅でリズムは規則的であった。

ここであなたの取るべき行動は？

- アデノシン 6 mg を試すと，心拍数が下がり，**心房粗動**が確認される。
- 患者にカルシウム拮抗薬の静注投与が開始され，その後循環器科に入院する。

追加情報（必要な場合）

- 患者は最近飛行機に 3 時間乗っていたこと，マラソンに向けてトレーニングをしていること，および栄養サプリと「エネルギー錠剤」を服用していることが明らかになった。
- 夕食時にコーヒーを数杯飲んだという。

成人の脈拍のある頻拍の学習ステーションチェックリスト

成人の脈拍のある頻拍アルゴリズム

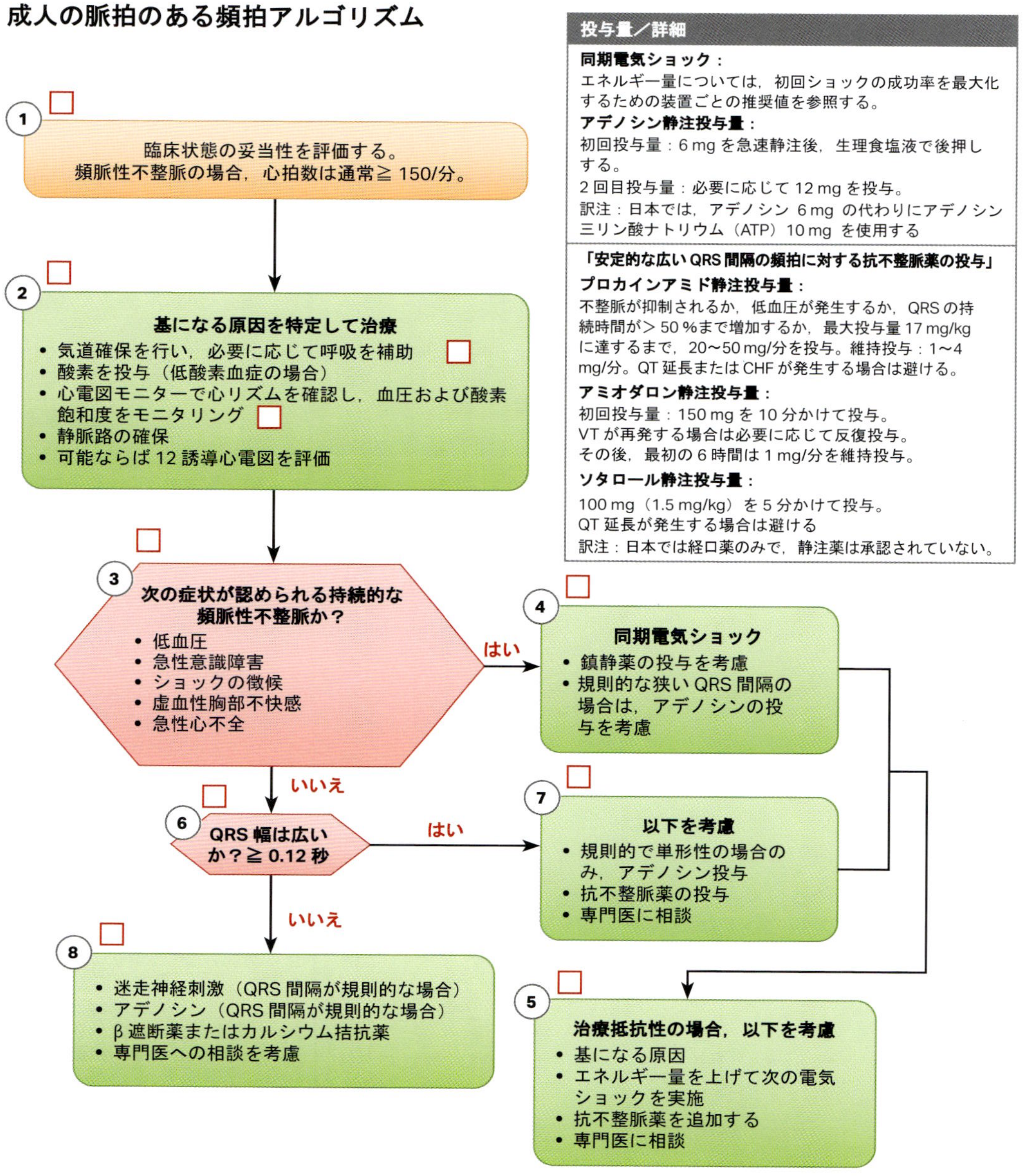

デブリーフィングツール

ACLS サンプルシナリオ：頻拍

学習目標

- 成人患者の系統的評価のために BLS，ACLS 一次アセスメント，ACLS 二次アセスメントの手順の適用
- 心停止の発症，または蘇生転帰の悪化に至る可能性のある頻脈性不整脈を認識する。
- 心停止の発症，または蘇生転帰の悪化に至る可能性のある頻脈性不整脈の早期処置を実施する。
- 高い能力を持つチームのメンバーまたはリーダーとして効果的なコミュニケーションの模範となる
- チームダイナミクスがチームの活動能力全体に与える影響を認識する

デブリーフィングの一般原則

- デブリーフィング時の指針として，表を使用する。
- デブリーフィングの長さは 4～6 分とする（さらに時間が必要な場合を除く）。
- すべての目標を取り扱う。
- デブリーフィングの最後に，覚えておくべき重要な事項を要約する。
- 受講者に内省（自分の**行**動を客観的に振り返ること）を促し、全参加者を引き込む。
- 講義のような解説をしたり，選択回答形式の質問で討論を支配することは**避ける**。

行うこと	情報収集	分析	要約
• チームの役割を割り当て，チームに指示する（効果的なチームダイナミクス）。 • 体系的アプローチを指示する。 • モニターリードの取り付けをチームに指示する。 • 静脈路／骨髄路の確保を指示する。 • 適切な薬物療法または同期下／非同期下電気ショックを指示する。 • 治療に対する患者の再評価を指示する。 • 特定の治療について要約する。 • 必要ならば，高度な気道管理の必要性について言及する。	**受講者による観察** （主にチームリーダーと時間管理／記録係） • あなたの視点から各イベントについて説明してもらえますか？ • あなたの行った治療はどのような結果となったと思いますか？ • シナリオのそれぞれのイベントを振り返ってもらえますか？（時間管理／記録係に対する指示） • 改善の余地がある点は何ですか？ • チームが適切に実施できた行動は何ですか？	**適切に実施できた点** • どのように［ここに行動を挿入］を適切に実施できたのですか？ • なぜ［ここに行動を挿入］を適切に実施できたと思いますか？ • ［ここに行動を挿入］を実施した経緯についてもう少し詳しく説明してください。	**受講者主導の要約** • あなたが学んだ最も重要なことは何ですか？ • 重要な点を誰かまとめてくれますか？ • 覚えておくべき重要な事項は主に何ですか？
	インストラクターによる観察 • 私は［ここに行動を挿入］に気付きました。 • 私は［ここに行動を挿入］を観察しました。 • 私は［ここに行動を挿入］を目撃しました。	**改善が必要な点** • なぜ［ここに行動を挿入］が起きたと思いますか？ • ［ここに行動を挿入］はどのようにして改善したら良いと思いますか？ • ［ここに行動を挿入］をしている間，どのように考えていましたか？ • ［ここに行動を挿入］ができなかったのはなぜですか？	**インストラクター主導の要約** • 学習した内容をまとめてみましょう・・・ • 学習したことは・・・ • 覚えておくべき重要な事項は主に・・・

ケース 30：院内—緊急内科・外科病棟での安定した頻拍

シナリオの難易度：1

導入：あなたは医療従事者で，「胸が破裂する」ように感じる患者に対応する。

バイタルサイン

心拍数：123 回/分
血圧：123/78 mm Hg
呼吸数：18 回/分
SpO_2：
体温：
体重：
年齢：86 歳

最初の情報

- 患者は喘息の悪化のために入院した。
- 心電図モニターは，狭い QRS 幅の頻拍（**洞性頻脈**）を示している。
- 現在酸素療法は行われていなかった。

あなたの次に取るべき行動は？

追加情報

- 何が患者の心臓の問題を引き起こしたのかを検討していると，酸素流量メーターの上にネブライザーマスクがかかっていることに気付く。

あなたの次に取るべき行動は？

追加情報（必要な場合）

- 患者は，これまでに多くのネブライザー治療を受けてきたが，このような感じを経験したことがないと言っている。
- 恐れと不安を感じている患者は，見た目にも震えているのがわかる。

あなたの次に取るべき行動は？

成人の脈拍のある頻拍の学習ステーションチェックリスト

成人の脈拍のある頻拍アルゴリズム

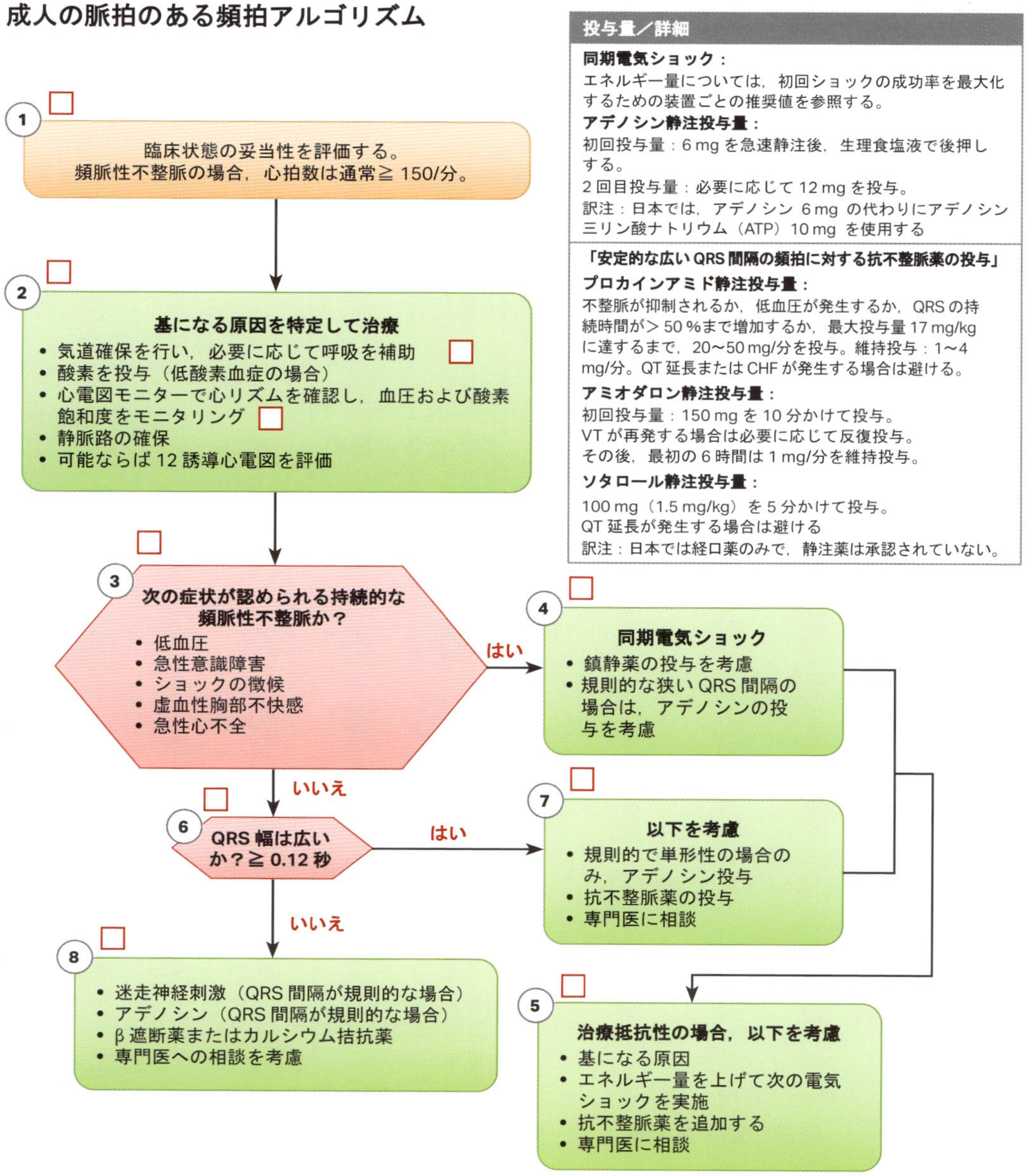

デブリーフィングツール

ACLS サンプルシナリオ：頻拍

学習目標

- 成人患者の系統的評価のために BLS, ACLS 一次アセスメント，ACLS 二次アセスメントの手順の適用
- 心停止の発症，または蘇生転帰の悪化に至る可能性のある頻脈性不整脈を認識する。
- 心停止の発症，または蘇生転帰の悪化に至る可能性のある頻脈性不整脈の早期処置を実施する。
- 高い能力を持つチームのメンバーまたはリーダーとして効果的なコミュニケーションの模範となる
- チームダイナミクスがチームの活動能力全体に与える影響を認識する

デブリーフィングの一般原則

- デブリーフィング時の指針として，表を使用する。
- デブリーフィングの長さは 4〜6 分とする（さらに時間が必要な場合を除く）。
- すべての目標を取り扱う。
- デブリーフィングの最後に，覚えておくべき重要な事項を要約する。
- 受講者に内省（自分**の行**動を客観的に振り返ること）を促し、全参加者を引き込む。
- 講義のような解説をしたり，選択回答形式の質問で討論を支配することは**避ける**。

行うこと	情報収集	分析	要約
• チームの役割を割り当て，チームに指示する（効果的なチームダイナミクス）。 • 体系的アプローチを指示する。 • モニターリードの取り付けをチームに指示する。 • 静脈路／骨髄路の確保を指示する。 • 適切な薬物療法または同期下／非同期下電気ショックを指示する。 • 治療に対する患者の再評価を指示する。 • 特定の治療について要約する。 • 必要ならば，高度な気道管理の必要性について言及する。	**受講者による観察** （主にチームリーダーと時間管理／記録係） • あなたの視点から各イベントについて説明してもらえますか？ • あなたの行った治療はどのような結果となったと思いますか？ • シナリオのそれぞれのイベントを振り返ってもらえますか？（時間管理／記録係に対する指示） • 改善の余地がある点は何ですか？ • チームが適切に実施できた行動は何ですか？	**適切に実施できた点** • どのように［ここに行動を挿入］を適切に実施できたのですか？ • なぜ［ここに行動を挿入］を適切に実施できたと思いますか？ • ［ここに行動を挿入］を実施した経緯についてもう少し詳しく説明してください。	**受講者主導の要約** • あなたが学んだ最も重要なことは何ですか？ • 重要な点を誰かまとめてくれますか？ • 覚えておくべき重要な事項は主に何ですか？
	インストラクターによる観察 • 私は［ここに行動を挿入］に気付きました。 • 私は［ここに行動を挿入］を観察しました。 • 私は［ここに行動を挿入］を目撃しました。	**改善が必要な点** • なぜ［ここに行動を挿入］が起きたと思いますか？ • ［ここに行動を挿入］はどのようにして改善したら良いと思いますか？ • ［ここに行動を挿入］をしている間，どのように考えていましたか？ • ［ここに行動を挿入］ができなかったのはなぜですか？	**インストラクター主導の要約** • 学習した内容をまとめてみましょう・・・ • 学習したことは・・・ • 覚えておくべき重要な事項は主に・・・

ケース 31：院内の安定した頻拍

シナリオの難易度：1

導入：男性が鼠径ヘルニアの予定手術後に麻酔後回復室で観察中である。彼は気分が良いと告げる。血圧に変化はないが，看護師は心拍数が急に上がったことに気付く。あなたは患者を評価するよう依頼される。

バイタルサイン

心拍数：140 回/分
血圧：110/60 mm Hg
呼吸数：
SpO_2：
体温：
体重：
年齢：80 歳

最初の情報

- 患者は意識清明で，見当識もある。
- 無症状であり，異常な呼吸音は聴取されない。

あなたの取るべき行動は？

追加情報

- あなたは心電図モニター／除細動器を取り付ける。
- 心電図は，**狭い QRS 幅の頻拍**で，呼吸性心拍変動を認める。

診断は？あなたの取るべき行動は？

追加情報（必要な場合）

- 薬が到着するのを待っているとき，あなたはモニターで患者の心拍数が 84 回/分の規則的な調律であることに気付く。
- ベッドサイドの心電図でも正常洞調律が確認される。
- 患者はまだ無症状である。

あなたの取るべき行動は？

成人の脈拍のある頻拍の学習ステーションチェックリスト

成人の脈拍のある頻拍アルゴリズム

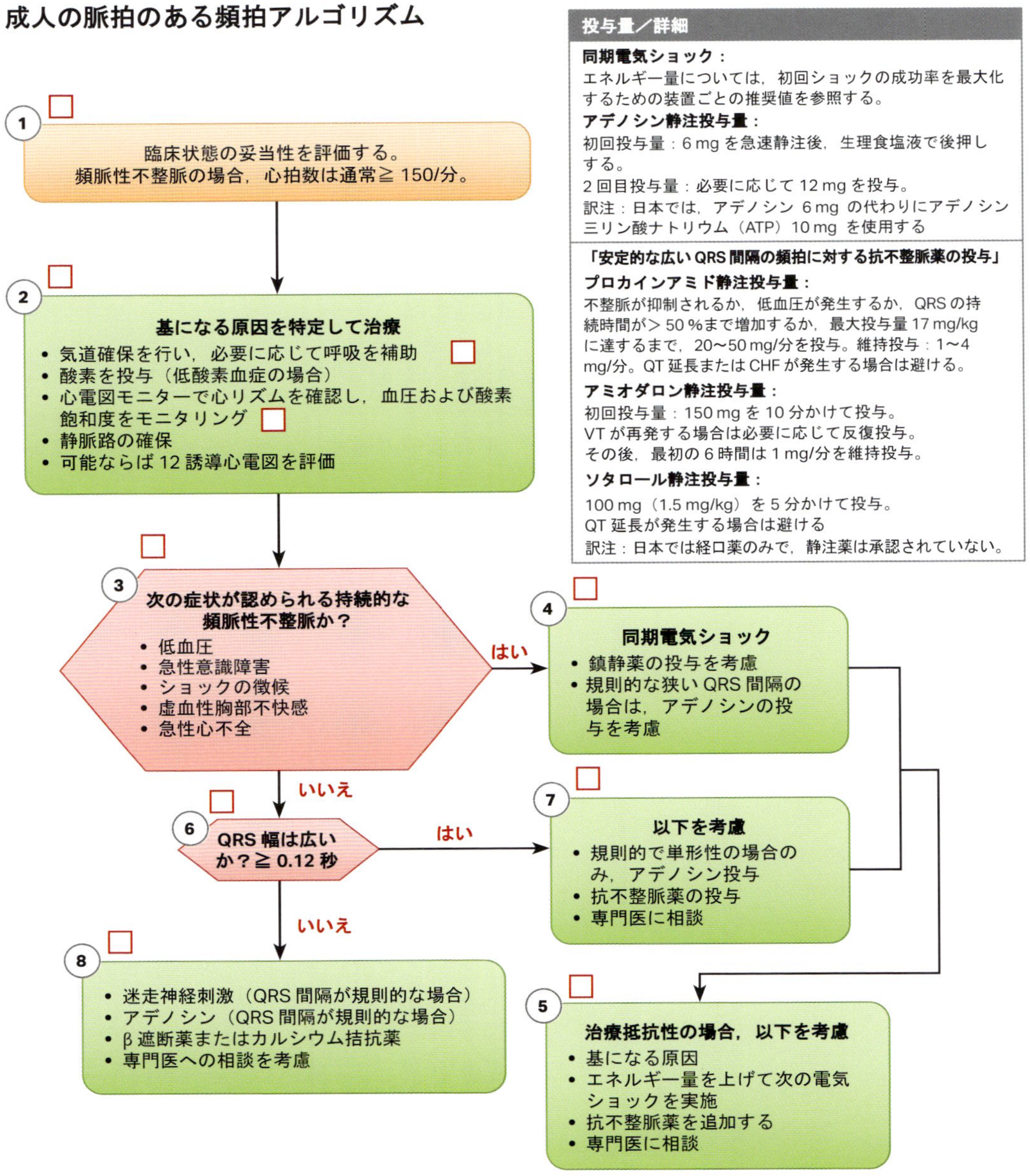

デブリーフィングツール

ACLS サンプルシナリオ：頻拍

学習目標

- 成人患者の系統的評価のために BLS，ACLS 一次アセスメント，ACLS 二次アセスメントの手順の適用
- 心停止の発症，または蘇生転帰の悪化に至る可能性のある頻脈性不整脈を認識する。
- 心停止の発症，または蘇生転帰の悪化に至る可能性のある頻脈性不整脈の早期処置を実施する。
- 高い能力を持つチームのメンバーまたはリーダーとして効果的なコミュニケーションの模範となる
- チームダイナミクスがチームの活動能力全体に与える影響を認識する

デブリーフィングの一般原則

- デブリーフィング時の指針として，表を使用する。
- デブリーフィングの長さは 4～6 分とする（さらに時間が必要な場合を除く）。
- すべての目標を取り扱う。
- デブリーフィングの最後に，覚えておくべき重要な事項を要約する。
- 受講者に内省（自分**の行**動を客観的に振り返ること）を促し，全参加者を引き込む。
- 講義のような解説をしたり，選択回答形式の質問で討論を支配することは**避ける**。

行うこと	情報収集	分析	要約
• チームの役割を割り当て，チームに指示する（効果的なチームダイナミクス）。 • 体系的アプローチを指示する。 • モニターリードの取り付けをチームに指示する。 • 静脈路／骨髄路の確保を指示する。 • 適切な薬物療法または同期下／非同期下電気ショックを指示する。 • 治療に対する患者の再評価を指示する。 • 特定の治療について要約する。 • 必要ならば，高度な気道管理の必要性について言及する。	**受講者による観察** （主にチームリーダーと時間管理／記録係） • あなたの視点から各イベントについて説明してもらえますか？ • あなたの行った治療はどのような結果となったと思いますか？ • シナリオのそれぞれのイベントを振り返ってもらえますか？（時間管理／記録係に対する指示） • 改善の余地がある点は何ですか？ • チームが適切に実施できた行動は何ですか？	**適切に実施できた点** • どのように［ここに行動を挿入］を適切に実施できたのですか？ • なぜ［ここに行動を挿入］を適切に実施できたと思いますか？ • ［ここに行動を挿入］を実施した経緯についてもう少し詳しく説明してください。	**受講者主導の要約** • あなたが学んだ最も重要なことは何ですか？ • 重要な点を誰かまとめてくれますか？ • 覚えておくべき重要な事項は主に何ですか？
	インストラクターによる観察 • 私は［ここに行動を挿入］に気付きました。 • 私は［ここに行動を挿入］を観察しました。 • 私は［ここに行動を挿入］を目撃しました。	**改善が必要な点** • なぜ［ここに行動を挿入］が起きたと思いますか？ • ［ここに行動を挿入］はどのようにして改善したら良いと思いますか？ • ［ここに行動を挿入］をしている間，どのように考えていましたか？ • ［ここに行動を挿入］ができなかったのはなぜですか？	**インストラクター主導の要約** • 学習した内容をまとめてみましょう・・・ • 学習したことは・・・ • 覚えておくべき重要な事項は主に・・・

ケース 32：院内—中間内科・外科病棟での不安定な頻拍

シナリオの難易度：1

導入：あなたは中間内科・外科病棟のヘルスケアプロバイダーで，胸腔チューブをつけたオートバイ事故の外傷患者を担当している。患者の妻が，夫を助けて欲しいと叫びながらナースステーションに走ってくる。

バイタルサイン
心拍数：166 回/分
血圧：
呼吸数：24 回/分
SpO_2：鼻カニューレを用いて 4 L/分で 94 %
体温：
体重：
年齢：28 歳

最初の情報
- 患者の心電図モニターは，狭い QRS 幅の頻拍（**SVT**）を示している。

あなたの次に取るべき行動は？

追加情報
- ドップラーを使用して，患者の収縮期血圧が 86 mmHg であることを確認する。
- 皮膚血管収縮が見られ，あなたの声および指示への反応は低下してきている。

あなたの次に取るべき行動は？

追加情報（必要な場合）
- 胸腔ドレーンチューブは機能していると評価されるが，排液量は最小から 1500 mL 以上へと増大した。
- 患者の呼吸は 28 回/分まで増え，患者の妻はあなたに向かってどうにかしてくれと叫んでいる。
- 心リズムは引き続き QRS 幅が狭く急速で，期外収縮はない。

あなたの次に取るべき行動は？

成人の脈拍のある頻拍の学習ステーションチェックリスト

成人の脈拍のある頻拍アルゴリズム

1 □ 臨床状態の妥当性を評価する。
頻脈性不整脈の場合，心拍数は通常≧ 150/分。

2 □ **基になる原因を特定して治療**
- 気道確保を行い，必要に応じて呼吸を補助 □
- 酸素を投与（低酸素血症の場合）
- 心電図モニターで心リズムを確認し，血圧および酸素飽和度をモニタリング □
- 静脈路の確保
- 可能ならば 12 誘導心電図を評価

3 □ **次の症状が認められる持続的な頻脈性不整脈か？**
- 低血圧
- 急性意識障害
- ショックの徴候
- 虚血性胸部不快感
- 急性心不全

はい → 4 □ **同期電気ショック**
- 鎮静薬の投与を考慮
- 規則的な狭い QRS 間隔の場合は，アデノシンの投与を考慮

いいえ → 6 □ **QRS 幅は広いか？≧ 0.12 秒**

はい → 7 □ **以下を考慮**
- 規則的で単形性の場合のみ，アデノシン投与
- 抗不整脈薬の投与
- 専門医に相談

いいえ → 8 □
- 迷走神経刺激（QRS 間隔が規則的な場合）
- アデノシン（QRS 間隔が規則的な場合）
- β 遮断薬またはカルシウム拮抗薬
- 専門医への相談を考慮

5 □ **治療抵抗性の場合，以下を考慮**
- 基になる原因
- エネルギー量を上げて次の電気ショックを実施
- 抗不整脈薬を追加する
- 専門医に相談

投与量／詳細

同期電気ショック：
エネルギー量については，初回ショックの成功率を最大化するための装置ごとの推奨値を参照する。
アデノシン静注投与量：
初回投与量：6 mg を急速静注後，生理食塩液で後押しする。
2 回目投与量：必要に応じて 12 mg を投与。
訳注：日本では，アデノシン 6 mg の代わりにアデノシン三リン酸ナトリウム（ATP）10 mg を使用する

「安定的な広い QRS 間隔の頻拍に対する抗不整脈薬の投与」
プロカインアミド静注投与量：
不整脈が抑制されるか，低血圧が発生するか，QRS の持続時間が > 50 %まで増加するか，最大投与量 17 mg/kg に達するまで，20〜50 mg/分を投与。維持投与：1〜4 mg/分。QT 延長または CHF が発生する場合は避ける。
アミオダロン静注投与量：
初回投与量：150 mg を 10 分かけて投与。
VT が再発する場合は必要に応じて反復投与。
その後，最初の 6 時間は 1 mg/分を維持投与。
ソタロール静注投与量：
100 mg（1.5 mg/kg）を 5 分かけて投与。
QT 延長が発生する場合は避ける
訳注：日本では経口薬のみで，静注薬は承認されていない。

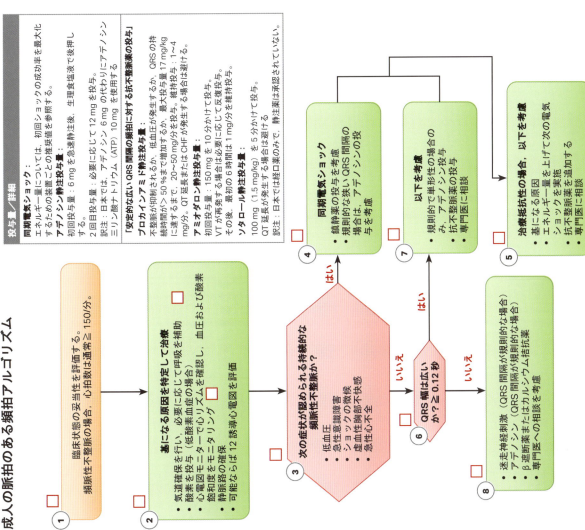

デブリーフィングツール

ACLS サンプルシナリオ：頻拍

学習目標

- 成人患者の系統的評価のために BLS, ACLS 一次アセスメント，ACLS 二次アセスメントの手順の適用
- 心停止の発症，または蘇生転帰の悪化に至る可能性のある頻脈性不整脈を認識する。
- 心停止の発症，または蘇生転帰の悪化に至る可能性のある頻脈性不整脈の早期処置を実施する。
- 高い能力を持つチームのメンバーまたはリーダーとして効果的なコミュニケーションの模範となる
- チームダイナミクスがチームの活動能力全体に与える影響を認識する

デブリーフィングの一般原則

- デブリーフィング時の指針として，表を使用する。
- デブリーフィングの長さは 4～6 分とする（さらに時間が必要な場合を除く）。
- すべての目標を取り扱う。
- デブリーフィングの最後に，覚えておくべき重要な事項を要約する。
- 受講者に内省（自分**の行**動を客観的に振り返ること）を促し、全参加者を引き込む。
- 講義のような解説をしたり，選択回答形式の質問で討論を支配することは**避ける**。

行うこと	情報収集	分析	要約
• チームの役割を割り当て，チームに指示する（効果的なチームダイナミクス）。 • 体系的アプローチを指示する。 • モニターリードの取り付けをチームに指示する。 • 静脈路／骨髄路の確保を指示する。 • 適切な薬物療法または同期下／非同期下電気ショックを指示する。 • 治療に対する患者の再評価を指示する。 • 特定の治療について要約する。 • 必要ならば，高度な気道管理の必要性について言及する。	**受講者による観察** （主にチームリーダーと時間管理／記録係） • あなたの視点から各イベントについて説明してもらえますか？ • あなたの行った治療はどのような結果となったと思いますか？ • シナリオのそれぞれのイベントを振り返ってもらえますか？（時間管理／記録係に対する指示） • 改善の余地がある点は何ですか？ • チームが適切に実施できた行動は何ですか？	**適切に実施できた点** • どのように［ここに行動を挿入］を適切に実施できたのですか？ • なぜ［ここに行動を挿入］を適切に実施できたと思いますか？ • ［ここに行動を挿入］を実施した経緯についてもう少し詳しく説明してください。	**受講者主導の要約** • あなたが学んだ最も重要なことは何ですか？ • 重要な点を誰かまとめてくれますか？ • 覚えておくべき重要な事項は主に何ですか？
	インストラクターによる観察 • 私は［ここに行動を挿入］に気付きました。 • 私は［ここに行動を挿入］を観察しました。 • 私は［ここに行動を挿入］を目撃しました。	**改善が必要な点** • なぜ［ここに行動を挿入］が起きたと思いますか？ • ［ここに行動を挿入］はどのようにして改善したら良いと思いますか？ • ［ここに行動を挿入］をしている間，どのように考えていましたか？ • ［ここに行動を挿入］ができなかったのはなぜですか？	**インストラクター主導の要約** • 学習した内容をまとめてみましょう・・・ • 学習したことは・・・ • 覚えておくべき重要な事項は主に・・・

ケース 33：院外での心停止（VF／無脈性VT）—産科

シナリオの難易度：3

導入：あなたは救急救命士で，妊娠第 3 期の患者に対応する。CPR が進行中である。

バイタルサイン

心拍数：
血圧：
呼吸数：
SpO_2：
体温：
体重：
年齢：

最初の情報

- 患者の夫によると，彼女の妊娠は高リスクであるという。
- 彼女は妊娠 20 週目からベッドで安静にしていて，現在 34 週目である。
- 彼女は悪化を続ける重度の息切れを訴え，意識レベルが低下し，EMS が到着する前に無呼吸に陥り反応がなくなった。

あなたの最初に取るべき行動は？

- EMS によって心停止が確認され，CPR が開始される。
- あなたのパートナーがモニター／除細動器を取り出す。

追加情報

- 患者に脈拍がなく無呼吸状態であり，心電図モニターは **VF** を示している。

あなたの次に取るべき行動は？

- あなたはショックを 1 回実施し，CPR が継続される。
- 骨髄路を確保する。

あなたの次に取るべき行動は？

- 妊娠中の身体的変化により，挿管は困難である。
  - ラリンゲアルチューブなどの代替の気道管理を検討する。
- CPR 中，パートナーは用手的子宮左方移動を行って大動脈による下大静脈の圧迫を緩和する必要がある。

心拍再開後の治療アルゴリズム

インストラクター向けの注意事項：チームが質の高い胸骨圧迫を続けることで，患者に ROSC が見られるので，チームは心拍再開後の治療アルゴリズムを開始する。

あなたの次に取るべき行動は？

- 換気と酸素化の最適化
- 低血圧の管理
- 12 誘導心電図
- ED／心カテ室（STEMI）または集中治療室への迅速な搬送
- 産婦人科チームを招集するための病院への事前通知

成人の心停止の学習ステーションチェックリスト（VF／無脈性VT）

成人の心停止アルゴリズム

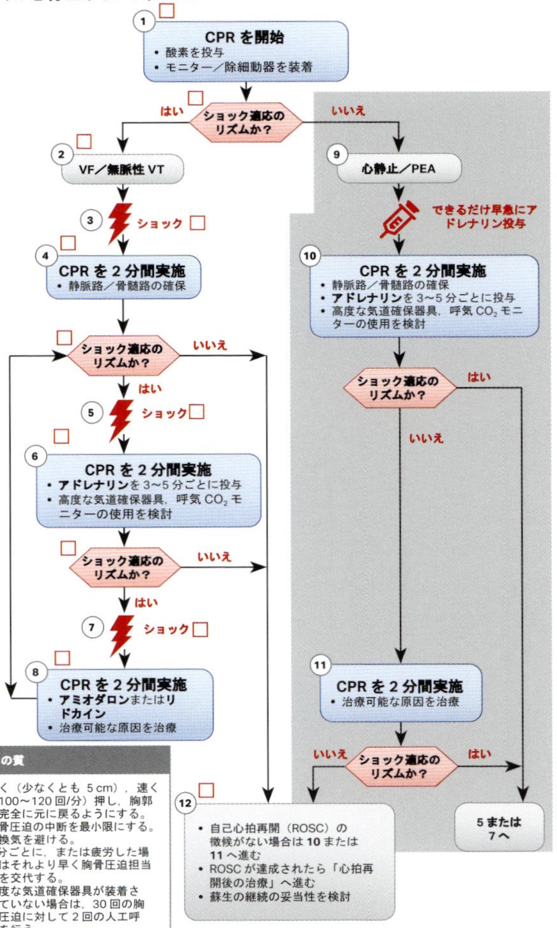

CPR の質

- 強く（少なくとも 5 cm），速く（100～120 回/分）押し，胸郭が完全に元に戻るようにする。
- 胸骨圧迫の中断を最小限にする。
- 過換気を避ける。
- 2 分ごとに，または疲労した場合はそれより早く胸骨圧迫担当者を交代する。
- 高度な気道確保器具が装着されていない場合は，30 回の胸骨圧迫に対して 2 回の人工呼吸を行う。
- 定量的波形表示呼気 CO_2 モニター
  – $PETCO_2$ が低いまたは低下している場合，CPR の質を再評価する。

治療可能な原因

- 循環血液量減少（Hypovolemia）
- 低酸素症（Hypoxia）
- 水素イオン（アシドーシス）（Hydrogen ion（acidosis））
- 低／高カリウム血症（Hypo-/hyperkalemia）
- 低体温症（Hypothermia）
- 緊張性気胸（Tension pneumothorax）
- 心タンポナーデ（Tamponade，cardiac）
- 毒物（Toxins）
- 肺動脈血栓症（Thrombosis, pulmonary）
- 冠動脈血栓症（Thrombosis, coronary）

妊娠での心停止 ACLS 学習ステーションチェックリスト

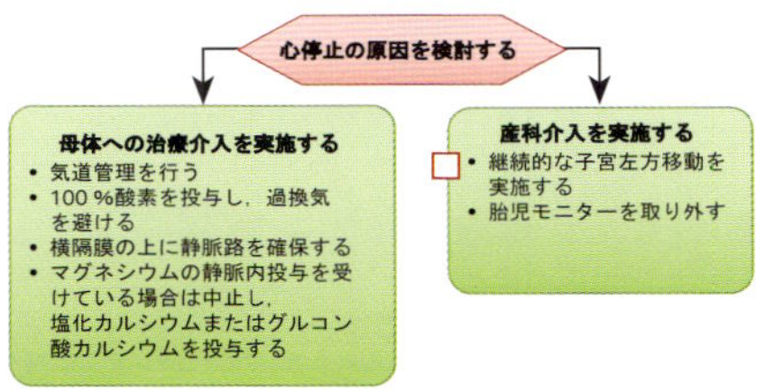

成人の心拍再開後の治療の学習ステーションチェックリスト

成人の心拍再開後の治療アルゴリズム

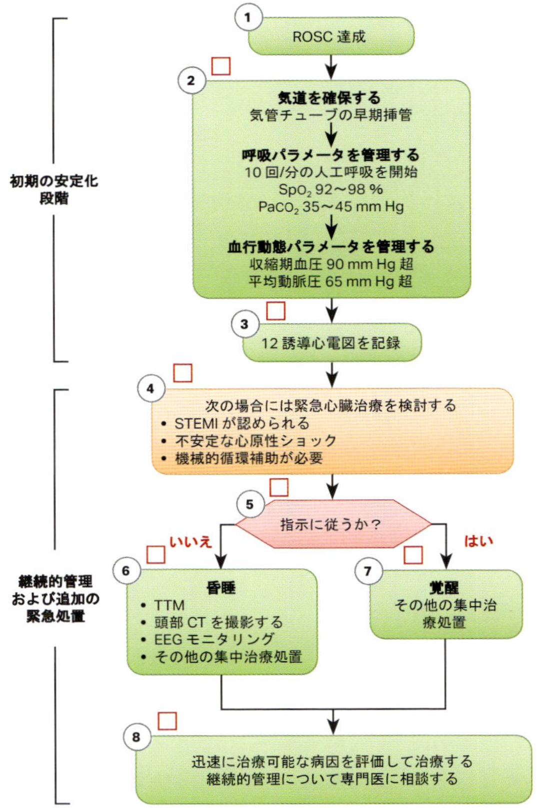

H と T

循環血液量減少（Hypovolemia）
低酸素症（Hypoxia）
水素イオン（アシドーシス）（Hydrogen ion（acidosis））
低カリウム血症（Hypokalemia）／高カリウム血症（hyperkalemia）
低体温症（Hypothermia）
緊張性気胸（Tension pneumothorax）
心タンポナーデ（Tamponade，cardiac）
毒物（Toxins）
肺動脈血栓症（Thrombosis, pulmonary）
冠動脈血栓症（Thrombosis, coronary）

デブリーフィングツール

ACLS サンプルシナリオ：心停止
（VF／無脈性 VT／心静止／PEA）

学習目標

- 成人患者の系統的評価のために BLS，ACLS 一次アセスメント，ACLS 二次アセスメントの手順の適用
- 迅速な胸骨圧迫の優先，AED 早期使用の統合など，迅速で質の高い BLS を実施する
- 心停止の認識
- 蘇生中止または治療交代まで心停止の早期処置を実施する（心拍再開後の治療を含む）
- CPR の質の継続的な評価，患者の生理的反応のモニタリング，およびチームへのリアルタイムフィードバックの提供による，心停止中の蘇生努力を評価する。
- 高い能力を持つチームのメンバーまたはリーダーとして効果的なコミュニケーションの模範となる
- チームダイナミクスがチームの活動能力全体に与える影響を認識する

デブリーフィングの一般原則

- デブリーフィング時の指針として，表を使用する。
- デブリーフィングの長さは 10 分とする（さらに時間が必要な場合を除く）。
- すべての目標を取り扱う。
- デブリーフィングの最後に，覚えておくべき重要な事項を要約する。
- 受講者に内省（自分**の行**動を客観的に振り返ること）を促し，全参加者を引き込む。
- 講義のような解説をしたり，選択回答形式の質問で討論を支配することは**避ける**。

行うこと	情報収集	分析	要約
• チームの役割を割り当て，チームに指示する（効果的なチームダイナミクス）。 • 体系的アプローチを指示する。 • 100 %酸素の投与をチームに指示する。 • モニターリードの取り付けをチームに指示する。 • 静脈路／骨髄路の確保を指示する。 • 適切な除細動と薬物療法を指示する。 • 治療に対する患者の再評価を指示する。 • 特定の治療について要約する。 • 必要ならば，高度な気道管理の必要性について言及する。 • 治療可能な原因を検討する。 • 心拍再開後の治療を指示する。	**受講者による観察** （主にチームリーダーと時間管理／記録係） • あなたの視点から各イベントについて説明してもらえますか？ • あなたの行った治療はどのような結果となったと思いますか？ • シナリオのそれぞれのイベントを振り返ってもらえますか？（時間管理／記録係に対する指示） • 改善の余地がある点は何ですか？ • チームが適切に実施できた行動は何ですか？	**適切に実施できた点** • どのように［ここに行動を挿入］を適切に実施できたのですか？ • なぜ［ここに行動を挿入］を適切に実施できたと思いますか？ • ［ここに行動を挿入］を実施した経緯についてもう少し詳しく説明してください。	**受講者主導の要約** • あなたが学んだ最も重要なことは何ですか？ • 重要な点を誰かまとめてくれますか？ • 覚えておくべき重要な事項は主に何ですか？
	インストラクターによる観察 • 私は［ここに行動を挿入］に気付きました。 • 私は［ここに行動を挿入］を観察しました。 • 私は［ここに行動を挿入］を目撃しました。	**改善が必要な点** • なぜ［ここに行動を挿入］が起きたと思いますか？ • ［ここに行動を挿入］はどのようにして改善したら良いと思いますか？ • ［ここに行動を挿入］をしている間，どのように考えていましたか？ • ［ここに行動を挿入］ができなかったのはなぜですか？	**インストラクター主導の要約** • 学習した内容をまとめてみましょう・・・ • 学習したことは・・・ • 覚えておくべき重要な事項は主に・・・

ケース 34：院外での心停止（VF／無脈性VT）

シナリオの難易度：2

導入：あなたは救急救命士で，早朝出発の飛行機に乗って 5 時間の旅のうち 90 分が経った。あなたと同僚の 4 列前の座席で，誰かが中年男性を大きな声で起こそうとしているのが聞こえる。乗務員がその男性を通路側席へ移動しようとしているとき，あなたのグループが補佐を申し出る。

バイタルサイン
心拍数：
血圧：
呼吸数：
SpO_2：
体温：
体重：
年齢：

最初の情報
- グループがこの男性を寝かせると，あなたは男性が死戦期呼吸をしていることに気付く。
- 彼の妻によると，彼はこの 8 時間胃部不快感を訴え，いつもより多くげっぷをしていたという。
- 乗務員は，胸骨圧迫のみの CPR の訓練を受けている。
- あなたとチームメンバーが医療従事者であることを名乗り，AED と救急医療キットを要請する。
  – キットには ACLS 心停止の治療薬が各種 2 回分，末梢静脈路確保器具，感染防護具，バッグマスク，およびサイズ対応の声門上気道管理器具などの高度な救命処置器具が含まれている。

あなたの最初に取るべき行動は？

追加情報
- 患者には反応がなく，1 分間に 2～3 回死戦期呼吸をしており，脈拍はなく，皮膚は灰色でまだら模様ができている。
- AED で初回のショックが実施される。

あなたの取るべき行動は？

追加情報（必要な場合）
- CPR が継続され，AED で 2 回目のショックが実施される。患者にアドレナリンを 1 回投与する。
- 機内医療相談が利用できる。パイロットは状況を伝え，無線で相談が利用できる。
- パイロットは着陸の緊急性について，あなたの意見を求める。15 分以内の距離に地方の小規模な空港がある。25 分の距離にはそこより大きい都市空港がある。
- パイロットは，あなたが患者に処置を施す間，35000 フィートから 25000 フィートまで高度を下げることを航空管制から許可された。

心拍再開後の治療アルゴリズム

インストラクター向けの注意事項：チームが質の高い胸骨圧迫を続けることで，患者に ROSC が見られるので，チームは心拍再開後の治療アルゴリズムを開始する。

あなたの次に取るべき行動は？
- 換気と酸素化の最適化
- 低血圧の管理
- 12 誘導心電図
- 目標体温管理（必要に応じて）
- 心カテ室（STEMI）または集中治療室への搬送

成人の心停止の学習ステーションチェックリスト（VF／無脈性VT）

成人の心停止アルゴリズム

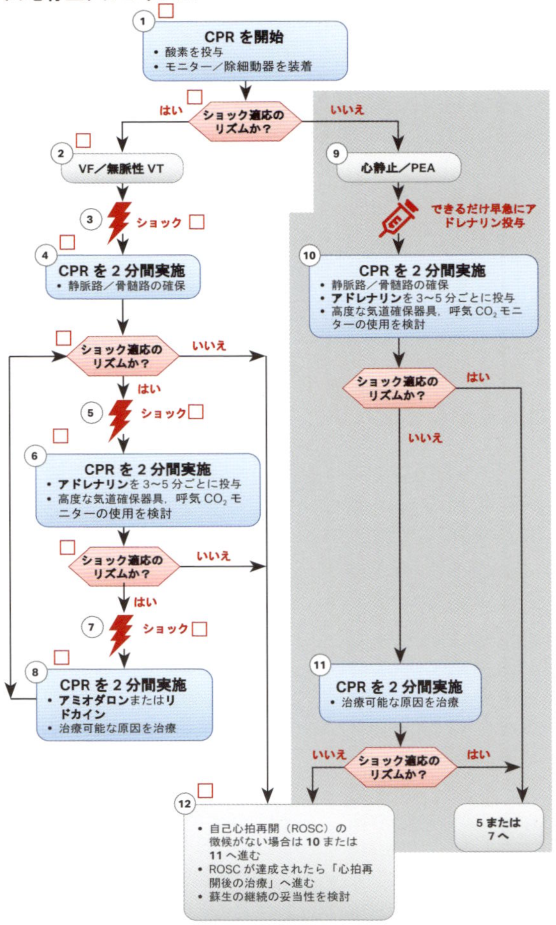

CPR の質	治療可能な原因
• 強く（少なくとも 5 cm），速く（100～120 回/分）押し，胸郭が完全に元に戻るようにする。 • 胸骨圧迫の中断を最小限にする。 • 過換気を避ける。 • 2 分ごとに，または疲労した場合はそれより早く胸骨圧迫担当者を交代する。 • 高度な気道確保器具が装着されていない場合は，30 回の胸骨圧迫に対して 2 回の人工呼吸を行う。 • 定量的波形表示呼気 CO_2 モニター – P_{ETCO_2} が低いまたは低下している場合，CPR の質を再評価する。	• 循環血液量減少（Hypovolemia） • 低酸素症（Hypoxia） • 水素イオン（アシドーシス）（Hydrogen ion（acidosis）） • 低／高カリウム血症（Hypo-/hyperkalemia） • 低体温症（Hypothermia） • 緊張性気胸（Tension pneumothorax） • 心タンポナーデ（Tamponade，cardiac） • 毒物（Toxins） • 肺動脈血栓症（Thrombosis, pulmonary） • 冠動脈血栓症（Thrombosis, coronary）

成人の心拍再開後の治療の学習ステーションチェックリスト

成人の心拍再開後の治療アルゴリズム

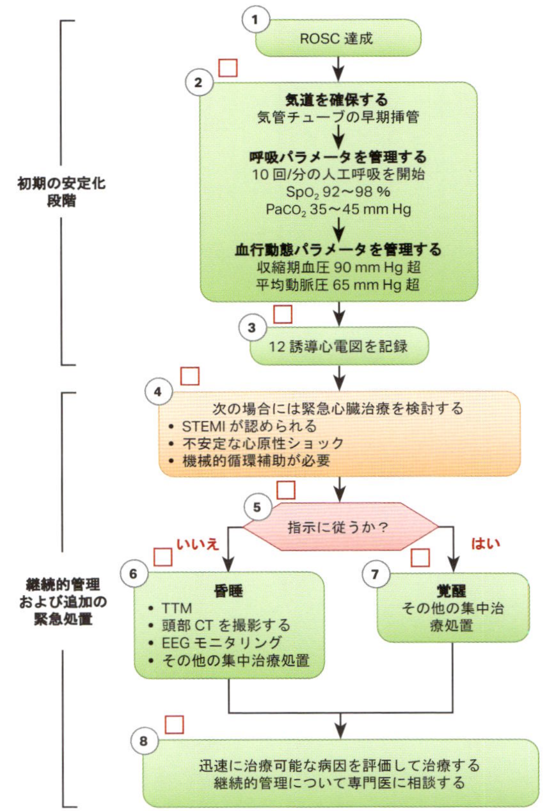

H と T
循環血液量減少（Hypovolemia）
低酸素症（Hypoxia）
水素イオン（アシドーシス）（Hydrogen ion（acidosis））
低カリウム血症（Hypokalemia）／高カリウム血症（hyperkalemia）
低体温症（Hypothermia）
緊張性気胸（Tension pneumothorax）
心タンポナーデ（Tamponade，cardiac）
毒物（Toxins）
肺動脈血栓症（Thrombosis, pulmonary）
冠動脈血栓症（Thrombosis, coronary）

デブリーフィングツール

ACLS サンプルシナリオ：心停止（VF／無脈性 VT／心静止／PEA）

学習目標

- 成人患者の系統的評価のために BLS，ACLS 一次アセスメント，ACLS 二次アセスメントの手順の適用
- 迅速な胸骨圧迫の優先，AED 早期使用の統合など，迅速で質の高い BLS を実施する
- 心停止の認識
- 蘇生中止または治療交代まで心停止の早期処置を実施する（心拍再開後の治療を含む）
- CPR の質の継続的な評価，患者の生理的反応のモニタリング，およびチームへのリアルタイムフィードバックの提供による，心停止中の蘇生努力を評価する。
- 高い能力を持つチームのメンバーまたはリーダーとして効果的なコミュニケーションの模範となる
- チームダイナミクスがチームの活動能力全体に与える影響を認識する

デブリーフィングの一般原則

- デブリーフィング時の指針として，表を使用する。
- デブリーフィングの長さは 10 分とする（さらに時間が必要な場合を除く）。
- すべての目標を取り扱う。
- デブリーフィングの最後に，覚えておくべき重要な事項を要約する。
- 受講者に内省（自分**の行**動を客観的に振り返ること）を促し，全参加者を引き込む。
- 講義のような解説をしたり，選択回答形式の質問で討論を支配することは**避ける**。

行うこと	情報収集	分析	要約
• チームの役割を割り当て，チームに指示する（効果的なチームダイナミクス）。 • 体系的アプローチを指示する。 • 100 %酸素の投与をチームに指示する。 • モニターリードの取り付けをチームに指示する。 • 静脈路／骨髄路の確保を指示する。 • 適切な除細動と薬物療法を指示する。 • 治療に対する患者の再評価を指示する。 • 特定の治療について要約する。 • 必要ならば，高度な気道管理の必要性について言及する。 • 治療可能な原因を検討する。 • 心拍再開後の治療を指示する。	**受講者による観察** （主にチームリーダーと時間管理／記録係） • あなたの視点から各イベントについて説明してもらえますか？ • あなたの行った治療はどのような結果となったと思いますか？ • シナリオのそれぞれのイベントを振り返ってもらえますか？（時間管理／記録係に対する指示） • 改善の余地がある点は何ですか？ • チームが適切に実施できた行動は何ですか？	**適切に実施できた点** • どのように［ここに行動を挿入］を適切に実施できたのですか？ • なぜ［ここに行動を挿入］を適切に実施できたと思いますか？ • ［ここに行動を挿入］を実施した経緯についてもう少し詳しく説明してください。	**受講者主導の要約** • あなたが学んだ最も重要なことは何ですか？ • 重要な点を誰かまとめてくれますか？ • 覚えておくべき重要な事項は主に何ですか？
	インストラクターによる観察 • 私は［ここに行動を挿入］に気付きました。 • 私は［ここに行動を挿入］を観察しました。 • 私は［ここに行動を挿入］を目撃しました。	**改善が必要な点** • なぜ［ここに行動を挿入］が起きたと思いますか？ • ［ここに行動を挿入］はどのようにして改善したら良いと思いますか？ • ［ここに行動を挿入］をしている間，どのように考えていましたか？ • ［ここに行動を挿入］ができなかったのはなぜですか？	**インストラクター主導の要約** • 学習した内容をまとめてみましょう・・・ • 学習したことは・・・ • 覚えておくべき重要な事項は主に・・・

ケース 35：院外での心停止—LVAD

シナリオの難易度：3

導入：あなたは救急救命士で，意識を失った人についての通報に対応する。

バイタルサイン

心拍数：
血圧：
呼吸数：
SpO_2：
体温：
体重：
年齢：67 歳

最初の情報

- その意識のない男性は，8 か月前に左心補助装置（LVAD）を植込んでいる。
- 第 1 救助者が到着したとき患者に脈拍はなかったが，妻は胸骨圧迫を実施しないように救助者に伝えた。
- 第 1 救助者は AED も取り付けなかった。
- LVAD の外部機器からアラームが鳴っている。

あなたの取るべき行動は？

追加情報

- あなたは心電図モニター／除細動器を取り付ける。心リズムのチェックにより **VF** が確認される。

あなたの取るべき行動は？

追加情報（必要な場合）

インストラクター向けの注意事項：胸部の聴診（実施した場合）では，機器の音が聞こえない。

あなたの次に取るべき行動は？

成人の心室補助人工心臓の学習ステーションチェックリスト

成人の心室補助人工心臓アルゴリズム

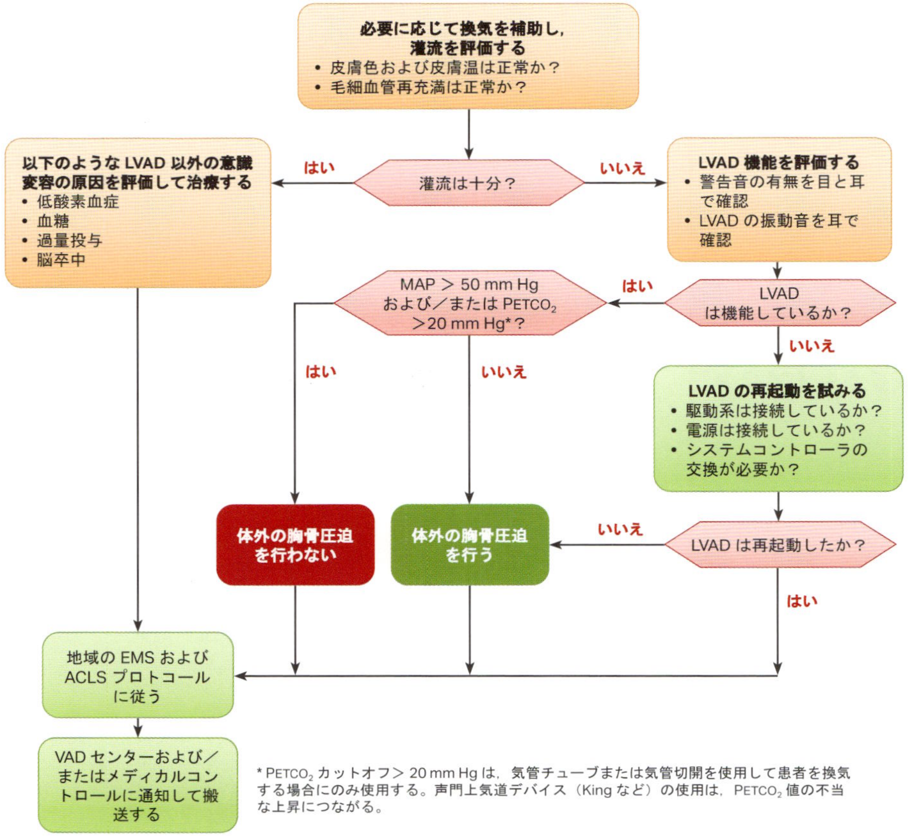

必要に応じて換気を補助し，灌流を評価する
• 皮膚色および皮膚温は正常か？
• 毛細血管再充満は正常か？
灌流は十分？
はい
いいえ
以下のような LVAD 以外の意識変容の原因を評価して治療する
• 低酸素血症
• 血糖
• 過量投与
• 脳卒中
LVAD 機能を評価する
• 警告音の有無を目と耳で確認
• LVAD の振動音を耳で確認
LVAD は機能しているか？
はい
いいえ
MAP > 50 mm Hg および／または PETCO2 >20 mm Hg*？
はい
いいえ
LVAD の再起動を試みる
• 駆動系は接続しているか？
• 電源は接続しているか？
• システムコントローラの交換が必要か？
LVAD は再起動したか？
いいえ
はい
体外の胸骨圧迫を行わない
体外の胸骨圧迫を行う
地域の EMS および ACLS プロトコールに従う
VAD センターおよび／またはメディカルコントロールに通知して搬送する

* P_{ETCO_2} カットオフ > 20 mm Hg は，気管チューブまたは気管切開を使用して患者を換気する場合にのみ使用する。声門上気道デバイス（King など）の使用は，P_{ETCO_2} 値の不当な上昇につながる。

デブリーフィングツール

ACLS サンプルシナリオ：心停止
（VF／無脈性 VT／心静止／PEA）

学習目標

- 成人患者の系統的評価のために BLS，ACLS 一次アセスメント，ACLS 二次アセスメントの手順の適用
- 迅速な胸骨圧迫の優先，AED 早期使用の統合など，迅速で質の高い BLS を実施する
- 心停止の認識
- 蘇生中止または治療交代まで心停止の早期処置を実施する（心拍再開後の治療を含む）
- CPR の質の継続的な評価，患者の生理的反応のモニタリング，およびチームへのリアルタイムフィードバックの提供による，心停止中の蘇生努力を評価する。
- 高い能力を持つチームのメンバーまたはリーダーとして効果的なコミュニケーションの模範となる
- チームダイナミクスがチームの活動能力全体に与える影響を認識する

デブリーフィングの一般原則

- デブリーフィング時の指針として，表を使用する。
- デブリーフィングの長さは 10 分とする（さらに時間が必要な場合を除く）。
- すべての目標を取り扱う。
- デブリーフィングの最後に，覚えておくべき重要な事項を要約する。
- 受講者に内省（自分**の行**動を客観的に振り返ること）を促し，全参加者を引き込む。
- 講義のような解説をしたり，選択回答形式の質問で討論を支配することは**避ける**。

行うこと	情報収集	分析	要約
• チームの役割を割り当て，チームに指示する（効果的なチームダイナミクス）。 • 体系的アプローチを指示する。 • 100 %酸素の投与をチームに指示する。 • モニターリードの取り付けをチームに指示する。 • 静脈路／骨髄路の確保を指示する。 • 適切な除細動と薬物療法を指示する。 • 治療に対する患者の再評価を指示する。 • 特定の治療について要約する。 • 必要ならば，高度な気道管理の必要性について言及する。 • 治療可能な原因を検討する。 • 心拍再開後の治療を指示する。	**受講者による観察** （主にチームリーダーと時間管理／記録係） • あなたの視点から各イベントについて説明してもらえますか？ • あなたの行った治療はどのような結果となったと思いますか？ • シナリオのそれぞれのイベントを振り返ってもらえますか？（時間管理／記録係に対する指示） • 改善の余地がある点は何ですか？ • チームが適切に実施できた行動は何ですか？	**適切に実施できた点** • どのように［ここに行動を挿入］を適切に実施できたのですか？ • なぜ［ここに行動を挿入］を適切に実施できたと思いますか？ • ［ここに行動を挿入］を実施した経緯についてもう少し詳しく説明してください。	**受講者主導の要約** • あなたが学んだ最も重要なことは何ですか？ • 重要な点を誰かまとめてくれますか？ • 覚えておくべき重要な事項は主に何ですか？
	インストラクターによる観察 • 私は［ここに行動を挿入］に気付きました。 • 私は［ここに行動を挿入］を観察しました。 • 私は［ここに行動を挿入］を目撃しました。	**改善が必要な点** • なぜ［ここに行動を挿入］が起きたと思いますか？ • ［ここに行動を挿入］はどのようにして改善したら良いと思いますか？ • ［ここに行動を挿入］をしている間，どのように考えていましたか？ • ［ここに行動を挿入］ができなかったのはなぜですか？	**インストラクター主導の要約** • 学習した内容をまとめてみましょう・・・ • 学習したことは・・・ • 覚えておくべき重要な事項は主に・・・

ケース 36：院外—外来診察室での心停止（PEA）

シナリオの難易度：2

導入：あなたは救急救命士で，呼吸していない患者がいる麻薬中毒患者のための外来診療所へ向かう。

バイタルサイン
心拍数：
血圧：
呼吸数：
SpO_2：
体温：
体重：
年齢：

最初の情報
- 診療所のスタッフによると，この患者は予約があって来院したが，待合室で反応がなくなったという。
- CPR が進行中で，AED も使用したが，「ショックを実施しない」ことが推奨された。

あなたの最初に取るべき行動は？
- 患者は**脈拍がなく**無呼吸状態であり，心電図モニターは**洞性頻脈**（PEA）を示している。

あなたの次に取るべき行動は？

追加情報
- 静脈路を確保し，アドレナリンを投与する。
- 下咽頭に吐物がある。

あなたの次に取るべき行動は？
- 患者はオピオイド過量摂取に非常に陥りやすい。
- 患者は BLS による気道管理が困難である。

インストラクター向けの注意事項：高度な気道管理器具で気道を確保する必要がある。ナロキソンは呼吸抑制を改善するだけで，低換気とそれに伴う酸素飽和度の低下による全身循環の影響を改善することはない。オピオイドによる心停止患者は，標準的な ACLS 処置に従って管理する。

心拍再開後の治療アルゴリズム
- CPR を 4 分間行った後，患者は脈拍が弱く，血圧が 82/53 mmHg である。

あなたの次に取るべき行動は？

インストラクター向けの注意事項：チームが質の高い胸骨圧迫を続けることで，患者に ROSC が見られるので，チームは心拍再開後の治療アルゴリズムを開始する。
- 換気と酸素化の最適化
- 低血圧の管理
- 12 誘導心電図
- 目標体温管理（必要に応じて）
- 心カテ室（STEMI）または集中治療室への搬送

成人の心停止の学習ステーションチェックリスト（心静止／PEA）

成人の心停止アルゴリズム

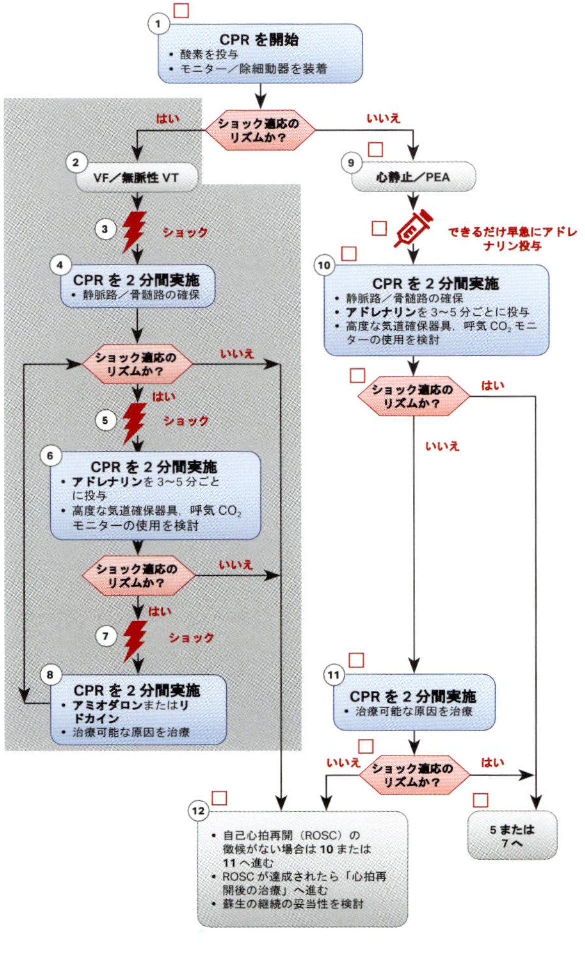

CPR の質	治療可能な原因
• 強く（少なくとも 5 cm），速く（100〜120 回/分）押し，胸郭が完全に元に戻るようにする。 • 胸骨圧迫の中断を最小限にする。 • 過換気を避ける。 • 2 分ごとに，または疲労した場合はそれより早く胸骨圧迫担当者を交代する。 • 高度な気道確保器具が装着されていない場合は，30 回の胸骨圧迫に対して 2 回の人工呼吸を行う。 • 定量的波形表示呼気 CO_2 モニター – $PETCO_2$ が低いまたは低下している場合，CPR の質を再評価する。	• 循環血液量減少（Hypovolemia） • 低酸素症（Hypoxia） • 水素イオン（アシドーシス）（Hydrogen ion（acidosis）） • 低／高カリウム血症（Hypo-/hyperkalemia） • 低体温症（Hypothermia） • 緊張性気胸（Tension pneumothorax） • 心タンポナーデ（Tamponade，cardiac） • 毒物（Toxins） • 肺動脈血栓症（Thrombosis, pulmonary） • 冠動脈血栓症（Thrombosis, coronary）

成人の心拍再開後の治療の学習ステーションチェックリスト

成人の心拍再開後の治療アルゴリズム

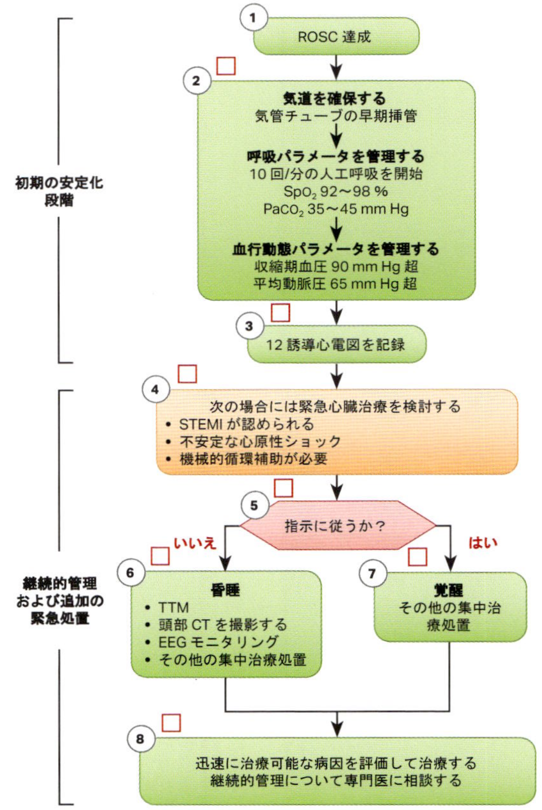

H と T
- 循環血液量減少（**H**ypovolemia）
- 低酸素症（**H**ypoxia）
- 水素イオン（アシドーシス）（**H**ydrogen ion（acidosis））
- 低カリウム血症（**H**ypokalemia）／高カリウム血症（**h**yperkalemia）
- 低体温症（**H**ypothermia）
- 緊張性気胸（**T**ension pneumothorax）
- 心タンポナーデ（**T**amponade，cardiac）
- 毒物（**T**oxins）
- 肺動脈血栓症（**T**hrombosis, pulmonary）
- 冠動脈血栓症（**T**hrombosis, coronary）

デブリーフィングツール

ACLS サンプルシナリオ：心停止 （VF／無脈性 VT／心静止／PEA）

学習目標

- 成人患者の系統的評価のために BLS，ACLS 一次アセスメント，ACLS 二次アセスメントの手順の適用
- 迅速な胸骨圧迫の優先，AED 早期使用の統合など，迅速で質の高い BLS を実施する
- 心停止の認識
- 蘇生中止または治療交代まで心停止の早期処置を実施する（心拍再開後の治療を含む）
- CPR の質の継続的な評価，患者の生理的反応のモニタリング，およびチームへのリアルタイムフィードバックの提供による，心停止中の蘇生努力を評価する。
- 高い能力を持つチームのメンバーまたはリーダーとして効果的なコミュニケーションの模範となる
- チームダイナミクスがチームの活動能力全体に与える影響を認識する

デブリーフィングの一般原則

- デブリーフィング時の指針として，表を使用する。
- デブリーフィングの長さは 10 分とする（さらに時間が必要な場合を除く）。
- すべての目標を取り扱う。
- デブリーフィングの最後に，覚えておくべき重要な事項を要約する。
- 受講者に内省（自分**の行**動を客観的に振り返ること）を促し、全参加者を引き込む。
- 講義のような解説をしたり，選択回答形式の質問で討論を支配することは**避ける**。

行うこと	情報収集	分析	要約
• チームの役割を割り当て，チームに指示する（効果的なチームダイナミクス）。 • 体系的アプローチを指示する。 • 100 %酸素の投与をチームに指示する。 • モニターリードの取り付けをチームに指示する。 • 静脈路／骨髄路の確保を指示する。 • 適切な除細動と薬物療法を指示する。 • 治療に対する患者の再評価を指示する。 • 特定の治療について要約する。 • 必要ならば，高度な気道管理の必要性について言及する。 • 治療可能な原因を検討する。 • 心拍再開後の治療を指示する。	**受講者による観察** （主にチームリーダーと時間管理／記録係） • あなたの視点から各イベントについて説明してもらえますか？ • あなたの行った治療はどのような結果となったと思いますか？ • シナリオのそれぞれのイベントを振り返ってもらえますか？（時間管理／記録係に対する指示） • 改善の余地がある点は何ですか？ • チームが適切に実施できた行動は何ですか？	**適切に実施できた点** • どのように［ここに行動を挿入］を適切に実施できたのですか？ • なぜ［ここに行動を挿入］を適切に実施できたと思いますか？ • ［ここに行動を挿入］を実施した経緯についてもう少し詳しく説明してください。	**受講者主導の要約** • あなたが学んだ最も重要なことは何ですか？ • 重要な点を誰かまとめてくれますか？ • 覚えておくべき重要な事項は主に何ですか？
	インストラクターによる観察 • 私は［ここに行動を挿入］に気付きました。 • 私は［ここに行動を挿入］を観察しました。 • 私は［ここに行動を挿入］を目撃しました。	**改善が必要な点** • なぜ［ここに行動を挿入］が起きたと思いますか？ • ［ここに行動を挿入］はどのようにして改善したら良いと思いますか？ • ［ここに行動を挿入］をしている間，どのように考えていましたか？ • ［ここに行動を挿入］ができなかったのはなぜですか？	**インストラクター主導の要約** • 学習した内容をまとめてみましょう・・・ • 学習したことは・・・ • 覚えておくべき重要な事項は主に・・・

ケース 37：救急部での心停止—LVAD

シナリオの難易度：2

導入：あなたは救急部で，めまいを訴える患者を評価している。この患者は左心補助装置（LVAD）を装着している。

バイタルサイン
心拍数：200 回/分
血圧：90/50 mm Hg
呼吸数：
Spo_2：
体温：
体重：
年齢：

最初の情報

- 初回の心電図により，VT の疑いのある**広い QRS 幅の頻拍**が確認される。
- 看護師は，患者のパルスオキシメータ値を測定できないと言っている。

あなたの最初に取るべき行動は？

- 初期評価では，患者は意識があってあなたと話をしている。
- 彼の話によると，自動植込み型除細動器（AICD）から 2 回のショックを受けたという。
- 評価中に，彼は突然意識を失い，死戦期呼吸をしている。
- 患者が意識をなくすと，AICD によりもう 1 回ショックが実施され，心リズムが 80/分のペーシングリズムになる。

あなたの取るべき行動は？

追加情報

- LVAD のモーターを評価すると，ブーンという音が聞こえる。患者は，意識のない状態のままで死戦期呼吸をしている。

あなたの次に取るべき行動は？

心拍再開後の治療アルゴリズム

- AICD 除細動と輸液のボーラス投与後，患者は自発的な呼吸を回復し，意識が戻り，痛みの部位を示す。

あなたの次に取るべき行動は？

インストラクター向けの注意事項：チームが質の高い胸骨圧迫を続けることで，患者に ROSC が見られるので，チームは心拍再開後の治療アルゴリズムを開始する。

- 換気と酸素化の最適化
- 低血圧の管理
- 12 誘導心電図
- 目標体温管理（必要に応じて）
- 心カテ室（STEMI）または集中治療室への搬送

注意：成人の心停止アルゴリズムを必要とする可能性がある。

成人の心室補助人工心臓の学習ステーションチェックリスト

成人の心室補助人工心臓アルゴリズム

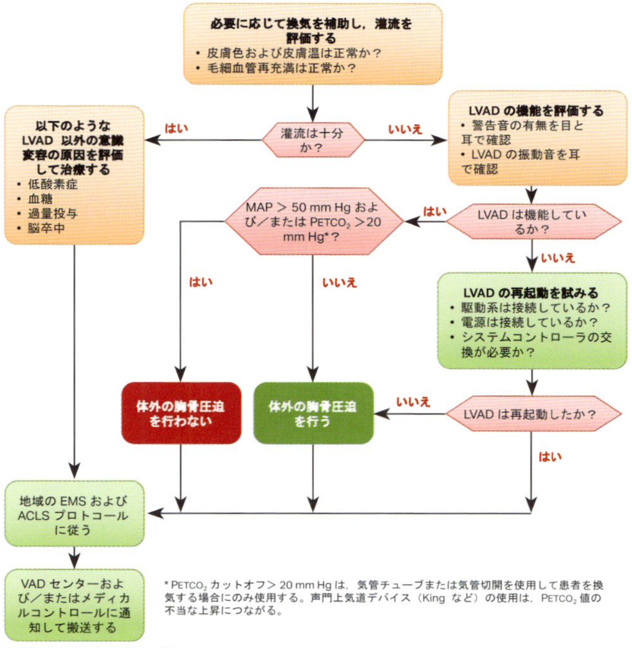

*$PETCO_2$ カットオフ > 20 mm Hg は，気管チューブまたは気管切開を使用して患者を換気する場合にのみ使用する。声門上気道デバイス（King など）の使用は，$PETCO_2$ 値の不当な上昇につながる。

成人の心拍再開後の治療の学習ステーションチェックリスト

成人の心拍再開後の治療アルゴリズム

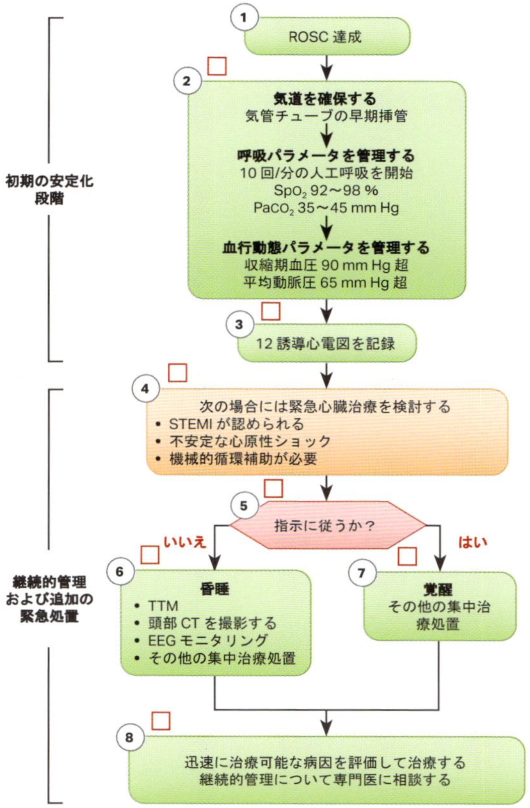

H と T

- 循環血液量減少（**H**ypovolemia）
- 低酸素症（**H**ypoxia）
- 水素イオン（アシドーシス）（**H**ydrogen ion（acidosis））
- 低カリウム血症（**H**ypokalemia）／高カリウム血症（**h**yperkalemia）
- 低体温症（**H**ypothermia）
- 緊張性気胸（**T**ension pneumothorax）
- 心タンポナーデ（**T**amponade, cardiac）
- 毒物（**T**oxins）
- 肺動脈血栓症（**T**hrombosis, pulmonary）
- 冠動脈血栓症（**T**hrombosis, coronary）

デブリーフィングツール

ACLS サンプルシナリオ：心停止
（VF／無脈性 VT／心静止／PEA）

学習目標

- 成人患者の系統的評価のために BLS，ACLS 一次アセスメント，ACLS 二次アセスメントの手順の適用
- 迅速な胸骨圧迫の優先，AED 早期使用の統合など，迅速で質の高い BLS を実施する
- 心停止の認識
- 蘇生中止または治療交代まで心停止の早期処置を実施する（心拍再開後の治療を含む）
- CPR の質の継続的な評価，患者の生理的反応のモニタリング，およびチームへのリアルタイムフィードバックの提供による，心停止中の蘇生努力を評価する。
- 高い能力を持つチームのメンバーまたはリーダーとして効果的なコミュニケーションの模範となる
- チームダイナミクスがチームの活動能力全体に与える影響を認識する

デブリーフィングの一般原則

- デブリーフィング時の指針として，表を使用する。
- デブリーフィングの長さは 10 分とする（さらに時間が必要な場合を除く）。
- すべての目標を取り扱う。
- デブリーフィングの最後に，覚えておくべき重要な事項を要約する。
- 受講者に内省（自分**の行**動を客観的に振り返ること）を促し、全参加者を引き込む。
- 講義のような解説をしたり，選択回答形式の質問で討論を支配することは**避ける**。

行うこと	情報収集	分析	要約
• チームの役割を割り当て，チームに指示する（効果的なチームダイナミクス）。 • 体系的アプローチを指示する。 • 100 %酸素の投与をチームに指示する。 • モニターリードの取り付けをチームに指示する。 • 静脈路／骨髄路の確保を指示する。 • 適切な除細動と薬物療法を指示する。 • 治療に対する患者の再評価を指示する。 • 特定の治療について要約する。 • 必要ならば，高度な気道管理の必要性について言及する。 • 治療可能な原因を検討する。 • 心拍再開後の治療を指示する。	**受講者による観察** （主にチームリーダーと時間管理／記録係） • あなたの視点から各イベントについて説明してもらえますか？ • あなたの行った治療はどのような結果となったと思いますか？ • シナリオのそれぞれのイベントを振り返ってもらえますか？（時間管理／記録係に対する指示） • 改善の余地がある点は何ですか？ • チームが適切に実施できた行動は何ですか？	**適切に実施できた点** • どのように［ここに行動を挿入］を適切に実施できたのですか？ • なぜ［ここに行動を挿入］を適切に実施できたと思いますか？ • ［ここに行動を挿入］を実施した経緯についてもう少し詳しく説明してください。	**受講者主導の要約** • あなたが学んだ最も重要なことは何ですか？ • 重要な点を誰かまとめてくれますか？ • 覚えておくべき重要な事項は主に何ですか？
	インストラクターによる観察 • 私は［ここに行動を挿入］に気付きました。 • 私は［ここに行動を挿入］を観察しました。 • 私は［ここに行動を挿入］を目撃しました。	**改善が必要な点** • なぜ［ここに行動を挿入］が起きたと思いますか？ • ［ここに行動を挿入］はどのようにして改善したら良いと思いますか？ • ［ここに行動を挿入］をしている間，どのように考えていましたか？ • ［ここに行動を挿入］ができなかったのはなぜですか？	**インストラクター主導の要約** • 学習した内容をまとめてみましょう・・・ • 学習したことは・・・ • 覚えておくべき重要な事項は主に・・・

ケース 38：救急部での心停止―産科

シナリオの難易度：3

導入：心停止になった女性を EMS が救急部に搬送してくる。女性は急に息切れするようになり，自宅へ EMS の出動を要請した。彼女は通報対応オペレーターに，妊娠 30 週目であると伝えた。EMS 隊員が現場に到着すると，患者は重度の息切れで瀕死の状態で，意識レベルの低下が認められた。患者は青白い顔をし，冷汗でじっとりしていた。

バイタルサイン

心拍数：140 回/分
血圧：70/30 mm Hg
呼吸数：35
SpO_2：65 %
体温：36.5 °C
体重：
年齢：28

最初の情報

救急部の医療従事者は，患者は明らかに妊娠中で，子宮底が臍よりもかなり高い位置にあることに気付いた。患者はかろうじて意識があり，重度の呼吸窮迫がある。一見して蒼白で，質問に答えることができない。蘇生室のストレッチャーに移されると，患者は無呼吸で無脈拍になった。

あなたの最初に取るべき行動は？

インストラクター向けの注意事項：受講者は CPR を開始することが求められ，助手が子宮を左方向に移動する。ACLS アルゴリズムに基づいて，質の高い胸骨圧迫に焦点を当てる。

すぐに産婦人科や NICU などの助けを呼び，可能であれば麻酔を施す（気道管理が困難な可能性がある）。患者が ACLS に反応しない場合，4 分以内に移行する計画で，死戦期帝王切開の準備を早めに口頭で指示する。

追加情報

- CPR，ACLS，輸液ボーラス投与，子宮の左方向への移動は良好であったが，蘇生処置開始後 4 分経っても，患者は心停止したままである。
- 残念ながら，手術室で他の産科緊急事態が発生したために，産科チームの到着が遅れた。

次に行うべき処置は？

インストラクター向けの注意事項：受講者は，母親と胎児の両方にとって最良の結果をもたらすには，緊急帝王切開が必要であることを口頭で指示できなければならない。母親と乳児の蘇生（2 チーム体制）は，帝王切開後も継続すべきである。

心拍再開後の治療アルゴリズム

乳児が子宮から外科的に取り出された後，患者の ROSC が確認される。

最新のバイタルサイン

- 心拍数：150 回/分
- 血圧：70/45 mm Hg
- SpO_2：75 %
- 体温：35.8° C

産科チームが帝王切開後の管理を支援するために到着する。

次に行うべき処置は？

インストラクター向けの注意事項：受講者は，血液製剤，晶質液，血管収縮薬による積極的な蘇生処置を検討すべきである。肺塞栓症，心筋梗塞，羊水塞栓など，心停止の潜在的原因を考慮すべきである。

患者には，帝王切開の術中管理を含む，複数の専門分野にわたるケア，出血管理，そして心停止の原因調査が必要になる。

心停止後の管理に関する決定は複雑であり，産婦人科のケアや救命医療と併せて行う必要がある。最も急を要する問題は，肺塞栓症の可能性がある状況での体温管理療法と止血である。

妊娠中の院内での心停止 ACLS 学習ステーションチェックリスト

妊娠中の院内での心停止 ACLS アルゴリズム

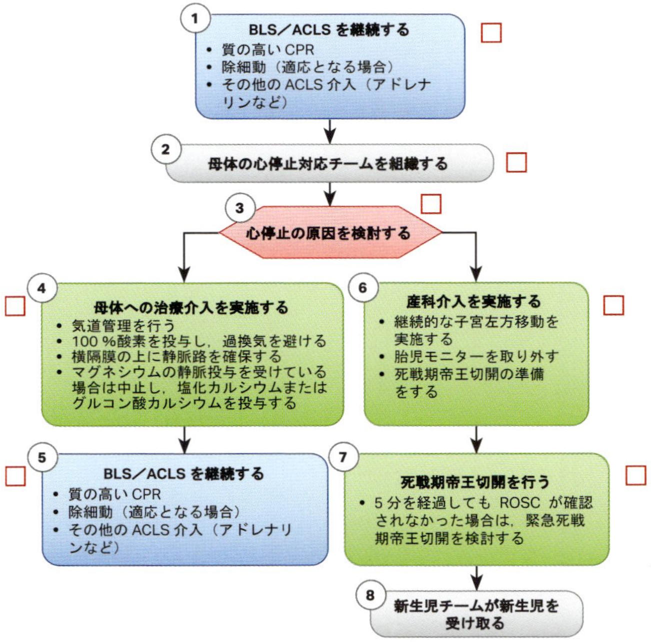

成人の心拍再開後の治療の学習ステーションチェックリスト

成人の心拍再開後の治療アルゴリズム

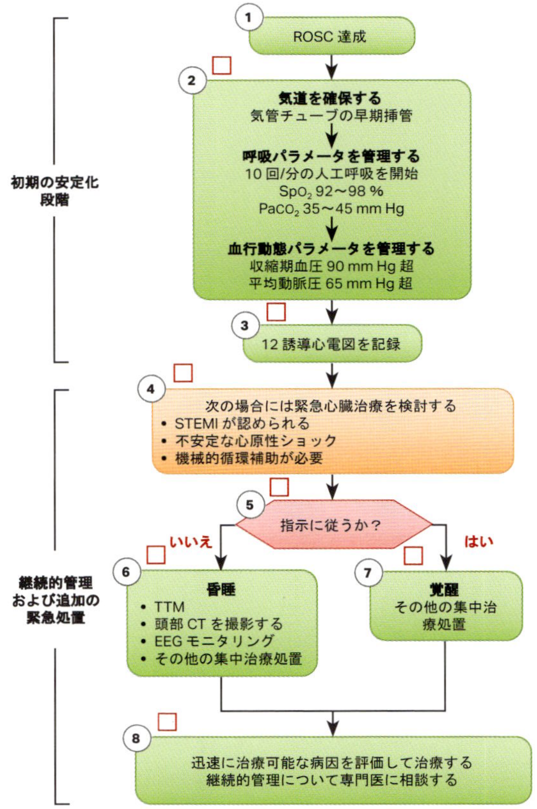

H と T

循環血液量減少（**H**ypovolemia）
低酸素症（**H**ypoxia）
水素イオン（アシドーシス）
（**H**ydrogen ion（acidosis））
低カリウム血症（**H**ypokalemia）／
高カリウム血症（**h**yperkalemia）
低体温症（**H**ypothermia）
緊張性気胸（**T**ension pneumothorax）
心タンポナーデ（**T**amponade，cardiac）
毒物（**T**oxins）
肺動脈血栓症（**T**hrombosis, pulmonary）
冠動脈血栓症（**T**hrombosis, coronary）

デブリーフィングツール

ACLS サンプルシナリオ：心停止
（VF／無脈性 VT／心静止／PEA）

学習目標

- 成人患者の系統的評価のために BLS，ACLS 一次アセスメント，ACLS 二次アセスメントの手順の適用
- 迅速な胸骨圧迫の優先，AED 早期使用の統合など，迅速で質の高い BLS を実施する
- 心停止の認識
- 蘇生中止または治療交代まで心停止の早期処置を実施する（心拍再開後の治療を含む）
- CPR の質の継続的な評価，患者の生理的反応のモニタリング，およびチームへのリアルタイムフィードバックの提供による，心停止中の蘇生努力を評価する。
- 高い能力を持つチームのメンバーまたはリーダーとして効果的なコミュニケーションの模範となる
- チームダイナミクスがチームの活動能力全体に与える影響を認識する

デブリーフィングの一般原則

- デブリーフィング時の指針として，表を使用する。
- デブリーフィングの長さは 10 分とする（さらに時間が必要な場合を除く）。
- すべての目標を取り扱う。
- デブリーフィングの最後に，覚えておくべき重要な事項を要約する。
- 受講者に内省（自分**の行**動を客観的に振り返ること）を促し，全参加者を引き込む。
- 講義のような解説をしたり，選択回答形式の質問で討論を支配することは**避ける**。

行うこと	情報収集	分析	要約
• チームの役割を割り当て，チームに指示する（効果的なチームダイナミクス）。 • 体系的アプローチを指示する。 • 100 %酸素の投与をチームに指示する。 • モニターリードの取り付けをチームに指示する。 • 静脈路／骨髄路の確保を指示する。 • 適切な除細動と薬物療法を指示する。 • 治療に対する患者の再評価を指示する。 • 特定の治療について要約する。 • 必要ならば，高度な気道管理の必要性について言及する。 • 治療可能な原因を検討する。 • 心拍再開後の治療を指示する。	**受講者による観察** （主にチームリーダーと時間管理／記録係） • あなたの視点から各イベントについて説明してもらえますか？ • あなたの行った治療はどのような結果となったと思いますか？ • シナリオのそれぞれのイベントを振り返ってもらえますか？（時間管理／記録係に対する指示） • 改善の余地がある点は何ですか？ • チームが適切に実施できた行動は何ですか？	**適切に実施できた点** • どのように［ここに行動を挿入］を適切に実施できたのですか？ • なぜ［ここに行動を挿入］を適切に実施できたと思いますか？ • ［ここに行動を挿入］を実施した経緯についてもう少し詳しく説明してください。	**受講者主導の要約** • あなたが学んだ最も重要なことは何ですか？ • 重要な点を誰かまとめてくれますか？ • 覚えておくべき重要な事項は主に何ですか？
	インストラクターによる観察 • 私は［ここに行動を挿入］に気付きました。 • 私は［ここに行動を挿入］を観察しました。 • 私は［ここに行動を挿入］を目撃しました。	**改善が必要な点** • なぜ［ここに行動を挿入］が起きたと思いますか？ • ［ここに行動を挿入］はどのようにして改善したら良いと思いますか？ • ［ここに行動を挿入］をしている間，どのように考えていましたか？ • ［ここに行動を挿入］ができなかったのはなぜですか？	**インストラクター主導の要約** • 学習した内容をまとめてみましょう・・・ • 学習したことは・・・ • 覚えておくべき重要な事項は主に・・・

ケース 39：救急部での心停止—PEA のオピオイド過量摂取

シナリオの難易度：2

導入：EMS が意識のない男性を救急部に搬送してくる。EMS プロバイダーは到着時にバッグマスクで患者に換気を行っている。隊員によれば，意識を失って路上に倒れている患者を見つけた通行人の通報により出動したという。

バイタルサイン

心拍数：110 回/分
血圧：100/75 mm Hg
呼吸数：6 回/分
SpO_2：65 %
体温：36.5 °C
体重：
年齢：23

最初の情報

- 患者は声や痛み刺激に反応しない。
- 瞳孔が両方とも縮瞳状態である。
- 両腕と両足に注射痕がある。
- 呼吸は回数が少なく，不良である。
- 上気道閉塞があり，いびき呼吸がある。
- 脈拍は微弱で，約 110 回/分である。

あなたの最初に取るべき行動は？

インストラクター向けの注意事項：受講者は気道を確保し（体位調整は OPA や NPA を使用する場合と使用しない場合あり），患者にモニターを取り付け，酸素を供給し，気道が確保されたら換気を評価し，必要に応じてバッグマスク換気を行う必要がある。静脈路を確保する必要がある。受講者はナロキソンの投与を選択することができる。0.04～0.4 mg のナロキソン静注は適切な初回投与量で，2～3 分後に効果がなかった場合には反復投与を行う。適切な反復投与量は 2 mg で，その後効果に基づいて 4 mg とする。目的は効果的な換気を行い，酸素飽和度を改善することである。

追加情報

- 気道が確保されているのに，患者の呼吸は遅く，呼吸量が少ないままである。
- 意識レベルと酸素飽和度は変わっていない。
- 徐呼吸が無呼吸に進行。脈拍チェックを繰り返すが，脈拍が確認されない。
- モニターは 110 回/分でのオーガナイズドリズムを示す。

次に行うべき処置は？

インストラクター向けの注意事項：受講者は，CPR 開始から始まる成人の心停止アルゴリズムの PEA 治療パスに従って進み，質の高い CPR に焦点を当てる必要がある。受講者はナロキソンの投与を検討することができる。心停止におけるナロキソンの利点は明らかになっていない。最適な投与量は不明だが，2～4 mg の静注が妥当である。

成人の心停止の学習ステーションチェックリスト（心静止／PEA）

成人の心停止アルゴリズム

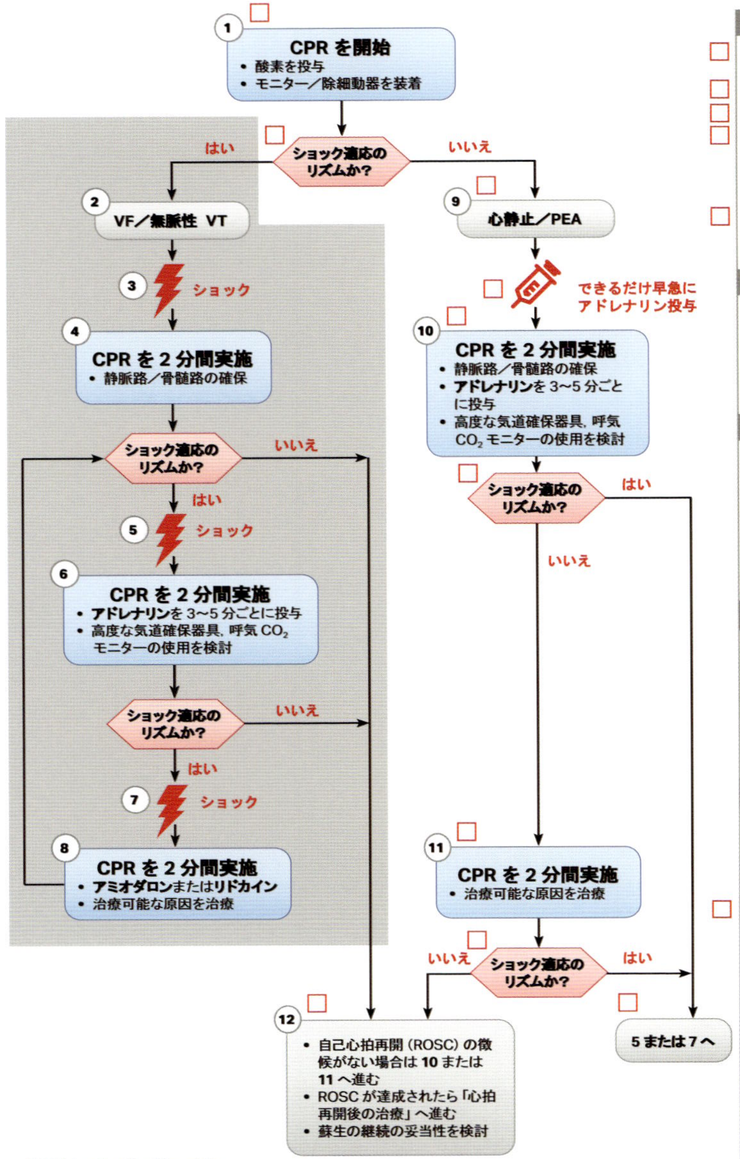

© 2020 American Heart Association

CPR の質

- 強く（少なくとも 5 cm），速く（100～120 回/分）押し，胸郭が完全に元に戻るようにする。
- 胸骨圧迫の中断を最小限にする。
- 過換気を避ける。
- 2 分ごとに，または疲労した場合はそれより早く胸骨圧迫担当者を交代する。
- 高度な気道確保器具が装着されていない場合は，30 回の胸骨圧迫に対して 2 回の人工呼吸を行う。
- 定量的波形表示呼気 CO_2 モニター
  – $PETCO_2$ が低いまたは低下している場合，CPR の質を再評価する。

除細動のショックエネルギー量

- **二相性**：製造業者の推奨値（初回エネルギー量 120～200 J）。不明な場合は最大値に設定する。2 回目以降のエネルギー量は初回と同等とし，より大きなエネルギー量を考慮してもよい。
- **単相性**：360 J

薬物療法

- **アドレナリン静注／骨髄内投与**：3～5 分ごとに 1 mg
- **アミオダロン静注／骨髄内投与**：初回投与量：300 mg ボーラス投与。2 回目投与量：150 mg。
  「または」
  リドカイン静注／骨髄内投与：初回投与量：1～1.5 mg/kg。2 回目投与量：0.5～0.75 mg/kg。

高度な気道管理器具

- 気管挿管または声門上気道管理
- 波形表示呼気 CO_2 モニターまたはカプノメトリによる気管チューブの位置の確認およびモニタリング
- 高度な気道管理器具を装着したら，胸骨圧迫を続行しながら 6 秒ごとに 1 回（10 回/分）の人工呼吸

自己心拍再開（ROSC）

- 脈拍および血圧
- $PETCO_2$ の突発的な持続的増加（通常は ≥ 40 mm Hg）
- 動脈内モニタリングで自己心拍による動脈圧波形を確認

治療可能な原因

- 循環血液量減少（Hypovolemia）
- 低酸素症（Hypoxia）
- 水素イオン（アシドーシス）（Hydrogen ion（acidosis））
- 低／高カリウム血症（Hypo-/hyperkalemia）
- 低体温症（Hypothermia）
- 緊張性気胸（Tension pneumothorax）
- 心タンポナーデ（Tamponade，cardiac）
- 毒物（Toxins）
- 肺動脈血栓症（Thrombosis, pulmonary）
- 冠動脈血栓症（Thrombosis, coronary）

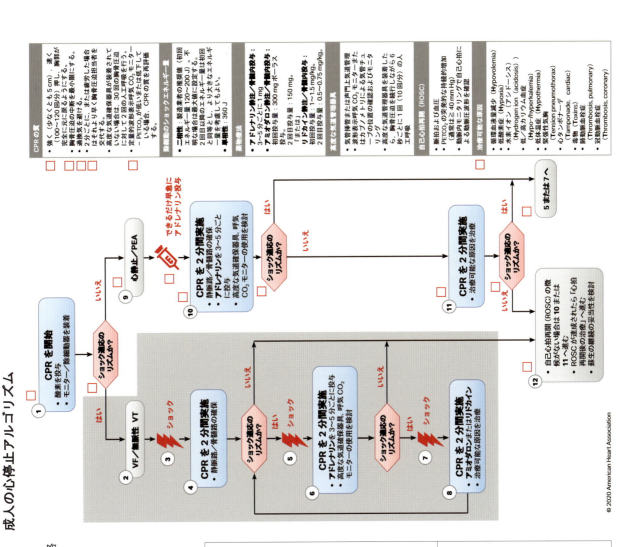

デブリーフィングツール

ACLS サンプルシナリオ：心停止
（VF／無脈性 VT／心静止／PEA）

学習目標

- 成人患者の系統的評価のために BLS，ACLS 一次アセスメント，ACLS 二次アセスメントの手順の適用
- 迅速な胸骨圧迫の優先，AED 早期使用の統合など，迅速で質の高い BLS を実施する
- 心停止の認識
- 蘇生中止または治療交代まで心停止の早期処置を実施する（心拍再開後の治療を含む）
- CPR の質の継続的な評価，患者の生理的反応のモニタリング，およびチームへのリアルタイムフィードバックの提供による，心停止中の蘇生努力を評価する。
- 高い能力を持つチームのメンバーまたはリーダーとして効果的なコミュニケーションの模範となる
- チームダイナミクスがチームの活動能力全体に与える影響を認識する

デブリーフィングの一般原則

- デブリーフィング時の指針として，表を使用する。
- デブリーフィングの長さは 10 分とする（さらに時間が必要な場合を除く）。
- すべての目標を取り扱う。
- デブリーフィングの最後に，覚えておくべき重要な事項を要約する。
- 受講者に内省（自分**の行**動を客観的に振り返ること）を促し、全参加者を引き込む。
- 講義のような解説をしたり，選択回答形式の質問で討論を支配することは**避ける**。

行うこと	情報収集	分析	要約
• チームの役割を割り当て，チームに指示する（効果的なチームダイナミクス）。 • 体系的アプローチを指示する。 • 100 %酸素の投与をチームに指示する。 • モニターリードの取り付けをチームに指示する。 • 静脈路／骨髄路の確保を指示する。 • 適切な除細動と薬物療法を指示する。 • 治療に対する患者の再評価を指示する。 • 特定の治療について要約する。 • 必要ならば，高度な気道管理の必要性について言及する。 • 治療可能な原因を検討する。 • 心拍再開後の治療を指示する。	**受講者による観察** （主にチームリーダーと時間管理／記録係） • あなたの視点から各イベントについて説明してもらえますか？ • あなたの行った治療はどのような結果となったと思いますか？ • シナリオのそれぞれのイベントを振り返ってもらえますか？（時間管理／記録係に対する指示） • 改善の余地がある点は何ですか？ • チームが適切に実施できた行動は何ですか？	**適切に実施できた点** • どのように［ここに行動を挿入］を適切に実施できたのですか？ • なぜ［ここに行動を挿入］を適切に実施できたと思いますか？ • ［ここに行動を挿入］を実施した経緯についてもう少し詳しく説明してください。	**受講者主導の要約** • あなたが学んだ最も重要なことは何ですか？ • 重要な点を誰かまとめてくれますか？ • 覚えておくべき重要な事項は主に何ですか？
	インストラクターによる観察 • 私は［ここに行動を挿入］に気付きました。 • 私は［ここに行動を挿入］を観察しました。 • 私は［ここに行動を挿入］を目撃しました。	**改善が必要な点** • なぜ［ここに行動を挿入］が起きたと思いますか？ • ［ここに行動を挿入］はどのようにして改善したら良いと思いますか？ • ［ここに行動を挿入］をしている間，どのように考えていましたか？ • ［ここに行動を挿入］ができなかったのはなぜですか？	**インストラクター主導の要約** • 学習した内容をまとめてみましょう・・・ • 学習したことは・・・ • 覚えておくべき重要な事項は主に・・・

ケース 40：院内―心カテ室での心停止（VF／無脈性VT）

シナリオの難易度：1

導入：糖尿病の男性がカテーテル検査室の待機室で冠動脈造影を待っているとき，突然激しい胸痛に襲われた。先週も同様の胸痛を経験している。

バイタルサイン

心拍数：
血圧：
呼吸数：
Spo_2：
体温：
体重：
年齢：54 歳

最初の情報

- 看護師が舌下用ニトログリセリン錠を与えると症状がすぐになくなる。

あなたの最初に取るべき行動は？

- バイタルサインは安定している。
- 看護師は患者に心電図モニターを取り付け，心電計を取りに行ったが，戻ってくると，患者は反応しなくなっていた。
- モニターは **VF** を示している。

あなたの次に取るべき行動は？

追加情報

インストラクター向けの注意事項：質の高い圧迫を直ちに開始し，除細動パッドを取り付ける必要がある。患者に対してできるだけ早くショックを実施するべきである。

あなたの次に取るべき行動は？

インストラクター向けの注意事項：2 回目のショック後，アドレナリン 1 mg を投与する必要があり，治療抵抗性 VF に対して抗不整脈薬の投与を考慮してもよい。

心拍再開後の治療アルゴリズム

インストラクター向けの注意事項：チームが質の高い胸骨圧迫を続けることで，患者に ROSC が見られるので，チームは心拍再開後の治療アルゴリズムを開始する。

あなたの次に取るべき行動は？

- 換気と酸素化の最適化
- 低血圧の管理
- 12 誘導心電図
- 目標体温管理（必要に応じて）
- 心カテ室（STEMI）または集中治療室への搬送

成人の心停止の学習ステーションチェックリスト（VF／無脈性VT）

成人の心停止アルゴリズム

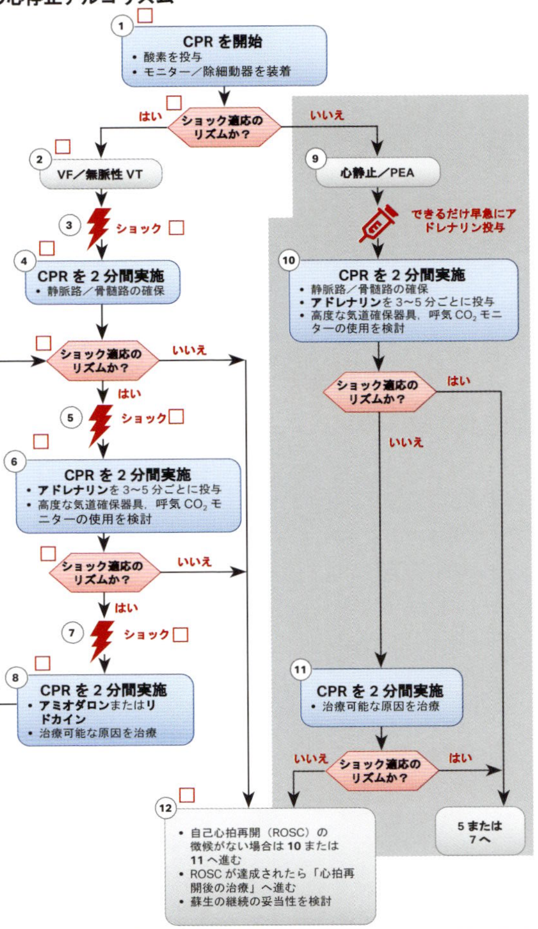

CPR の質

- 強く（少なくとも 5 cm），速く（100～120 回/分）押し，胸郭が完全に元に戻るようにする。
- 胸骨圧迫の中断を最小限にする。
- 過換気を避ける。
- 2 分ごとに，または疲労した場合はそれより早く胸骨圧迫担当者を交代する。
- 高度な気道確保器具が装着されていない場合は，30 回の胸骨圧迫に対して 2 回の人工呼吸を行う。
- 定量的波形表示呼気 CO_2 モニター
  - P_{ETCO_2} が低いまたは低下している場合，CPR の質を再評価する。

治療可能な原因

- 循環血液量減少（**H**ypovolemia）
- 低酸素症（**H**ypoxia）
- 水素イオン（アシドーシス）（**H**ydrogen ion（acidosis））
- 低／高カリウム血症（**H**ypo-/hyperkalemia）
- 低体温症（**H**ypothermia）
- 緊張性気胸（**T**ension pneumothorax）
- 心タンポナーデ（**T**amponade，cardiac）
- 毒物（**T**oxins）
- 肺動脈血栓症（**T**hrombosis, pulmonary）
- 冠動脈血栓症（**T**hrombosis, coronary）

成人の心拍再開後の治療の学習ステーションチェックリスト

成人の心拍再開後の治療アルゴリズム

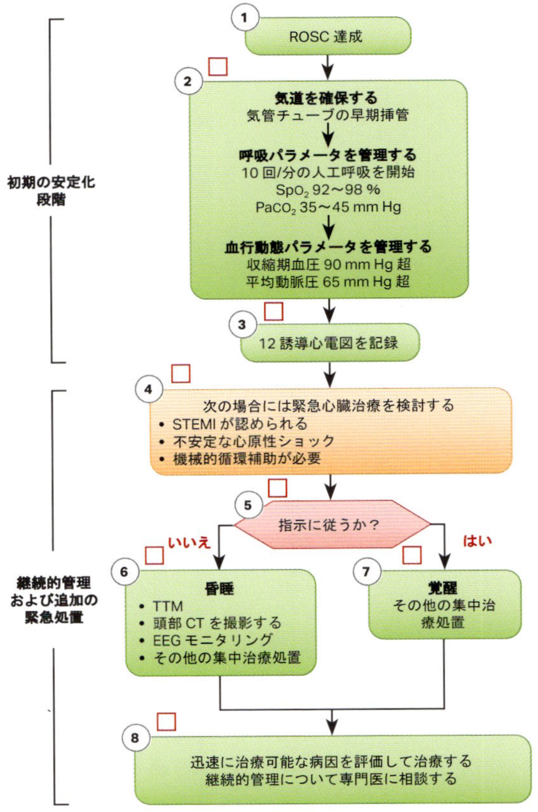

H と T

- 循環血液量減少（**H**ypovolemia）
- 低酸素症（**H**ypoxia）
- 水素イオン（アシドーシス）（**H**ydrogen ion（acidosis））
- 低カリウム血症（**H**ypokalemia）／高カリウム血症（**h**yperkalemia）
- 低体温症（**H**ypothermia）
- 緊張性気胸（**T**ension pneumothorax）
- 心タンポナーデ（**T**amponade，cardiac）
- 毒物（**T**oxins）
- 肺動脈血栓症（**T**hrombosis, pulmonary）
- 冠動脈血栓症（**T**hrombosis, coronary）

デブリーフィングツール

ACLS サンプルシナリオ：心停止（VF／無脈性 VT／心静止／PEA）

学習目標

- 成人患者の系統的評価のためにBLS，ACLS 一次アセスメント，ACLS 二次アセスメントの手順の適用
- 迅速な胸骨圧迫の優先，AED 早期使用の統合など，迅速で質の高い BLS を実施する
- 心停止の認識
- 蘇生中止または治療交代まで心停止の早期処置を実施する（心拍再開後の治療を含む）
- CPR の質の継続的な評価，患者の生理的反応のモニタリング，およびチームへのリアルタイムフィードバックの提供による，心停止中の蘇生努力を評価する。
- 高い能力を持つチームのメンバーまたはリーダーとして効果的なコミュニケーションの模範となる
- チームダイナミクスがチームの活動能力全体に与える影響を認識する

デブリーフィングの一般原則

- デブリーフィング時の指針として，表を使用する。
- デブリーフィングの長さは 10 分とする（さらに時間が必要な場合を除く）。
- すべての目標を取り扱う。
- デブリーフィングの最後に，覚えておくべき重要な事項を要約する。
- 受講者に内省（自分**の行**動を客観的に振り返ること）を促し、全参加者を引き込む。
- 講義のような解説をしたり，選択回答形式の質問で討論を支配することは**避ける**。

行うこと	情報収集	分析	要約
• チームの役割を割り当て，チームに指示する（効果的なチームダイナミクス）。 • 体系的アプローチを指示する。 • 100 %酸素の投与をチームに指示する。 • モニターリードの取り付けをチームに指示する。 • 静脈路／骨髄路の確保を指示する。 • 適切な除細動と薬物療法を指示する。 • 治療に対する患者の再評価を指示する。 • 特定の治療について要約する。 • 必要ならば，高度な気道管理の必要性について言及する。 • 治療可能な原因を検討する。 • 心拍再開後の治療を指示する。	**受講者による観察** （主にチームリーダーと時間管理／記録係） • あなたの視点から各イベントについて説明してもらえますか？ • あなたの行った治療はどのような結果となったと思いますか？ • シナリオのそれぞれのイベントを振り返ってもらえますか？（時間管理／記録係に対する指示） • 改善の余地がある点は何ですか？ • チームが適切に実施できた行動は何ですか？	**適切に実施できた点** • どのように［ここに行動を挿入］を適切に実施できたのですか？ • なぜ［ここに行動を挿入］を適切に実施できたと思いますか？ • ［ここに行動を挿入］を実施した経緯についてもう少し詳しく説明してください。	**受講者主導の要約** • あなたが学んだ最も重要なことは何ですか？ • 重要な点を誰かまとめてくれますか？ • 覚えておくべき重要な事項は主に何ですか？
	インストラクターによる観察 • 私は［ここに行動を挿入］に気付きました。 • 私は［ここに行動を挿入］を観察しました。 • 私は［ここに行動を挿入］を目撃しました。	**改善が必要な点** • なぜ［ここに行動を挿入］が起きたと思いますか？ • ［ここに行動を挿入］はどのようにして改善したら良いと思いますか？ • ［ここに行動を挿入］をしている間，どのように考えていましたか？ • ［ここに行動を挿入］ができなかったのはなぜですか？	**インストラクター主導の要約** • 学習した内容をまとめてみましょう・・・ • 学習したことは・・・ • 覚えておくべき重要な事項は主に・・・

ケース 41：院内―ICU での心停止（VF／無脈性VT）

シナリオの難易度：1

導入：あなたは救急部から移送されてきた患者を担当している。この患者は 15 km のレースに参加していたときに完全心停止で倒れた。バイスタンダー（その場に居合わせた人）が 119 番通報し，救急隊が到着するまで CPR を実施した。

バイタルサイン
心拍数：48 回/分
血圧：126/80 mm Hg
呼吸数：12 回/分
Spo_2：
体温：37.2 °C
体重：
年齢：

最初の情報
- 患者は，心電図，酸素飽和度，呼吸数を継続的にモニタリングされている。
- 心電図モニターは，QRS の幅の狭い心リズム（**洞性徐脈**）を示している。期外収縮はない。
- あなたはナースステーションで心リズムと心拍数の変化に気付く。
- 患者の病室に入ると同時に，QRS 幅の広い頻拍（**VT**）を確認する。
- 患者は反応がなく呼吸もしておらず，脈拍も触知できない。
- あなたと同僚は CPR を開始して患者の主治医と研修医に患者の状態を知らせる。

あなたの最初に取るべき行動は？

追加情報
- 心リズムは無脈性VT と判断する。
- 質の高い CPR および 100 %酸素でのバッグマスク換気を直ちに開始すると同時に，同僚が除細動の準備を行う。
- もう 1 人のチームメンバーは骨髄路の確保を試みている。

あなたの次に取るべき行動は？

追加情報（必要な場合）
- 適切なショックの実施の後，CPR が続行される。
- 2 回目のショックの後，アドレナリンが投与され，抗不整脈薬の投与が検討される。

患者の蘇生を続けるにあたり，考慮するべきことは？

心拍再開後の治療アルゴリズム
インストラクター向けの注意事項：チームが質の高い胸骨圧迫を続けることで，患者に ROSC が見られるので，チームは心拍再開後の治療アルゴリズムを開始する。
あなたの次に取るべき行動は？
- 換気と酸素化の最適化
- 低血圧の管理
- 12 誘導心電図
- 目標体温管理（必要に応じて）
- 心カテ室（STEMI）または集中治療室への搬送

成人の心停止の学習ステーションチェックリスト（VF／無脈性VT）
成人の心停止アルゴリズム

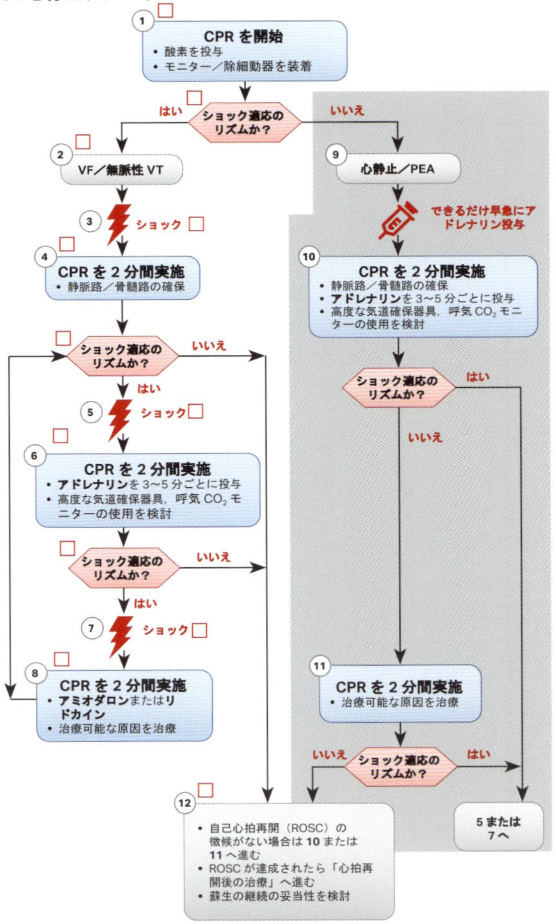

CPR の質	治療可能な原因
• 強く（少なくとも 5 cm），速く（100~120 回/分）押し，胸郭が完全に元に戻るようにする。 • 胸骨圧迫の中断を最小限にする。 • 過換気を避ける。 • 2 分ごとに，または疲労した場合はそれより早く胸骨圧迫担当者を交代する。 • 高度な気道確保器具が装着されていない場合は，30 回の胸骨圧迫に対して 2 回の人工呼吸を行う。 • 定量的波形表示呼気 CO_2 モニター – $PETCO_2$ が低いまたは低下している場合，CPR の質を再評価する。	• 循環血液量減少（Hypovolemia） • 低酸素症（Hypoxia） • 水素イオン（アシドーシス）（Hydrogen ion（acidosis）） • 低／高カリウム血症（Hypo-/hyperkalemia） • 低体温症（Hypothermia） • 緊張性気胸（Tension pneumothorax） • 心タンポナーデ（Tamponade，cardiac） • 毒物（Toxins） • 肺動脈血栓症（Thrombosis, pulmonary） • 冠動脈血栓症（Thrombosis, coronary）

成人の心拍再開後の治療の学習ステーションチェックリスト
成人の心拍再開後の治療アルゴリズム

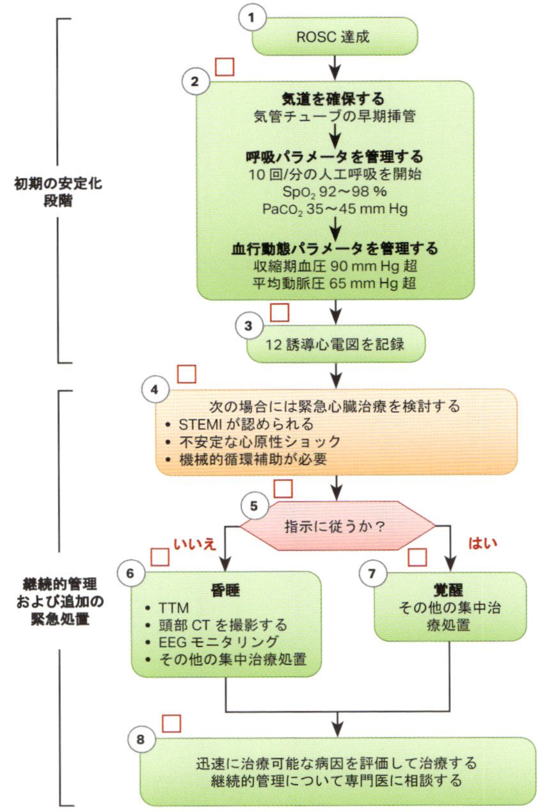

H と T
循環血液量減少（Hypovolemia）
低酸素症（Hypoxia）
水素イオン（アシドーシス）（Hydrogen ion（acidosis））
低カリウム血症（Hypokalemia）／高カリウム血症（hyperkalemia）
低体温症（Hypothermia）
緊張性気胸（Tension pneumothorax）
心タンポナーデ（Tamponade，cardiac）
毒物（Toxins）
肺動脈血栓症（Thrombosis, pulmonary）
冠動脈血栓症（Thrombosis, coronary）

デブリーフィングツール

ACLS サンプルシナリオ：心停止
（VF／無脈性 VT／心静止／PEA）

学習目標

- 成人患者の系統的評価のために BLS，ACLS 一次アセスメント，ACLS 二次アセスメントの手順の適用
- 迅速な胸骨圧迫の優先，AED 早期使用の統合など，迅速で質の高い BLS を実施する
- 心停止の認識
- 蘇生中止または治療交代まで心停止の早期処置を実施する（心拍再開後の治療を含む）
- CPR の質の継続的な評価，患者の生理的反応のモニタリング，およびチームへのリアルタイムフィードバックの提供による，心停止中の蘇生努力を評価する。
- 高い能力を持つチームのメンバーまたはリーダーとして効果的なコミュニケーションの模範となる
- チームダイナミクスがチームの活動能力全体に与える影響を認識する

デブリーフィングの一般原則

- デブリーフィング時の指針として，表を使用する。
- デブリーフィングの長さは 10 分とする（さらに時間が必要な場合を除く）。
- すべての目標を取り扱う。
- デブリーフィングの最後に，覚えておくべき重要な事項を要約する。
- 受講者に内省（自分**の行**動を客観的に振り返ること）を促し、全参加者を引き込む。
- 講義のような解説をしたり，選択回答形式の質問で討論を支配することは**避ける**。

<table>
<tr><th>行うこと</th><th>情報収集</th><th>分析</th><th>要約</th></tr>
<tr>
<td rowspan="2">• チームの役割を割り当て，チームに指示する（効果的なチームダイナミクス）。
• 体系的アプローチを指示する。
• 100 %酸素の投与をチームに指示する。
• モニターリードの取り付けをチームに指示する。
• 静脈路／骨髄路の確保を指示する。
• 適切な除細動と薬物療法を指示する。
• 治療に対する患者の再評価を指示する。
• 特定の治療について要約する。
• 必要ならば，高度な気道管理の必要性について言及する。
• 治療可能な原因を検討する。
• 心拍再開後の治療を指示する。</td>
<td>受講者による観察
（主にチームリーダーと時間管理／記録係）
• あなたの視点から各イベントについて説明してもらえますか？
• あなたの行った治療はどのような結果となったと思いますか？
• シナリオのそれぞれのイベントを振り返ってもらえますか？（時間管理／記録係に対する指示）
• 改善の余地がある点は何ですか？
• チームが適切に実施できた行動は何ですか？</td>
<td>適切に実施できた点
• どのように［ここに行動を挿入］を適切に実施できたのですか？
• なぜ［ここに行動を挿入］を適切に実施できたと思いますか？
• ［ここに行動を挿入］を実施した経緯についてもう少し詳しく説明してください。</td>
<td>受講者主導の要約
• あなたが学んだ最も重要なことは何ですか？
• 重要な点を誰かまとめてくれますか？
• 覚えておくべき重要な事項は主に何ですか？</td>
</tr>
<tr>
<td>インストラクターによる観察
• 私は［ここに行動を挿入］に気付きました。
• 私は［ここに行動を挿入］を観察しました。
• 私は［ここに行動を挿入］を目撃しました。</td>
<td>改善が必要な点
• なぜ［ここに行動を挿入］が起きたと思いますか？
• ［ここに行動を挿入］はどのようにして改善したら良いと思いますか？
• ［ここに行動を挿入］をしている間，どのように考えていましたか？
• ［ここに行動を挿入］ができなかったのはなぜですか？</td>
<td>インストラクター主導の要約
• 学習した内容をまとめてみましょう・・・
• 学習したことは・・・
• 覚えておくべき重要な事項は主に・・・</td>
</tr>
</table>

ケース 42：院内での心停止（PEA）

シナリオの難易度：3

導入：病院の透析部への到着時に患者の反応がなくなる。コードチームへの出動要請が行われる。

バイタルサイン

心拍数：0 回/分
血圧：0/0 mm Hg
呼吸数：
Spo_2：室内空気で 40 %
体温：
体重：
年齢：52 歳

最初の情報

- 患者には高血圧と腎臓病の病歴がある。
- 初期評価で，女性は呼吸しておらず，脈拍も触知できないことが確認された。

あなたの取るべき行動は？

追加情報

- CPR が開始され，女性にモニターが取り付けられる。
- モニターに示された心リズムは QRS 幅の広いパターンを示している。

ここであなたの取るべき行動は？

- これは，PEA による心停止のケースである。
- コードチームは 100 %酸素でのバッグマスク換気で確実な気道を確保する。
- 静脈路を確保し，CPR が継続される。
- 2 回目のショックの後，アドレナリンが静注投与される。

あなたの次に取るべき行動は？

追加情報（必要な場合）

インストラクター向けの注意事項：慢性腎不全により高カリウム血症が疑われ，処置（塩化カルシウムの静注）が行われる。

成人の心停止の学習ステーションチェックリスト（心静止／PEA）

成人の心停止アルゴリズム

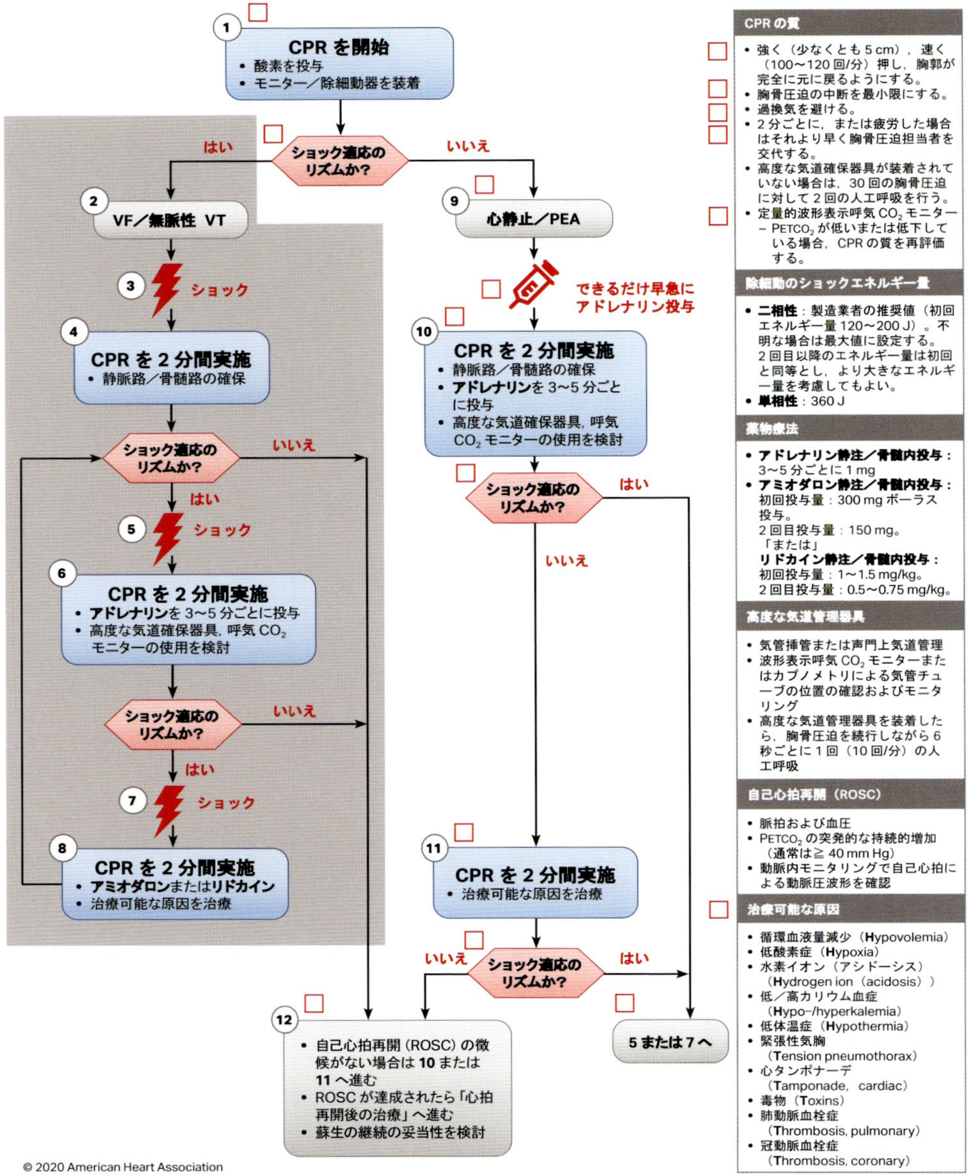

デブリーフィングツール

ACLS サンプルシナリオ：心停止
（VF／無脈性 VT／心静止／PEA）

学習目標

- 成人患者の系統的評価のために BLS，ACLS 一次アセスメント，ACLS 二次アセスメントの手順の適用
- 迅速な胸骨圧迫の優先，AED 早期使用の統合など，迅速で質の高い BLS を実施する
- 心停止の認識
- 蘇生中止または治療交代まで心停止の早期処置を実施する（心拍再開後の治療を含む）
- CPR の質の継続的な評価，患者の生理的反応のモニタリング，およびチームへのリアルタイムフィードバックの提供による，心停止中の蘇生努力を評価する。
- 高い能力を持つチームのメンバーまたはリーダーとして効果的なコミュニケーションの模範となる
- チームダイナミクスがチームの活動能力全体に与える影響を認識する

デブリーフィングの一般原則

- デブリーフィング時の指針として，表を使用する。
- デブリーフィングの長さは 10 分とする（さらに時間が必要な場合を除く）。
- すべての目標を取り扱う。
- デブリーフィングの最後に，覚えておくべき重要な事項を要約する。
- 受講者に内省（自分**の行**動を客観的に振り返ること）を促し，全参加者を引き込む。
- 講義のような解説をしたり，選択回答形式の質問で討論を支配することは**避ける**。

行うこと	情報収集	分析	要約
• チームの役割を割り当て，チームに指示する（効果的なチームダイナミクス）。 • 体系的アプローチを指示する。 • 100 %酸素の投与をチームに指示する。 • モニターリードの取り付けをチームに指示する。 • 静脈路／骨髄路の確保を指示する。 • 適切な除細動と薬物療法を指示する。 • 治療に対する患者の再評価を指示する。 • 特定の治療について要約する。 • 必要ならば，高度な気道管理の必要性について言及する。 • 治療可能な原因を検討する。 • 心拍再開後の治療を指示する。	**受講者による観察** （主にチームリーダーと時間管理／記録係） • あなたの視点から各イベントについて説明してもらえますか？ • あなたの行った治療はどのような結果となったと思いますか？ • シナリオのそれぞれのイベントを振り返ってもらえますか？（時間管理／記録係に対する指示） • 改善の余地がある点は何ですか？ • チームが適切に実施できた行動は何ですか？	**適切に実施できた点** • どのように［ここに行動を挿入］を適切に実施できたのですか？ • なぜ［ここに行動を挿入］を適切に実施できたと思いますか？ • ［ここに行動を挿入］を実施した経緯についてもう少し詳しく説明してください。	**受講者主導の要約** • あなたが学んだ最も重要なことは何ですか？ • 重要な点を誰かまとめてくれますか？ • 覚えておくべき重要な事項は主に何ですか？
	インストラクターによる観察 • 私は［ここに行動を挿入］に気付きました。 • 私は［ここに行動を挿入］を観察しました。 • 私は［ここに行動を挿入］を目撃しました。	**改善が必要な点** • なぜ［ここに行動を挿入］が起きたと思いますか？ • ［ここに行動を挿入］はどのようにして改善したら良いと思いますか？ • ［ここに行動を挿入］をしている間，どのように考えていましたか？ • ［ここに行動を挿入］ができなかったのはなぜですか？	**インストラクター主導の要約** • 学習した内容をまとめてみましょう・・・ • 学習したことは・・・ • 覚えておくべき重要な事項は主に・・・

ケース 43：院内での心停止（VF／無脈性VT）

シナリオの難易度：2

導入：胸痛で入院した女性が死戦期呼吸をしていて，反応がない。

バイタルサイン

心拍数：
血圧：
呼吸数：
SpO_2：
体温：
体重：
年齢：65 歳

最初の情報

- 患者には高コレステロール血症と高血圧の病歴がある。
- この女性は息切れと胸部不快感で来院した。
- 入院から約 6 時間後，女性が反応がなくなっており死戦期呼吸をしていることを発見した看護師があなたをベッドサイドに呼び出す。

あなたの取るべき行動は？

追加情報

インストラクター向けの注意事項：最初の行動には，コードの通報，CPR の開始，除細動器の取付けが含まれる。

- 応援の要請後，複数の救助者が駆けつけ，作業を割り当てることができる。
- 除細動器の取付けを看護師に要請しながらコードを通報し，同時に他の救助者に胸骨圧迫，およびバッグマスクによる換気を促す。

あなたの次に取るべき行動は？

- 心電図は **VF** を示している。

インストラクター向けの注意事項：充電後，すぐにショックを実施する必要がある。充電中，胸部圧迫を再開する必要がある。

あなたの次に取るべき行動は？

追加情報（必要な場合）

- VF のために 2 回目の除細動が行われ，胸骨圧迫が再開される。

あなたの次に取るべき行動は？

心拍再開後の治療アルゴリズム

インストラクター向けの注意事項：チームが質の高い胸骨圧迫を続けることで，患者に ROSC が見られるので，チームは心拍再開後の治療アルゴリズムを開始する。

あなたの次に取るべき行動は？

- 換気と酸素化の最適化
- 低血圧の管理
- 12 誘導心電図
- 目標体温管理（必要に応じて）
- 心カテ室（STEMI）または集中治療室への搬送

成人の心停止の学習ステーションチェックリスト（VF／無脈性VT）

成人の心停止アルゴリズム

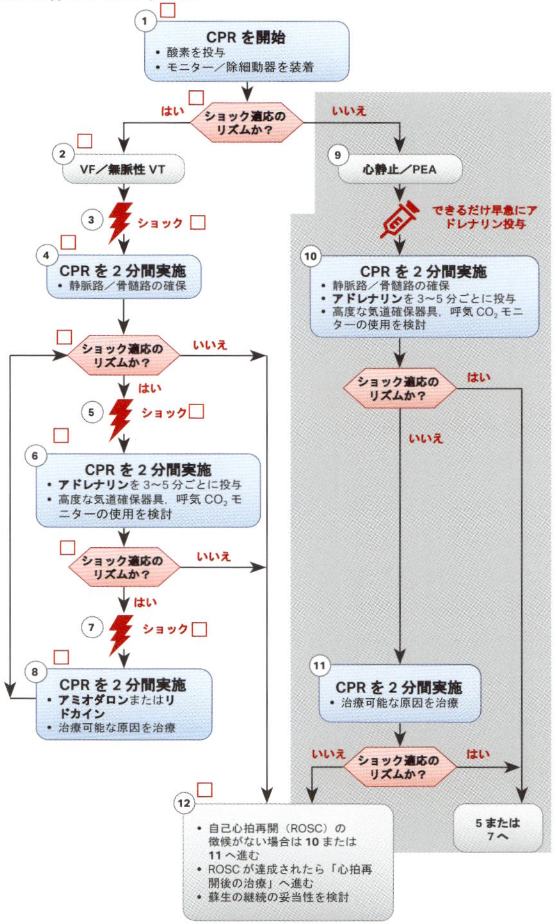

CPR の質	治療可能な原因
• 強く（少なくとも 5 cm），速く（100〜120 回/分）押し，胸郭が完全に元に戻るようにする。 • 胸骨圧迫の中断を最小限にする。 • 過換気を避ける。 • 2 分ごとに，または疲労した場合はそれより早く胸骨圧迫担当者を交代する。 • 高度な気道確保器具が装着されていない場合は，30 回の胸骨圧迫に対して 2 回の人工呼吸を行う。 • 定量的波形表示呼気 CO_2 モニター – $PETCO_2$ が低いまたは低下している場合，CPR の質を再評価する。	• 循環血液量減少（**H**ypovolemia） • 低酸素症（**H**ypoxia） • 水素イオン（アシドーシス）（**H**ydrogen ion（acidosis）） • 低／高カリウム血症（**H**ypo-/hyperkalemia） • 低体温症（**H**ypothermia） • 緊張性気胸（**T**ension pneumothorax） • 心タンポナーデ（**T**amponade，cardiac） • 毒物（**T**oxins） • 肺動脈血栓症（**T**hrombosis, pulmonary） • 冠動脈血栓症（**T**hrombosis, coronary）

成人の心拍再開後の治療の学習ステーションチェックリスト

成人の心拍再開後の治療アルゴリズム

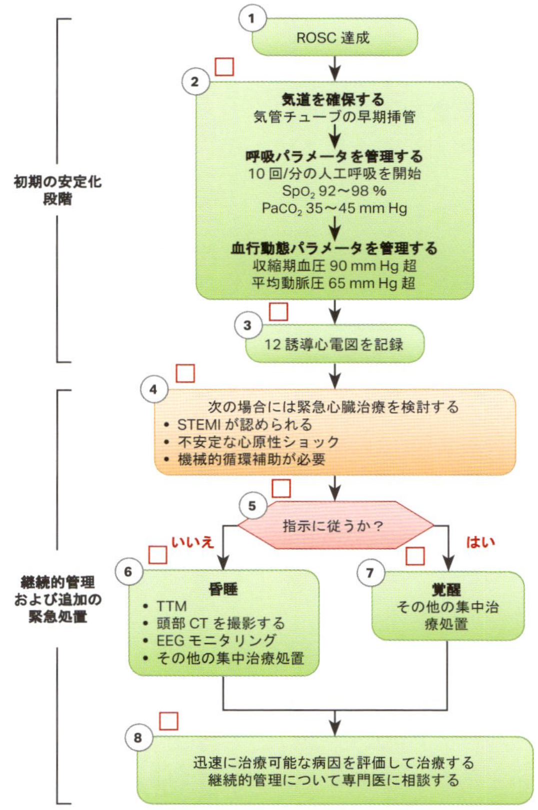

H と T

- 循環血液量減少（**H**ypovolemia）
- 低酸素症（**H**ypoxia）
- 水素イオン（アシドーシス）（**H**ydrogen ion（acidosis））
- 低カリウム血症（**H**ypokalemia）／高カリウム血症（**h**yperkalemia）
- 低体温症（**H**ypothermia）
- 緊張性気胸（**T**ension pneumothorax）
- 心タンポナーデ（**T**amponade，cardiac）
- 毒物（**T**oxins）
- 肺動脈血栓症（**T**hrombosis, pulmonary）
- 冠動脈血栓症（**T**hrombosis, coronary）

デブリーフィングツール

ACLS サンプルシナリオ：心停止
（VF／無脈性 VT／心静止／PEA）

学習目標

- 成人患者の系統的評価のために BLS，ACLS 一次アセスメント，ACLS 二次アセスメントの手順の適用
- 迅速な胸骨圧迫の優先，AED 早期使用の統合など，迅速で質の高い BLS を実施する
- 心停止の認識
- 蘇生中止または治療交代まで心停止の早期処置を実施する（心拍再開後の治療を含む）
- CPR の質の継続的な評価，患者の生理的反応のモニタリング，およびチームへのリアルタイムフィードバックの提供による，心停止中の蘇生努力を評価する。
- 高い能力を持つチームのメンバーまたはリーダーとして効果的なコミュニケーションの模範となる
- チームダイナミクスがチームの活動能力全体に与える影響を認識する

デブリーフィングの一般原則

- デブリーフィング時の指針として，表を使用する。
- デブリーフィングの長さは 10 分とする（さらに時間が必要な場合を除く）。
- すべての目標を取り扱う。
- デブリーフィングの最後に，覚えておくべき重要な事項を要約する。
- 受講者に内省（自分**の行**動を客観的に振り返ること）を促し，全参加者を引き込む。
- 講義のような解説をしたり，選択回答形式の質問で討論を支配することは**避ける**。

行うこと	情報収集	分析	要約
• チームの役割を割り当て，チームに指示する（効果的なチームダイナミクス）。 • 体系的アプローチを指示する。 • 100 %酸素の投与をチームに指示する。 • モニターリードの取り付けをチームに指示する。 • 静脈路／骨髄路の確保を指示する。 • 適切な除細動と薬物療法を指示する。 • 治療に対する患者の再評価を指示する。 • 特定の治療について要約する。 • 必要ならば，高度な気道管理の必要性について言及する。 • 治療可能な原因を検討する。 • 心拍再開後の治療を指示する。	**受講者による観察** （主にチームリーダーと時間管理／記録係） • あなたの視点から各イベントについて説明してもらえますか？ • あなたの行った治療はどのような結果となったと思いますか？ • シナリオのそれぞれのイベントを振り返ってもらえますか？（時間管理／記録係に対する指示） • 改善の余地がある点は何ですか？ • チームが適切に実施できた行動は何ですか？	**適切に実施できた点** • どのように［ここに行動を挿入］を適切に実施できたのですか？ • なぜ［ここに行動を挿入］を適切に実施できたと思いますか？ • ［ここに行動を挿入］を実施した経緯についてもう少し詳しく説明してください。	**受講者主導の要約** • あなたが学んだ最も重要なことは何ですか？ • 重要な点を誰かまとめてくれますか？ • 覚えておくべき重要な事項は主に何ですか？
	インストラクターによる観察 • 私は［ここに行動を挿入］に気付きました。 • 私は［ここに行動を挿入］を観察しました。 • 私は［ここに行動を挿入］を目撃しました。	**改善が必要な点** • なぜ［ここに行動を挿入］が起きたと思いますか？ • ［ここに行動を挿入］はどのようにして改善したら良いと思いますか？ • ［ここに行動を挿入］をしている間，どのように考えていましたか？ • ［ここに行動を挿入］ができなかったのはなぜですか？	**インストラクター主導の要約** • 学習した内容をまとめてみましょう・・・ • 学習したことは・・・ • 覚えておくべき重要な事項は主に・・・

ケース 44：院内—産科での心停止（VF／無脈性VT）

シナリオの難易度：3

導入：あなたは救急医で，妊娠 36 週目の患者が心停止になったために産科棟に呼び出される。

バイタルサイン

心拍数：
血圧：
呼吸数：
SpO_2：
体温：
体重：
年齢：29 歳

最初の情報

- 入室すると，明らかに妊娠中の女性がマグネシウムの点滴を受けていた。
- 呼吸療法士がバッグマスク換気を行っている。
- 看護師が胸骨圧迫を行っている。

あなたの最初に取るべき行動は？

追加情報

- 患者に心電図モニターが取り付けられると，**VF** であることが判明する。
- 患者は VF の状態のままである。3 分以内に緊急帝王切開および NICU のチームが到着する。
- 即時の除細動が実施され，CPR が開始される。
- 産婦人科医が緊急帝王切開を行って新生児を取り上げる。その間胸骨圧迫が継続される。
- 新生児は NICU チームによって保温，刺激，ケアされると，泣き出した。
- 胸骨圧迫を 2 分間行った後も，患者は VF の状態のままである。

あなたの次に取るべき行動は？

追加情報（必要な場合）

インストラクター向けの注意事項：受講者は，心停止 4 分の時点でマグネシウムの点滴の停止，静注ポートからの静注チューブの取り外し，アドレナリンの投与，カルシウムの投与，2 本目の大量輸液用静脈路または骨髄路の確保，および緊急帝王切開の要請を考慮する必要がある。

患者が VF 状態のままであるため，帝王切開を実施したら除細動を行う必要がある。

心拍再開後の治療アルゴリズム

インストラクター向けの注意事項：チームが質の高い胸骨圧迫を続けることで，患者に ROSC が見られるので，チームは心拍再開後の治療アルゴリズムを開始する。

あなたの次に取るべき行動は？

- 換気と酸素化の最適化
- 低血圧の管理
- 12 誘導心電図
- 目標体温管理（必要に応じて）
- 心カテ室（STEMI）または集中治療室への搬送

妊娠中の院内での心停止 ACLS 学習ステーションチェックリスト

妊娠中の院内での心停止 ACLS アルゴリズム

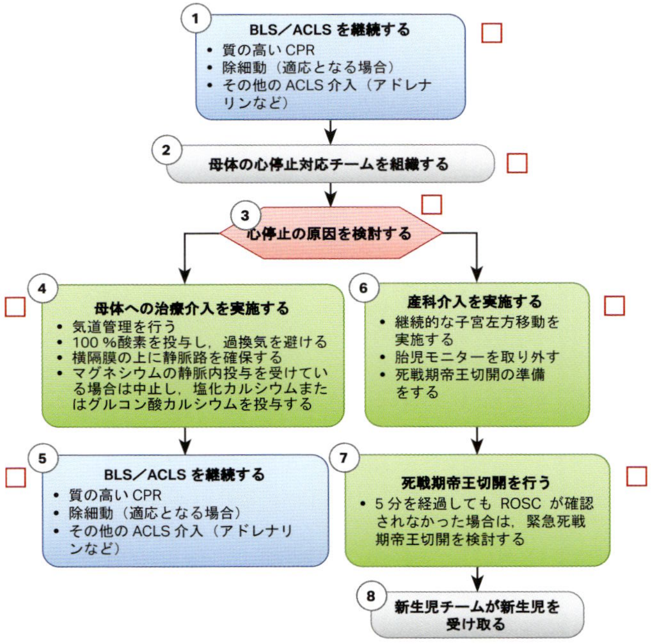

成人の心拍再開後の治療の学習ステーションチェックリスト

成人の心拍再開後の治療アルゴリズム

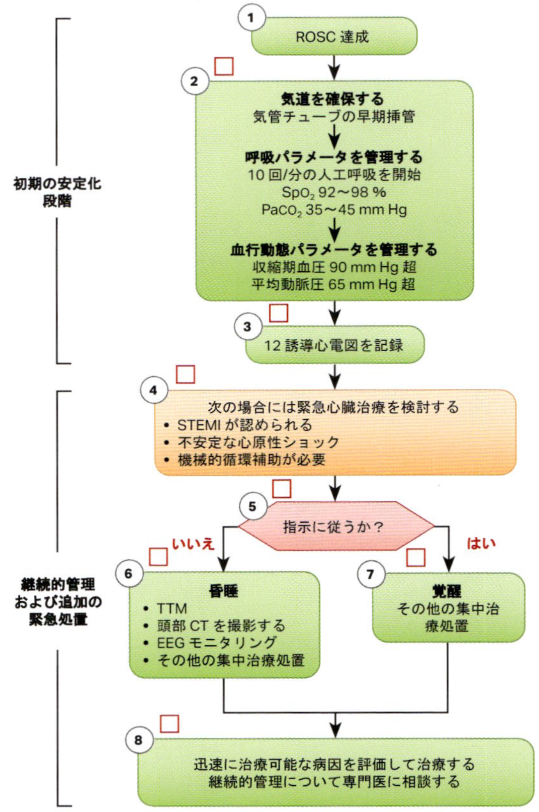

H と T

循環血液量減少（**H**ypovolemia）
低酸素症（**H**ypoxia）
水素イオン（アシドーシス）（**H**ydrogen ion（acidosis））
低カリウム血症（**H**ypokalemia）／高カリウム血症（**h**yperkalemia）
低体温症（**H**ypothermia）
緊張性気胸（**T**ension pneumothorax）
心タンポナーデ（**T**amponade，cardiac）
毒物（**T**oxins）
肺動脈血栓症（**T**hrombosis, pulmonary）
冠動脈血栓症（**T**hrombosis, coronary）

デブリーフィングツール

ACLS サンプルシナリオ：心停止
（VF／無脈性 VT／心静止／PEA）

学習目標

- 成人患者の系統的評価のために BLS，ACLS 一次アセスメント，ACLS 二次アセスメントの手順の適用
- 迅速な胸骨圧迫の優先，AED 早期使用の統合など，迅速で質の高い BLS を実施する
- 心停止の認識
- 蘇生中止または治療交代まで心停止の早期処置を実施する（心拍再開後の治療を含む）
- CPR の質の継続的な評価，患者の生理的反応のモニタリング，およびチームへのリアルタイムフィードバックの提供による，心停止中の蘇生努力を評価する。
- 高い能力を持つチームのメンバーまたはリーダーとして効果的なコミュニケーションの模範となる
- チームダイナミクスがチームの活動能力全体に与える影響を認識する

デブリーフィングの一般原則

- デブリーフィング時の指針として，表を使用する。
- デブリーフィングの長さは 10 分とする（さらに時間が必要な場合を除く）。
- すべての目標を取り扱う。
- デブリーフィングの最後に，覚えておくべき重要な事項を要約する。
- 受講者に内省（自分**の行**動を客観的に振り返ること）を促し、全参加者を引き込む。
- 講義のような解説をしたり，選択回答形式の質問で討論を支配することは**避ける**。

行うこと	情報収集	分析	要約
• チームの役割を割り当て，チームに指示する（効果的なチームダイナミクス）。 • 体系的アプローチを指示する。 • 100 %酸素の投与をチームに指示する。 • モニターリードの取り付けをチームに指示する。 • 静脈路／骨髄路の確保を指示する。 • 適切な除細動と薬物療法を指示する。 • 治療に対する患者の再評価を指示する。 • 特定の治療について要約する。 • 必要ならば，高度な気道管理の必要性について言及する。 • 治療可能な原因を検討する。 • 心拍再開後の治療を指示する。	**受講者による観察** （主にチームリーダーと時間管理／記録係） • あなたの視点から各イベントについて説明してもらえますか？ • あなたの行った治療はどのような結果となったと思いますか？ • シナリオのそれぞれのイベントを振り返ってもらえますか？（時間管理／記録係に対する指示） • 改善の余地がある点は何ですか？ • チームが適切に実施できた行動は何ですか？	**適切に実施できた点** • どのように［ここに行動を挿入］を適切に実施できたのですか？ • なぜ［ここに行動を挿入］を適切に実施できたと思いますか？ • ［ここに行動を挿入］を実施した経緯についてもう少し詳しく説明してください。	**受講者主導の要約** • あなたが学んだ最も重要なことは何ですか？ • 重要な点を誰かまとめてくれますか？ • 覚えておくべき重要な事項は主に何ですか？
	インストラクターによる観察 • 私は［ここに行動を挿入］に気付きました。 • 私は［ここに行動を挿入］を観察しました。 • 私は［ここに行動を挿入］を目撃しました。	**改善が必要な点** • なぜ［ここに行動を挿入］が起きたと思いますか？ • ［ここに行動を挿入］はどのようにして改善したら良いと思いますか？ • ［ここに行動を挿入］をしている間，どのように考えていましたか？ • ［ここに行動を挿入］ができなかったのはなぜですか？	**インストラクター主導の要約** • 学習した内容をまとめてみましょう・・・ • 学習したことは・・・ • 覚えておくべき重要な事項は主に・・・

ケース 45：院内—ICU での心停止（PEA）

シナリオの難易度：2

導入：患者は肺炎／呼吸不全で ICU に入院し，挿管されて鎮静状態にある。ルーチンの看護ケアを受けているときに，突然代償不全に陥った。

バイタルサイン

心拍数：
血圧：
呼吸数：
SpO_2：
体温：
体重：
年齢：80 歳

最初の情報

- 患者は突然**徐脈**になり，動脈ライントレーシングがフラットになった。これは，血圧／脈拍が失われたことを示す。

あなたの取るべき行動は？

追加情報

- コードを通報し，胸骨圧迫とバッグマスク換気を開始する。
- 患者は **PEA** を呈している。

あなたの次に取るべき行動は？

インストラクター向けの注意事項：受講者は，基礎疾患および治療可能な原因を究明することにより，患者は気管チューブが抜けたために PEA による心停止となったことに気付く必要がある。患者の換気が難しいと述べることでヒントを与える。

気管チューブの位置ずれを認識せずに心停止管理（アドレナリン投与と胸骨圧迫の繰り返し）を長引かせることは間違いである。さらに，受講者は患者が気胸であると確信して，両側の胸腔穿刺減圧または胸腔チューブの実行を選択する場合がある。このような状況が発生した場合，受講者にはケースの後で，気胸は通常は片側だけであり，左右の呼吸音の不在または困難な換気の原因は，チューブの位置ずれである可能性が最も高いことを知らせる必要がある。

呼気終末 CO_2 は検出されず（使用した場合），これは気道の消失の特定にも役立つ。パルスオキシメトリは良好な飽和度を検出しない。

成人の心停止の学習ステーションチェックリスト（心静止／PEA）

成人の心停止アルゴリズム

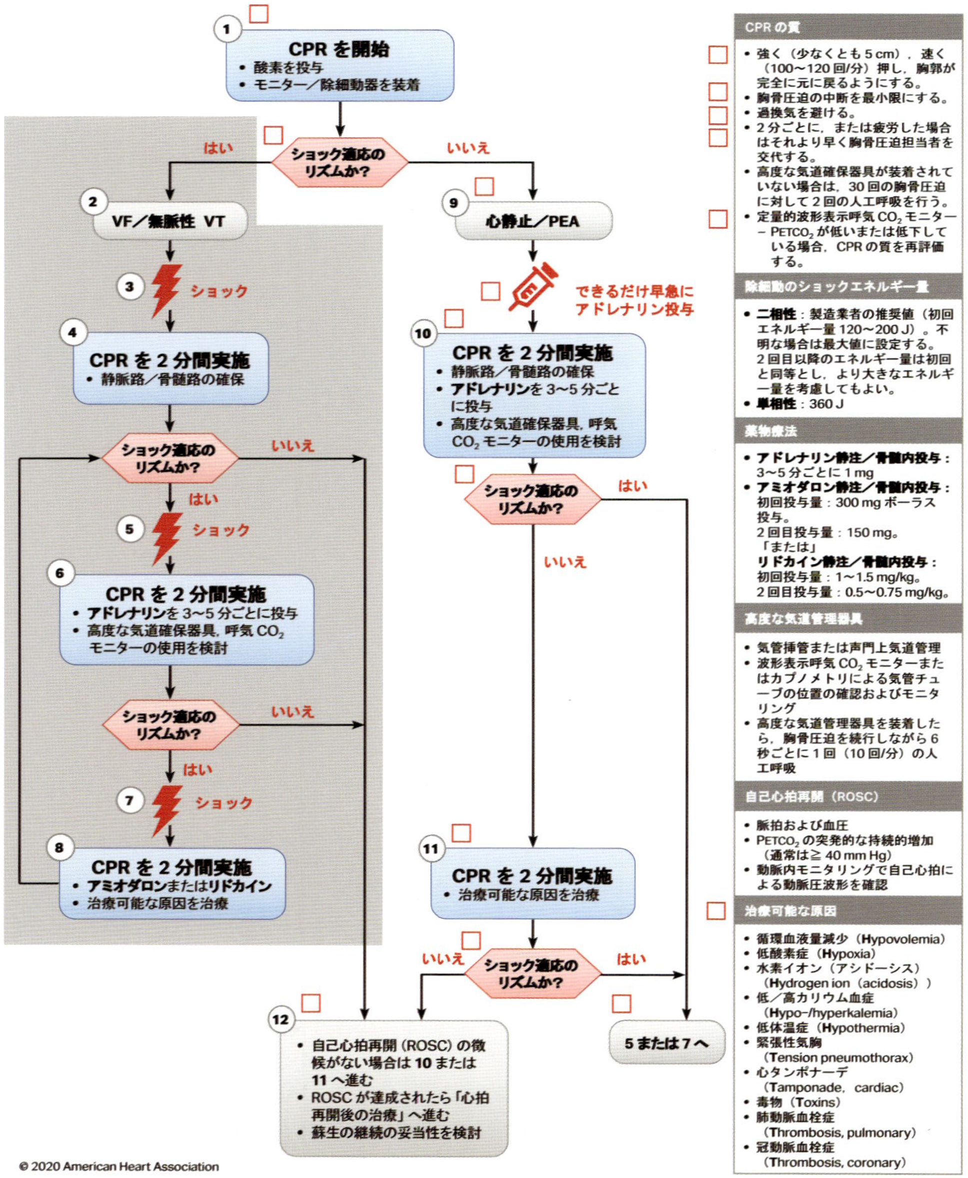

デブリーフィングツール

ACLS サンプルシナリオ：心停止
（VF／無脈性 VT／心静止／PEA）

学習目標

- 成人患者の系統的評価のために BLS，ACLS 一次アセスメント，ACLS 二次アセスメントの手順の適用
- 迅速な胸骨圧迫の優先，AED 早期使用の統合など，迅速で質の高い BLS を実施する
- 心停止の認識
- 蘇生中止または治療交代まで心停止の早期処置を実施する（心拍再開後の治療を含む）
- CPR の質の継続的な評価，患者の生理的反応のモニタリング，およびチームへのリアルタイムフィードバックの提供による，心停止中の蘇生努力を評価する。
- 高い能力を持つチームのメンバーまたはリーダーとして効果的なコミュニケーションの模範となる
- チームダイナミクスがチームの活動能力全体に与える影響を認識する

デブリーフィングの一般原則

- デブリーフィング時の指針として，表を使用する。
- デブリーフィングの長さは 10 分とする（さらに時間が必要な場合を除く）。
- すべての目標を取り扱う。
- デブリーフィングの最後に，覚えておくべき重要な事項を要約する。
- 受講者に内省（自分**の行**動を客観的に振り返ること）を促し、全参加者を引き込む。
- 講義のような解説をしたり，選択回答形式の質問で討論を支配することは**避ける**。

行うこと	情報収集	分析	要約
• チームの役割を割り当て，チームに指示する（効果的なチームダイナミクス）。 • 体系的アプローチを指示する。 • 100 %酸素の投与をチームに指示する。 • モニターリードの取り付けをチームに指示する。 • 静脈路／骨髄路の確保を指示する。 • 適切な除細動と薬物療法を指示する。 • 治療に対する患者の再評価を指示する。 • 特定の治療について要約する。 • 必要ならば，高度な気道管理の必要性について言及する。 • 治療可能な原因を検討する。 • 心拍再開後の治療を指示する。	**受講者による観察** （主にチームリーダーと時間管理／記録係） • あなたの視点から各イベントについて説明してもらえますか？ • あなたの行った治療はどのような結果となったと思いますか？ • シナリオのそれぞれのイベントを振り返ってもらえますか？（時間管理／記録係に対する指示） • 改善の余地がある点は何ですか？ • チームが適切に実施できた行動は何ですか？	**適切に実施できた点** • どのように［ここに行動を挿入］を適切に実施できたのですか？ • なぜ［ここに行動を挿入］を適切に実施できたと思いますか？ • ［ここに行動を挿入］を実施した経緯についてもう少し詳しく説明してください。	**受講者主導の要約** • あなたが学んだ最も重要なことは何ですか？ • 重要な点を誰かまとめてくれますか？ • 覚えておくべき重要な事項は主に何ですか？
	インストラクターによる観察 • 私は［ここに行動を挿入］に気付きました。 • 私は［ここに行動を挿入］を観察しました。 • 私は［ここに行動を挿入］を目撃しました。	**改善が必要な点** • なぜ［ここに行動を挿入］が起きたと思いますか？ • ［ここに行動を挿入］はどのようにして改善したら良いと思いますか？ • ［ここに行動を挿入］をしている間，どのように考えていましたか？ • ［ここに行動を挿入］ができなかったのはなぜですか？	**インストラクター主導の要約** • 学習した内容をまとめてみましょう・・・ • 学習したことは・・・ • 覚えておくべき重要な事項は主に・・・

ケース 46：院内ー術後の心停止（心静止）

シナリオの難易度：3

導入：患者は冠動脈バイパス術後 4 日目である。男性に反応がないことを看護師が発見して，コードを通報する。

バイタルサイン

心拍数：
血圧：
呼吸数：
SpO_2：
体温：
体重：
年齢：55 歳

最初の情報

- 患者は反応がなく，無呼吸，無脈拍である。

あなたの取るべき行動は？

追加情報

- 患者にモニターが取り付けられる。
- モニターに示された最初の心リズムは心静止状態であり，2 誘導で確認された。
- 胸骨圧迫とバッグマスク換気が開始される。

あなたの次に取るべき行動は？

インストラクター向けの注意事項：この患者には心タンポナーデという基礎疾患があり，これは心静止の原因となる T（tamponade の T）で始まる疾患の 1 つである。危険因子は，最近行った冠動脈バイパス術である。受講者がベッドサイドで超音波検査を求めると，心のう液が大量に貯留していることが判明する。シナリオは心タンポナーデが特定された後で，心のう穿刺を実施したとき，または胸部血管外科に開胸術の実施を要請したときに終了する。

成人の心停止の学習ステーションチェックリスト（心静止／PEA）

成人の心停止アルゴリズム

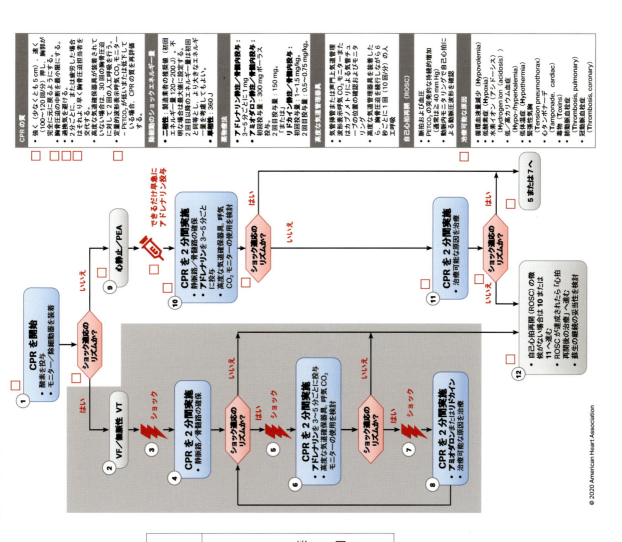

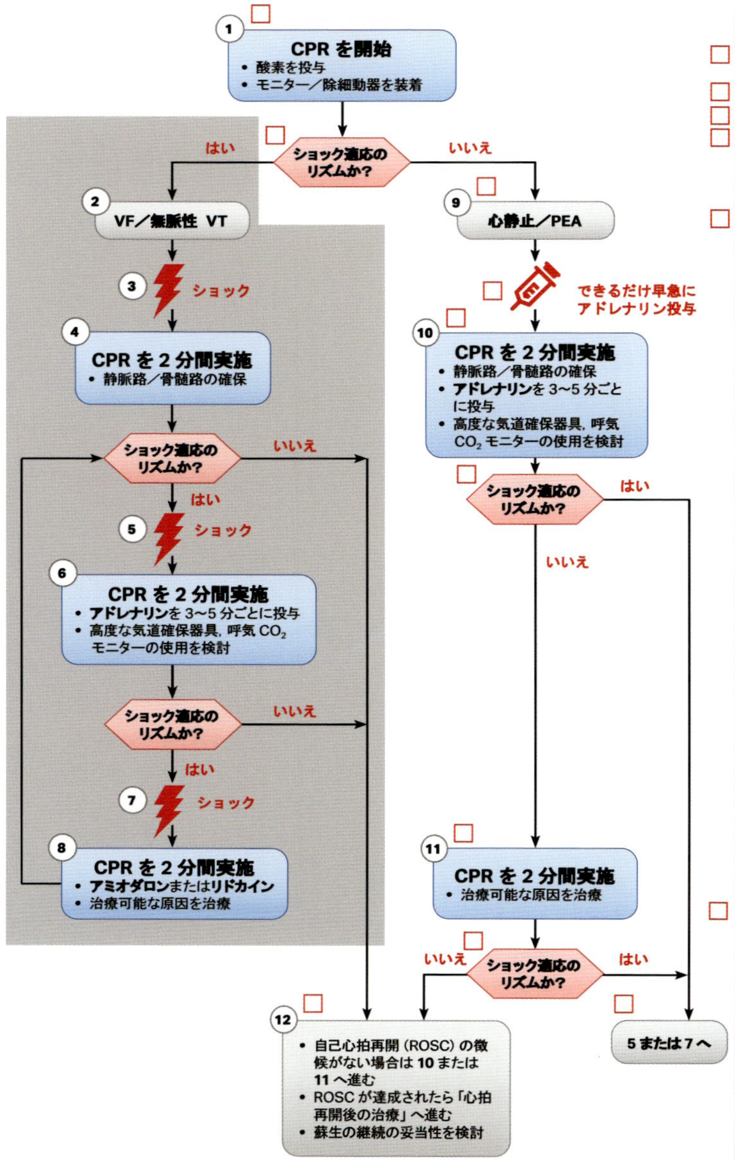

CPR の質

- 強く（少なくとも 5 cm），速く（100〜120 回/分）押し，胸郭が完全に元に戻るようにする。
- 胸骨圧迫の中断を最小限にする。
- 過換気を避ける。
- 2 分ごとに，または疲労した場合はそれより早く胸骨圧迫担当者を交代する。
- 高度な気道確保器具が装着されていない場合は，30 回の胸骨圧迫に対して 2 回の人工呼吸を行う。
- 定量的波形表示呼気 CO_2 モニター
  – $PETCO_2$ が低いまたは低下している場合，CPR の質を再評価する。

除細動のショックエネルギー量

- **二相性**：製造業者の推奨値（初回エネルギー量 120〜200 J）。不明な場合は最大値に設定する。
  2 回目以降のエネルギー量は初回と同等とし，より大きなエネルギー量を考慮してもよい。
- **単相性**：360 J

薬物療法

- **アドレナリン静注／骨髄内投与**：
  3〜5 分ごとに 1 mg
- **アミオダロン静注／骨髄内投与**：
  初回投与量：300 mg ボーラス投与。
  2 回目投与量：150 mg。
  「または」
  リドカイン静注／骨髄内投与：
  初回投与量：1〜1.5 mg/kg。
  2 回目投与量：0.5〜0.75 mg/kg。

高度な気道管理器具

- 気管挿管または声門上気道管理
- 波形表示呼気 CO_2 モニターまたはカプノメトリによる気管チューブの位置の確認およびモニタリング
- 高度な気道管理器具を装着したら，胸骨圧迫を継続しながら 6 秒ごとに 1 回（10 回/分）の人工呼吸

自己心拍再開（ROSC）

- 脈拍および血圧
- $PETCO_2$ の突発的な持続的増加（通常は≧ 40 mm Hg）
- 動脈内モニタリングで自己心拍による動脈圧波形を確認

治療可能な原因

- 循環血液量減少（Hypovolemia）
- 低酸素症（Hypoxia）
- 水素イオン（アシドーシス）（Hydrogen ion（acidosis））
- 低／高カリウム血症（Hypo-/hyperkalemia）
- 低体温症（Hypothermia）
- 緊張性気胸（Tension pneumothorax）
- 心タンポナーデ（Tamponade，cardiac）
- 毒物（Toxins）
- 肺動脈血栓症（Thrombosis, pulmonary）
- 冠動脈血栓症（Thrombosis, coronary）

デブリーフィングツール

ACLS サンプルシナリオ：心停止
（VF／無脈性 VT／心静止／PEA）

学習目標

- 成人患者の系統的評価のために BLS，ACLS 一次アセスメント，ACLS 二次アセスメントの手順の適用
- 迅速な胸骨圧迫の優先，AED 早期使用の統合など，迅速で質の高い BLS を実施する
- 心停止の認識
- 蘇生中止または治療交代まで心停止の早期処置を実施する（心拍再開後の治療を含む）
- CPR の質の継続的な評価，患者の生理的反応のモニタリング，およびチームへのリアルタイムフィードバックの提供による，心停止中の蘇生努力を評価する。
- 高い能力を持つチームのメンバーまたはリーダーとして効果的なコミュニケーションの模範となる
- チームダイナミクスがチームの活動能力全体に与える影響を認識する

デブリーフィングの一般原則

- デブリーフィング時の指針として，表を使用する。
- デブリーフィングの長さは 10 分とする（さらに時間が必要な場合を除く）。
- すべての目標を取り扱う。
- デブリーフィングの最後に，覚えておくべき重要な事項を要約する。
- 受講者に内省（自分**の行**動を客観的に振り返ること）を促し、全参加者を引き込む。
- 講義のような解説をしたり，選択回答形式の質問で討論を支配することは**避ける**。

行うこと	情報収集	分析	要約
• チームの役割を割り当て，チームに指示する（効果的なチームダイナミクス）。 • 体系的アプローチを指示する。 • 100 %酸素の投与をチームに指示する。 • モニターリードの取り付けをチームに指示する。 • 静脈路／骨髄路の確保を指示する。 • 適切な除細動と薬物療法を指示する。 • 治療に対する患者の再評価を指示する。 • 特定の治療について要約する。 • 必要ならば，高度な気道管理の必要性について言及する。 • 治療可能な原因を検討する。 • 心拍再開後の治療を指示する。	**受講者による観察** （主にチームリーダーと時間管理／記録係） • あなたの視点から各イベントについて説明してもらえますか？ • あなたの行った治療はどのような結果となったと思いますか？ • シナリオのそれぞれのイベントを振り返ってもらえますか？（時間管理／記録係に対する指示） • 改善の余地がある点は何ですか？ • チームが適切に実施できた行動は何ですか？	**適切に実施できた点** • どのように［ここに行動を挿入］を適切に実施できたのですか？ • なぜ［ここに行動を挿入］を適切に実施できたと思いますか？ • ［ここに行動を挿入］を実施した経緯についてもう少し詳しく説明してください。	**受講者主導の要約** • あなたが学んだ最も重要なことは何ですか？ • 重要な点を誰かまとめてくれますか？ • 覚えておくべき重要な事項は主に何ですか？
	インストラクターによる観察 • 私は［ここに行動を挿入］に気付きました。 • 私は［ここに行動を挿入］を観察しました。 • 私は［ここに行動を挿入］を目撃しました。	**改善が必要な点** • なぜ［ここに行動を挿入］が起きたと思いますか？ • ［ここに行動を挿入］はどのようにして改善したら良いと思いますか？ • ［ここに行動を挿入］をしている間，どのように考えていましたか？ • ［ここに行動を挿入］ができなかったのはなぜですか？	**インストラクター主導の要約** • 学習した内容をまとめてみましょう・・・ • 学習したことは・・・ • 覚えておくべき重要な事項は主に・・・

ケース 47：院内一心停止（CABG 後）

シナリオの難易度：3

導入：心臓手術 ICU で緊急事態が宣告される。チームが到着したとき，女性は心停止状態である。女性は冠動脈バイパス術後 1 日目である。

バイタルサイン
心拍数：該当なし
血圧：測定不能
呼吸数：無呼吸
SpO_2：測定不能
体温：37.2° C
体重：
年齢：68

最初の情報

患者はモニタリングユニットにいる。この女性は 12 時間前に抜管され，すべての血管収縮薬投与を停止していた。心停止前に，彼女は突然の息切れと胸部不快感を訴えていた。モニターは，120 回/分で QRS 幅が狭いオーガナイズドリズムを示している。

あなたの最初に取るべき行動は？

インストラクター向けの注意事項：心臓手術 ICU の他の多くの患者と同様に，この患者も侵襲的モニタリングを受ける。BLS 活動（CPR とリズムの評価を含む）を開始する。心室細動，循環血液量減少，心タンポナーデ，緊張性気胸など，可能性のある原因は早めに考慮する必要がある。

受講者は，胸骨再切開が必要になる可能性を想定し，このシナリオでは早く救助を要請する必要がある。できるだけ早く心臓外科医をベッドサイドに呼び，胸骨切開キットをベッドサイドに準備する必要がある。胸骨再切開が先か，CPR が先かというタイミングについては議論が分かれている。胸骨圧迫によって生じる手術部位の破損や損傷のリスクが認識されているにもかかわらず，胸骨再切開がすぐに実施できない場合，受講者が CPR を開始するのが妥当である。

追加情報

胸骨切開キットを準備している間に行われた CPR 第 2 サイクルで，患者は心室細動があることがわかった。

インストラクター向けの注意事項：受講者は成人の心停止アルゴリズムに従い，胸骨圧迫や除細動によって心室細動に対応することが求められる。

追加情報（必要な場合）

2 サイクルの CPR 後，心リズムは徐脈性 PEA にまで悪化する。胸骨切開キットはベッドサイドにある。

インストラクター向けの注意事項：緊急の胸骨再切開を検討することを優先すべきである。決定に関わる要因には，蘇生に参加するチームメンバーのトレーニングと経験，外科専門医が到着するまでの時間，心停止の疑わしい原因などがある。

胸部が切開されたら，すぐに直接心臓マッサージができるようになり，心タンポナーデが軽減され，出血部位が評価できるようになる。心室細動が再発する場合，体内電気ショックを検討することができる。胸部切開後に明らかな原因が特定されない場合，心停止の他の原因を考える必要がある。

輸液ボーラス投与を検討する。成人の心停止アルゴリズムの PEA 治療パスに従って，アドレナリンを検討する。

あなたの次に取るべき行動は？

- 受講者が胸部を切開すると，中程度の量の血液が心膜腔から除去される。患者の ROSC が確認される。
- 外科医が到着し，さらに評価と管理を行うために患者を手術室に移送する。

成人の心停止の学習ステーションチェックリスト（VF／無脈性 VT／心静止／PEA）

成人の心停止アルゴリズム

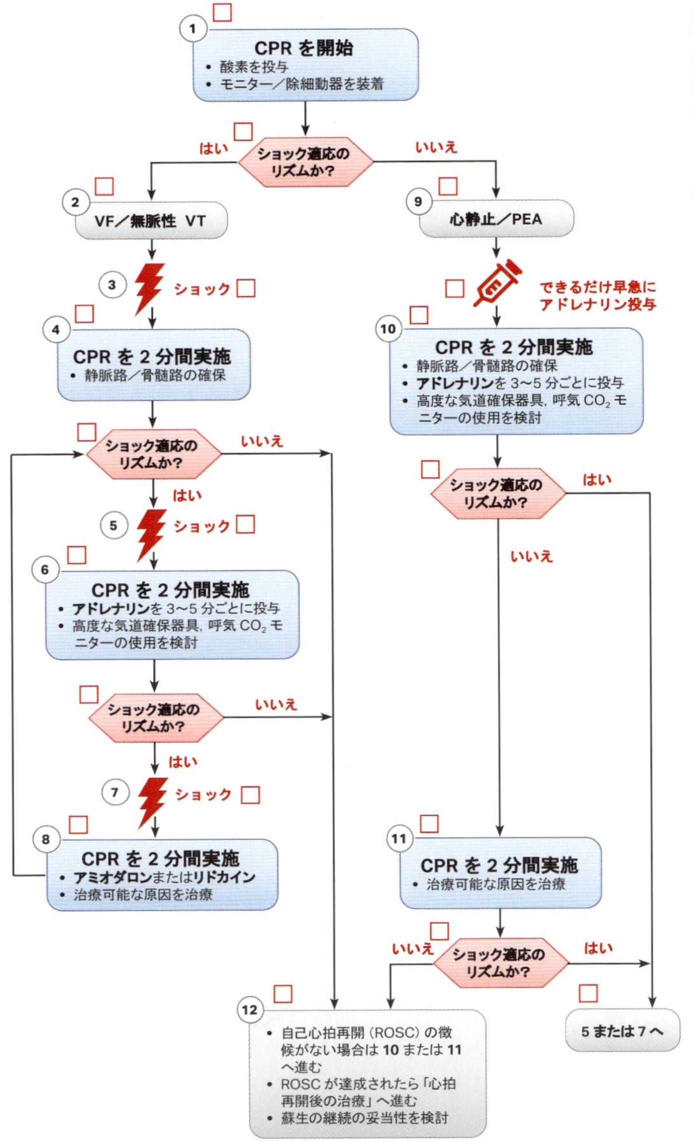

CPR の質

- 強く（少なくとも 5 cm），速く（100~120 回/分）押し，胸郭が完全に元に戻るようにする。
- 胸骨圧迫の中断を最小限にする。
- 過換気を避ける。
- 2 分ごとに，または疲労した場合はそれより早く胸骨圧迫担当者を交代する。
- 高度な気道確保器具が装着されていない場合は，30 回の胸骨圧迫に対して 2 回の人工呼吸を行う。
- 定量的波形表示呼気 CO_2 モニター
  – P_{ETCO_2} が低いまたは低下している場合，CPR の質を再評価する。

除細動のショックエネルギー量

- **二相性**：製造業者の推奨値（初回エネルギー量 120~200 J）。不明な場合は最大値に設定する。2 回目以降のエネルギー量は初回と同等とし，より大きなエネルギー量を考慮してもよい。
- **単相性**：360 J

薬物療法

- **アドレナリン静注／骨髄内投与**：3~5 分ごとに 1 mg
- **アミオダロン静注／骨髄内投与**：初回投与量：300 mg ボーラス投与。
  2 回目投与量：150 mg
  「または」
  リドカイン静注／骨髄内投与：
  初回投与量：1~1.5 mg/kg。
  2 回目投与量：0.5~0.75 mg/kg。

高度な気道確保器具

- 気管挿管または声門上気道管理
- 波形表示呼気 CO_2 モニターまたはカプノメトリによる気管チューブの位置の確認およびモニタリング
- 高度な気道管理器具を装着したら，胸骨圧迫を続行しながら 6 秒ごとに 1 回（10 回/分）の人工呼吸

自己心拍再開（ROSC）

- 脈拍および血圧
- P_{ETCO_2} の突発的な持続的増加（通常は≧ 40 mm Hg）
- 動脈内モニタリングで自己心拍による動脈圧波形を確認

治療可能な原因

- 循環血液量減少（Hypovolemia）
- 低酸素症（Hypoxia）
- 水素イオン（アシドーシス）（Hydrogen ion（acidosis））
- 低／高カリウム血症（Hypo-/hyperkalemia）
- 低体温症（Hypothermia）
- 緊張性気胸（Tension pneumothorax）
- 心タンポナーデ（Tamponade，cardiac）
- 毒物（Toxins）
- 肺動脈血栓症（Thrombosis, pulmonary）
- 冠動脈血栓症（Thrombosis, coronary）

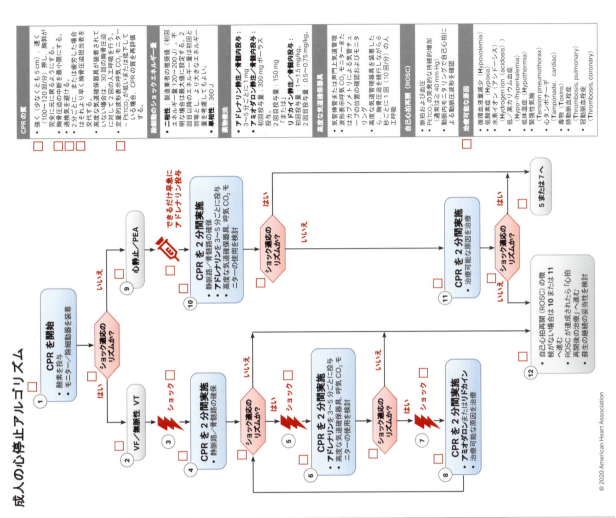

デブリーフィングツール

ACLS サンプルシナリオ：心停止
（VF／無脈性 VT／心静止／PEA）

学習目標

- 成人患者の系統的評価のために BLS，ACLS 一次アセスメント，ACLS 二次アセスメントの手順の適用
- 迅速な胸骨圧迫の優先，AED 早期使用の統合など，迅速で質の高い BLS を実施する
- 心停止の認識
- 蘇生中止または治療交代まで心停止の早期処置を実施する（心拍再開後の治療を含む）
- CPR の質の継続的な評価，患者の生理的反応のモニタリング，およびチームへのリアルタイムフィードバックの提供による，心停止中の蘇生努力を評価する。
- 高い能力を持つチームのメンバーまたはリーダーとして効果的なコミュニケーションの模範となる
- チームダイナミクスがチームの活動能力全体に与える影響を認識する

デブリーフィングの一般原則

- デブリーフィング時の指針として，表を使用する。
- デブリーフィングの長さは 10 分とする（さらに時間が必要な場合を除く）。
- すべての目標を取り扱う。
- デブリーフィングの最後に，覚えておくべき重要な事項を要約する。
- 受講者に内省（自分**の行**動を客観的に振り返ること）を促し、全参加者を引き込む。
- 講義のような解説をしたり，選択回答形式の質問で討論を支配することは**避ける**。

<table>
<tr><th>行うこと</th><th>情報収集</th><th>分析</th><th>要約</th></tr>
<tr>
<td rowspan="2">• チームの役割を割り当て，チームに指示する（効果的なチームダイナミクス）。
• 体系的アプローチを指示する。
• 100 %酸素の投与をチームに指示する。
• モニターリードの取り付けをチームに指示する。
• 静脈路／骨髄路の確保を指示する。
• 適切な除細動と薬物療法を指示する。
• 治療に対する患者の再評価を指示する。
• 特定の治療について要約する。
• 必要ならば，高度な気道管理の必要性について言及する。
• 治療可能な原因を検討する。
• 心拍再開後の治療を指示する。</td>
<td>受講者による観察
（主にチームリーダーと時間管理／記録係）
• あなたの視点から各イベントについて説明してもらえますか？
• あなたの行った治療はどのような結果となったと思いますか？
• シナリオのそれぞれのイベントを振り返ってもらえますか？（時間管理／記録係に対する指示）
• 改善の余地がある点は何ですか？
• チームが適切に実施できた行動は何ですか？</td>
<td>適切に実施できた点
• どのように［ここに行動を挿入］を適切に実施できたのですか？
• なぜ［ここに行動を挿入］を適切に実施できたと思いますか？
• ［ここに行動を挿入］を実施した経緯についてもう少し詳しく説明してください。</td>
<td>受講者主導の要約
• あなたが学んだ最も重要なことは何ですか？
• 重要な点を誰かまとめてくれますか？
• 覚えておくべき重要な事項は主に何ですか？</td>
</tr>
<tr>
<td>インストラクターによる観察
• 私は［ここに行動を挿入］に気付きました。
• 私は［ここに行動を挿入］を観察しました。
• 私は［ここに行動を挿入］を目撃しました。</td>
<td>改善が必要な点
• なぜ［ここに行動を挿入］が起きたと思いますか？
• ［ここに行動を挿入］はどのようにして改善したら良いと思いますか？
• ［ここに行動を挿入］をしている間，どのように考えていましたか？
• ［ここに行動を挿入］ができなかったのはなぜですか？</td>
<td>インストラクター主導の要約
• 学習した内容をまとめてみましょう・・・
• 学習したことは・・・
• 覚えておくべき重要な事項は主に・・・</td>
</tr>
</table>

ケース 48：院外メガコード実習―頻拍（SVT）（不安定な頻拍 > VF > 心静止 > PCAC）

シナリオの難易度：2

導入：あなたは救急救命士で，現場に到着すると，男性がレストランでの夕食で喉を詰まらせた後，呼吸停止を起こしている。

バイタルサイン

心拍数：140 回/分
血圧：62/P mm Hg
呼吸数：0 回/分
Spo$_2$：88 %
体温：
体重：
年齢：82 歳

初期評価

- 患者はチアノーゼを起こしていて，温かく乾燥しており，EMS 救助者が人工呼吸を実施している。

あなたの最初に取るべき行動は？

インストラクター向けの注意事項：この男性は窒息により無酸素状態に陥った。しかしケースの焦点は，無呼吸状態の継続である。

受講者は病歴の聴取と静注を開始し，患者にモニター電極またはパッドを取り付ける必要がある。心停止を防ぐために，心停止前後の症状の認識と灌流の改善に焦点を絞るべきである。

成人の脈拍のある頻拍アルゴリズム（SVT）

インストラクター向けの注意事項：受講者に対して無呼吸が提示される。重要な行動は，バッグマスク換気によって換気を実施することができるため，閉塞が解除されたことを確認することである。

無酸素状態により循環が変化し，患者は心停止に近い状態に陥った。モニターは，**狭い QRS 幅の頻拍**を示している。

受講者は，頻拍が前のイベントによる症状であることを認識し，酸素化と換気に努力を集中するべきである。

成人の心停止アルゴリズム（VF）

インストラクター向けの注意事項：患者は突然 VF を発症する。受講者は成人の心停止アルゴリズムの VF／無脈性VT 治療パスに従う。

ここで受講者のチームリーダーはチームの役割を割り当て，質の高い CPR をモニタリングする。

ケースは，安全な除細動，アドレナリンの投与，および抗不整脈薬治療の検討まで継続する必要がある。

成人の心停止アルゴリズム（心静止）

インストラクター向けの注意事項：患者は現在心静止を呈している。受講者は質の高い CPR のモニタリングを継続し，成人の心停止アルゴリズムの心静止治療パスに従う。

治療可能な原因を検討する。

心拍再開後の治療アルゴリズム

インストラクター向けの注意事項：チームが質の高い胸骨圧迫を続けることで，患者に ROSC が見られるので，チームは心拍再開後の治療アルゴリズムを開始する。

メガコードの実習の学習ステーションチェックリスト：ケース 48
頻拍 → VF → 心静止 → PCAC

受講者名 ＿＿＿＿＿＿＿＿＿＿ テスト日 ＿＿＿＿＿＿

重要な能力基準						正しく完了した場合はチェックを入れる
チームリーダー						
チームメンバーに役割を割り当てる						
つねに質の高い CPR が行われていることを確認する	圧迫のテンポ 100 ～120 回/分 ☐	圧迫の深さ ≧ 5 cm ☐	胸骨圧迫の割合 > 80 % ☐	胸郭の戻り（オプション）☐	換気（オプション）☐	
チームメンバーが適切にコミュニケーションを取っていることを確認する						
頻拍の管理						
必要に応じて酸素投与を開始し，モニターを装着して静脈路を確保する						
モニターリードを適切な位置に装着する						
不安定だと認識する						
呼吸停止を原因とする症状（窒息）を認識する						
VF の管理						
VF を認識する						
心リズム解析前とショック施行前に患者から離れる						
ショック施行後，ただちに CPR を再開する						
適切な気道管理を行う						
投薬，心リズムのチェック／ショック，CPR を適切なサイクルで施行する						
適切な薬物を適切な用量で投与する						
心静止の管理						
心静止を認識する						
心静止の治療可能な原因について口頭で説明する（H と T）						
適切な薬物を適切な用量で投与する						
心リズムと脈拍のチェック後，直ちに CPR を再開する						
心拍再開後の治療						
ROSC を確認する						
血圧測定と 12 誘導心電図を実施し，酸素飽和度を測定し，気管挿管と波形表示呼気 CO_2 モニターの必要性を口頭で説明し，臨床検査を指示する						
目標を設定した体温管理を検討する						

テスト終了

テスト結果　合格の場合は**合格**，補習が必要である場合は**要補習**を○で囲む：	**合格**	**要補習**

インストラクターイニシャル ＿＿＿＿ インストラクター番号 ＿＿＿＿ 日付 ＿＿＿＿

学習ステーション習熟度
☐ 徐脈　☐ 頻拍　☐ 心停止／心停止直後の治療　☐ メガコード実習

デブリーフィングツール

ACLS サンプルシナリオ：メガコードの実習の学習ステーション

学習目標

- 成人患者の系統的評価のために BLS，ACLS 一次アセスメント，ACLS 二次アセスメントの手順の適用
- 迅速な胸骨圧迫の優先，AED 早期使用の統合など，迅速で質の高い BLS を実施する
- 呼吸停止を認識する
- 呼吸停止の早期治療を実施する
- 心停止の発症，または蘇生転帰の悪化を招く可能性のある徐脈性不整脈と頻脈性不整脈の認識
- 心停止の発症，または蘇生転帰の悪化を招く可能性のある徐脈性不整脈と頻脈性不整脈の早期処置の実施
- ACS の早期認識と早期治療の開始（適切な処置を含む）について討論する
- 脳卒中の早期認識と早期治療の開始（適切な処置を含む）について討論する
- 心停止の認識
- 蘇生中止または治療交代まで心停止の早期処置を実施する（心拍再開後の治療を含む）
- CPR の質の継続的な評価，患者の生理的反応のモニタリング，およびチームへのリアルタイムフィードバックの提供による，心停止中の蘇生努力を評価する。
- 高い能力を持つチームのメンバーまたはリーダーとして効果的なコミュニケーションの模範となる
- チームダイナミクスがチームの活動能力全体に与える影響を認識する

デブリーフィングの一般原則

- デブリーフィング時の指針として，表を使用する。
- デブリーフィングの長さは 10 分とする（さらに時間が必要な場合を除く）。
- すべての目標を取り扱う。
- デブリーフィングの最後に，覚えておくべき重要な事項を要約する。
- 受講者に内省（自分**の行**動を客観的に振り返ること）を促し、全参加者を引き込む。
- 講義のような解説をしたり，選択回答形式の質問で討論を支配することは**避ける**。

行うこと	情報収集	分析	要約
• チームの役割を割り当て，チームに指示する（効果的なチームダイナミクス）。 • 体系的アプローチを指示する。 • 100 %酸素の投与をチームに指示する。 • モニターリードの取り付けをチームに指示する。 • 静脈路／骨髄路の確保を指示する。 • 適切な除細動と薬物療法を指示する。 • 治療に対する患者の再評価を指示する。 • 特定の治療について要約する。 • 必要ならば，高度な気道管理の必要性について言及する。 • 治療可能な原因を検討する。 • 心拍再開後の治療を指示する。	**受講者による観察** （主にチームリーダーと時間管理／記録係） • あなたの視点から各イベントについて説明してもらえますか？ • あなたの行った治療はどのような結果となったと思いますか？ • シナリオのそれぞれのイベントを振り返ってもらえますか？（時間管理／記録係に対する指示） • 改善の余地がある点は何ですか？ • チームが適切に実施できた行動は何ですか？	**適切に実施できた点** • どのように［ここに行動を挿入］を適切に実施できたのですか？ • なぜ［ここに行動を挿入］を適切に実施できたと思いますか？ • ［ここに行動を挿入］を実施した経緯についてもう少し詳しく説明してください。	**受講者主導の要約** • あなたが学んだ最も重要なことは何ですか？ • 重要な点を誰かまとめてくれますか？ • 覚えておくべき重要な事項は主に何ですか？
	インストラクターによる観察 • 私は［ここに行動を挿入］に気付きました。 • 私は［ここに行動を挿入］を観察しました。 • 私は［ここに行動を挿入］を目撃しました。	**改善が必要な点** • なぜ［ここに行動を挿入］が起きたと思いますか？ • ［ここに行動を挿入］はどのようにして改善したら良いと思いますか？ • ［ここに行動を挿入］をしている間，どのように考えていましたか？ • ［ここに行動を挿入］ができなかったのはなぜですか？	**インストラクター主導の要約** • 学習した内容をまとめてみましょう・・・ • 学習したことは・・・ • 覚えておくべき重要な事項は主に・・・

ケース 49：院外メガコード実習—不安定な頻拍（VT），電気ショック（不安定な VT > VF > PEA > PCAC）

シナリオの難易度：2

導入：あなたは救急救命士で，現場に到着すると，男性が押しつぶされるような胸痛で重度の呼吸窮迫に陥っている。

バイタルサイン

心拍数：測定不能
血圧：64/P mm Hg
呼吸数：28 回/分
SpO_2：89 %
体温：
体重：
年齢：45 歳

初期評価

- 患者は青白い顔をして，大汗をかき，冷たい。

あなたの最初に取るべき行動は？

インストラクター向けの注意事項：この男性は重度の心筋梗塞の兆候を示している。しかしケースの焦点は，循環不良の兆候である。受講者は病歴の聴取を開始し，患者にモニター電極またはパッドを取り付ける必要がある。患者は脈拍のある **VT** の状態である。即時の同期電気ショックの準備に焦点を絞るべきである。静注とショック実施前の投薬のために治療を遅らせてはならない。

成人の脈拍のある頻拍アルゴリズム（VT）

インストラクター向けの注意事項：脈拍のある不安定な VT が見られたため，受講者は成人の脈拍のある頻拍アルゴリズムの脈拍のある不安定な VT の治療パスに従う必要がある。

重要な行動は，この心停止前後の状態において同期電気ショックが必要な治療介入であることを認めることである。12 誘導心電図の記録や静注の開始は，必要な治療介入を遅らせる。

受講者は，頻拍が症状の原因である可能性があることを認識して，基礎にある心リズムの修正に努力を集中するべきである。

成人の心停止アルゴリズム（VF）

インストラクター向けの注意事項：患者は突然 VF を発症する。受講者は成人の心停止アルゴリズムの VF/無脈性 VT 治療パスに従う。

ここで受講者のチームリーダーはチームの役割を割り当て，質の高い CPR をモニタリングする。ケースは，安全な除細動，血管収縮薬の投与，および抗不整脈薬治療の検討まで継続する必要がある。

成人の心停止アルゴリズム（PEA）

インストラクター向けの注意事項：患者は現在 PEA を呈している。受講者は質の高い CPR のモニタリングを継続し，成人の心停止アルゴリズムの PEA 治療パスに従う。

心拍再開後の治療アルゴリズム

インストラクター向けの注意事項：チームが質の高い胸骨圧迫を続けることで，患者に ROSC が見られるので，チームは心拍再開後の治療アルゴリズムを開始する。

メガコードの実習の学習ステーションチェックリスト：
ケース 49/52/57/60/62
頻拍 → VF → PEA → PCAC

受講者名 ________________ テスト日 ________________

重要な能力基準	正しく完了した場合はチェックを入れる
チームリーダー	
チームメンバーに役割を割り当てる	
つねに質の高い CPR が行われていることを確認する：圧迫のテンポ 100～120 回/分 ☐　圧迫の深さ ≧ 5 cm ☐　胸骨圧迫の割合 > 80 % ☐　胸郭の戻り（オプション） ☐　換気（オプション） ☐	
チームメンバーが適切にコミュニケーションを取っていることを確認する	
頻拍の管理	
必要に応じて酸素投与を開始し，モニターを装着して静脈路を確保する	
モニターリードを適切な位置に装着する	
不安定だと認識する	
ただちに同期電気ショックを実施する	
VF の管理	
VF を認識する	
心リズム解析前とショック施行前に患者から離れる	
ショック施行後，ただちに CPR を再開する	
適切な気道管理を行う	
投薬，心リズムのチェック／ショック，CPR を適切なサイクルで施行する	
適切な薬物を適切な用量で投与する	
PEA の管理	
PEA を認識する	
PEA の治療可能な原因について口頭で説明する（H と T）	
適切な薬物を適切な用量で投与する	
心リズムと脈拍のチェック後，直ちに CPR を再開する	
心拍再開後の治療	
ROSC を確認する	
血圧測定と 12 誘導心電図を実施し，酸素飽和度を測定し，気管挿管と波形表示呼気 CO_2 モニターの必要性を口頭で説明し，臨床検査を指示する	
目標を設定した体温管理を検討する	

テスト終了

テスト結果　合格の場合は**合格**，補習が必要である場合は**要補習**を○で囲む：	**合格**	**要補習**

インストラクターイニシャル ________　インストラクター番号 ________　日付 ________

学習ステーション習熟度
☐ 徐脈　☐ 頻拍　☐ 心停止／心停止直後の治療　☐ メガコード実習

デブリーフィングツール

ACLS サンプルシナリオ：メガコードの実習の学習ステーション

学習目標

- 成人患者の系統的評価のために BLS，ACLS 一次アセスメント，ACLS 二次アセスメントの手順の適用
- 迅速な胸骨圧迫の優先，AED 早期使用の統合など，迅速で質の高い BLS を実施する
- 呼吸停止を認識する
- 呼吸停止の早期治療を実施する
- 心停止の発症，または蘇生転帰の悪化を招く可能性のある徐脈性不整脈と頻脈性不整脈の認識
- 心停止の発症，または蘇生転帰の悪化を招く可能性のある徐脈性不整脈と頻脈性不整脈の早期処置の実施
- ACS の早期認識と早期治療の開始（適切な処置を含む）について討論する
- 脳卒中の早期認識と早期治療の開始（適切な処置を含む）について討論する
- 心停止の認識
- 蘇生中止または治療交代まで心停止の早期処置を実施する（心拍再開後の治療を含む）
- CPR の質の継続的な評価，患者の生理的反応のモニタリング，およびチームへのリアルタイムフィードバックの提供による，心停止中の蘇生努力を評価する。
- 高い能力を持つチームのメンバーまたはリーダーとして効果的なコミュニケーションの模範となる
- チームダイナミクスがチームの活動能力全体に与える影響を認識する

デブリーフィングの一般原則

- デブリーフィング時の指針として，表を使用する。
- デブリーフィングの長さは 10 分とする（さらに時間が必要な場合を除く）。
- すべての目標を取り扱う。
- デブリーフィングの最後に，覚えておくべき重要な事項を要約する。
- 受講者に内省（自分**の行**動を客観的に振り返ること）を促し、全参加者を引き込む。
- 講義のような解説をしたり，選択回答形式の質問で討論を支配することは**避ける**。

行うこと	情報収集	分析	要約
• チームの役割を割り当て，チームに指示する（効果的なチームダイナミクス）。 • 体系的アプローチを指示する。 • 100 %酸素の投与をチームに指示する。 • モニターリードの取り付けをチームに指示する。 • 静脈路／骨髄路の確保を指示する。 • 適切な除細動と薬物療法を指示する。 • 治療に対する患者の再評価を指示する。 • 特定の治療について要約する。 • 必要ならば，高度な気道管理の必要性について言及する。 • 治療可能な原因を検討する。 • 心拍再開後の治療を指示する。	**受講者による観察** （主にチームリーダーと時間管理／記録係） • あなたの視点から各イベントについて説明してもらえますか？ • あなたの行った治療はどのような結果となったと思いますか？ • シナリオのそれぞれのイベントを振り返ってもらえますか？（時間管理／記録係に対する指示） • 改善の余地がある点は何ですか？ • チームが適切に実施できた行動は何ですか？	**適切に実施できた点** • どのように［ここに行動を挿入］を適切に実施できたのですか？ • なぜ［ここに行動を挿入］を適切に実施できたと思いますか？ • ［ここに行動を挿入］を実施した経緯についてもう少し詳しく説明してください。	**受講者主導の要約** • あなたが学んだ最も重要なことは何ですか？ • 重要な点を誰かまとめてくれますか？ • 覚えておくべき重要な事項は主に何ですか？
	インストラクターによる観察 • 私は［ここに行動を挿入］に気付きました。 • 私は［ここに行動を挿入］を観察しました。 • 私は［ここに行動を挿入］を目撃しました。	**改善が必要な点** • なぜ［ここに行動を挿入］が起きたと思いますか？ • ［ここに行動を挿入］はどのようにして改善したら良いと思いますか？ • ［ここに行動を挿入］をしている間，どのように考えていましたか？ • ［ここに行動を挿入］ができなかったのはなぜですか？	**インストラクター主導の要約** • 学習した内容をまとめてみましょう・・・ • 学習したことは・・・ • 覚えておくべき重要な事項は主に・・・

ケース 50：院外メガコード実習―徐脈（徐脈 > 無脈性VT > 心静止 > PCAC）

シナリオの難易度：2

導入：あなたは救急救命士で，現場に到着すると，男性が胸痛と倦怠感を訴えている。

バイタルサイン
心拍数：50 回/分
血圧： 82/P mm Hg
呼吸数：20 回/分
SpO_2：91 %
体温：
体重：
年齢：57 歳

初期評価

- 患者は青白い顔で汗をかいている。皮膚は冷感と冷汗がある。

あなたの最初に取るべき行動は？

インストラクター向けの注意事項：この男性には胸痛の兆候を示しており，心リズムまたは基礎疾患の心事故が原因である可能性がある。12 誘導心電図によって心リズムを判断しながら，患者が心停止に陥ることを防ぐための治療を開始することをこのケースの焦点とするべきである。受講者は病歴の聴取を開始し，患者にモニター電極またはパッドを取り付ける必要がある。患者は**広い QRS 幅の徐脈**のリズムを呈している。

成人の脈拍のある徐脈アルゴリズム

インストラクター向けの注意事項：徐脈が見られたため，受講者は成人の徐脈アルゴリズムに従う必要がある。重要な行動は，心リズムの基礎原因を特定するために 12 誘導心電図を記録することである。この患者の 12 誘導心電図は，**明らかな下壁 STEMI** を示している。

受講者は，心リズムを修正するのに望ましい方法は経皮ペーシングであることを認識して，基礎にある心リズムの修正に努力を集中するべきである。

成人の心停止アルゴリズム（無脈性VT）

インストラクター向けの注意事項：患者は突然無脈性 VT を発症する。受講者は成人の心停止アルゴリズムの VF/無脈性VT 治療パスに従う。

ここで受講者のチームリーダーはチームの役割を割り当て，質の高い CPR をモニタリングする。

ケースは，安全な除細動，血管収縮薬の投与，および抗不整脈薬治療の検討まで継続する必要がある。

成人の心停止アルゴリズム（心静止）

インストラクター向けの注意事項：患者は現在心静止を呈している。受講者は質の高い CPR のモニタリングを継続し，成人の心停止アルゴリズムの心静止治療パスに従う。

心拍再開後の治療アルゴリズム

インストラクター向けの注意事項：チームが質の高い胸骨圧迫を続けることで，患者に ROSC が見られるので，チームは心拍再開後の治療アルゴリズムを開始する。

メガコードの実習の学習ステーションチェックリスト：ケース 50
徐脈 → 無脈性 VT → 心静止 → PCAC

受講者名 ______________________ テスト日 ______________

重要な能力基準	正しく完了した場合はチェックを入れる
チームリーダー	
チームメンバーに役割を割り当てる	
つねに質の高い CPR が行われていることを確認する：圧迫のテンポ 100～120 回/分 □　圧迫の深さ ≧ 5 cm □　胸骨圧迫の割合 > 80 % □　胸郭の戻り（オプション） □　換気（オプション） □	
チームメンバーが適切にコミュニケーションを取っていることを確認する	
徐脈の管理	
必要に応じて酸素投与を開始し，モニターを装着して静脈路を確保する	
モニターリードを適切な位置に装着する	
症候性徐脈だと認識する	
適切な用量のアトロピンを投与する	
二次治療の準備をする	
無脈性 VT の管理	
無脈性 VT を認識する	
心リズム解析前とショック施行前に患者から離れる	
ショック施行後，ただちに CPR を再開する	
適切な気道管理を行う	
投薬，心リズムのチェック／ショック，CPR を適切なサイクルで施行する	
適切な薬物を適切な用量で投与する	
心静止の管理	
心静止を認識する	
心静止の治療可能な原因について口頭で説明する（H と T）	
適切な薬物を適切な用量で投与する	
心リズムと脈拍のチェック後，直ちに CPR を再開する	
心拍再開後の治療	
ROSC を確認する	
血圧測定と 12 誘導心電図を実施し，酸素飽和度を測定し，気管挿管と波形表示呼気 CO_2 モニターの必要性を口頭で説明し，臨床検査を指示する	
目標を設定した体温管理を検討する	

テスト終了

テスト結果　合格の場合は**合格**，補習が必要である場合は**要補習**を○で囲む：	**合格**	**要補習**

インストラクターイニシャル ________ インストラクター番号 __________ 日付 __________

学習ステーション習熟度
□ 徐脈　□ 頻拍　□ 心停止／心停止直後の治療　□ メガコード実習

デブリーフィングツール

ACLS サンプルシナリオ：メガコードの実習の学習ステーション

学習目標

- 成人患者の系統的評価のために BLS，ACLS 一次アセスメント，ACLS 二次アセスメントの手順の適用
- 迅速な胸骨圧迫の優先，AED 早期使用の統合など，迅速で質の高い BLS を実施する
- 呼吸停止を認識する
- 呼吸停止の早期治療を実施する
- 心停止の発症，または蘇生転帰の悪化を招く可能性のある徐脈性不整脈と頻脈性不整脈の認識
- 心停止の発症，または蘇生転帰の悪化を招く可能性のある徐脈性不整脈と頻脈性不整脈の早期処置の実施
- ACS の早期認識と早期治療の開始（適切な処置を含む）について討論する
- 脳卒中の早期認識と早期治療の開始（適切な処置を含む）について討論する
- 心停止の認識
- 蘇生中止または治療交代まで心停止の早期処置を実施する（心拍再開後の治療を含む）
- CPR の質の継続的な評価，患者の生理的反応のモニタリング，およびチームへのリアルタイムフィードバックの提供による，心停止中の蘇生努力を評価する。
- 高い能力を持つチームのメンバーまたはリーダーとして効果的なコミュニケーションの模範となる
- チームダイナミクスがチームの活動能力全体に与える影響を認識する

デブリーフィングの一般原則

- デブリーフィング時の指針として，表を使用する。
- デブリーフィングの長さは 10 分とする（さらに時間が必要な場合を除く）。
- すべての目標を取り扱う。
- デブリーフィングの最後に，覚えておくべき重要な事項を要約する。
- 受講者に内省（自分**の行**動を客観的に振り返ること）を促し、全参加者を引き込む。
- 講義のような解説をしたり，選択回答形式の質問で討論を支配することは**避ける**。

行うこと	情報収集	分析	要約
• チームの役割を割り当て，チームに指示する（効果的なチームダイナミクス）。 • 体系的アプローチを指示する。 • 100 %酸素の投与をチームに指示する。 • モニターリードの取り付けをチームに指示する。 • 静脈路／骨髄路の確保を指示する。 • 適切な除細動と薬物療法を指示する。 • 治療に対する患者の再評価を指示する。 • 特定の治療について要約する。 • 必要ならば，高度な気道管理の必要性について言及する。 • 治療可能な原因を検討する。 • 心拍再開後の治療を指示する。	**受講者による観察** （主にチームリーダーと時間管理／記録係） • あなたの視点から各イベントについて説明してもらえますか？ • あなたの行った治療はどのような結果となったと思いますか？ • シナリオのそれぞれのイベントを振り返ってもらえますか？（時間管理／記録係に対する指示） • 改善の余地がある点は何ですか？ • チームが適切に実施できた行動は何ですか？	**適切に実施できた点** • どのように［ここに行動を挿入］を適切に実施できたのですか？ • なぜ［ここに行動を挿入］を適切に実施できたと思いますか？ • ［ここに行動を挿入］を実施した経緯についてもう少し詳しく説明してください。	**受講者主導の要約** • あなたが学んだ最も重要なことは何ですか？ • 重要な点を誰かまとめてくれますか？ • 覚えておくべき重要な事項は主に何ですか？
	インストラクターによる観察 • 私は［ここに行動を挿入］に気付きました。 • 私は［ここに行動を挿入］を観察しました。 • 私は［ここに行動を挿入］を目撃しました。	**改善が必要な点** • なぜ［ここに行動を挿入］が起きたと思いますか？ • ［ここに行動を挿入］はどのようにして改善したら良いと思いますか？ • ［ここに行動を挿入］をしている間，どのように考えていましたか？ • ［ここに行動を挿入］ができなかったのはなぜですか？	**インストラクター主導の要約** • 学習した内容をまとめてみましょう・・・ • 学習したことは・・・ • 覚えておくべき重要な事項は主に・・・

ケース 51：院外メガコード実習—STEMI／徐脈（症候性徐脈＞無脈性VT＞PEA＞PCAC）

シナリオの難易度：3

導入：あなたは救急救命士で，EMT パートナーとともに救急車に乗っている。意識変容状態にある女性を助けるために，地域の礼拝所へ出動する。

バイタルサイン
心拍数：40 回/分
血圧：80/46 mm Hg
呼吸数：
SpO_2：室内空気で 94 %
体温：
体重：
年齢：60 歳

初期評価

- 現場に到着すると，消防車が既に来ており，2 人の消防士が応援するため器材を用意して待機している。
- 消防士の 1 人によると，患者は刺激で覚醒させにくく，非常に気分が悪そうであるという。
- ベンチに仰臥位に横たわっている患者のところに到着する。教会員数人が近くにいる。
- 彼女は大きい音声が聞こえると目を開くが，非常に混迷している様子である。
- 目撃者によると，前触れなく前かがみに倒れ込んだという。

あなたの最初に取るべき行動は？

- 患者には呼吸困難はなく，皮膚は冷感と冷汗がある。肺には雑音がない。
- 12 誘導心電図の記録中に，家族から，患者にはインスリン非依存性糖尿病と胃食道逆流症の病歴があること，および心臓病の家族歴があることが告げられる。
- 12 誘導心電図は 40 回/分の**洞性徐脈**を示し，誘導 III および aVF で ST 上昇が見られるほか，V_4R も ST 上昇を示している。

成人の脈拍のある徐脈アルゴリズム

インストラクター向けの注意事項：チームリーダーは徐脈を症状性として認識し，アトロピンが必要であることを口頭で告げるべきである。

あなたが静注を開始しているときに，患者は死戦期呼吸をし始め，反応しなくなる。

患者は無脈拍になり，四肢誘導は**単形性 VT を示している**。

成人の心停止アルゴリズム（無脈性VT）

インストラクター向けの注意事項：質の高い CPR，ショック 3 回，高度な気道管理，アドレナリンおよび 300 mg のアミオダロンの投与の後，心停止が発生する前の初期に確認されたリズム（誘導 III で ST 上昇がみられる洞性徐脈）と一致するリズムがモニターで示されているが，脈拍はない（**PEA**）。

成人の心停止アルゴリズム（PEA）

インストラクター向けの注意事項：CPR をもう 1 分間行った後，呼気 CO_2 モニターでの定量的な測定値が 18 mmHg から 55 mmHg に上がる。心リズムと脈拍のチェックにより，患者の ROSC が確認される。

心拍再開後の治療アルゴリズム

インストラクター向けの注意事項：ROSC の後，さらに評価を進めると，患者の GCS のスコアは 3 であり，無呼吸であることが判明する。高度な気道管理器具によって換気が支援され，呼気 CO_2 モニターの測定値は 44 mmHg である。

血圧は 88/50 mmHg，指先穿刺による血糖値は 285 mg/dL（15.8 mmol/L）である。

最も近い病院は現場から 12 分のところにあり，心停止患者受け入れ施設までは現場から 30 分である。

メガコードの実習の学習ステーションチェックリスト：ケース 51/54
徐脈→VF→PEA→PCAC

受講者名 ______________________ テスト日 ______________

重要な能力基準						正しく完了した場合はチェックを入れる
チームリーダー						
チームメンバーに役割を割り当てる						
つねに質の高いCPR が行われていることを確認する	圧迫のテンポ 100～120 回/分 ☐	圧迫の深さ ≧ 5 cm ☐	胸骨圧迫の割合 ＞ 80 % ☐	胸郭の戻り（オプション）☐	換気（オプション）☐	
チームメンバーが適切にコミュニケーションを取っていることを確認する						
徐脈の管理						
必要に応じて酸素投与を開始し，モニターを装着して静脈路を確保する						
モニターリードを適切な位置に装着する						
症候性徐脈だと認識する						
適切な用量のアトロピンを投与する						
二次治療の準備をする						
VF の管理						
VF を認識する						
心リズム解析前とショック施行前に患者から離れる						
ショック施行後，ただちに CPR を再開する						
適切な気道管理を行う						
投薬，心リズムのチェック／ショック，CPR を適切なサイクルで施行する						
適切な薬物を適切な用量で投与する						
PEA の管理						
PEA を認識する						
PEA の治療可能な原因について口頭で説明する（H と T）						
適切な薬物を適切な用量で投与する						
心リズムと脈拍のチェック後，直ちに CPR を再開する						
心拍再開後の治療						
ROSC を確認する						
血圧測定と 12 誘導心電図を実施し，酸素飽和度を測定し，気管挿管と波形表示呼気 CO_2 モニターの必要性を口頭で説明し，臨床検査を指示する						
目標を設定した体温管理を検討する						

テスト終了

テスト結果　合格の場合は**合格**，補習が必要である場合は**要補習**を〇で囲む：	**合格**	**要補習**

インストラクターイニシャル ________ インストラクター番号 ____________ 日付 ________

学習ステーション習熟度
☐ 徐脈　☐ 頻拍　☐ 心停止／心停止直後の治療　☐ メガコード実習

デブリーフィングツール

ACLS サンプルシナリオ：メガコードの実習の学習ステーション

学習目標

- 成人患者の系統的評価のために BLS，ACLS 一次アセスメント，ACLS 二次アセスメントの手順の適用
- 迅速な胸骨圧迫の優先，AED 早期使用の統合など，迅速で質の高い BLS を実施する
- 呼吸停止を認識する
- 呼吸停止の早期治療を実施する
- 心停止の発症，または蘇生転帰の悪化を招く可能性のある徐脈性不整脈と頻脈性不整脈の認識
- 心停止の発症，または蘇生転帰の悪化を招く可能性のある徐脈性不整脈と頻脈性不整脈の早期処置の実施
- ACS の早期認識と早期治療の開始（適切な処置を含む）について討論する
- 脳卒中の早期認識と早期治療の開始（適切な処置を含む）について討論する
- 心停止の認識
- 蘇生中止または治療交代まで心停止の早期処置を実施する（心拍再開後の治療を含む）
- CPR の質の継続的な評価，患者の生理的反応のモニタリング，およびチームへのリアルタイムフィードバックの提供による，心停止中の蘇生努力を評価する。
- 高い能力を持つチームのメンバーまたはリーダーとして効果的なコミュニケーションの模範となる
- チームダイナミクスがチームの活動能力全体に与える影響を認識する

デブリーフィングの一般原則

- デブリーフィング時の指針として，表を使用する。
- デブリーフィングの長さは 10 分とする（さらに時間が必要な場合を除く）。
- すべての目標を取り扱う。
- デブリーフィングの最後に，覚えておくべき重要な事項を要約する。
- 受講者に内省（自分**の行**動を客観的に振り返ること）を促し、全参加者を引き込む。
- 講義のような解説をしたり，選択回答形式の質問で討論を支配することは**避ける**。

行うこと	情報収集	分析	要約
• チームの役割を割り当て，チームに指示する（効果的なチームダイナミクス）。 • 体系的アプローチを指示する。 • 100 %酸素の投与をチームに指示する。 • モニターリードの取り付けをチームに指示する。 • 静脈路／骨髄路の確保を指示する。 • 適切な除細動と薬物療法を指示する。 • 治療に対する患者の再評価を指示する。 • 特定の治療について要約する。 • 必要ならば，高度な気道管理の必要性について言及する。 • 治療可能な原因を検討する。 • 心拍再開後の治療を指示する。	**受講者による観察** （主にチームリーダーと時間管理／記録係） • あなたの視点から各イベントについて説明してもらえますか？ • あなたの行った治療はどのような結果となったと思いますか？ • シナリオのそれぞれのイベントを振り返ってもらえますか？（時間管理／記録係に対する指示） • 改善の余地がある点は何ですか？ • チームが適切に実施できた行動は何ですか？	**適切に実施できた点** • どのように［ここに行動を挿入］を適切に実施できたのですか？ • なぜ［ここに行動を挿入］を適切に実施できたと思いますか？ • ［ここに行動を挿入］を実施した経緯についてもう少し詳しく説明してください。	**受講者主導の要約** • あなたが学んだ最も重要なことは何ですか？ • 重要な点を誰かまとめてくれますか？ • 覚えておくべき重要な事項は主に何ですか？
	インストラクターによる観察 • 私は［ここに行動を挿入］に気付きました。 • 私は［ここに行動を挿入］を観察しました。 • 私は［ここに行動を挿入］を目撃しました。	**改善が必要な点** • なぜ［ここに行動を挿入］が起きたと思いますか？ • ［ここに行動を挿入］はどのようにして改善したら良いと思いますか？ • ［ここに行動を挿入］をしている間，どのように考えていましたか？ • ［ここに行動を挿入］ができなかったのはなぜですか？	**インストラクター主導の要約** • 学習した内容をまとめてみましょう・・・ • 学習したことは・・・ • 覚えておくべき重要な事項は主に・・・

ケース 52：院外メガコード実習—不安定な心室頻拍（不安定な頻拍＞VF＞PEA＞PCAC）

シナリオの難易度：2

導入：あなたは救急救命士であり，3 人の EMT とともに ALS 車に乗って，胸部不快感のある男性の自宅に向かっている。救急車も出動した。到着すると，胸を押さえている男性を家族 2 人が介助しようとしている。

バイタルサイン

心拍数：
血圧：80/60 mm Hg
呼吸数：
Spo_2：室内空気で 96 %

体温：
体重：
年齢：48 **歳**

初期評価

- 患者の妻は，彼は 2 日前に 2 つのステントを留置したところであると言う。
- 彼らは家の正面玄関にいて，救急車は 3 分ほどで到着するはずである。

あなたの最初に取るべき行動は？

- 患者はガーデンチェアに座っており，意識清明かつ見当識があるが，明らかに苦しそうである。
- 患者は正常に呼吸をしているが，橈骨動脈拍動は弱く，速すぎて数えることができない。
- 四肢誘導のある心電図モニターは，170 回/分で**単形性の広い QRS 幅の頻拍**を示している。
- あなたが治療の準備をする一方で，同僚は 12 誘導心電図を記録している。

成人の脈拍のある頻拍アルゴリズム

インストラクター向けの注意事項：別の受講者が静脈路の確保を行い緊急の同期電気ショックの準備をしている間に，受講者は緊急隊員に酸素の投与を指示する必要がある。

同期電気ショックの実施の前に，患者に反応がなくなり，リズムが **VF** に変わる。

成人の心停止アルゴリズム（VF）

インストラクター向けの注意事項：心停止の評価の後，直ちに CPR を開始するべきである。即時の除細動が実施され，CPR が開始される。2 分後，心リズムのチェックをもう 1 回実施してから（依然として VF），除細動を試み，さらに CPR を再開する。

この 2 分のサイクル中，静脈路が確保されアドレナリンが投与される。2 分のサイクルの終了時に心リズムのチェックをもう 1 回実施し（依然として VF），さらにもう 1 回ショックが実施される。CPR が再開され，高度な気道が確保される。呼気 CO_2 モニターは測定値 18 mmHg を表示している。アミオダロン 300 mg を投与する。

2 分後，心リズムのチェックをもう 1 回実施してから（依然として VF），もう 1 回ショックを実施し，さらに CPR を行う。このサイクルの後，心リズムのチェックをもう 1 回実施すると 50 回/分の **QRS 幅の広いオーガナイズドリズム**が示されるが，脈拍はない。

成人の心停止アルゴリズム（PEA）

インストラクター向けの注意事項：CPR を続行するとともに，アドレナリンを再度投与する。このサイクル中，チームは考えられる心停止の原因を検討するべきである。

CPR を 90 秒間行った後，呼気 CO_2 モニターの表示は 65 mmHg に急上昇する。心リズムと脈拍のチェックのために CPR が中断され，頸動脈と橈骨動脈のエリアに強い脈拍が検出される。

心拍再開後の治療アルゴリズム

インストラクター向けの注意事項：患者に脈はあるが呼吸努力は見られない。換気を 10 回/分のペースで，または呼気 CO_2 モニター（現在の表示は 52 mmHg）に基いて続けるべきである。血圧は 86/56 mmHg である。指先穿刺による血糖値検査を実施すると，測定値が 140 mg/dL（7.8 mmol/L）である。

患者はどのような刺激にも反応しない。最も近い救急部は現場から 7 分のところにあり，心停止患者受け入れ施設までは現場から 18 分である。

メガコードの実習の学習ステーションチェックリスト：ケース 49/52/57/60/62
頻拍 → VF → PEA → PCAC

受講者名 ______________________ テスト日 ______________

重要な能力基準	正しく完了した場合はチェックを入れる
チームリーダー	
チームメンバーに役割を割り当てる	
つねに質の高い CPR が行われていることを確認する：圧迫のテンポ 100〜120 回/分 ☐　圧迫の深さ ≧ 5 cm ☐　胸骨圧迫の割合 > 80 % ☐　胸郭の戻り（オプション）☐　換気（オプション）☐	
チームメンバーが適切にコミュニケーションを取っていることを確認する	
頻拍の管理	
必要に応じて酸素投与を開始し，モニターを装着して静脈路を確保する	
モニターリードを適切な位置に装着する	
不安定だと認識する	
ただちに同期電気ショックを実施する	
VF の管理	
VF を認識する	
心リズム解析前とショック施行前に患者から離れる	
ショック施行後，ただちに CPR を再開する	
適切な気道管理を行う	
投薬，心リズムのチェック／ショック，CPR を適切なサイクルで施行する	
適切な薬物を適切な用量で投与する	
PEA の管理	
PEA を認識する	
PEA の治療可能な原因について口頭で説明する（H と T）	
適切な薬物を適切な用量で投与する	
心リズムと脈拍のチェック後，直ちに CPR を再開する	
心拍再開後の治療	
ROSC を確認する	
血圧測定と 12 誘導心電図を実施し，酸素飽和度を測定し，気管挿管と波形表示呼気 CO_2 モニターの必要性を口頭で説明し，臨床検査を指示する	
目標を設定した体温管理を検討する	

テスト終了

テスト結果　合格の場合は**合格**，補習が必要である場合は**要補習**を〇で囲む：	**合格**	**要補習**
インストラクターイニシャル ______　インストラクター番号 ________　日付 ________		
学習ステーション習熟度 ☐ 徐脈　☐ 頻拍　☐ 心停止／心停止直後の治療　☐ メガコード実習		

デブリーフィングツール

ACLS サンプルシナリオ：メガコードの実習の学習ステーション

学習目標

- 成人患者の系統的評価のために BLS，ACLS 一次アセスメント，ACLS 二次アセスメントの手順の適用
- 迅速な胸骨圧迫の優先，AED 早期使用の統合など，迅速で質の高い BLS を実施する
- 呼吸停止を認識する
- 呼吸停止の早期治療を実施する
- 心停止の発症，または蘇生転帰の悪化を招く可能性のある徐脈性不整脈と頻脈性不整脈の認識
- 心停止の発症，または蘇生転帰の悪化を招く可能性のある徐脈性不整脈と頻脈性不整脈の早期処置の実施
- ACS の早期認識と早期治療の開始（適切な処置を含む）について討論する
- 脳卒中の早期認識と早期治療の開始（適切な処置を含む）について討論する
- 心停止の認識
- 蘇生中止または治療交代まで心停止の早期処置を実施する（心拍再開後の治療を含む）
- CPR の質の継続的な評価，患者の生理的反応のモニタリング，およびチームへのリアルタイムフィードバックの提供による，心停止中の蘇生努力を評価する。
- 高い能力を持つチームのメンバーまたはリーダーとして効果的なコミュニケーションの模範となる
- チームダイナミクスがチームの活動能力全体に与える影響を認識する

デブリーフィングの一般原則

- デブリーフィング時の指針として，表を使用する。
- デブリーフィングの長さは 10 分とする（さらに時間が必要な場合を除く）。
- すべての目標を取り扱う。
- デブリーフィングの最後に，覚えておくべき重要な事項を要約する。
- 受講者に内省（自分**の行**動を客観的に振り返ること）を促し、全参加者を引き込む。
- 講義のような解説をしたり，選択回答形式の質問で討論を支配することは**避ける**。

行うこと	情報収集	分析	要約
• チームの役割を割り当て，チームに指示する（効果的なチームダイナミクス）。 • 体系的アプローチを指示する。 • 100 %酸素の投与をチームに指示する。 • モニターリードの取り付けをチームに指示する。 • 静脈路／骨髄路の確保を指示する。 • 適切な除細動と薬物療法を指示する。 • 治療に対する患者の再評価を指示する。 • 特定の治療について要約する。 • 必要ならば，高度な気道管理の必要性について言及する。 • 治療可能な原因を検討する。 • 心拍再開後の治療を指示する。	**受講者による観察** （主にチームリーダーと時間管理／記録係） • あなたの視点から各イベントについて説明してもらえますか？ • あなたの行った治療はどのような結果となったと思いますか？ • シナリオのそれぞれのイベントを振り返ってもらえますか？（時間管理／記録係に対する指示） • 改善の余地がある点は何ですか？ • チームが適切に実施できた行動は何ですか？	**適切に実施できた点** • どのように［ここに行動を挿入］を適切に実施できたのですか？ • なぜ［ここに行動を挿入］を適切に実施できたと思いますか？ • ［ここに行動を挿入］を実施した経緯についてもう少し詳しく説明してください。	**受講者主導の要約** • あなたが学んだ最も重要なことは何ですか？ • 重要な点を誰かまとめてくれますか？ • 覚えておくべき重要な事項は主に何ですか？
	インストラクターによる観察 • 私は［ここに行動を挿入］に気付きました。 • 私は［ここに行動を挿入］を観察しました。 • 私は［ここに行動を挿入］を目撃しました。	**改善が必要な点** • なぜ［ここに行動を挿入］が起きたと思いますか？ • ［ここに行動を挿入］はどのようにして改善したら良いと思いますか？ • ［ここに行動を挿入］をしている間，どのように考えていましたか？ • ［ここに行動を挿入］ができなかったのはなぜですか？	**インストラクター主導の要約** • 学習した内容をまとめてみましょう・・・ • 学習したことは・・・ • 覚えておくべき重要な事項は主に・・・

ケース 53：院外メガコード実習—不安定な頻拍（不安定な頻拍 > VF > 心静止 > PCAC）

シナリオの難易度：2

導入：あなたは救急救命士で，吐き気とめまいを訴えた後で倒れた女性を治療している。

バイタルサイン

心拍数：
血圧：
呼吸数：
SpO_2：
体温：
体重：
年齢：63 歳

初期評価

- 患者は床に横たわっている。
- この女性はチアノーゼを起こし，死戦期呼吸をしている。

あなたの最初に取るべき行動は？

インストラクター向けの注意事項：あなたが入室すると，第 1 救助者がバッグマスクを組み立てている。受講者は，第 1 救助者が患者に適切な換気を実施していることを確認するべきである。

受講者は，バッグマスクでの換気を続けるか高度な気道管理器具を挿入するかを選択することができる。高度な気道管理器具の挿入には波形表示呼気 CO_2 モニターの使用が必要である。

受講者は静注を開始し，患者にモニター電極またはパッドを取り付ける必要がある。心電図は**複数の PVC を伴う洞性頻脈**を示している。

成人の脈拍のある頻拍アルゴリズム

インストラクター向けの注意事項：患者は突然 **QRS 幅の広い頻拍**を呈するようになる。橈骨動脈拍動は消失するが，頸動脈拍動は触知できる。

受講者は直ちに同期電気ショックを実施するべきである。血圧は 78/56 mmHg である。薬物療法の検討によって，同期電気ショックを遅らせてはならない。

成人の心停止アルゴリズム（VF）

インストラクター向けの注意事項：同期電気ショックを 1 回実施した後，患者は **VF** になる。受講者は成人の心停止アルゴリズムの VF/無脈性VT 治療パスに従う。

受講者はチームの役割を割り当て，質の高い CPR をモニタリングするべきである。ケースは，安全な除細動，アドレナリンの投与，および抗不整脈薬治療の検討まで継続する必要がある。

成人の心停止アルゴリズム（心静止）

インストラクター向けの注意事項：受講者が抗不整脈薬を投与できるようになる前に，患者は**心静止**に陥る。

受講者は質の高い CPR のモニタリングを継続し，成人の心停止アルゴリズムの心静止治療パスに従う。受講者は H と T を考慮するべきである。

心拍再開後の治療アルゴリズム

インストラクター向けの注意事項：アドレナリンの 2 回目の投与後，心電図にオーガナイズドリズムが表示される。心拍数が上がり，患者の ROSC が確認される。

受講者は，心拍再開後の治療アルゴリズムを開始する必要がある。

メガコードの実習の学習ステーションチェックリスト：ケース 53
頻拍 → VF → 心静止 → PCAC

受講者名 ____________________ テスト日 ____________

重要な能力基準						正しく完了した場合はチェックを入れる
チームリーダー						
チームメンバーに役割を割り当てる						
つねに質の高い CPR が行われていることを確認する	圧迫のテンポ 100～120 回/分 ☐	圧迫の深さ ≧ 5 cm ☐	胸骨圧迫の割合 > 80 % ☐	胸郭の戻り（オプション） ☐	換気（オプション） ☐	
チームメンバーが適切にコミュニケーションを取っていることを確認する						
頻拍の管理						
必要に応じて酸素投与を開始し，モニターを装着して静脈路を確保する						
モニターリードを適切な位置に装着する						
不安定だと認識する						
頻拍を原因とする症状を認識する						
ただちに同期電気ショックを実施する						
VF の管理						
VF を認識する						
心リズム解析前とショック施行前に患者から離れる						
ショック施行後，ただちに CPR を再開する						
適切な気道管理を行う						
投薬，心リズムのチェック／ショック，CPR を適切なサイクルで施行する						
適切な薬物を適切な用量で投与する						
心静止の管理						
心静止を認識する						
心静止の治療可能な原因について口頭で説明する（H と T）						
適切な薬物を適切な用量で投与する						
心リズムと脈拍のチェック後，直ちに CPR を再開する						
心拍再開後の治療						
ROSC を確認する						
血圧測定と 12 誘導心電図を実施し，酸素飽和度を測定し，気管挿管と波形表示呼気 CO_2 モニターの必要性を口頭で説明し，臨床検査を指示する						
目標を設定した体温管理を検討する						

テスト終了

テスト結果　合格の場合は**合格**，補習が必要である場合は**要補習**を○で囲む：	**合格**	**要補習**
インストラクターイニシャル ________ インストラクター番号 ________ 日付 ________		
学習ステーション習熟度 ☐ 徐脈　☐ 頻拍　☐ 心停止／心停止直後の治療　☐ メガコード実習		

デブリーフィングツール

ACLS サンプルシナリオ：メガコードの実習の学習ステーション

学習目標

- 成人患者の系統的評価のために BLS，ACLS 一次アセスメント，ACLS 二次アセスメントの手順の適用
- 迅速な胸骨圧迫の優先，AED 早期使用の統合など，迅速で質の高い BLS を実施する
- 呼吸停止を認識する
- 呼吸停止の早期治療を実施する
- 心停止の発症，または蘇生転帰の悪化を招く可能性のある徐脈性不整脈と頻脈性不整脈の認識
- 心停止の発症，または蘇生転帰の悪化を招く可能性のある徐脈性不整脈と頻脈性不整脈の早期処置の実施
- ACS の早期認識と早期治療の開始（適切な処置を含む）について討論する
- 脳卒中の早期認識と早期治療の開始（適切な処置を含む）について討論する
- 心停止の認識
- 蘇生中止または治療交代まで心停止の早期処置を実施する（心拍再開後の治療を含む）
- CPR の質の継続的な評価，患者の生理的反応のモニタリング，およびチームへのリアルタイムフィードバックの提供による，心停止中の蘇生努力を評価する。
- 高い能力を持つチームのメンバーまたはリーダーとして効果的なコミュニケーションの模範となる
- チームダイナミクスがチームの活動能力全体に与える影響を認識する

デブリーフィングの一般原則

- デブリーフィング時の指針として，表を使用する。
- デブリーフィングの長さは 10 分とする（さらに時間が必要な場合を除く）。
- すべての目標を取り扱う。
- デブリーフィングの最後に，覚えておくべき重要な事項を要約する。
- 受講者に内省（自分**の行**動を客観的に振り返ること）を促し、全参加者を引き込む。
- 講義のような解説をしたり，選択回答形式の質問で討論を支配することは**避ける**。

行うこと	情報収集	分析	要約
• チームの役割を割り当て，チームに指示する（効果的なチームダイナミクス）。 • 体系的アプローチを指示する。 • 100 %酸素の投与をチームに指示する。 • モニターリードの取り付けをチームに指示する。 • 静脈路／骨髄路の確保を指示する。 • 適切な除細動と薬物療法を指示する。 • 治療に対する患者の再評価を指示する。 • 特定の治療について要約する。 • 必要ならば，高度な気道管理の必要性について言及する。 • 治療可能な原因を検討する。 • 心拍再開後の治療を指示する。	**受講者による観察** （主にチームリーダーと時間管理／記録係） • あなたの視点から各イベントについて説明してもらえますか？ • あなたの行った治療はどのような結果となったと思いますか？ • シナリオのそれぞれのイベントを振り返ってもらえますか？（時間管理／記録係に対する指示） • 改善の余地がある点は何ですか？ • チームが適切に実施できた行動は何ですか？	**適切に実施できた点** • どのように［ここに行動を挿入］を適切に実施できたのですか？ • なぜ［ここに行動を挿入］を適切に実施できたと思いますか？ • ［ここに行動を挿入］を実施した経緯についてもう少し詳しく説明してください。	**受講者主導の要約** • あなたが学んだ最も重要なことは何ですか？ • 重要な点を誰かまとめてくれますか？ • 覚えておくべき重要な事項は主に何ですか？
	インストラクターによる観察 • 私は［ここに行動を挿入］に気付きました。 • 私は［ここに行動を挿入］を観察しました。 • 私は［ここに行動を挿入］を目撃しました。	**改善が必要な点** • なぜ［ここに行動を挿入］が起きたと思いますか？ • ［ここに行動を挿入］はどのようにして改善したら良いと思いますか？ • ［ここに行動を挿入］をしている間，どのように考えていましたか？ • ［ここに行動を挿入］ができなかったのはなぜですか？	**インストラクター主導の要約** • 学習した内容をまとめてみましょう・・・ • 学習したことは・・・ • 覚えておくべき重要な事項は主に・・・

ケース 54：院外メガコード実習—徐脈（徐脈 > VF > PEA > PCAC）

シナリオの難易度：3

導入：あなたは救急救命士で，胸痛のある男性を治療している。

バイタルサイン
心拍数：120 回/分
血圧：110/50 mm Hg
呼吸数：18 回/分
SpO_2：室内空気で 90 %
体温：
体重：
年齢：54 歳

初期評価

あなたの最初に取るべき行動は？

インストラクター向けの注意事項：この受講者は，急性冠症候群アルゴリズムから開始する。12 誘導心電図は**前壁 STEMI** の所見を示している。

受講者は病歴の聴取と静注を開始し，アスピリンを投与する必要がある。受講者がニトログリセリンを投与して間もなく，患者は意識を失う。

成人の脈拍のある徐脈アルゴリズム

インストラクター向けの注意事項：心電図は 40 回/分の**洞性徐脈**を示している。橈骨動脈拍動はないが，頸動脈拍動は触知できる。

受講者は成人の徐脈アルゴリズムに従い，経皮ペーシングの準備をしながら，アトロピンの単回投与を準備するべきである。

成人の心停止アルゴリズム（VF）

インストラクター向けの注意事項：受講者が経皮ペーシングを開始できるようになる前に，患者は **VF** になる。受講者は成人の心停止アルゴリズムの VF／無脈性VT 治療パスに従う。受講者はチームの役割を割り当て，質の高い CPR をモニタリングするべきである。ケースは，安全な除細動，血管収縮薬の投与，および抗不整脈薬治療の検討まで継続する必要がある。

成人の心停止アルゴリズム（PEA）

インストラクター向けの注意事項：血管収縮薬の投与後，患者は**ゆっくりとしたオーガナイズドリズム**を呈する。脈拍はない。患者は現在 PEA を呈している。

受講者は質の高い CPR のモニタリングを継続し，成人の心停止アルゴリズムの PEA 治療パスに従う。受講者は H と T を考慮するべきである。

心拍再開後の治療アルゴリズム

インストラクター向けの注意事項：受講者が患者に適切な換気が実施されていることを確認した後，心拍数は上昇し，頸動脈拍動は触知できるようになった。患者の ROSC が確認される。

受講者は，心拍再開後の治療アルゴリズムを開始する必要がある。

メガコードの実習の学習ステーションチェックリスト：ケース 51/54
徐脈→ VF → PEA → PCAC

受講者名 ＿＿＿＿＿＿＿＿＿＿＿＿ テスト日 ＿＿＿＿＿＿

重要な能力基準	正しく完了した場合はチェックを入れる
チームリーダー	
チームメンバーに役割を割り当てる	
つねに質の高い CPR が行われていることを確認する：圧迫のテンポ 100〜120 回/分 □　圧迫の深さ ≧ 5 cm □　胸骨圧迫の割合 > 80 % □　胸郭の戻り（オプション） □　換気（オプション） □	
チームメンバーが適切にコミュニケーションを取っていることを確認する	
徐脈の管理	
必要に応じて酸素投与を開始し，モニターを装着して静脈路を確保する	
モニターリードを適切な位置に装着する	
症候性徐脈だと認識する	
適切な用量のアトロピンを投与する	
二次治療の準備をする	
VF の管理	
VF を認識する	
心リズム解析前とショック施行前に患者から離れる	
ショック施行後，ただちに CPR を再開する	
適切な気道管理を行う	
投薬，心リズムのチェック／ショック，CPR を適切なサイクルで施行する	
適切な薬物を適切な用量で投与する	
PEA の管理	
PEA を認識する	
PEA の治療可能な原因について口頭で説明する（H と T）	
適切な薬物を適切な用量で投与する	
心リズムと脈拍のチェック後，直ちに CPR を再開する	
心拍再開後の治療	
ROSC を確認する	
血圧測定と 12 誘導心電図を実施し，酸素飽和度を測定し，気管挿管と波形表示呼気 CO_2 モニターの必要性を口頭で説明し，臨床検査を指示する	
目標を設定した体温管理を検討する	

テスト終了

テスト結果　合格の場合は**合格**，補習が必要である場合は**要補習**を○で囲む：	**合格**	**要補習**

インストラクターイニシャル ＿＿＿＿　インストラクター番号 ＿＿＿＿　日付 ＿＿＿＿

学習ステーション習熟度
□ 徐脈　□ 頻拍　□ 心停止／心停止直後の治療　□ メガコード実習

デブリーフィングツール

ACLS サンプルシナリオ：メガコードの実習の学習ステーション

学習目標

- 成人患者の系統的評価のために BLS，ACLS 一次アセスメント，ACLS 二次アセスメントの手順の適用
- 迅速な胸骨圧迫の優先，AED 早期使用の統合など，迅速で質の高い BLS を実施する
- 呼吸停止を認識する
- 呼吸停止の早期治療を実施する
- 心停止の発症，または蘇生転帰の悪化を招く可能性のある徐脈性不整脈と頻脈性不整脈の認識
- 心停止の発症，または蘇生転帰の悪化を招く可能性のある徐脈性不整脈と頻脈性不整脈の早期処置の実施
- ACS の早期認識と早期治療の開始（適切な処置を含む）について討論する
- 脳卒中の早期認識と早期治療の開始（適切な処置を含む）について討論する
- 心停止の認識
- 蘇生中止または治療交代まで心停止の早期処置を実施する（心拍再開後の治療を含む）
- CPR の質の継続的な評価，患者の生理的反応のモニタリング，およびチームへのリアルタイムフィードバックの提供による，心停止中の蘇生努力を評価する。
- 高い能力を持つチームのメンバーまたはリーダーとして効果的なコミュニケーションの模範となる
- チームダイナミクスがチームの活動能力全体に与える影響を認識する

デブリーフィングの一般原則

- デブリーフィング時の指針として，表を使用する。
- デブリーフィングの長さは 10 分とする（さらに時間が必要な場合を除く）。
- すべての目標を取り扱う。
- デブリーフィングの最後に，覚えておくべき重要な事項を要約する。
- 受講者に内省（自分**の行**動を客観的に振り返ること）を促し、全参加者を引き込む。
- 講義のような解説をしたり，選択回答形式の質問で討論を支配することは**避ける**。

行うこと	情報収集	分析	要約
• チームの役割を割り当て，チームに指示する（効果的なチームダイナミクス）。 • 体系的アプローチを指示する。 • 100 %酸素の投与をチームに指示する。 • モニターリードの取り付けをチームに指示する。 • 静脈路／骨髄路の確保を指示する。 • 適切な除細動と薬物療法を指示する。 • 治療に対する患者の再評価を指示する。 • 特定の治療について要約する。 • 必要ならば，高度な気道管理の必要性について言及する。 • 治療可能な原因を検討する。 • 心拍再開後の治療を指示する。	**受講者による観察** （主にチームリーダーと時間管理／記録係） • あなたの視点から各イベントについて説明してもらえますか？ • あなたの行った治療はどのような結果となったと思いますか？ • シナリオのそれぞれのイベントを振り返ってもらえますか？（時間管理／記録係に対する指示） • 改善の余地がある点は何ですか？ • チームが適切に実施できた行動は何ですか？	**適切に実施できた点** • どのように［ここに行動を挿入］を適切に実施できたのですか？ • なぜ［ここに行動を挿入］を適切に実施できたと思いますか？ • ［ここに行動を挿入］を実施した経緯についてもう少し詳しく説明してください。	**受講者主導の要約** • あなたが学んだ最も重要なことは何ですか？ • 重要な点を誰かまとめてくれますか？ • 覚えておくべき重要な事項は主に何ですか？
	インストラクターによる観察 • 私は［ここに行動を挿入］に気付きました。 • 私は［ここに行動を挿入］を観察しました。 • 私は［ここに行動を挿入］を目撃しました。	**改善が必要な点** • なぜ［ここに行動を挿入］が起きたと思いますか？ • ［ここに行動を挿入］はどのようにして改善したら良いと思いますか？ • ［ここに行動を挿入］をしている間，どのように考えていましたか？ • ［ここに行動を挿入］ができなかったのはなぜですか？	**インストラクター主導の要約** • 学習した内容をまとめてみましょう・・・ • 学習したことは・・・ • 覚えておくべき重要な事項は主に・・・

ケース 55：院外メガコード実習―不安定な頻拍（SVT）（不安定な頻拍＞無脈性VT＞PEA＞PCAC）

シナリオの難易度：2

導入：あなたは救急救命士で，意識障害のある男性を治療している。

バイタルサイン

心拍数：
血圧：80 mm Hg（触知）
呼吸数：22 回/分
SpO_2：
体温：
体重：
年齢：**57 歳**

初期評価

- 患者は庭仕事中に，妻にめまいを訴えた。
- 玄関に座ったが，間もなく意識状態に顕著な変化が見られた。

あなたの最初に取るべき行動は？

- 橈骨動脈と上腕動脈はどちらも拍動が弱すぎて確実に数えられない。

成人の脈拍のある頻拍アルゴリズム

インストラクター向けの注意事項：心電図は**複数の PVC を伴う心房細動**を示している。受講者は，成人の脈拍のある頻拍アルゴリズムに従うべきである。

受講者は病歴の聴取と静注を開始し，同期電気ショックのための鎮静薬を準備する必要がある。

成人の心停止アルゴリズム（無脈性VT）

インストラクター向けの注意事項：受講者が鎮静薬の投与をできるようになる前に，患者は意識を失う。心電図は **VT** を示している。脈拍はない。

受講者は成人の心停止アルゴリズムの VF／無脈性VT 治療パスに従う。受講者はチームの役割を割り当て，質の高い CPR をモニタリングするべきである。

ケースは，安全な除細動，アドレナリンの投与，および抗不整脈薬治療の検討まで継続する必要がある。

成人の心停止アルゴリズム（PEA）

インストラクター向けの注意事項：血管収縮薬の投与の後，患者は**速いオーガナイズドリズム**を呈する。脈拍はない。患者は現在 PEA を呈している。

受講者は質の高い CPR のモニタリングを継続し，成人の心停止アルゴリズムの PEA 治療パスに従う。受講者は H と T を考慮するべきである。

心拍再開後の治療アルゴリズム

インストラクター向けの注意事項：輸液のボーラス投与後，受講者は頸動脈拍動を触知できるようになる。患者の ROSC が確認される。

受講者は，心拍再開後の治療アルゴリズムを開始する必要がある。

メガコードの実習の学習ステーションチェックリスト：ケース 55/58
頻拍→無脈性 VT→PEA→PCAC

受講者名 ________________________　テスト日 ______________

重要な能力基準						正しく完了した場合はチェックを入れる
チームリーダー						
チームメンバーに役割を割り当てる						
つねに質の高い CPR が行われていることを確認する	圧迫のテンポ 100～120 回/分 ☐	圧迫の深さ ≧ 5 cm ☐	胸骨圧迫の割合 > 80 % ☐	胸郭の戻り（オプション）☐	換気（オプション）☐	
チームメンバーが適切にコミュニケーションを取っていることを確認する						
頻拍の管理						
必要に応じて酸素投与を開始し，モニターを装着して静脈路を確保する						
モニターリードを適切な位置に装着する						
不安定だと認識する						
頻拍を原因とする症状を認識する						
ただちに同期電気ショックを実施する						
無脈性 VT の管理						
無脈性 VT を判定する						
心リズム解析前とショック施行前に患者から離れる						
ショック施行後，ただちに CPR を再開する						
適切な気道管理を行う						
投薬，心リズムのチェック／ショック，CPR を適切なサイクルで施行する						
適切な薬物を適切な用量で投与する						
PEA の管理						
PEA を認識する						
PEA の治療可能な原因について口頭で説明する（H と T）						
適切な薬物を適切な用量で投与する						
心リズムと脈拍のチェック後，直ちに CPR を再開する						
心拍再開後の治療						
ROSC を確認する						
血圧測定と 12 誘導心電図を実施し，酸素飽和度を測定し，気管挿管と波形表示呼気 CO_2 モニターの必要性を口頭で説明し，臨床検査を指示する						
目標を設定した体温管理を検討する						

テスト終了

テスト結果　合格の場合は**合格**，補習が必要である場合は**要補習**を○で囲む：	**合格**	**要補習**
インストラクターイニシャル ________　インストラクター番号 ____________　日付 __________		
学習ステーション習熟度 ☐ 徐脈　☐ 頻拍　☐ 心停止／心停止直後の治療　☐ メガコード実習		

デブリーフィングツール

ACLS サンプルシナリオ：メガコードの実習の学習ステーション

学習目標

- 成人患者の系統的評価のために BLS，ACLS 一次アセスメント，ACLS 二次アセスメントの手順の適用
- 迅速な胸骨圧迫の優先，AED 早期使用の統合など，迅速で質の高い BLS を実施する
- 呼吸停止を認識する
- 呼吸停止の早期治療を実施する
- 心停止の発症，または蘇生転帰の悪化を招く可能性のある徐脈性不整脈と頻脈性不整脈の認識
- 心停止の発症，または蘇生転帰の悪化を招く可能性のある徐脈性不整脈と頻脈性不整脈の早期処置の実施
- ACS の早期認識と早期治療の開始（適切な処置を含む）について討論する
- 脳卒中の早期認識と早期治療の開始（適切な処置を含む）について討論する
- 心停止の認識
- 蘇生中止または治療交代まで心停止の早期処置を実施する（心拍再開後の治療を含む）
- CPR の質の継続的な評価，患者の生理的反応のモニタリング，およびチームへのリアルタイムフィードバックの提供による，心停止中の蘇生努力を評価する。
- 高い能力を持つチームのメンバーまたはリーダーとして効果的なコミュニケーションの模範となる
- チームダイナミクスがチームの活動能力全体に与える影響を認識する

デブリーフィングの一般原則

- デブリーフィング時の指針として，表を使用する。
- デブリーフィングの長さは 10 分とする（さらに時間が必要な場合を除く）。
- すべての目標を取り扱う。
- デブリーフィングの最後に，覚えておくべき重要な事項を要約する。
- 受講者に内省（自分**の行**動を客観的に振り返ること）を促し、全参加者を引き込む。
- 講義のような解説をしたり，選択回答形式の質問で討論を支配することは**避ける**。

行うこと	情報収集	分析	要約
• チームの役割を割り当て，チームに指示する（効果的なチームダイナミクス）。 • 体系的アプローチを指示する。 • 100 %酸素の投与をチームに指示する。 • モニターリードの取り付けをチームに指示する。 • 静脈路／骨髄路の確保を指示する。 • 適切な除細動と薬物療法を指示する。 • 治療に対する患者の再評価を指示する。 • 特定の治療について要約する。 • 必要ならば，高度な気道管理の必要性について言及する。 • 治療可能な原因を検討する。 • 心拍再開後の治療を指示する。	**受講者による観察** （主にチームリーダーと時間管理／記録係） • あなたの視点から各イベントについて説明してもらえますか？ • あなたの行った治療はどのような結果となったと思いますか？ • シナリオのそれぞれのイベントを振り返ってもらえますか？（時間管理／記録係に対する指示） • 改善の余地がある点は何ですか？ • チームが適切に実施できた行動は何ですか？	**適切に実施できた点** • どのように［ここに行動を挿入］を適切に実施できたのですか？ • なぜ［ここに行動を挿入］を適切に実施できたと思いますか？ • ［ここに行動を挿入］を実施した経緯についてもう少し詳しく説明してください。	**受講者主導の要約** • あなたが学んだ最も重要なことは何ですか？ • 重要な点を誰かまとめてくれますか？ • 覚えておくべき重要な事項は主に何ですか？
	インストラクターによる観察 • 私は［ここに行動を挿入］に気付きました。 • 私は［ここに行動を挿入］を観察しました。 • 私は［ここに行動を挿入］を目撃しました。	**改善が必要な点** • なぜ［ここに行動を挿入］が起きたと思いますか？ • ［ここに行動を挿入］はどのようにして改善したら良いと思いますか？ • ［ここに行動を挿入］をしている間，どのように考えていましたか？ • ［ここに行動を挿入］ができなかったのはなぜですか？	**インストラクター主導の要約** • 学習した内容をまとめてみましょう・・・ • 学習したことは・・・ • 覚えておくべき重要な事項は主に・・・

ケース 56：救急部メガコード実習―徐脈（徐脈 > VF > 心静止 > PCAC）

シナリオの難易度：2

導入：あなたは吐き気と嘔吐，腹痛，低血圧を訴える女性があと 5 分で到着するという通知を受ける。報告によると患者には酸素が投与され，バイタルサインが測定されている。

バイタルサイン

心拍数：43 **回/分**
血圧：70 mm Hg **（触診）**
呼吸数：14 **回/分**
SpO_2：100 %**酸素で** 95 %
体温：
体重
年齢：75 歳

初期評価

患者の到着と同時にあなたが最初に取るべき行動は？

インストラクター向けの注意事項：最初の鑑別診断は大まかであり，急性冠症候群，腹部大動脈瘤，敗血症症候群などである。最初の焦点は徐脈である。

病歴を聴取すると，高血圧，脂質異常症，およびステントを 2 回使用した過去の NSTE-ACS がわかった。症状は EMS 通報の直前に始まる。

静注が開始され，患者にペーシングパッドによるモニタを装着した。バイタルサインは入院前のバイタルサインと同様である。心電図は，**Mobitz I 型（Wenckebach 型）2 度房室ブロック**を示している。

成人の脈拍のある徐脈アルゴリズム

インストラクター向けの注意事項：受講者は症候性徐脈を認識し，成人の徐脈アルゴリズムに従う必要がある。重要な行動は，異常な心拍数および高血圧に留意することである。徐脈は ST 変化なしの狭い QRS 幅である。

患者は不安定でありアトロピン（0.5 mg）の静注投与を 2 回受けるが，心拍数または血圧に変化はない。ドパミン注入の準備中，患者の反応がなくなる。

次に取るべき行動は？

成人の心停止アルゴリズム（VF）

インストラクター向けの注意事項：モニターは **VF** を示している。患者の脈拍はない。CPR が開始される。VF／無脈性VT 治療パスに従うべきである。患者にショックが 2 回実施される。アドレナリンが投与される。高度な気道管理が行われる。

心リズムのチェック中，モニターが**心静止**を示す。脈拍も自発呼吸も確認されない。

成人の心停止アルゴリズム（心静止）

インストラクター向けの注意事項：CPR が継続される。100 %酸素による換気が継続される。アドレナリンが再度投与される。

心拍再開後の治療アルゴリズム

インストラクター向けの注意事項：チームは質の高い胸骨圧迫を継続する。波形表示呼気 CO_2 モニターが 52 mmHg に急上昇する。心リズムと脈拍のチェックのために圧迫を一時停止する。このチェックにより 126 回/分の洞性頻脈が確認される。

心拍再開後の治療アルゴリズムを開始する。

メガコードの実習の学習ステーションチェックリスト：ケース 56/59
徐脈 → VF → 心静止 → PCAC

受講者名 ______________________　テスト日 ______________

重要な能力基準						正しく完了した場合はチェックを入れる
チームリーダー						
チームメンバーに役割を割り当てる						
つねに質の高い CPR が行われていることを確認する	圧迫のテンポ 100～120 回/分 ☐	圧迫の深さ ≧ 5 cm ☐	胸骨圧迫の割合 > 80 % ☐	胸郭の戻り（オプション） ☐	換気（オプション） ☐	
チームメンバーが適切にコミュニケーションを取っていることを確認する						
徐脈の管理						
必要に応じて酸素投与を開始し，モニターを装着して静脈路を確保する						
モニターリードを適切な位置に装着する						
症候性徐脈だと認識する						
適切な用量のアトロピンを投与する						
二次治療の準備をする						
VF の管理						
VF を認識する						
心リズム解析前とショック施行前に患者から離れる						
ショック施行後，ただちに CPR を再開する						
適切な気道管理を行う						
投薬，心リズムのチェック／ショック，CPR を適切なサイクルで施行する						
適切な薬物を適切な用量で投与する						
心静止の管理						
心静止を認識する						
心静止の治療可能な原因について口頭で説明する（H と T）						
適切な薬物を適切な用量で投与する						
心リズムと脈拍のチェック後，直ちに CPR を再開する						
心拍再開後の治療						
ROSC を確認する						
血圧測定と 12 誘導心電図を実施し，酸素飽和度を測定し，気管挿管と波形表示呼気 CO_2 モニターの必要性を口頭で説明し，臨床検査を指示する						
目標を設定した体温管理を検討する						

テスト終了

テスト結果　合格の場合は**合格**，補習が必要である場合は**要補習**を〇で囲む：	**合格**	**要補習**

インストラクターイニシャル ________　インストラクター番号 ________　日付 ________

学習ステーション習熟度
☐ 徐脈　☐ 頻拍　☐ 心停止／心停止直後の治療　☐ メガコード実習

デブリーフィングツール

ACLS サンプルシナリオ：メガコードの実習の学習ステーション

学習目標

- 成人患者の系統的評価のために BLS，ACLS 一次アセスメント，ACLS 二次アセスメントの手順の適用
- 迅速な胸骨圧迫の優先，AED 早期使用の統合など，迅速で質の高い BLS を実施する
- 呼吸停止を認識する
- 呼吸停止の早期治療を実施する
- 心停止の発症，または蘇生転帰の悪化を招く可能性のある徐脈性不整脈と頻脈性不整脈の認識
- 心停止の発症，または蘇生転帰の悪化を招く可能性のある徐脈性不整脈と頻脈性不整脈の早期処置の実施
- ACS の早期認識と早期治療の開始（適切な処置を含む）について討論する
- 脳卒中の早期認識と早期治療の開始（適切な処置を含む）について討論する
- 心停止の認識
- 蘇生中止または治療交代まで心停止の早期処置を実施する（心拍再開後の治療を含む）
- CPR の質の継続的な評価，患者の生理的反応のモニタリング，およびチームへのリアルタイムフィードバックの提供による，心停止中の蘇生努力を評価する。
- 高い能力を持つチームのメンバーまたはリーダーとして効果的なコミュニケーションの模範となる
- チームダイナミクスがチームの活動能力全体に与える影響を認識する

デブリーフィングの一般原則

- デブリーフィング時の指針として，表を使用する。
- デブリーフィングの長さは 10 分とする（さらに時間が必要な場合を除く）。
- すべての目標を取り扱う。
- デブリーフィングの最後に，覚えておくべき重要な事項を要約する。
- 受講者に内省（自分**の行**動を客観的に振り返ること）を促し、全参加者を引き込む。
- 講義のような解説をしたり，選択回答形式の質問で討論を支配することは**避ける**。

行うこと	情報収集	分析	要約
• チームの役割を割り当て，チームに指示する（効果的なチームダイナミクス）。 • 体系的アプローチを指示する。 • 100 %酸素の投与をチームに指示する。 • モニターリードの取り付けをチームに指示する。 • 静脈路／骨髄路の確保を指示する。 • 適切な除細動と薬物療法を指示する。 • 治療に対する患者の再評価を指示する。 • 特定の治療について要約する。 • 必要ならば，高度な気道管理の必要性について言及する。 • 治療可能な原因を検討する。 • 心拍再開後の治療を指示する。	**受講者による観察** （主にチームリーダーと時間管理／記録係） • あなたの視点から各イベントについて説明してもらえますか？ • あなたの行った治療はどのような結果となったと思いますか？ • シナリオのそれぞれのイベントを振り返ってもらえますか？（時間管理／記録係に対する指示） • 改善の余地がある点は何ですか？ • チームが適切に実施できた行動は何ですか？	**適切に実施できた点** • どのように［ここに行動を挿入］を適切に実施できたのですか？ • なぜ［ここに行動を挿入］を適切に実施できたと思いますか？ • ［ここに行動を挿入］を実施した経緯についてもう少し詳しく説明してください。	**受講者主導の要約** • あなたが学んだ最も重要なことは何ですか？ • 重要な点を誰かまとめてくれますか？ • 覚えておくべき重要な事項は主に何ですか？
	インストラクターによる観察 • 私は［ここに行動を挿入］に気付きました。 • 私は［ここに行動を挿入］を観察しました。 • 私は［ここに行動を挿入］を目撃しました。	**改善が必要な点** • なぜ［ここに行動を挿入］が起きたと思いますか？ • ［ここに行動を挿入］はどのようにして改善したら良いと思いますか？ • ［ここに行動を挿入］をしている間，どのように考えていましたか？ • ［ここに行動を挿入］ができなかったのはなぜですか？	**インストラクター主導の要約** • 学習した内容をまとめてみましょう・・・ • 学習したことは・・・ • 覚えておくべき重要な事項は主に・・・

ケース 57：救急部メガコード実習―不安定な心室頻拍（不安定な頻拍＞VF＞PEA＞PCAC）

シナリオの難易度：2

導入：あなたは救急部の看護スタッフである。男性が胸部圧迫感，息切れ，立ちくらみ，動悸を訴えて来院する。

バイタルサイン

心拍数：130 回/分	**体温**：36.9 °C
血圧：測定不能	**体重**：80 kg
呼吸数：24 回/分	**年齢**：64 歳
SpO_2：78 %（小さい波形）	

初期評価

- 患者は救急部の蘇生処置エリアにいる。
- 初期評価で男性は，不快感があり，青白く，汗をかいている。
- 頸動脈拍動はほとんど触知できない。

あなたの最初に取るべき行動は？

- 指先穿刺による最初の血糖値は 56 mg/dL（3.1 mmol/L）である。
- モニターに表示された心リズムは **VT** を示している。

インストラクター向けの注意事項：動悸は約 30 分前に突然始まった。失神しそうな感覚や呼吸困難はない。心臓がどきどきしていることを除き，気分は良い。

動悸が始まるまでに中央胸部不快感が 1 時間続き，激しい活動とともに悪化した。既往症はない。全身状態の評価は正常である。

インストラクター向けの注意事項：患者には高血圧の病歴があり，元喫煙者であった。メトプロロール 25 mg（1 日 1 回，経口）とアスピリン 81 mg（1 日 1 回，経口）を長年服用している。アレルギーはない。

検査室データによると電解質は正常で，クレアチンキナーゼとトポロニン I が高値である。画像検査（**必要に応じて提供**）によると胸部 X 線は正常である。心電図は単形性 VT を示した。

成人の脈拍のある頻拍アルゴリズム（VT）

インストラクター向けの注意事項：受講者は，成人の脈拍のある頻拍アルゴリズムに従うべきである。同期電気ショックに関する指導上の要点は，同期電気ショックの前に除細動器／モニターが T 波ではなく QRS をトラッキングしていることを確認することである。

モニターが不適切にトラッキングしている場合，R-on-T 現象の発生につながる危険性がある。リード線を変更して T 波振幅に対する QRS の割合を最大化することにより，この問題に対処する。

効果的なチームのコミュニケーション，安全な同期電気ショック，適切なモニタリング，および静脈路の確保に焦点を絞る。同期電気ショックのための鎮静方法を含めることもできる。

成人の心停止アルゴリズム（VF）

インストラクター向けの注意事項：患者は突然 **VF** を発症する。

受講者は成人の心停止アルゴリズムの VF/無脈性VT 治療パスに従う。ここで受講者のチームリーダーはチームの役割を割り当て，質の高い CPR をモニタリングする。

ケースは，安全な除細動，血管収縮薬の投与，および抗不整脈薬治療の検討まで継続する必要がある。

成人の心停止アルゴリズム（PEA）

インストラクター向けの注意事項：患者は現在 PEA を呈している。受講者は質の高い CPR のモニタリングを継続し，成人の心停止アルゴリズムの PEA 治療パスに従う。

患者は心原性ショックである可能性が高いが，受講者は PEA の鑑別診断を明言する必要がある。

心拍再開後の治療アルゴリズム

インストラクター向けの注意事項：チームが質の高い胸骨圧迫を続けることで，患者に ROSC が見られるので，チームは心拍再開後の治療アルゴリズムを開始する。

急性心筋梗塞を含め，患者の不整脈について考えられる原因に特に注意を払う。

心停止後の換気の目標，血行動態の目標，目標を設定した体温管理，および冠動脈造影の緊急評価を考慮する。

メガコードの実習の学習ステーションチェックリスト：ケース 49/52/57/60/62 頻拍 → VF → PEA → PCAC

受講者名 ＿＿＿＿＿＿＿＿＿＿ テスト日 ＿＿＿＿＿＿＿＿

重要な能力基準						正しく完了した場合はチェックを入れる
チームリーダー						
チームメンバーに役割を割り当てる						
つねに質の高い CPR が行われていることを確認する	圧迫のテンポ 100～120 回/分 ☐	圧迫の深さ ≧ 5 cm ☐	胸骨圧迫の割合 ＞ 80 % ☐	胸郭の戻り（オプション）☐	換気（オプション）☐	
チームメンバーが適切にコミュニケーションを取っていることを確認する						
頻拍の管理						
必要に応じて酸素投与を開始し，モニターを装着して静脈路を確保する						
モニターリードを適切な位置に装着する						
不安定だと認識する						
ただちに同期電気ショックを実施する						
VF の管理						
VF を認識する						
心リズム解析前とショック施行前に患者から離れる						
ショック施行後，ただちに CPR を再開する						
適切な気道管理を行う						
投薬，心リズムのチェック／ショック，CPR を適切なサイクルで施行する						
適切な薬物を適切な用量で投与する						
PEA の管理						
PEA を認識する						
PEA の治療可能な原因について口頭で説明する（H と T）						
適切な薬物を適切な用量で投与する						
心リズムと脈拍のチェック後，直ちに CPR を再開する						
心拍再開後の治療						
ROSC を確認する						
血圧測定と 12 誘導心電図を実施し，酸素飽和度を測定し，気管挿管と波形表示呼気 CO_2 モニターの必要性を口頭で説明し，臨床検査を指示する						
目標を設定した体温管理を検討する						

テスト終了

テスト結果　合格の場合は**合格**，補習が必要である場合は**要補習**を○で囲む：	**合格**	**要補習**
インストラクターイニシャル ＿＿＿＿　インストラクター番号 ＿＿＿＿＿＿	日付 ＿＿＿＿	
学習ステーション習熟度 ☐ 徐脈　☐ 頻拍　☐ 心停止／心停止直後の治療　☐ メガコード実習		

デブリーフィングツール

ACLS サンプルシナリオ：メガコードの実習の学習ステーション

学習目標

- 成人患者の系統的評価のために BLS，ACLS 一次アセスメント，ACLS 二次アセスメントの手順の適用
- 迅速な胸骨圧迫の優先，AED 早期使用の統合など，迅速で質の高い BLS を実施する
- 呼吸停止を認識する
- 呼吸停止の早期治療を実施する
- 心停止の発症，または蘇生転帰の悪化を招く可能性のある徐脈性不整脈と頻脈性不整脈の認識
- 心停止の発症，または蘇生転帰の悪化を招く可能性のある徐脈性不整脈と頻脈性不整脈の早期処置の実施
- ACS の早期認識と早期治療の開始（適切な処置を含む）について討論する
- 脳卒中の早期認識と早期治療の開始（適切な処置を含む）について討論する
- 心停止の認識
- 蘇生中止または治療交代まで心停止の早期処置を実施する（心拍再開後の治療を含む）
- CPR の質の継続的な評価，患者の生理的反応のモニタリング，およびチームへのリアルタイムフィードバックの提供による，心停止中の蘇生努力を評価する。
- 高い能力を持つチームのメンバーまたはリーダーとして効果的なコミュニケーションの模範となる
- チームダイナミクスがチームの活動能力全体に与える影響を認識する

デブリーフィングの一般原則

- デブリーフィング時の指針として，表を使用する。
- デブリーフィングの長さは 10 分とする（さらに時間が必要な場合を除く）。
- すべての目標を取り扱う。
- デブリーフィングの最後に，覚えておくべき重要な事項を要約する。
- 受講者に内省（自分の行動を客観的に振り返ること）を促し、全参加者を引き込む。
- 講義のような解説をしたり，選択回答形式の質問で討論を支配することは**避ける**。

行うこと	情報収集	分析	要約
• チームの役割を割り当て，チームに指示する（効果的なチームダイナミクス）。 • 体系的アプローチを指示する。 • 100 %酸素の投与をチームに指示する。 • モニターリードの取り付けをチームに指示する。 • 静脈路／骨髄路の確保を指示する。 • 適切な除細動と薬物療法を指示する。 • 治療に対する患者の再評価を指示する。 • 特定の治療について要約する。 • 必要ならば，高度な気道管理の必要性について言及する。 • 治療可能な原因を検討する。 • 心拍再開後の治療を指示する。	**受講者による観察** （主にチームリーダーと時間管理／記録係） • あなたの視点から各イベントについて説明してもらえますか？ • あなたの行った治療はどのような結果となったと思いますか？ • シナリオのそれぞれのイベントを振り返ってもらえますか？（時間管理／記録係に対する指示） • 改善の余地がある点は何ですか？ • チームが適切に実施できた行動は何ですか？	**適切に実施できた点** • どのように［ここに行動を挿入］を適切に実施できたのですか？ • なぜ［ここに行動を挿入］を適切に実施できたと思いますか？ • ［ここに行動を挿入］を実施した経緯についてもう少し詳しく説明してください。	**受講者主導の要約** • あなたが学んだ最も重要なことは何ですか？ • 重要な点を誰かまとめてくれますか？ • 覚えておくべき重要な事項は主に何ですか？
	インストラクターによる観察 • 私は［ここに行動を挿入］に気付きました。 • 私は［ここに行動を挿入］を観察しました。 • 私は［ここに行動を挿入］を目撃しました。	**改善が必要な点** • なぜ［ここに行動を挿入］が起きたと思いますか？ • ［ここに行動を挿入］はどのようにして改善したら良いと思いますか？ • ［ここに行動を挿入］をしている間，どのように考えていましたか？ • ［ここに行動を挿入］ができなかったのはなぜですか？	**インストラクター主導の要約** • 学習した内容をまとめてみましょう・・・ • 学習したことは・・・ • 覚えておくべき重要な事項は主に・・・

ケース 58：救急部メガコード実習―不安定な心室頻拍（不安定な頻拍＞無脈性VT＞PEA＞PCAC）

シナリオの難易度：2

導入：あなたは救急部の看護スタッフである。男性が喫煙していたところ，動悸を突然発症した。すぐ後に立ちくらみがして，失神症状を 2 回起こした。失神症状はそれぞれ数秒続いた。

バイタルサイン

心拍数：180 回/分
血圧：80/45 mm Hg
呼吸数：24 回/分
SpO_2：92 %
体温：37 °C
体重：
年齢：75 **歳**

初期評価

- 患者は救急部でも引き続き動悸がした。
- 質問に対して，彼はこの 30 時間に大量の飲酒をしていたことを認める。
- 問診中，息切れと立ちくらみがますますひどくなる。

あなたの最初に取るべき行動は？

成人の脈拍のある頻拍アルゴリズム

インストラクター向けの注意事項：心電図モニターの記録は**心房細動**を示している。

安全な同期電気ショック，およびこのシナリオでの鎮静および鎮痛へのアプローチに関する討論に焦点を絞る。

同期電気ショックが 2 回失敗した後，患者は脈拍を失い，無呼吸および反応のない状態になる。モニターは **VT** を示している。

成人の心停止アルゴリズム（無脈性VT）

インストラクター向けの注意事項：成人の心停止アルゴリズムの無脈性VT 治療パスに従う。安全な除細動，質の高い圧迫，および鑑別診断の考慮に焦点を絞る。

成人の心停止アルゴリズム（PEA）

インストラクター向けの注意事項：除細動を 2 回試行した後，患者の心リズムが 70 回/分の **QRS 幅の広い規則的なリズム**（P 波あり）に変わる。依然として脈拍はない。

受講者は成人の心停止アルゴリズムの PEA 治療パスに従うべきである。

受講者は質の高い胸骨圧迫に焦点を絞るべきで，高度な気道管理および基礎疾患（肺塞栓症や出血性心筋梗塞など）を考慮することもできる。

心拍再開後の治療アルゴリズム

インストラクター向けの注意事項：チームが質の高い胸骨圧迫を続けることで，患者に ROSC が見られるので，チームは心拍再開後の治療アルゴリズムを開始する。

患者の不整脈について考えられる原因に特に注意を払う。

心停止後の換気の目標，血行動態の目標，目標を設定した体温管理，および冠動脈造影の緊急評価を考慮する。

メガコードの実習の学習ステーションチェックリスト：ケース 55/58
頻拍→無脈性 VT→PEA→PCAC

受講者名 ______________________　テスト日 ____________

重要な能力基準						正しく完了した場合はチェックを入れる
チームリーダー						
チームメンバーに役割を割り当てる						
つねに質の高い CPR が行われていることを確認する	圧迫のテンポ 100～120 回/分 ☐	圧迫の深さ ≧ 5 cm ☐	胸骨圧迫の割合 > 80 % ☐	胸郭の戻り（オプション）☐	換気（オプション）☐	
チームメンバーが適切にコミュニケーションを取っていることを確認する						
頻拍の管理						
必要に応じて酸素投与を開始し，モニターを装着して静脈路を確保する						
モニターリードを適切な位置に装着する						
不安定だと認識する						
頻拍を原因とする症状を認識する						
ただちに同期電気ショックを実施する						
無脈性 VT の管理						
無脈性 VT を判定する						
心リズム解析前とショック施行前に患者から離れる						
ショック施行後，ただちに CPR を再開する						
適切な気道管理を行う						
投薬，心リズムのチェック／ショック，CPR を適切なサイクルで施行する						
適切な薬物を適切な用量で投与する						
PEA の管理						
PEA を認識する						
PEA の治療可能な原因について口頭で説明する（H と T）						
適切な薬物を適切な用量で投与する						
心リズムと脈拍のチェック後，直ちに CPR を再開する						
心拍再開後の治療						
ROSC を確認する						
血圧測定と 12 誘導心電図を実施し，酸素飽和度を測定し，気管挿管と波形表示呼気 CO_2 モニターの必要性を口頭で説明し，臨床検査を指示する						
目標を設定した体温管理を検討する						

テスト終了

テスト結果　合格の場合は**合格**，補習が必要である場合は**要補習**を○で囲む：	**合格**	**要補習**
インストラクターイニシャル ________　インストラクター番号 ____________　日付 ________		
学習ステーション習熟度 ☐ 徐脈　☐ 頻拍　☐ 心停止／心停止直後の治療　☐ メガコード実習		

デブリーフィングツール

ACLS サンプルシナリオ：メガコードの実習の学習ステーション

学習目標

- 成人患者の系統的評価のために BLS，ACLS 一次アセスメント，ACLS 二次アセスメントの手順の適用
- 迅速な胸骨圧迫の優先，AED 早期使用の統合など，迅速で質の高い BLS を実施する
- 呼吸停止を認識する
- 呼吸停止の早期治療を実施する
- 心停止の発症，または蘇生転帰の悪化を招く可能性のある徐脈性不整脈と頻脈性不整脈の認識
- 心停止の発症，または蘇生転帰の悪化を招く可能性のある徐脈性不整脈と頻脈性不整脈の早期処置の実施
- ACS の早期認識と早期治療の開始（適切な処置を含む）について討論する
- 脳卒中の早期認識と早期治療の開始（適切な処置を含む）について討論する
- 心停止の認識
- 蘇生中止または治療交代まで心停止の早期処置を実施する（心拍再開後の治療を含む）
- CPR の質の継続的な評価，患者の生理的反応のモニタリング，およびチームへのリアルタイムフィードバックの提供による，心停止中の蘇生努力を評価する。
- 高い能力を持つチームのメンバーまたはリーダーとして効果的なコミュニケーションの模範となる
- チームダイナミクスがチームの活動能力全体に与える影響を認識する

デブリーフィングの一般原則

- デブリーフィング時の指針として，表を使用する。
- デブリーフィングの長さは 10 分とする（さらに時間が必要な場合を除く）。
- すべての目標を取り扱う。
- デブリーフィングの最後に，覚えておくべき重要な事項を要約する。
- 受講者に内省（自分**の行**動を客観的に振り返ること）を促し、全参加者を引き込む。
- 講義のような解説をしたり，選択回答形式の質問で討論を支配することは**避ける**。

行うこと	情報収集	分析	要約
• チームの役割を割り当て，チームに指示する（効果的なチームダイナミクス）。 • 体系的アプローチを指示する。 • 100 %酸素の投与をチームに指示する。 • モニターリードの取り付けをチームに指示する。 • 静脈路／骨髄路の確保を指示する。 • 適切な除細動と薬物療法を指示する。 • 治療に対する患者の再評価を指示する。 • 特定の治療について要約する。 • 必要ならば，高度な気道管理の必要性について言及する。 • 治療可能な原因を検討する。 • 心拍再開後の治療を指示する。	**受講者による観察** （主にチームリーダーと時間管理／記録係） • あなたの視点から各イベントについて説明してもらえますか？ • あなたの行った治療はどのような結果となったと思いますか？ • シナリオのそれぞれのイベントを振り返ってもらえますか？（時間管理／記録係に対する指示） • 改善の余地がある点は何ですか？ • チームが適切に実施できた行動は何ですか？	**適切に実施できた点** • どのように［ここに行動を挿入］を適切に実施できたのですか？ • なぜ［ここに行動を挿入］を適切に実施できたと思いますか？ • ［ここに行動を挿入］を実施した経緯についてもう少し詳しく説明してください。	**受講者主導の要約** • あなたが学んだ最も重要なことは何ですか？ • 重要な点を誰かまとめてくれますか？ • 覚えておくべき重要な事項は主に何ですか？
	インストラクターによる観察 • 私は［ここに行動を挿入］に気付きました。 • 私は［ここに行動を挿入］を観察しました。 • 私は［ここに行動を挿入］を目撃しました。	**改善が必要な点** • なぜ［ここに行動を挿入］が起きたと思いますか？ • ［ここに行動を挿入］はどのようにして改善したら良いと思いますか？ • ［ここに行動を挿入］をしている間，どのように考えていましたか？ • ［ここに行動を挿入］ができなかったのはなぜですか？	**インストラクター主導の要約** • 学習した内容をまとめてみましょう・・・ • 学習したことは・・・ • 覚えておくべき重要な事項は主に・・・

ケース 59：救急部メガコード実習―徐脈（徐脈 > VF > 心静止 > PCAC）

シナリオの難易度：2

導入：糖尿病の男性が突然胸部不快感と発汗に見舞われたため，EMS が呼び出される。

バイタルサイン
心拍数：42 回/分
血圧：110/70 mm Hg
呼吸数：
Spo$_2$：
体温：
体重：
年齢：55 歳

初期評価
- EMS の到着時，患者はベンチに座っていた。
- 8/10 の胸痛があり，シャツは汗びっしょりである。
- 聴診では肺に雑音はない。
- 12 誘導心電図を実施し，下壁誘導に ST 上昇，前胸部誘導で ST 低下が確認される。
- EMS は患者をあなたの病院へ搬送し，ベッド 3 に配置する。

あなたの最初に取るべき行動は？

成人の脈拍のある徐脈アルゴリズム

インストラクター向けの注意事項：患者に心電図モニターが取り付けられる。現場で患者はアスピリン 325 mg を噛み砕いて服用した。収縮期血圧は 70 mmHg で，モニターでは房室解離を伴った 42 回/分の徐脈が見られ，完全房室ブロック（**3 度房室ブロック**）を示す。

次に何を行うべきか？

成人の心停止アルゴリズム（VF）

インストラクター向けの注意事項：アトロピンの準備中，患者の反応がなくなった。モニターを見ると **VF** が示されており，直ちに除細動が実行される。患者は洞調律に戻り，反応があり，意識清明かつ見当識がある。

あなたの次に取るべき行動は？

成人の心停止アルゴリズム（心静止）

インストラクター向けの注意事項：患者は再度心停止（**VF**）に陥る。除細動の後，CPR が開始される。2 分間の CPR の後，モニターは**心静止**を示している。

次に何を行うべきか？

インストラクター向けの注意事項：アドレナリンの投与後，CPR が継続される。ROSC が確認される。

心拍再開後の治療アルゴリズム

インストラクター向けの注意事項：患者は昏睡状態であり，反応がない。
気管挿管が行われ，換気が開始される。心拍再開後の治療アルゴリズムに従う。

メガコードの実習の学習ステーションチェックリスト：ケース 56/59
徐脈 → VF → 心静止 → PCAC

受講者名 ＿＿＿＿＿＿＿＿ テスト日 ＿＿＿＿＿＿＿＿

重要な能力基準						正しく完了した場合はチェックを入れる
チームリーダー						
チームメンバーに役割を割り当てる						
つねに質の高い CPR が行われていることを確認する	圧迫のテンポ 100～120 回/分 ☐	圧迫の深さ ≧ 5 cm ☐	胸骨圧迫の割合 > 80 % ☐	胸郭の戻り（オプション）☐	換気（オプション）☐	
チームメンバーが適切にコミュニケーションを取っていることを確認する						
徐脈の管理						
必要に応じて酸素投与を開始し，モニターを装着して静脈路を確保する						
モニターリードを適切な位置に装着する						
症候性徐脈だと認識する						
適切な用量のアトロピンを投与する						
二次治療の準備をする						
VF の管理						
VF を認識する						
心リズム解析前とショック施行前に患者から離れる						
ショック施行後，ただちに CPR を再開する						
適切な気道管理を行う						
投薬，心リズムのチェック／ショック，CPR を適切なサイクルで施行する						
適切な薬物を適切な用量で投与する						
心静止の管理						
心静止を認識する						
心静止の治療可能な原因について口頭で説明する（H と T）						
適切な薬物を適切な用量で投与する						
心リズムと脈拍のチェック後，直ちに CPR を再開する						
心拍再開後の治療						
ROSC を確認する						
血圧測定と 12 誘導心電図を実施し，酸素飽和度を測定し，気管挿管と波形表示呼気 CO_2 モニターの必要性を口頭で説明し，臨床検査を指示する						
目標を設定した体温管理を検討する						

テスト終了

テスト結果　合格の場合は**合格**，補習が必要である場合は**要補習**を○で囲む：	**合格**	**要補習**
インストラクターイニシャル ＿＿＿＿　インストラクター番号 ＿＿＿＿　日付 ＿＿＿＿		

学習ステーション習熟度
☐ 徐脈　☐ 頻拍　☐ 心停止／心停止直後の治療　☐ メガコード実習

デブリーフィングツール

ACLS サンプルシナリオ：メガコードの実習の学習ステーション

学習目標

- 成人患者の系統的評価のために BLS，ACLS 一次アセスメント，ACLS 二次アセスメントの手順の適用
- 迅速な胸骨圧迫の優先，AED 早期使用の統合など，迅速で質の高い BLS を実施する
- 呼吸停止を認識する
- 呼吸停止の早期治療を実施する
- 心停止の発症，または蘇生転帰の悪化を招く可能性のある徐脈性不整脈と頻脈性不整脈の認識
- 心停止の発症，または蘇生転帰の悪化を招く可能性のある徐脈性不整脈と頻脈性不整脈の早期処置の実施
- ACS の早期認識と早期治療の開始（適切な処置を含む）について討論する
- 脳卒中の早期認識と早期治療の開始（適切な処置を含む）について討論する
- 心停止の認識
- 蘇生中止または治療交代まで心停止の早期処置を実施する（心拍再開後の治療を含む）
- CPR の質の継続的な評価，患者の生理的反応のモニタリング，およびチームへのリアルタイムフィードバックの提供による，心停止中の蘇生努力を評価する。
- 高い能力を持つチームのメンバーまたはリーダーとして効果的なコミュニケーションの模範となる
- チームダイナミクスがチームの活動能力全体に与える影響を認識する

デブリーフィングの一般原則

- デブリーフィング時の指針として，表を使用する。
- デブリーフィングの長さは 10 分とする（さらに時間が必要な場合を除く）。
- すべての目標を取り扱う。
- デブリーフィングの最後に，覚えておくべき重要な事項を要約する。
- 受講者に内省（自分**の行**動を客観的に振り返ること）を促し、全参加者を引き込む。
- 講義のような解説をしたり，選択回答形式の質問で討論を支配することは**避ける**。

行うこと	情報収集	分析	要約
• チームの役割を割り当て，チームに指示する（効果的なチームダイナミクス）。 • 体系的アプローチを指示する。 • 100 %酸素の投与をチームに指示する。 • モニターリードの取り付けをチームに指示する。 • 静脈路／骨髄路の確保を指示する。 • 適切な除細動と薬物療法を指示する。 • 治療に対する患者の再評価を指示する。 • 特定の治療について要約する。 • 必要ならば，高度な気道管理の必要性について言及する。 • 治療可能な原因を検討する。 • 心拍再開後の治療を指示する。	**受講者による観察** （主にチームリーダーと時間管理／記録係） • あなたの視点から各イベントについて説明してもらえますか？ • あなたの行った治療はどのような結果となったと思いますか？ • シナリオのそれぞれのイベントを振り返ってもらえますか？（時間管理／記録係に対する指示） • 改善の余地がある点は何ですか？ • チームが適切に実施できた行動は何ですか？	**適切に実施できた点** • どのように［ここに行動を挿入］を適切に実施できたのですか？ • なぜ［ここに行動を挿入］を適切に実施できたと思いますか？ • ［ここに行動を挿入］を実施した経緯についてもう少し詳しく説明してください。	**受講者主導の要約** • あなたが学んだ最も重要なことは何ですか？ • 重要な点を誰かまとめてくれますか？ • 覚えておくべき重要な事項は主に何ですか？
	インストラクターによる観察 • 私は［ここに行動を挿入］に気付きました。 • 私は［ここに行動を挿入］を観察しました。 • 私は［ここに行動を挿入］を目撃しました。	**改善が必要な点** • なぜ［ここに行動を挿入］が起きたと思いますか？ • ［ここに行動を挿入］はどのようにして改善したら良いと思いますか？ • ［ここに行動を挿入］をしている間，どのように考えていましたか？ • ［ここに行動を挿入］ができなかったのはなぜですか？	**インストラクター主導の要約** • 学習した内容をまとめてみましょう・・・ • 学習したことは・・・ • 覚えておくべき重要な事項は主に・・・

ケース 60：院内メガコード実習―安定した／不安定な頻拍（安定した／不安定な頻拍 > VF > PEA > PCAC）

シナリオの難易度：3

導入：あなたは救急医療チームの一員であり，肺炎で内科病棟に入院した女性の緊急評価のために呼び出される。夜間，患者は次第に息切れがひどくなり，呼吸仕事量が増加している。今朝，患者が極度の呼吸窮迫で意識朦朧となっているのを看護スタッフが発見した。

バイタルサイン

心拍数：138 回/分，正常な洞調律
血圧：92/45 **mm Hg**
呼吸数：20 回/分
SpO_2：92 %
体温：
体重：50 kg
年齢：81 歳

初期評価

- 患者は意識変容状態と息切れのために EMS によって病院に搬送された。
- 患者は喀痰を伴う咳でここ 1 週間ほど気分が優れなかった。
- 肺炎の診断で救急部から入院し，抗生物質の投与が開始された。
- それにもかかわらず，一夜にして呼吸仕事量が増加し，今朝は GCS のスコアが低下した。

あなたの最初に取るべき行動は？

- 患者は意識レベルの低下のために，意思疎通できない。
- 呼吸補助筋使用と努力呼吸が見られる重度の呼吸窮迫にある。
- さらに奇異呼吸を示している。
- 非再呼吸マスクを使用して 100% 酸素が投与されている。
- 病歴には，子宮摘出術，虫垂切除術，甲状腺機能低下が含まれる。
- レボチロキシンとレボフロキサシンを服用している。
- アレルギーはない。
- 血糖値は 59 mg/dL（3.3 mmol/L）である。
- 臨床検査の結果はないが胸部 X 線は肺炎を示しており，心電図は**洞性頻脈**を示している。

成人の脈拍のある頻拍アルゴリズム

インストラクター向けの注意事項：問診中および初期評価中，患者の意識レベルは低下を続け，自発呼吸は徐々に弱くなり，呼吸停止した。

患者は無呼吸となり，低酸素症が悪化し，SpO_2 は 60 %台となる。頻拍は 160 回/分に増加する。脈拍は維持されているが，血圧は 82/42 mmHg に下がる。

あなたの次に取るべき行動は？

成人の心停止アルゴリズム（VF）

インストラクター向けの注意事項：受講者が（バッグマスク換気中または挿管成功後の）呼吸停止に対処していると，患者は **VF** に陥り脈拍を失う。

CPR が開始され，除細動器のパッドが取付けられる。受講者は早期に除細動するべきである。受講者は気管チューブ（取付けられている場合）の位置を確認するか，位置を確認できない場合はそれを取り外す（バッグマスク）。

VF は複数の除細動，アドレナリン，抗不整脈薬に対して効果を示さない。非圧迫時間を最小化しながら質の高い胸骨圧迫，安全な除細動，および治療可能な原因の考慮に焦点を絞る。

成人の心停止アルゴリズム（PEA）

インストラクター向けの注意事項：VF の適切な管理に関わらず，患者は PEA に陥る。

チームは質の高い CPR，適応があれば継続的なアドレナリンの投与，および敗血症とそれ以外の鑑別診断の口頭での説明に焦点を絞るべきである。

心拍再開後の治療アルゴリズム

インストラクター向けの注意事項：CPR と投薬を 2 サイクル行った後，患者は脈拍を回復する。受講者はバイタルサインを再評価して心拍再開後の治療アルゴリズムを開始することが求められる。

上級学習者の討論の要点には，敗血症のこの患者における目標を設定した体温管理の適応と禁忌，血液ガス管理と目標，一般的敗血症管理（血圧および灌流の目標値など）を含めることができる。

メガコードの実習の学習ステーションチェックリスト：ケース 49/52/57/60/62 頻拍 → VF → PEA → PCAC

受講者名 ______________________　テスト日 ______________

重要な能力基準	正しく完了した場合はチェックを入れる
チームリーダー	
チームメンバーに役割を割り当てる	
つねに質の高い CPR が行われていることを確認する：圧迫のテンポ 100～120 回/分 ☐　圧迫の深さ ≧ 5 cm ☐　胸骨圧迫の割合 > 80 % ☐　胸郭の戻り（オプション） ☐　換気（オプション） ☐	
チームメンバーが適切にコミュニケーションを取っていることを確認する	
頻拍の管理	
必要に応じて酸素投与を開始し，モニターを装着して静脈路を確保する	
モニターリードを適切な位置に装着する	
不安定だと認識する	
ただちに同期電気ショックを実施する	
VF の管理	
VF を認識する	
心リズム解析前とショック施行前に患者から離れる	
ショック施行後，ただちに CPR を再開する	
適切な気道管理を行う	
投薬，心リズムのチェック／ショック，CPR を適切なサイクルで施行する	
適切な薬物を適切な用量で投与する	
PEA の管理	
PEA を認識する	
PEA の治療可能な原因について口頭で説明する（H と T）	
適切な薬物を適切な用量で投与する	
心リズムと脈拍のチェック後，直ちに CPR を再開する	
心拍再開後の治療	
ROSC を確認する	
血圧測定と 12 誘導心電図を実施し，酸素飽和度を測定し，気管挿管と波形表示呼気 CO_2 モニターの必要性を口頭で説明し，臨床検査を指示する	
目標を設定した体温管理を検討する	

テスト終了

テスト結果　合格の場合は**合格**，補習が必要である場合は**要補習**を○で囲む：	**合格**	**要補習**

インストラクターイニシャル ________　インストラクター番号 ________　日付 ________

学習ステーション習熟度
☐ 徐脈　☐ 頻拍　☐ 心停止／心停止直後の治療　☐ メガコード実習

デブリーフィングツール

ACLS サンプルシナリオ：メガコードの実習の学習ステーション

学習目標

- 成人患者の系統的評価のために BLS，ACLS 一次アセスメント，ACLS 二次アセスメントの手順の適用
- 迅速な胸骨圧迫の優先，AED 早期使用の統合など，迅速で質の高い BLS を実施する
- 呼吸停止を認識する
- 呼吸停止の早期治療を実施する
- 心停止の発症，または蘇生転帰の悪化を招く可能性のある徐脈性不整脈と頻脈性不整脈の認識
- 心停止の発症，または蘇生転帰の悪化を招く可能性のある徐脈性不整脈と頻脈性不整脈の早期処置の実施
- ACS の早期認識と早期治療の開始（適切な処置を含む）について討論する
- 脳卒中の早期認識と早期治療の開始（適切な処置を含む）について討論する
- 心停止の認識
- 蘇生中止または治療交代まで心停止の早期処置を実施する（心拍再開後の治療を含む）
- CPR の質の継続的な評価，患者の生理的反応のモニタリング，およびチームへのリアルタイムフィードバックの提供による，心停止中の蘇生努力を評価する。
- 高い能力を持つチームのメンバーまたはリーダーとして効果的なコミュニケーションの模範となる
- チームダイナミクスがチームの活動能力全体に与える影響を認識する

デブリーフィングの一般原則

- デブリーフィング時の指針として，表を使用する。
- デブリーフィングの長さは 10 分とする（さらに時間が必要な場合を除く）。
- すべての目標を取り扱う。
- デブリーフィングの最後に，覚えておくべき重要な事項を要約する。
- 受講者に内省（自分**の行**動を客観的に振り返ること）を促し、全参加者を引き込む。
- 講義のような解説をしたり，選択回答形式の質問で討論を支配することは**避ける**。

行うこと	情報収集	分析	要約
• チームの役割を割り当て，チームに指示する（効果的なチームダイナミクス）。 • 体系的アプローチを指示する。 • 100 %酸素の投与をチームに指示する。 • モニターリードの取り付けをチームに指示する。 • 静脈路／骨髄路の確保を指示する。 • 適切な除細動と薬物療法を指示する。 • 治療に対する患者の再評価を指示する。 • 特定の治療について要約する。 • 必要ならば，高度な気道管理の必要性について言及する。 • 治療可能な原因を検討する。 • 心拍再開後の治療を指示する。	**受講者による観察** （主にチームリーダーと時間管理／記録係） • あなたの視点から各イベントについて説明してもらえますか？ • あなたの行った治療はどのような結果となったと思いますか？ • シナリオのそれぞれのイベントを振り返ってもらえますか？（時間管理／記録係に対する指示） • 改善の余地がある点は何ですか？ • チームが適切に実施できた行動は何ですか？	**適切に実施できた点** • どのように［ここに行動を挿入］を適切に実施できたのですか？ • なぜ［ここに行動を挿入］を適切に実施できたと思いますか？ • ［ここに行動を挿入］を実施した経緯についてもう少し詳しく説明してください。	**受講者主導の要約** • あなたが学んだ最も重要なことは何ですか？ • 重要な点を誰かまとめてくれますか？ • 覚えておくべき重要な事項は主に何ですか？
	インストラクターによる観察 • 私は［ここに行動を挿入］に気付きました。 • 私は［ここに行動を挿入］を観察しました。 • 私は［ここに行動を挿入］を目撃しました。	**改善が必要な点** • なぜ［ここに行動を挿入］が起きたと思いますか？ • ［ここに行動を挿入］はどのようにして改善したら良いと思いますか？ • ［ここに行動を挿入］をしている間，どのように考えていましたか？ • ［ここに行動を挿入］ができなかったのはなぜですか？	**インストラクター主導の要約** • 学習した内容をまとめてみましょう・・・ • 学習したことは・・・ • 覚えておくべき重要な事項は主に・・・

ケース 61：院内中間内科・外科病棟メガコード実習—安定した／不安定な頻拍（安定した／不安定な頻拍＞VF＞PEA＞PCAC）

シナリオの難易度：3

導入：あなたは中間内科・外科病棟のヘルスケアプロバイダーで，院内に侵入者がいるという通報（放送）が回診中に聞こえてくる。患者の 1 人がバーで喧嘩に巻き込まれて命に関わる怪我を負った。メッセージの通報と同時に，その男性が「死んでしまう，撃たれた！」と叫ぶのが聞こえ，病棟から見慣れない男性が駆け出してくるのが見える。

バイタルサイン
心拍数：130 回/分
血圧：90/60 mm Hg
呼吸数：40 回/分
SpO_2：

体温：
体重：
年齢：22 歳

初期評価

- 患者の評価を行い，非再呼吸マスクを交換して静脈ラインの開通性を確認しているとき，左下胸部の胸部創傷に気付く。

あなたの最初に取るべき行動は？

インストラクター向けの注意事項：この患者は呼吸停止に陥る可能性が高い。ケースの焦点はまず，頻拍，頻呼吸，および低血圧である。

患者の病歴がわかっているため，バイタルサインと開放創を安定させることと，患者を沈静することが優先である。狭い QRS 幅の頻拍，増大した呼吸数，および低血圧を引き続きモニタリングするべきである。

成人の脈拍のある頻拍アルゴリズム

インストラクター向けの注意事項：患者には開放性胸部創がある可能性が高く，肺，横隔膜，胸壁の障害のために呼吸が妨げられる可能性がある。

患者は胸壁に大きな障害があるため，胸腔チューブが必要となるだけではなく，手術の必要性も高い。**頻拍**は，肺機能不全，または銃創による失血が原因となっている可能性がある。

呼吸困難の継続，胸痛，および負傷している側の呼吸音の減少などを危険な状態のサインであると認識するべきである。これらの兆候に気付かなければ，患者は呼吸停止に陥る。

成人の心停止アルゴリズム（VF）

インストラクター向けの注意事項：患者が呼吸停止に陥った後，すぐに換気を開始する。患者は **VF** の状態になる。質の高い CPR を開始し，除細動の準備をする。

成人の心停止アルゴリズム（PEA）

インストラクター向けの注意事項：VF の適切な管理にもかかわらず，患者は心停止状態のままである。

検討すべき選択肢：

- 救急部または外科病棟での緊急開胸術の適応
- 手術室へ移す準備をする一方で，質の高い CPR，適応であれば継続的なアドレナリンの投与，および鑑別診断の口頭での説明を行う

2 回目のショックおよび CPR の継続後，心リズムは**広い QRS 幅の頻拍**に変化する。脈拍はない。

心拍再開後の治療アルゴリズム

インストラクター向けの注意事項：CPR と投薬をもう 1 サイクル行った後，患者は脈拍を回復する。

受講者はバイタルサインを再評価して心拍再開後の治療アルゴリズムを開始することが求められる。

メガコードの実習の学習ステーションチェックリスト：ケース 61
頻拍 → VF → PEA → PCAC

受講者名 ______________________ テスト日 ______________

重要な能力基準	正しく完了した場合はチェックを入れる
チームリーダー	
チームメンバーに役割を割り当てる	
つねに質の高い CPR が行われていることを確認する：圧迫のテンポ 100～120 回/分 ☐　圧迫の深さ ≧ 5 cm ☐　胸骨圧迫の割合 ＞ 80 % ☐　胸郭の戻り（オプション） ☐　換気（オプション） ☐	
チームメンバーが適切にコミュニケーションを取っていることを確認する	
頻拍の管理	
必要に応じて酸素投与を開始し，モニターを装着して静脈路を確保する	
モニターリードを適切な位置に装着する	
不安定だと認識する	
銃創を原因とする症状がないことを認識する	
VF の管理	
VF を認識する	
心リズム解析前とショック施行前に患者から離れる	
ショック施行後，ただちに CPR を再開する	
適切な気道管理を行う	
投薬，心リズムのチェック／ショック，CPR を適切なサイクルで施行する	
適切な薬物を適切な用量で投与する	
PEA の管理	
PEA を認識する	
PEA の治療可能な原因について口頭で説明する（H と T）	
適切な薬物を適切な用量で投与する	
心リズムと脈拍のチェック後，直ちに CPR を再開する	
心拍再開後の治療	
ROSC を確認する	
血圧測定と 12 誘導心電図を実施し，酸素飽和度を測定し，気管挿管と波形表示呼気 CO_2 モニターの必要性を口頭で説明し，臨床検査を指示する	
目標を設定した体温管理を検討する	

テスト終了

テスト結果　合格の場合は**合格**，補習が必要である場合は**要補習**を〇で囲む：	**合格**	**要補習**

インストラクターイニシャル ________ インストラクター番号 ________ 日付 ________

学習ステーション習熟度
☐ 徐脈　☐ 頻拍　☐ 心停止／心停止直後の治療　☐ メガコード実習

デブリーフィングツール

ACLS サンプルシナリオ：メガコードの実習の学習ステーション

学習目標

- 成人患者の系統的評価のために BLS，ACLS 一次アセスメント，ACLS 二次アセスメントの手順の適用
- 迅速な胸骨圧迫の優先，AED 早期使用の統合など，迅速で質の高い BLS を実施する
- 呼吸停止を認識する
- 呼吸停止の早期治療を実施する
- 心停止の発症，または蘇生転帰の悪化を招く可能性のある徐脈性不整脈と頻脈性不整脈の認識
- 心停止の発症，または蘇生転帰の悪化を招く可能性のある徐脈性不整脈と頻脈性不整脈の早期処置の実施
- ACS の早期認識と早期治療の開始（適切な処置を含む）について討論する
- 脳卒中の早期認識と早期治療の開始（適切な処置を含む）について討論する
- 心停止の認識
- 蘇生中止または治療交代まで心停止の早期処置を実施する（心拍再開後の治療を含む）
- CPR の質の継続的な評価，患者の生理的反応のモニタリング，およびチームへのリアルタイムフィードバックの提供による，心停止中の蘇生努力を評価する。
- 高い能力を持つチームのメンバーまたはリーダーとして効果的なコミュニケーションの模範となる
- チームダイナミクスがチームの活動能力全体に与える影響を認識する

デブリーフィングの一般原則

- デブリーフィング時の指針として，表を使用する。
- デブリーフィングの長さは 10 分とする（さらに時間が必要な場合を除く）。
- すべての目標を取り扱う。
- デブリーフィングの最後に，覚えておくべき重要な事項を要約する。
- 受講者に内省（自分**の行**動を客観的に振り返ること）を促し、全参加者を引き込む。
- 講義のような解説をしたり，選択回答形式の質問で討論を支配することは**避ける**。

行うこと	情報収集	分析	要約
• チームの役割を割り当て，チームに指示する（効果的なチームダイナミクス）。 • 体系的アプローチを指示する。 • 100 %酸素の投与をチームに指示する。 • モニターリードの取り付けをチームに指示する。 • 静脈路／骨髄路の確保を指示する。 • 適切な除細動と薬物療法を指示する。 • 治療に対する患者の再評価を指示する。 • 特定の治療について要約する。 • 必要ならば，高度な気道管理の必要性について言及する。 • 治療可能な原因を検討する。 • 心拍再開後の治療を指示する。	**受講者による観察** （主にチームリーダーと時間管理／記録係） • あなたの視点から各イベントについて説明してもらえますか？ • あなたの行った治療はどのような結果となったと思いますか？ • シナリオのそれぞれのイベントを振り返ってもらえますか？（時間管理／記録係に対する指示） • 改善の余地がある点は何ですか？ • チームが適切に実施できた行動は何ですか？	**適切に実施できた点** • どのように［ここに行動を挿入］を適切に実施できたのですか？ • なぜ［ここに行動を挿入］を適切に実施できたと思いますか？ • ［ここに行動を挿入］を実施した経緯についてもう少し詳しく説明してください。	**受講者主導の要約** • あなたが学んだ最も重要なことは何ですか？ • 重要な点を誰かまとめてくれますか？ • 覚えておくべき重要な事項は主に何ですか？
	インストラクターによる観察 • 私は［ここに行動を挿入］に気付きました。 • 私は［ここに行動を挿入］を観察しました。 • 私は［ここに行動を挿入］を目撃しました。	**改善が必要な点** • なぜ［ここに行動を挿入］が起きたと思いますか？ • ［ここに行動を挿入］はどのようにして改善したら良いと思いますか？ • ［ここに行動を挿入］をしている間，どのように考えていましたか？ • ［ここに行動を挿入］ができなかったのはなぜですか？	**インストラクター主導の要約** • 学習した内容をまとめてみましょう・・・ • 学習したことは・・・ • 覚えておくべき重要な事項は主に・・・

ケース 62：院内メガコード実習—不安定な心室頻拍（不安定な頻拍＞VF＞PEA＞PCAC）

シナリオの難易度：1

導入：あなたはヘルスケアプロバイダーで，小腸閉塞で手術を待っている男性を担当している。患者はナースコールを使って，息切れの悪化，不安，切迫感を知らせる。

バイタルサイン

心拍数：152 回/分
血圧：90/52 mm Hg
呼吸数：24 回/分
SpO_2：93 %
体温：
体重：
年齢：71 歳

初期評価

あなたの最初に取るべき行動は？

- 評価により，ポータブルテレメトリモニターが QRS 幅の広い単形性の頻拍を示していることが確認され，**VT** と特定する。
- 患者は発汗，息切れの悪化，および不安感を覚え始める。

成人の脈拍のある頻拍アルゴリズム

インストラクター向けの注意事項：受講者は患者が不安定な VT 状態にあることを認識する必要がある。成人の脈拍のある頻拍アルゴリズムに従い，不整脈および緊急治療の必要性を認めることが重要な行動である。

さらに，受講者は患者に症状があることを認識し，直ちに電気ショックを準備する必要がある。薬物療法の検討によって，同期電気ショックを遅らせてはならない。

成人の心停止アルゴリズム（VF）

インストラクター向けの注意事項：患者は突然 **VF** を発症する。受講者は成人の心停止アルゴリズムの VF／無脈性VT 治療パスに従う。

チームリーダーはチームの役割を割り当て，質の高い CPR をモニタリングする。ケースは，安全な除細動，アドレナリンの投与，および抗不整脈薬治療の検討まで継続する必要がある。

成人の心停止アルゴリズム（PEA）

インストラクター向けの注意事項：状況が継続し，患者は PEA に陥った。

チームは質の高い CPR のモニタリングを継続し，成人の心停止アルゴリズムの PEA 治療パスに従うべきである。

患者が心原性ショック状態にある可能性があるため，受講者は PEA に関連する鑑別診断を述べ，検討できなければならない。

心拍再開後の治療アルゴリズム

インストラクター向けの注意事項：蘇生チームの一員として，受講者は質の高い胸骨圧迫を継続する。

患者に ROSC が見られるため，受講者は心拍再開後の治療アルゴリズムを開始する必要がある。

メガコードの実習の学習ステーションチェックリスト：ケース 49/52/57/60/62 頻拍 → VF → PEA → PCAC

受講者名 ______________________ テスト日 ______________

重要な能力基準	正しく完了した場合はチェックを入れる
チームリーダー	
チームメンバーに役割を割り当てる	
つねに質の高い CPR が行われていることを確認する：圧迫のテンポ 100〜120 回/分 ☐　圧迫の深さ ≧ 5 cm ☐　胸骨圧迫の割合 ＞ 80 % ☐　胸郭の戻り（オプション） ☐　換気（オプション） ☐	
チームメンバーが適切にコミュニケーションを取っていることを確認する	
頻拍の管理	
必要に応じて酸素投与を開始し，モニターを装着して静脈路を確保する	
モニターリードを適切な位置に装着する	
不安定だと認識する	
ただちに同期電気ショックを実施する	
VF の管理	
VF を認識する	
心リズム解析前とショック施行前に患者から離れる	
ショック施行後，ただちに CPR を再開する	
適切な気道管理を行う	
投薬，心リズムのチェック／ショック，CPR を適切なサイクルで施行する	
適切な薬物を適切な用量で投与する	
PEA の管理	
PEA を認識する	
PEA の治療可能な原因について口頭で説明する（H と T）	
適切な薬物を適切な用量で投与する	
心リズムと脈拍のチェック後，直ちに CPR を再開する	
心拍再開後の治療	
ROSC を確認する	
血圧測定と 12 誘導心電図を実施し，酸素飽和度を測定し，気管挿管と波形表示呼気 CO_2 モニターの必要性を口頭で説明し，臨床検査を指示する	
目標を設定した体温管理を検討する	

テスト終了

テスト結果　合格の場合は**合格**，補習が必要である場合は**要補習**を〇で囲む：	**合格**	**要補習**

インストラクターイニシャル ________ インストラクター番号 ____________ 日付 __________

学習ステーション習熟度
☐ 徐脈　☐ 頻拍　☐ 心停止／心停止直後の治療　☐ メガコード実習

デブリーフィングツール

ACLS サンプルシナリオ：メガコードの実習の学習ステーション

学習目標

- 成人患者の系統的評価のために BLS，ACLS 一次アセスメント，ACLS 二次アセスメントの手順の適用
- 迅速な胸骨圧迫の優先，AED 早期使用の統合など，迅速で質の高い BLS を実施する
- 呼吸停止を認識する
- 呼吸停止の早期治療を実施する
- 心停止の発症，または蘇生転帰の悪化を招く可能性のある徐脈性不整脈と頻脈性不整脈の認識
- 心停止の発症，または蘇生転帰の悪化を招く可能性のある徐脈性不整脈と頻脈性不整脈の早期処置の実施
- ACS の早期認識と早期治療の開始（適切な処置を含む）について討論する
- 脳卒中の早期認識と早期治療の開始（適切な処置を含む）について討論する
- 心停止の認識
- 蘇生中止または治療交代まで心停止の早期処置を実施する（心拍再開後の治療を含む）
- CPR の質の継続的な評価，患者の生理的反応のモニタリング，およびチームへのリアルタイムフィードバックの提供による，心停止中の蘇生努力を評価する。
- 高い能力を持つチームのメンバーまたはリーダーとして効果的なコミュニケーションの模範となる
- チームダイナミクスがチームの活動能力全体に与える影響を認識する

デブリーフィングの一般原則

- デブリーフィング時の指針として，表を使用する。
- デブリーフィングの長さは 10 分とする（さらに時間が必要な場合を除く）。
- すべての目標を取り扱う。
- デブリーフィングの最後に，覚えておくべき重要な事項を要約する。
- 受講者に内省（自分**の行**動を客観的に振り返ること）を促し、全参加者を引き込む。
- 講義のような解説をしたり，選択回答形式の質問で討論を支配することは**避ける**。

行うこと	情報収集	分析	要約
• チームの役割を割り当て，チームに指示する（効果的なチームダイナミクス）。 • 体系的アプローチを指示する。 • 100 %酸素の投与をチームに指示する。 • モニターリードの取り付けをチームに指示する。 • 静脈路／骨髄路の確保を指示する。 • 適切な除細動と薬物療法を指示する。 • 治療に対する患者の再評価を指示する。 • 特定の治療について要約する。 • 必要ならば，高度な気道管理の必要性について言及する。 • 治療可能な原因を検討する。 • 心拍再開後の治療を指示する。	**受講者による観察** （主にチームリーダーと時間管理／記録係） • あなたの視点から各イベントについて説明してもらえますか？ • あなたの行った治療はどのような結果となったと思いますか？ • シナリオのそれぞれのイベントを振り返ってもらえますか？（時間管理／記録係に対する指示） • 改善の余地がある点は何ですか？ • チームが適切に実施できた行動は何ですか？	**適切に実施できた点** • どのように［ここに行動を挿入］を適切に実施できたのですか？ • なぜ［ここに行動を挿入］を適切に実施できたと思いますか？ • ［ここに行動を挿入］を実施した経緯についてもう少し詳しく説明してください。	**受講者主導の要約** • あなたが学んだ最も重要なことは何ですか？ • 重要な点を誰かまとめてくれますか？ • 覚えておくべき重要な事項は主に何ですか？
	インストラクターによる観察 • 私は［ここに行動を挿入］に気付きました。 • 私は［ここに行動を挿入］を観察しました。 • 私は［ここに行動を挿入］を目撃しました。	**改善が必要な点** • なぜ［ここに行動を挿入］が起きたと思いますか？ • ［ここに行動を挿入］はどのようにして改善したら良いと思いますか？ • ［ここに行動を挿入］をしている間，どのように考えていましたか？ • ［ここに行動を挿入］ができなかったのはなぜですか？	**インストラクター主導の要約** • 学習した内容をまとめてみましょう・・・ • 学習したことは・・・ • 覚えておくべき重要な事項は主に・・・

メガコード 1— 院外での徐脈（徐脈 > 無脈性VT > PEA > PCAC）

導入：あなたは救急救命士で，失神症状を起こした男性を治療している。

バイタルサイン

心拍数：
血圧：78/42 mm Hg
呼吸数：
SpO_2：
体温：
体重：
年齢：62 歳

初期評価

- 患者は意識があり，意識清明である。

あなたの最初に取るべき行動は？

- 患者の皮膚は青白く，汗をかいている。
- 患者は指示に従っていない。
- 橈骨動脈拍動は触知しないが，弱くて遅い頸動脈拍動はある。

成人の脈拍のある徐脈アルゴリズム

インストラクター向けの注意事項：心電図モニターはときどき PVC を伴う**洞性徐脈**を示している。

受講者は成人の徐脈アルゴリズムに従い，経皮ペーシングの準備をしながら，アトロピンの単回投与を準備するべきである。

成人の心停止アルゴリズム（無脈性VT）

インストラクター向けの注意事項：ペーシング刺激が開始されるのに伴い，心電図モニターは VT を示す。脈拍はない。

受講者は直ちにペーシングを中止し，患者に除細動を実施するべきである。受講者は成人の心停止アルゴリズムの VF／無脈性VT 治療パスに従う。

受講者はチームの役割を割り当て，質の高い CPR をモニタリングするべきである。ケースは，安全な除細動，およびアドレナリンとアミオダロンの投与まで継続する必要がある。

成人の心停止アルゴリズム（PEA）

インストラクター向けの注意事項：3 回目のショックの実施後，患者の脈拍は**ゆっくりとしたオーガナイズドリズム**になる。脈拍はない。患者は現在 PEA を呈している。

受講者は質の高い CPR のモニタリングを継続し，成人の心停止アルゴリズムの PEA 治療パスに従う。

受講者は治療可能な原因を考慮するべきである。

心拍再開後の治療アルゴリズム

インストラクター向けの注意事項：効果的な換気を確保した後，受講者は頸動脈拍動を触知できるようになる。患者の ROSC が確認される。

受講者は，心拍再開後の治療アルゴリズムを開始する必要がある。

メガコードテストチェックリスト：シナリオ 1/3/8
徐脈 → 無脈性 VT → PEA → PCAC

受講者名 ____________________ テスト日 ____________

重要な能力基準	正しく完了した場合はチェックを入れる
チームリーダー	
チームメンバーに役割を割り当てる	
つねに質の高い CPR が行われていることを確認する：圧迫のテンポ 100～120 回/分 ☐　圧迫の深さ ≧ 5 cm ☐　胸骨圧迫の割合 > 80 % ☐　胸郭の戻り（オプション） ☐　換気（オプション） ☐	
チームメンバーが適切にコミュニケーションを取っていることを確認する	
徐脈の管理	
必要に応じて酸素投与を開始し，モニターを装着して静脈路を確保する	
モニターリードを適切な位置に装着する	
症候性徐脈だと認識する	
適切な用量のアトロピンを投与する	
二次治療の準備をする	
無脈性 VT の管理	
無脈性 VT を認識する	
心リズム解析前とショック施行前に患者から離れる	
ショック施行後，ただちに CPR を再開する	
適切な気道管理を行う	
投薬，心リズムのチェック／ショック，CPR を適切なサイクルで施行する	
適切な薬物を適切な用量で投与する	
PEA の管理	
PEA を認識する	
PEA の治療可能な原因について口頭で説明する（H と T）	
適切な薬物を適切な用量で投与する	
心リズムのチェック後，ただちに CPR を再開する	
心拍再開後の治療	
ROSC を確認する	
血圧測定と 12 誘導心電図を実施し，酸素飽和度を測定し，気管挿管と波形表示呼気 CO_2 モニターの必要性を口頭で説明し，臨床検査を指示する	
目標を設定した体温管理を検討する	

テスト終了

テスト結果　合格の場合は**合格**，補習が必要である場合は**要補習**を○で囲む：	**合格**	**要補習**

インストラクターイニシャル ________ インストラクター番号 ____________ 日付 __________

学習ステーション習熟度
☐ 徐脈　☐ 頻拍　☐ 心停止／心停止直後の治療　☐ メガコード実習

メガコード 2—院外での徐脈（徐脈＞VF＞心静止＞PCAC）

導入：突然反応がなくなり，嘔吐した後，呼吸を停止した男性に対応するために，あなたはレストランに出動する。救急車で現場に駆けつけるのに 4 分間かかる。

バイタルサイン
心拍数：44 回/分，非常に強い
血圧：84/50 mm Hg
呼吸数：3 回/分
SpO_2：
体温：
体重：
年齢：

初期評価

- 現場に到着すると，3 人の消防士が患者を救護している。
- 1 人は気道を確保して維持し，1 人は吸引し，もう 1 人はバイタルサインを測定している。
- 目撃者によると，患者はいつもと変わりなかったが，いらだっているようだったという。

成人の脈拍のある徐脈アルゴリズム

インストラクター向けの注意事項：患者が**洞性徐脈**の状態にあるときに四肢誘導が適用され，12 誘導心電図では心筋損傷や虚血の疑いはない。

静注を開始したところ，患者が 5 秒間のけいれん大発作に見舞われ，その後反応がないままである。酸素を使用してバッグマスク換気が開始される。

その後間もなく，患者の呼吸と脈拍がなくなる。モニターは **VF** を示している。

成人の心停止アルゴリズム（VF）

インストラクター向けの注意事項：除細動を試みた後，CPR を 2 分間行う。その間の患者の妻の話では，彼は通常は健康でビタミン剤を服用しているだけだが，最近仕事で極度のストレスを受けているという。

CPR を開始して 2 分間経っても，心リズムは依然として VF の状態である。再度ショックを実施した後，さらに CPR を実施する。アドレナリンが投与され，高度な気道管理が行われる。$ETCO_2$ の測定値は 22 mmHg を表示している。その 2 分後，心リズムは心静止状態となったことが 2 つの誘導で確認された。

成人の心停止アルゴリズム（心静止）

インストラクター向けの注意事項：CPR が継続され，治療可能な原因が検討される。

2 分間の CPR の後，モニターには 56 回/分のペースの境界域の QRS 幅の広いオーガナイズドリズムが示され，脈拍がある。

心拍再開後の治療アルゴリズム

インストラクター向けの注意事項：血圧は 180/108 mmHg である。患者は依然として無呼吸であり，呼気 CO_2 モニターの測定値は 50 mmHg である。

指先穿刺により測定した血糖値（**チームリーダーが要請した場合**）は 187 mg/dL（10.4 mmol/L）であり，反応のない状態のままである。

搬送を考慮する場合，最も近い救急部は現場から 4 分のところにあり，総合的な脳卒中治療施設までは現場から 12 分，心停止患者受入れ施設までは現場から 16 分である。

メガコードテストチェックリスト：シナリオ 2／5
徐脈 → VF → 心静止 → PCAC

受講者名 ＿＿＿＿＿＿＿＿ テスト日 ＿＿＿＿＿＿

重要な能力基準	正しく完了した場合はチェックを入れる
チームリーダー	
チームメンバーに役割を割り当てる	
つねに質の高い CPR が行われていることを確認する：圧迫のテンポ 100～120 回/分 ☐　圧迫の深さ ≧ 5 cm ☐　胸骨圧迫の割合 ＞ 80 % ☐　胸郭の戻り（オプション）☐　換気（オプション）☐	
チームメンバーが適切にコミュニケーションを取っていることを確認する	
徐脈の管理	
必要に応じて酸素投与を開始し，モニターを装着して静脈路を確保する	
モニターリードを適切な位置に装着する	
症候性徐脈だと認識する	
適切な用量のアトロピンを投与する	
二次治療の準備をする	
VF の管理	
VF を認識する	
心リズム解析前とショック施行前に患者から離れる	
ショック施行後，ただちに CPR を再開する	
適切な気道管理を行う	
投薬，心リズムのチェック／ショック，CPR を適切なサイクルで施行する	
適切な薬物を適切な用量で投与する	
心静止の管理	
心静止を認識する	
心静止の治療可能な原因について口頭で説明する（H と T）	
適切な薬物を適切な用量で投与する	
心リズムのチェック後，ただちに CPR を再開する	
心拍再開後の治療	
ROSC を確認する	
血圧測定と 12 誘導心電図を実施し，酸素飽和度を測定し，気管挿管と波形表示呼気 CO_2 モニターの必要性を口頭で説明し，臨床検査を指示する	
目標を設定した体温管理を検討する	

テスト終了

テスト結果　合格の場合は**合格**，補習が必要である場合は**要補習**を〇で囲む：	**合格**	**要補習**

インストラクターイニシャル ＿＿＿＿　インストラクター番号 ＿＿＿＿＿　日付 ＿＿＿＿＿

学習ステーション習熟度
☐ 徐脈　☐ 頻拍　☐ 心停止／心停止直後の治療　☐ メガコード実習

メガコード 3— 院外での徐脈
（症候性徐脈 > 無脈性VT > PEA > PCAC）

導入：あなたは，胸痛を訴える高齢の男性を救助するために救急車で出動する。消防隊も対応している。現場に到着し，消防士が患者に非再呼吸式酸素マスクを装着していることを確認する。

バイタルサイン

心拍数：
血圧：86/48 mm Hg（ドップラー）
呼吸数：18 回/分，無努力
SpO_2：
体温：
体重：
年齢：

初期評価

- 患者は壁に寄りかかって座っており，意識清明で消防士と話している。
- 患者は胸が重苦しく嘔吐しそうだと言っている。この症状は，銀行で並んで待っているときに突然始まった。
- 過去に心臓病の病歴があり，2 年前に心臓移植を受けた。

あなたの最初に取るべき行動は？

インストラクター向けの注意事項：脈拍は遅くて弱く，大汗をかいており，蒼白で灰白色の顔をしている。モニター表示は，QRS 幅の広い 32 回/分のペースの **3 度房室ブロック**を示している。

患者は複数の薬を服用しているが，家に置いてきた。サルファ剤アレルギーがある。12 誘導心電図では，誘導 II，III，aVF で異常が疑われ，誘導 V_4R はフラットである。

成人の脈拍のある徐脈アルゴリズム

インストラクター向けの注意事項：受講者がアトロピンの投与を試みても，心臓の脱神経のために効果はない。

経皮的ペースメーカーを使用するが，それがキャプチャする前に患者の反応がなくなる。心リズムは **VT** に変わり，患者は無呼吸になる。脈拍はない。

成人の心停止アルゴリズム（無脈性VT）

インストラクター向けの注意事項：除細動が試みられ，質の高い CPR が 2 分間実施される。その間，末梢静注路が両腕で確保される。2 分後，心リズムは依然として VT である。

除細動が再び試みられ，CPR の実施とともにアドレナリンが投与される。

バッグマスク換気を抵抗なく使用できるため，チームリーダーが指示の必要性を感じない限り，高度な気道管理は必要ない。

2 分後，心リズムは QRS 幅の少し広い**洞性徐脈**となる。脈拍はない。

成人の心停止アルゴリズム（PEA）

インストラクター向けの注意事項：CPR が継続され，高度な気道管理がなされる。呼気 CO_2 モニターが接続され測定値 22 mmHg を表示している。

2 分間の CPR の 後，心リズムはほぼ同じで，QRS 幅はそれほど広くないが，心拍数は同じである。

頸動脈拍動はあるが，橈骨動脈拍動は触知できない。$ETCO_2$ の測定値は現在 48 mmHg である。

心拍再開後の治療アルゴリズム

インストラクター向けの注意事項：患者は大きな声に対してまばたきをし，8 回/分のペースで呼吸を始める。血圧はドップラーで 68/40 mmHg である。

チームリーダーは血圧の補助治療のためにドパミン注入，または灌流の補助治療のためにアドレナリン注入を検討するべきである。

最も近い救急部は現場から 3 分のところにあり，STEMI 患者受け入れ施設までは現場から 12 分である。

メガコードテストチェックリスト：シナリオ 1/3/8
徐脈 → 無脈性 VT → PEA → PCAC

受講者名 ____________________　テスト日 ____________

重要な能力基準	正しく完了した場合はチェックを入れる
チームリーダー	
チームメンバーに役割を割り当てる	
つねに質の高い CPR が行われていることを確認する：圧迫のテンポ 100〜120 回/分 ☐　圧迫の深さ ≧ 5 cm ☐　胸骨圧迫の割合 > 80 % ☐　胸郭の戻り（オプション） ☐　換気（オプション） ☐	
チームメンバーが適切にコミュニケーションを取っていることを確認する	
徐脈の管理	
必要に応じて酸素投与を開始し，モニターを装着して静脈路を確保する	
モニターリードを適切な位置に装着する	
症候性徐脈だと認識する	
適切な用量のアトロピンを投与する	
二次治療の準備をする	
無脈性 VT の管理	
無脈性 VT を認識する	
心リズム解析前とショック施行前に患者から離れる	
ショック施行後，ただちに CPR を再開する	
適切な気道管理を行う	
投薬，心リズムのチェック／ショック，CPR を適切なサイクルで施行する	
適切な薬物を適切な用量で投与する	
PEA の管理	
PEA を認識する	
PEA の治療可能な原因について口頭で説明する（H と T）	
適切な薬物を適切な用量で投与する	
心リズムのチェック後，ただちに CPR を再開する	
心拍再開後の治療	
ROSC を確認する	
血圧測定と 12 誘導心電図を実施し，酸素飽和度を測定し，気管挿管と波形表示呼気 CO_2 モニターの必要性を口頭で説明し，臨床検査を指示する	
目標を設定した体温管理を検討する	

テスト終了

テスト結果　合格の場合は**合格**，補習が必要である場合は**要補習**を○で囲む：　**合格**　**要補習**

インストラクターイニシャル ________　インストラクター番号 __________　日付 __________

学習ステーション習熟度
☐ 徐脈　☐ 頻拍　☐ 心停止／心停止直後の治療　☐ メガコード実習

メガコード 4—院外での不安定な心室頻拍（不安定な頻拍＞VF＞PEA＞PCAC）

導入：あなたは，高速道路の路肩に寄せて停止している車へと救急車で出動する。通報者は，患者を乗せて予約先へ向かって運転していたが，患者の気分が悪くなり，停止しなければならなかった。患者は，息切れと脱力感を訴えている。

バイタルサイン

心拍数：150 回/分
血圧：84/54 mm Hg
呼吸数：20 回/分，軽度の努力呼吸
SpO_2：酸素 15 L/分で 94 %

体温：
体重：
年齢：65 歳

初期評価

- あなたのチームが現場に到着すると，患者は SUV の助手席に座り，意識があって 2〜3 語の文章で話をしている。
- 患者の肺には両方の肺底で捻髪音がある。
- 触知可能な頸動脈および橈骨動脈の拍動がある。

あなたの最初に取るべき行動は？

成人の脈拍のある頻拍アルゴリズム

インストラクター向けの注意事項：受講者のパートナーが心電図モニターを取り付け，初期の心リズムは**単形性の広い QRS 幅の頻拍**である。

患者の全体的な状態を見て，チームリーダーは電気ショックを検討するべきである。末梢静脈路の確保に失敗する。同期電気ショックも実施するが，状態の変化は見られない。

受講者がエネルギー量を上げて同期電気ショックを再び実施しようと準備していたところ，患者は頭をたれ，呼吸を停止する。モニターは **VF** を示している。

成人の心停止アルゴリズム（VF）

インストラクター向けの注意事項：患者は車からストレッチャーへとすばやく移される。CPR が開始されてから除細動がすばやく実施され，CPR が継続される。

器材が使用できるようにストレッチャー（CPR 進行中の状態で）を救急車へ移動する。CPR 中に骨髄路が確保され，中程度の困難度でバッグマスク換気が実施される。

2 分後，心リズムは依然として VF であり，除細動が実施され，CPR が継続される。アドレナリンが投与され，高度な気道管理が行われる。呼気 CO_2 モニターは測定値 25 mmHg を表示している。

2 分後，心リズムは 70 回/分の **QRS 幅の広いオーガナイズドリズム**であるが，脈拍はない。

成人の心停止アルゴリズム（PEA）

インストラクター向けの注意事項：CPR が継続され，CPR 中の呼気 CO_2 モニターの測定値は引き続き 22〜27 mmHg である。

治療可能な原因が検討され，運転手は「彼女が 2 日前の予約を忘れたので，透析に連れて行くところだった」と言っている。

この患者には高カリウム血症を緩和するために，塩化カルシウムまたはグルコン酸カルシウム，および炭酸水素ナトリウムを考慮するべきである。

この後，次の心リズムのチェックでは，モニターで 100 回/分の **QRS 幅のやや広い波形**がみられ，T 波が高度に尖鋭化している。患者は，頸動脈に脈拍がみられるようになった。

心拍再開後の治療アルゴリズム

インストラクター向けの注意事項：患者は（無秩序な）自発呼吸を開始し，呼気 CO_2 モニターの測定値は 60 mm Hg，SpO_2 は酸素を使って 100 %である。血圧は 94/56 mmHg である。指先穿刺による血糖測定値は 330 mg/dL（18.3 mmol/L）である。

最も近い救急部は 7 分のところにあり，三次医療センターまでは 14 分である。

メガコードテストチェックリスト：シナリオ 4／7／10 頻拍→VF→PEA→PCAC

受講者名 ＿＿＿＿＿＿＿＿＿＿＿＿ テスト日 ＿＿＿＿＿＿

重要な能力基準	正しく完了した場合はチェックを入れる
チームリーダー	
チームメンバーに役割を割り当てる	
つねに質の高い CPR が行われていることを確認する：圧迫のテンポ 100〜120 回/分 ☐　圧迫の深さ ≧ 5 cm ☐　胸骨圧迫の割合 ＞ 80 % ☐　胸郭の戻り（オプション）☐　換気（オプション）☐	
チームメンバーが適切にコミュニケーションを取っていることを確認する	
頻拍の管理	
必要に応じて酸素投与を開始し，モニターを装着して静脈路を確保する	
モニターリードを適切な位置に装着する	
不安定だと認識する	
頻拍を原因とする症状を認識する	
ただちに同期電気ショックを実施する	
VF の管理	
VF を認識する	
心リズム解析前とショック施行前に患者から離れる	
ショック施行後，ただちに CPR を再開する	
適切な気道管理を行う	
投薬，心リズムのチェック／ショック，CPR を適切なサイクルで施行する	
適切な薬物を適切な用量で投与する	
PEA の管理	
PEA を認識する	
PEA の治療可能な原因について口頭で説明する（H と T）	
適切な薬物を適切な用量で投与する	
心リズムのチェック後，ただちに CPR を再開する	
心拍再開後の治療	
ROSC を確認する	
血圧測定と 12 誘導心電図を実施し，酸素飽和度を測定し，気管挿管と波形表示呼気 CO_2 モニターの必要性を口頭で説明し，臨床検査を指示する	
目標を設定した体温管理を検討する	

テスト終了

テスト結果　合格の場合は**合格**，補習が必要である場合は**要補習**を○で囲む：	**合格**	**要補習**

インストラクターイニシャル ＿＿＿＿ インストラクター番号 ＿＿＿＿＿ 日付 ＿＿＿＿＿

学習ステーション習熟度
☐ 徐脈　☐ 頻拍　☐ 心停止／心停止直後の治療　☐ メガコード実習

メガコード 5—救急部での徐脈（徐脈＞VF＞心静止＞PCAC）

導入：救急部で勤務中，傾眠の男性が救急救命士によって搬送されてきた。救急救命士は薬物の過剰摂取を疑っていた。

バイタルサイン

心拍数：
血圧：
呼吸数：
SpO_2：
体温：
体重：
年齢：28 歳

初期評価

- 救急救命士によると，患者にはうつ病の病歴があるほか，理由はわからないがジルチアゼムを服用しているという。
- 現場の家族が話したところでは，患者は最近気分が非常に落ち込んでおり，その日の朝，自殺すると脅したという。
- 救急救命士が到着したとき，ジルチアゼムの空き瓶が患者の脇に見つかった。

あなたの最初に取るべき行動は？

- 救急医療隊のストレッチャーで患者を評価していると，患者が非常に眠そうで，ろれつが回っていないことに気付く。
- 患者からは病歴について役立つ情報はまったく得られない。

成人の脈拍のある徐脈アルゴリズム

インストラクター向けの注意事項：バイタルサインは心拍数が 30 回/分，呼吸数が 16 回/分，血圧が 80/48 mmHg，経鼻カニューレによる 3 L の酸素での SpO_2 は 98 %，体温は 36.5° C，血糖は 195 mg/dL（10.8 mmol/L）である。

モニター波形は QT 延長を伴う 30 回/分の **QRS 幅の広い心室補充リズム**を示している。

心拍数は低下を続け，その後患者は突然反応しなくなり，脈拍が触れなくなる。モニターは **VF** を示している。

成人の心停止アルゴリズム（VF）

インストラクター向けの注意事項：受講者は成人の心停止アルゴリズムの VF 治療パスに従うべきである。

上級の受講者は，静注用脂肪乳剤療法および体外循環式 CPR についての討論を検討することもできる。

成人の心停止アルゴリズム（心静止）

インストラクター向けの注意事項：2 回目のショック実施後，患者の心リズムは心静止に変わる。

受講者は質の高い CPR とチームのコミュニケーションに特に注意しながら，成人の心停止アルゴリズムの心静止治療パスに従うべきである。

心拍再開後の治療アルゴリズム

インストラクター向けの注意事項：CPR と ACLS を数サイクル行った後，患者は ROSC となる。モニター上の心リズムは，低血圧を伴う徐脈性補充調律を示している。

受講者は鑑別診断だけではなく，ケースの中毒の可能性についても考慮する必要がある。

上級学習者の場合は，カルシウム拮抗薬の過剰摂取の治療，および利用可能な治療オプションに関する討論を含めることもできる。

メガコードテストチェックリスト：シナリオ 2／5
徐脈 → VF → 心静止 → PCAC

受講者名 ______________________ テスト日 ______________

重要な能力基準	正しく完了した場合はチェックを入れる
チームリーダー	
チームメンバーに役割を割り当てる	
つねに質の高い CPR が行われていることを確認する：圧迫のテンポ 100〜120 回/分 ☐ 圧迫の深さ ≧ 5 cm ☐ 胸骨圧迫の割合 > 80 % ☐ 胸郭の戻り（オプション） ☐ 換気（オプション） ☐	
チームメンバーが適切にコミュニケーションを取っていることを確認する	
徐脈の管理	
必要に応じて酸素投与を開始し，モニターを装着して静脈路を確保する	
モニターリードを適切な位置に装着する	
症候性徐脈だと認識する	
適切な用量のアトロピンを投与する	
二次治療の準備をする	
VF の管理	
VF を認識する	
心リズム解析前とショック施行前に患者から離れる	
ショック施行後，ただちに CPR を再開する	
適切な気道管理を行う	
投薬，心リズムのチェック／ショック，CPR を適切なサイクルで施行する	
適切な薬物を適切な用量で投与する	
心静止の管理	
心静止を認識する	
心静止の治療可能な原因について口頭で説明する（H と T）	
適切な薬物を適切な用量で投与する	
心リズムのチェック後，ただちに CPR を再開する	
心拍再開後の治療	
ROSC を確認する	
血圧測定と 12 誘導心電図を実施し，酸素飽和度を測定し，気管挿管と波形表示呼気 CO_2 モニターの必要性を口頭で説明し，臨床検査を指示する	
目標を設定した体温管理を検討する	

テスト終了

テスト結果　合格の場合は**合格**，補習が必要である場合は**要補習**を○で囲む：　**合格**　**要補習**

インストラクターイニシャル ________　インストラクター番号 ____________　日付 ____________

学習ステーション習熟度
☐ 徐脈　☐ 頻拍　☐ 心停止／心停止直後の治療　☐ メガコード実習

メガコード 6―院内の徐脈（徐脈 > VF > PEA > PCAC）

導入：肺炎で入院した男性が入院 2 日目に胸痛を訴える。あなたはこの患者の評価を行うために呼び出される。

バイタルサイン

心拍数：
血圧：
呼吸数：
SpO_2：
体温：
体重：
年齢：58 歳

初期評価

あなたの最初に取るべき行動は？

成人の脈拍のある徐脈アルゴリズム

インストラクター向けの注意事項：バイタルサインは，心拍数が 35 回/分，呼吸数が 18 回/分，血圧が 88/49 mmHg である。

モニターは **3 度房室ブロック**を示している。アトロピンの初回投与はあまり効果がなく，ペーシングを開始する必要がある。

ペーシングにより，患者は心カテ室に行けるほど血圧が改善する。

成人の心停止アルゴリズム（VF）

インストラクター向けの注意事項：心臓カテーテル検査が終了した（100 %の右冠動脈閉塞が発見された）直後，患者は VF に陥る。

患者は少なくとも 3 回のショックにも反応しないため，受講者はアルゴリズムを進めることができる。質の高い CPR とともに胸骨圧迫を開始する必要がある。気道は当初はバッグマスク換気によって管理するが，最終的には挿管およびアドレナリン／アミオダロンが使用される可能性がある。

最低 2 回のショックを実施する前にアドレナリンを投与することは間違いである。3 回目のショック実施の後，患者は脈拍のない**洞性頻脈**（PEA）に陥る。

受講者が冠動脈を再確認することを選択した場合，これは適切な手順であり，冠動脈は開存しているものとする（基礎原因は動脈閉塞である可能性があるが，この高度な推論はこのシナリオで求められる範囲を超えている）。

成人の心停止アルゴリズム（PEA）

インストラクター向けの注意事項：患者は現在 PEA を呈している。受講者は質の高い CPR のモニタリングを続け，アドレナリンを投与するべきである。

アドレナリンの投与の後，受講者は持続 $ETCO_2$ が 40 mmHg に上昇したことに気付く。$ETCO_2$ が ROSC を示しているため，受講者は ROSC の可能性を認識し，開始から 2 分間経っていなくても CPR を停止する必要がある（この指導要点を説明する良い機会である）。

考えられる基礎原因には，心タンポナーデが含まれるが，超音波検査を実施した場合，心のう液は見つからない。

心拍再開後の治療アルゴリズム

インストラクター向けの注意事項：受講者が ROSC（$ETCO_2$ が 40 mmHg に上昇）を認識し，脈拍を確認した後，患者が心拍数 110 回/分，血圧 70/30 mmHg で血行動態的に不安定であることが確認される。

受講者はバイタルサインを読み上げるのではなく尋ねるべきである。患者に輸液のボーラス投与が行われるが，輸液だけでは血圧が改善されないため，血管収縮薬の注入を開始する必要がある。

患者は指示に従わないため，目標を設定した体温管理の適応となる。

メガコードテストチェックリスト：シナリオ 6／11
徐脈 → VF → PEA → PCAC

受講者名 ________________ テスト日 ________________

重要な能力基準						正しく完了した場合はチェックを入れる
チームリーダー						
チームメンバーに役割を割り当てる						
つねに質の高い CPR が行われていることを確認する	圧迫のテンポ 100〜120 回/分 ☐	圧迫の深さ ≧ 5 cm ☐	胸骨圧迫の割合 > 80 % ☐	胸郭の戻り（オプション）☐	換気（オプション）☐	
チームメンバーが適切にコミュニケーションを取っていることを確認する						
徐脈の管理						
必要に応じて酸素投与を開始し，モニターを装着して静脈路を確保する						
モニターリードを適切な位置に装着する						
症候性徐脈だと認識する						
適切な用量のアトロピンを投与する						
二次治療の準備をする						
VF の管理						
VF を認識する						
心リズム解析前とショック施行前に患者から離れる						
ショック施行後，ただちに CPR を再開する						
適切な気道管理を行う						
投薬，心リズムのチェック／ショック，CPR を適切なサイクルで施行する						
適切な薬物を適切な用量で投与する						
PEA の管理						
PEA を認識する						
PEA の治療可能な原因について口頭で説明する（H と T）						
適切な薬物を適切な用量で投与する						
心リズムのチェック後，ただちに CPR を再開する						
心拍再開後の治療						
ROSC を確認する						
血圧測定と 12 誘導心電図を実施し，酸素飽和度を測定し，気管挿管と波形表示呼気 CO_2 モニターの必要性を口頭で説明し，臨床検査を指示する						
目標を設定した体温管理を検討する						

テスト終了

テスト結果　合格の場合は**合格**，補習が必要である場合は**要補習**を○で囲む：	**合格**	**要補習**

インストラクターイニシャル ________ インストラクター番号 ________ 日付 ________

学習ステーション習熟度

☐ 徐脈　☐ 頻拍　☐ 心停止／心停止直後の治療　☐ メガコード実習

メガコード 7—院内での不安定な心室頻拍（不安定な頻拍 > VF > PEA > PCAC）

導入：あなたはヘルスケアプロバイダーで，胸痛のために入院した患者を担当し，心筋梗塞ではないと判断する。この患者は 10 年前に安定狭心症と診断されたが，過去数か月，痛みの持続時間と強さが増大している。

バイタルサイン

心拍数：82 回/分
血圧：124/74 mm Hg
呼吸数：16 回/分
SpO_2：98 %
体温：
体重：
年齢：

初期評価

あなたの最初に取るべき行動は？

インストラクター向けの注意事項：シフト交代時，患者は胸痛を否定した。受講者は病室を出るが，すぐに患者の息子に呼び戻される。

受講者は，入室と同時に，患者が胸痛を訴え発汗しながら，胸を掴んでいるのを確認する。バイタルサインは，現在心拍数が 160 回/分，呼吸数が 22 回/分，血圧が 156/92 mmHg，SpO_2 が 93 % である。

ベッドサイドのモニターは**単形性の幅の広い頻拍**を示している。これは前に記録したリズムと異なる。患者は急性冠症候群である可能性がある。患者の病歴により，受講者はまず頻拍リズムに焦点を絞る。

受講者は現在の症状について患者に問診し，静注ラインの開通性と心臓モニタリングを確認する。収縮期血圧が > 90 mmHg で，患者に引き続き胸痛があれば，ニトログリセリンの投与を開始できる。患者に反応があれば，アスピリンの投与は適切である。

成人の脈拍のある頻拍アルゴリズム

インストラクター向けの注意事項：患者の頻拍の症状は，管理と治療が必要である。受講者は，患者が VT 状態にあり，症候性であることを鑑別できる。治療は即時の電気ショックであり，薬物療法のために同期電気ショックが遅れてはならない。

成人の心停止アルゴリズム（VF）

インストラクター向けの注意事項：電気ショックを実施すると，患者の心リズムが変化し **VF** と特定される。ここで，受講者は成人の心停止アルゴリズムの VF／無脈性VT 治療パスに従う。

チームリーダーはチームの役割を割り当て，質の高い CPR をモニタリングする。ケースは，安全な除細動，血管収縮薬の投与，および抗不整脈薬治療の検討まで継続される。

成人の心停止アルゴリズム（PEA）

インストラクター向けの注意事項：受講者の対処にもかかわらず，患者はモニターで **2 度房室ブロック**を呈している。脈拍はない（PEA）。

チームリーダーは質の高い CPR のモニタリングを継続し，成人の心停止アルゴリズムの PEA 治療パスに従う。

患者が心原性ショック状態にある可能性があるため，受講者は考えられる PEA の原因を鑑別および討論できなければならない。

心拍再開後の治療アルゴリズム

インストラクター向けの注意事項：チームが質の高い胸骨圧迫を続けることで，患者に ROSC が見られる。この時点で，あなたは心拍再開後の治療アルゴリズムを開始する必要がある。

メガコードテストチェックリスト：シナリオ 4／7／10
頻拍 → VF → PEA → PCAC

受講者名 ________________　テスト日 ________________

重要な能力基準						正しく完了した場合はチェックを入れる
チームリーダー						
チームメンバーに役割を割り当てる						
つねに質の高い CPR が行われていることを確認する	圧迫のテンポ 100〜120 回/分 ☐	圧迫の深さ ≧ 5 cm ☐	胸骨圧迫の割合 > 80 % ☐	胸郭の戻り（オプション） ☐	換気（オプション） ☐	
チームメンバーが適切にコミュニケーションを取っていることを確認する						
頻拍の管理						
必要に応じて酸素投与を開始し，モニターを装着して静脈路を確保する						
モニターリードを適切な位置に装着する						
不安定だと認識する						
頻拍を原因とする症状を認識する						
ただちに同期電気ショックを実施する						
VF の管理						
VF を認識する						
心リズム解析前とショック施行前に患者から離れる						
ショック施行後，ただちに CPR を再開する						
適切な気道管理を行う						
投薬，心リズムのチェック／ショック，CPR を適切なサイクルで施行する						
適切な薬物を適切な用量で投与する						
PEA の管理						
PEA を認識する						
PEA の治療可能な原因について口頭で説明する（H と T）						
適切な薬物を適切な用量で投与する						
心リズムのチェック後，ただちに CPR を再開する						
心拍再開後の治療						
ROSC を確認する						
血圧測定と 12 誘導心電図を実施し，酸素飽和度を測定し，気管挿管と波形表示呼気 CO_2 モニターの必要性を口頭で説明し，臨床検査を指示する						
目標を設定した体温管理を検討する						

テスト終了

テスト結果　合格の場合は**合格**，補習が必要である場合は**要補習**を〇で囲む：	合格	要補習
インストラクターイニシャル ______　インストラクター番号 ______　日付 ______		
学習ステーション習熟度 ☐ 徐脈　☐ 頻拍　☐ 心停止／心停止直後の治療　☐ メガコード実習		

メガコード 8—院内の徐脈
（徐脈＞無脈性 VT＞PEA＞PCAC）

導入：動悸で入院した男性は現在胸部不快感を訴えており，あなたが評価のために呼び出される。

バイタルサイン
心拍数：50 回/分
血圧：150/70 mm Hg
呼吸数：24 回/分
SpO_2：室内空気で 90 %
体温：
体重：
年齢：72 歳

初期評価
あなたの最初に取るべき行動は？
- 12 誘導心電図は急性下壁 STEMI を示している。

成人の脈拍のある徐脈アルゴリズム
インストラクター向けの注意事項：患者は STEMI，徐脈，低酸素症である。患者は低酸素症のために酸素投与が必要であり，心カテ室への通知とアスピリン投与が必要である。

患者の心拍数は 50 回/分で，モニターは**洞性徐脈**を示している。血圧は安定しているため，治療介入は必要ない。

受講者がアトロピンの投与を選択する場合，急性心筋梗塞におけるこの薬の副作用（臨床的に示されていない場合）について討論可能である。

心カテ室の準備をしながら，抗凝固療法などのその他の治療介入を考慮してもよい。ただし下壁心筋梗塞のため，ニトログリセリンは避ける必要がある。

成人の心停止アルゴリズム（無脈性VT）
インストラクター向けの注意事項：心カテ室へ行くのを待っている間に，患者の反応がなくなり，無脈拍となる。モニターは **VT** を示している。

正しい行動の 1 つは，質の高い CPR と同時進行で即時除細動を行うことである（目撃された出来事として前胸部叩打法を実施することもできる）。

除細動の試みにもかかわらず VT が持続するため，患者には質の高い CPR，バッグマスク換気（挿管の有無を問わない），2 分間の CPR の後の心リズムの再評価が必要である。

2 回目の除細動を試行後，患者の心リズムは PEA に変わる。

成人の心停止アルゴリズム（PEA）
インストラクター向けの注意事項：PEA のためにアドレナリンを投与すると，心リズムが **VF に戻る**。

もう 1 回除細動を試みると，1 分間の CPR の後，$ETCO_2$ は 40 mmHg に上昇する。

受講者は ROSC が達成されたことを認識し，CPR はあと 1 分間継続せずに停止するべきである。

心拍再開後の治療アルゴリズム
インストラクター向けの注意事項：ROSC の後，バイタルサインを確認する必要がある（心拍数が 108 回/分，血圧が 80/60 mmHg，SpO_2 が 95 %）。

低血圧のために輸液のボーラス投与を行い，血行再建のために心カテ室に迅速に移送するべきである。

患者は反応がないため，目標を設定した体温管理を開始する（心カテ室での血行再建と同時に行うのが理想的）ための計画を作成するとよい。

メガコードテストチェックリスト：シナリオ 1/3/8
徐脈→無脈性 VT→PEA→PCAC

受講者名 ＿＿＿＿＿＿＿＿＿＿＿＿＿＿ テスト日 ＿＿＿＿＿＿＿＿

重要な能力基準	正しく完了した場合はチェックを入れる
チームリーダー	
チームメンバーに役割を割り当てる	
つねに質の高い CPR が行われていることを確認する：圧迫のテンポ 100～120 回/分 ☐ ／ 圧迫の深さ ≧ 5 cm ☐ ／ 胸骨圧迫の割合 ＞ 80 % ☐ ／ 胸郭の戻り（オプション）☐ ／ 換気（オプション）☐	
チームメンバーが適切にコミュニケーションを取っていることを確認する	
徐脈の管理	
必要に応じて酸素投与を開始し，モニターを装着して静脈路を確保する	
モニターリードを適切な位置に装着する	
症候性徐脈だと認識する	
適切な用量のアトロピンを投与する	
二次治療の準備をする	
無脈性 VT の管理	
無脈性 VT を認識する	
心リズム解析前とショック施行前に患者から離れる	
ショック施行後，ただちに CPR を再開する	
適切な気道管理を行う	
投薬，心リズムのチェック／ショック，CPR を適切なサイクルで施行する	
適切な薬物を適切な用量で投与する	
PEA の管理	
PEA を認識する	
PEA の治療可能な原因について口頭で説明する（H と T）	
適切な薬物を適切な用量で投与する	
心リズムのチェック後，ただちに CPR を再開する	
心拍再開後の治療	
ROSC を確認する	
血圧測定と 12 誘導心電図を実施し，酸素飽和度を測定し，気管挿管と波形表示呼気 CO_2 モニターの必要性を口頭で説明し，臨床検査を指示する	
目標を設定した体温管理を検討する	

テスト終了

テスト結果　合格の場合は**合格**，補習が必要である場合は**要補習**を○で囲む：	**合格**	**要補習**
インストラクターイニシャル ＿＿＿＿　インストラクター番号 ＿＿＿＿＿＿　日付 ＿＿＿＿＿		
学習ステーション習熟度 ☐ 徐脈　☐ 頻拍　☐ 心停止／心停止直後の治療　☐ メガコード実習		

メガコード 9—院内での安定した頻拍（SVT）（安定した頻拍＞PEA＞VF＞PCAC）

導入：紅斑性狼瘡（SLE）と喘息の病歴のある女性が肺炎で入院した。当初の経過は良かったが，喘鳴が続くためサルブタモールの投与を受けているときに頻拍に陥る。

バイタルサイン
心拍数：160 回/分，モニターは SVT を示している
血圧：140/70 mm Hg
呼吸数：
SpO_2：
体温：
体重：
年齢：42 歳

初期評価

あなたの最初に取るべき行動は？

成人の脈拍のある頻拍アルゴリズム

インストラクター向けの注意事項：このシナリオで受講者がアデノシンを投与すると，心リズムは SVT から洞調律に変わるが，患者の状態は顕著な喘鳴を伴う重度の呼吸窮迫へと進行する。喘息増悪では，アデノシンはアデノシン受容体への影響のため相対的禁忌であり，基礎疾患の喘息増悪を悪化させ呼吸窮迫につながる。受講者がこれを認識し，SVT のための別の選択肢を選択した場合は，肯定するべきだが，このシナリオの目的上，患者は呼吸不全へと進行する。

患者は喘鳴を伴う重度の呼吸窮迫にあり，サルブタモール投与の試みに反応しない。患者は明らかに即時の挿管が必要となるか，または状態が完全呼吸不全へと進行しバッグマスク換気が必要となる。挿管の後，患者の状態は PEA へと進行する。受講者は，挿管後に脈拍と血圧を評価することでこれを認識する必要がある。さらに，理論的には挿管直後の過剰な換気（自動 PEEP など）が PEA の原因または要因となっている可能性もある。

成人の心停止アルゴリズム（PEA）

インストラクター向けの注意事項：重度の喘息を考えると，挿管後，自動 PEEP により 患者は PEA 状態にある。換気速度は低速にするべきで，受講者は完全に息を吐くためにバッグを取り外す必要がある。

受講者が換気速度とアドレナリンの投与を実施すると，患者の心リズムが **VF** に変化する。

成人の心停止アルゴリズム（VF）

インストラクター向けの注意事項：患者は VF 状態にあり，即時の除細動の実施が必要である。除細動の試行後，胸骨圧迫を開始できる。胸骨圧迫を約 1 分間実施した後，$ETCO_2$ が 12 mm Hg から 38 mm Hg に上昇する。

受講者は ROSC を認識して CPR を中止し，脈拍と血圧を確認してから心拍再開後の治療アルゴリズムに進むべきである。

心拍再開後の治療アルゴリズム

インストラクター向けの注意事項：ROSC 後，患者はかなりの自動 PEEP があり，目下の対応は過換気を避ける必要がある。血圧は比較的低い（89/70 mmHg）が，輸液に反応し，血管収縮薬は患者の状態が悪化した場合に備えて準備することはできるが，必ずしも必要ない。

呼吸停止の原因は肺炎および喘息であるため，心臓カテーテル検査を考慮するべきではない（心臓カテーテル検査を実施した場合，12 誘導心電図は 110 回/分のペースの洞性頻脈を示すがその他は正常である）。

患者は指示に従わないため，目標を設定した体温管理の適応となる。酸素飽和は最低限度であるため，低酸素症（酸素過剰と対比）を回避することが重要である。

メガコードテストチェックリスト：シナリオ 9
頻拍 → PEA → VF → PCAC

受講者名 ______________________ テスト日 __________

重要な能力基準	正しく完了した場合はチェックを入れる
チームリーダー	
チームメンバーに役割を割り当てる	
つねに質の高い CPR が行われていることを確認する：圧迫のテンポ 100〜120 回/分 ☐　圧迫の深さ ≧ 5 cm ☐　胸骨圧迫の割合 ＞ 80 % ☐　胸郭の戻り（オプション） ☐　換気（オプション） ☐	
チームメンバーが適切にコミュニケーションを取っていることを確認する	
頻拍の管理	
必要に応じて酸素投与を開始し，モニターを装着して静脈路を確保する	
モニターリードを適切な位置に装着する	
頻拍を認識する（特定診断）	
頻拍を原因とする症状がないことを認識する	
適切な初回の薬物療法を検討する	
PEA の管理	
PEA を認識する	
PEA の治療可能な原因について口頭で説明する（H と T）	
適切な薬物を適切な用量で投与する	
心リズムと脈拍のチェック後，ただちに CPR を再開する	
VF の管理	
VF を認識する	
心リズム解析前とショック施行前に患者から離れる	
ショック施行後，ただちに CPR を再開する	
適切な気道管理を行う	
投薬，心リズムのチェック／ショック，CPR を適切なサイクルで施行する	
適切な薬物を適切な用量で投与する	
心拍再開後の治療	
ROSC を確認する	
血圧測定と 12 誘導心電図を実施し，酸素飽和度を測定し，気管挿管と波形表示呼気 CO_2 モニターの必要性を口頭で説明し，臨床検査を指示する	
目標を設定した体温管理を検討する	

テスト終了

テスト結果　合格の場合は**合格**，補習が必要である場合は**要補習**を○で囲む：	**合格**	**要補習**

インストラクターイニシャル ________ インストラクター番号 ________ 日付 ________

学習ステーション習熟度
☐ 徐脈　☐ 頻拍　☐ 心停止／心停止直後の治療　☐ メガコード実習

メガコード 10—院内での不安定な心室頻拍（不安定な頻拍 > VF > PEA > PCAC）

導入：あなたは心疾患集中治療室で勤務している。3 時間前に PCI を実施した女性が胸部中央の強い圧迫感と吐き気を訴えている。

バイタルサイン

心拍数：130 回/分
血圧：72/40 mm Hg
呼吸数：20 回/分
SpO_2：
体温：37 °C
体重：
年齢：51 歳

初期評価

あなたの最初に取るべき行動は？

- 初期評価で，患者は激しい胸部中央痛に伴う立ちくらみと吐き気を訴えている。
- 彼女は傾眠傾向があり，青白い顔をして，発汗している。SpO_2 モニターには波形は示されておらず，測定値はない。
- モニター波形は，130 回/分のペースの**規則的な広い QRS 幅の頻拍**を示している。

成人の脈拍のある頻拍アルゴリズム

インストラクター向けの注意事項：12 誘導心電図は 130 回/分のペースの **VT** を示している。処置以前の心電図は QRS 幅の狭い正常な洞性頻脈を示している。

このセクションの目標は，受講者が不安定な VT を認識してアルゴリズムに従うこと，ABC を評価すること，酸素投与を行うこと，適切な静脈路を確保すること，鎮痛薬と鎮静薬のメリットとデメリットを討論すること，安全な同期電気ショックを実施すること，およびこの設定で急性虚血および急性冠症候群の治療を検討することである。

成人の心停止アルゴリズム（VF）

インストラクター向けの注意事項：同期電気ショックが 2 回失敗した後，患者は脈拍を失い，無呼吸および反応のない状態になる。モニターは **VF** を示している。

安全な除細動，質の高い圧迫，および鑑別診断の考慮に焦点を絞る。

成人の心停止アルゴリズム（PEA）

インストラクター向けの注意事項：除細動を 2 回試行した後，患者の心リズムが 70 回/分の **QRS 幅の広い規則的なリズム**（P 波あり）に変わる。依然として脈拍はない。

受講者は成人の心停止アルゴリズムの PEA 治療パスに従うべきである。

受講者は質の高い胸骨圧迫に焦点を絞るべきで，高度な気道管理および基礎疾患（肺塞栓症や出血性心筋梗塞など）を考慮することもできる。

心拍再開後の治療アルゴリズム

インストラクター向けの注意事項：チームが質の高い胸骨圧迫を続けることで，患者に ROSC が見られるので，チームは心拍再開後の治療アルゴリズムを開始する。

受講者は心筋虚血およびインターベンショナル心臓内科医の関与（急性ステント閉塞について尋ねる）を考えることもできる。

患者が指示に従うことができない場合は，目標を設定した体温管理を開始するべきである。

メガコードテストチェックリスト：シナリオ 4／7／10
頻拍 → VF → PEA → PCAC

受講者名 ______________________　テスト日 ____________

重要な能力基準						正しく完了した場合はチェックを入れる
チームリーダー						
チームメンバーに役割を割り当てる						
つねに質の高い CPR が行われていることを確認する	圧迫のテンポ 100〜120 回/分 ☐	圧迫の深さ ≧ 5 cm ☐	胸骨圧迫の割合 > 80 % ☐	胸郭の戻り（オプション）☐	換気（オプション）☐	
チームメンバーが適切にコミュニケーションを取っていることを確認する						
頻拍の管理						
必要に応じて酸素投与を開始し，モニターを装着して静脈路を確保する						
モニターリードを適切な位置に装着する						
不安定だと認識する						
頻拍を原因とする症状を認識する						
ただちに同期電気ショックを実施する						
VF の管理						
VF を認識する						
心リズム解析前とショック施行前に患者から離れる						
ショック施行後，ただちに CPR を再開する						
適切な気道管理を行う						
投薬，心リズムのチェック／ショック，CPR を適切なサイクルで施行する						
適切な薬物を適切な用量で投与する						
PEA の管理						
PEA を認識する						
PEA の治療可能な原因について口頭で説明する（H と T）						
適切な薬物を適切な用量で投与する						
心リズムのチェック後，ただちに CPR を再開する						
心拍再開後の治療						
ROSC を確認する						
血圧測定と 12 誘導心電図を実施し，酸素飽和度を測定し，気管挿管と波形表示呼気 CO_2 モニターの必要性を口頭で説明し，臨床検査を指示する						
目標を設定した体温管理を検討する						

テスト終了

テスト結果　合格の場合は**合格**，補習が必要である場合は**要補習**を〇で囲む：	**合格**	**要補習**
インストラクターイニシャル ________　インストラクター番号 ____________　日付 __________		
学習ステーション習熟度 ☐ 徐脈　☐ 頻拍　☐ 心停止／心停止直後の治療　☐ メガコード実習		

メガコード 11—院内結腸内視鏡検査室の徐脈（徐脈＞VF＞PEA＞PCAC）

導入：患者が結腸内視鏡による初期スクリーニングを受けている。この検査が始まって 15 分経ったとき，意識下鎮静の状態の患者の呼吸数が 4 に下がり，$ETCO_2$ は 55 mmHg である。

バイタルサイン
心拍数：
血圧：
呼吸数：
SpO_2：
体温：
体重：
年齢：51 歳

初期評価

あなたの最初に取るべき行動は？

- 結腸癌の家族歴（母方の祖父と伯父）のあるこの健康な男性は，初期スクリーニングのための結腸内視鏡検査を受けている。
- 特にこれといった過去の病歴はないが，毎日アルコール（1 日 3～4 杯）を摂取している。
- 患者は意識下鎮静のために，フェンタニルとミダゾラムの混合の投与を受けた。
- $ETCO_2$ の上昇に伴って，患者は覚醒しにくくなり，その後無呼吸になる。
- コードチームへの出動要請が行われる。

あなたの次に取るべき手順は？

インストラクター向けの注意事項：静注拮抗薬が指示される。バッグマスク換気が開始される。バイタルサインは，心拍数が 30 回/分，呼吸数が 3 回/分，血圧が 70/P mm Hg，経鼻カニューレを用いて 4 L/分 の酸素を投与した SpO_2 が 82 %である。

受講者は，切迫した呼吸不全の状態であることを認識して拮抗薬を検討するべきである。

患者に 100 %の酸素，フルマゼニルとナロキソンが投与され，酸素飽和度が改善されるが，呼吸数には変化は見られない。声門上気道が確保される。

成人の脈拍のある徐脈アルゴリズム

インストラクター向けの注意事項：患者の呼吸の状態が安定した。

受講者は異常な心拍数と低血圧に留意するべきである。徐脈は ST 変化を伴わない**狭い QRS 幅の徐波**である。患者は不安定でありアトロピン（1 mg）の静注投与を 2 回受けるが，心拍数または血圧に変化はない。

ドパミン注入の準備中，患者の反応がなくなる。

次に取るべき行動は？

成人の心停止アルゴリズム（VF）

インストラクター向けの注意事項：モニターは **VF** を示している。

取るべき行動は？

インストラクター向けの注意事項：患者の脈拍はない。CPR が開始される。VF／無脈性VT 治療パスに従うべきである。ショックが実施される。アドレナリンとアミオダロンが投与される。

高度な気道管理が行われる。心リズムのチェックにより SVT が確認される。脈拍も自発呼吸も確認されない。

成人の心停止アルゴリズム（PEA）

インストラクター向けの注意事項：CPR が継続される。バッグマスク換気は 100 %で継続される。アドレナリンの 2 回目の投与が行われるが，状態は変化しない。

心リズムのチェック中，モニターは**狭い QRS 幅の頻拍**を示し，脈拍はない。成人の心停止アルゴリズムの PEA 治療パスに従う。

心拍再開後の治療アルゴリズム

インストラクター向けの注意事項：チームが質の高い胸骨圧迫を続けることで，患者に ROSC が見られるので，チームは心拍再開後の治療アルゴリズムを開始する。

メガコードテストチェックリスト：シナリオ 6／11
徐脈 → VF → PEA → PCAC

受講者名 ________________________ テスト日 ____________

重要な能力基準						正しく完了した場合はチェックを入れる
チームリーダー						
チームメンバーに役割を割り当てる						
つねに質の高い CPR が行われていることを確認する	圧迫のテンポ 100～120 回/分 ☐	圧迫の深さ ≧ 5 cm ☐	胸骨圧迫の割合 ＞ 80 % ☐	胸郭の戻り（オプション）☐	換気（オプション）☐	
チームメンバーが適切にコミュニケーションを取っていることを確認する						
徐脈の管理						
必要に応じて酸素投与を開始し，モニターを装着して静脈路を確保する						
モニターリードを適切な位置に装着する						
症候性徐脈だと認識する						
適切な用量のアトロピンを投与する						
二次治療の準備をする						
VF の管理						
VF を認識する						
心リズム解析前とショック施行前に患者から離れる						
ショック施行後，ただちに CPR を再開する						
適切な気道管理を行う						
投薬，心リズムのチェック／ショック，CPR を適切なサイクルで施行する						
適切な薬物を適切な用量で投与する						
PEA の管理						
PEA を認識する						
PEA の治療可能な原因について口頭で説明する（H と T）						
適切な薬物を適切な用量で投与する						
心リズムのチェック後，ただちに CPR を再開する						
心拍再開後の治療						
ROSC を確認する						
血圧測定と 12 誘導心電図を実施し，酸素飽和度を測定し，気管挿管と波形表示呼気 CO_2 モニターの必要性を口頭で説明し，臨床検査を指示する						
目標を設定した体温管理を検討する						

テスト終了

テスト結果　合格の場合は**合格**，補習が必要である場合は**要補習**を○で囲む：	**合格**	**要補習**
インストラクターイニシャル ______ インストラクター番号 ______ 日付 ______		
学習ステーション習熟度 ☐ 徐脈　☐ 頻拍　☐ 心停止／心停止直後の治療　☐ メガコード実習		

メガコード 12—院内外科待合室室での徐脈（徐脈＞VF＞心静止／PEA＞PCAC）

導入：女性が外科待合室で座って，夫の手術についての説明を待っていたとき，突然立ちくらみとめまいに見舞われ，意識を失いかける。

バイタルサイン

心拍数：
血圧：
呼吸数：
SpO_2：
体温：
体重：
年齢：67 歳

初期評価

- 患者には乳がん（寛解期）と糖尿病の病歴がある。
- 彼女は床に横たわっている。
- あなたは出動要請を受けた救急医療チームの一員として対応する。

あなたの最初に取るべき手順は？

インストラクター向けの注意事項：患者は朝食を食べ忘れたことを認める。チームの残りのメンバーが到着する。バイタルサインは，心拍数が 28 回/分，呼吸数が 18 回/分，血圧が 68/P mm Hg，SpO_2 は酸素非投与下で 96 %，血糖は 90 mg/dL（5 mmol/L）である。

患者はストレッチャーに移される。

モニターは Mobitz II 型 2 度房室ブロックを示している。

成人の脈拍のある徐脈アルゴリズム

インストラクター向けの注意事項：受講者は異常な心拍数と低血圧に留意するべきである。徐脈は ST 変化なしの狭い QRS 幅である。

患者は不安定でありアトロピン（1 mg）の静注投与を 2 回受けるが，心拍数または血圧に変化はない。

次に取るべき行動は？

患者は早急に病院の救急部へ搬送される。

成人の心停止アルゴリズム（VF）

インストラクター向けの注意事項：モニターは **VF** を示している。

取るべき行動は？

患者の脈拍はない。CPR が開始される。

受講者は VF／無脈性VT 治療パスに従うべきである。ショックが 2 回実施され，アドレナリンとアミオダロンが投与される。高度な気道管理が行われる。

モニターのチェックにより心静止が確認される。脈拍も自発呼吸も確認されない。

成人の心停止アルゴリズム（心静止および PEA）

インストラクター向けの注意事項：CPR が継続される。100 %酸素によるバッグマスク換気が継続される。アドレナリンが投与される（3 回目）。患者の状態に変化はない。

心リズムのチェック中，モニターは**狭い QRS 幅の頻拍**を示し，脈拍はない。
成人の心停止アルゴリズムの PEA 治療パスに従う。

心拍再開後の治療アルゴリズム

インストラクター向けの注意事項：チームが質の高い胸骨圧迫を続けることで，患者に ROSC が見られるので，チームは心拍再開後の治療アルゴリズムを開始する。

メガコードテストチェックリスト：シナリオ 12
徐脈 → VF → 心静止／PEA → PCAC

受講者名 ＿＿＿＿＿＿＿＿ テスト日 ＿＿＿＿＿＿＿＿

重要な能力基準	正しく完了した場合はチェックを入れる
チームリーダー	
チームメンバーに役割を割り当てる	
つねに質の高い CPR が行われていることを確認する：圧迫のテンポ 100〜120 回/分 ☐　圧迫の深さ ≧ 5 cm ☐　胸骨圧迫の割合 > 80 % ☐　胸郭の戻り（オプション） ☐　換気（オプション） ☐	
チームメンバーが適切にコミュニケーションを取っていることを確認する	
徐脈の管理	
必要に応じて酸素投与を開始し，モニターを装着して静脈路を確保する	
モニターリードを適切な位置に装着する	
症候性徐脈だと認識する	
適切な用量のアトロピンを投与する	
二次治療の準備をする	
VF の管理	
VF を認識する	
心リズム解析前とショック施行前に患者から離れる	
ショック施行後，ただちに CPR を再開する	
適切な気道管理を行う	
投薬，心リズムのチェック／ショック，CPR を適切なサイクルで施行する	
適切な薬物を適切な用量で投与する	
心静止と PEA の管理	
心静止と PEA を認識する	
心静止と PEA の治療可能な原因について口頭で説明する（H と T）	
適切な薬物を適切な用量で投与する	
心リズムのチェック後，ただちに CPR を再開する	
心拍再開後の治療	
ROSC を確認する	
血圧測定と 12 誘導心電図を実施し，酸素飽和度を測定し，気管挿管と波形表示呼気 CO_2 モニターの必要性を口頭で説明し，臨床検査を指示する	
目標を設定した体温管理を検討する	

テスト終了

テスト結果　合格の場合は**合格**，補習が必要である場合は**要補習**を○で囲む：	**合格**	**要補習**
インストラクターイニシャル ＿＿＿＿　インストラクター番号 ＿＿＿＿　日付 ＿＿＿＿		
学習ステーション習熟度 ☐ 徐脈　☐ 頻拍　☐ 心停止／心停止直後の治療　☐ メガコード実習		

付録 B

テストチェックリスト，学習ステーションチェックリスト，およびその他のツール

ACLS

成人に対する質の高い BLS スキルテストチェックリスト

American Heart Association.

受講者名＿＿＿＿＿＿＿＿＿＿＿＿＿＿＿＿＿＿＿＿ テスト日＿＿＿＿＿＿＿＿＿＿＿＿＿＿＿＿

院内シナリオ：「病院，またはクリニックで働いているあなたは，廊下で突然，人が倒れるのを目撃しました。そこで現場が安全であることを確認し，患者に近付きました。その次に何を行うかを実行してください」

病院前シナリオ：「あなたは心停止が疑われる傷病者のいる現場に到着しました。バイスタンダーによる CPR は実施されていません。現場に近付き，安全であることを確認しました。その次に何を行うかを実行してください」

評価と通報

☐ 反応を確認する ☐ 大声で助けを呼ぶ／救急対応システムに出動を要請する／AED を持って来てもらう
☐ 呼吸を確認する ☐ 脈拍を確認する

「受講者が助けを呼んだら，インストラクターは「私が AED を取ってきます」と言う。」

胸骨圧迫　「正確に行うためには視聴覚的フィードバック装置が必要」

☐ 胸骨の下半分の位置に手を置く
☐ 胸骨圧迫を 2 分間続ける（100〜120 回/分）
☐ 少なくとも 5 cm 圧迫する
☐ 胸郭を完全に元に戻す（オプション，フィードバック装置を使用する場合はチェックを入れる）

「救助者 2 が「AED を持ってきました。圧迫を替わりますから，あなたが AED を使ってください」と言う。」

AED（AED の指示に従う）

☐ AED の電源を入れる ☐ パッドを正しく装着する ☐ 解析のために傷病者から離れる
☐ 安全に電気ショックを実行できるように傷病者から離れる
☐ 安全に電気ショックを実行する ☐ AED の到着からショックを与えるまでの時間は 45 秒以内

胸骨圧迫を再開する

☐ 電気ショックの実施後，直ちに胸骨圧迫を再開する
- 胸骨圧迫を再開するよう受講者がインストラクターに指示を出す，または
- 2 人目の受講者が胸骨圧迫を再開する

テスト終了

インストラクター向けの注意事項

- 受講者が正しく完了した手順に対応するボックスにチェックマークを記入する。
- 受講者がすべての手順を正しく完了できなかった場合（つまり，チェックマークのないボックスが残っている場合），その受講者は補習を受ける必要がある。補習を必要とするスキルについて，ここにメモしておくこと（補習については，インストラクターマニュアルを参照）。

テスト結果　合格の場合は**合格**，補習が必要である場合は**要補習**を○で囲む：	**合格**	**要補習**

インストラクターイニシャル＿＿＿＿＿　インストラクター番号＿＿＿＿＿＿＿＿　日付＿＿＿＿＿＿＿＿＿＿

気道管理スキルテスト
チェックリスト

受講者名 ______________________________ 試験日 ____________________

重要な能力基準	正しく完了した場合はチェックを入れる
BLS アセスメントと治療介入	
反応の有無をチェック • 肩などを軽くたたき，「大丈夫ですか！」と大きな声で尋ねる	
緊急対応システムに通報する • 近くにいる人たちに助けを求め／救急対応システムの出動を要請し，AED を用意する 『または』 • 2 人目の救助者に，救急対応システムに出動を要請し，AED を用意するように指示する	
呼吸を確認する • 胸の動きを目で確認する（5〜10 秒間）	
脈拍をチェックする（5〜10 秒間） **呼吸と脈拍のチェックは同時に行うことができる** 脈拍があるかどうかに注意する。胸骨圧迫を開始したり，AED を始めないこと	
口咽頭または鼻咽頭エアウェイを挿入する	
酸素を投与する	
効果的なバッグマスク換気を 1 分間行う • 適切なテンポで換気を行う（6 秒ごとに 1 回） • 適切なスピードで換気を行う（1 秒かけて） • 適切な量で換気を行う（換気バッグの約半分）	

テスト終了

インストラクター向けの注意事項

- 受講者が正常に完了した手順に対応するボックスにチェックマークを記入する。
- 受講者がすべての手順を正常に完了できなかった場合（つまり，チェックマークのないボックスが残っている場合），その受講者は補習を受ける必要がある。補習を必要とするスキルについて，ここにメモしておくこと（補習については，インストラクターマニュアルを参照）。

テスト結果　**合格**の場合は合格，補習が必要である場合は**要補習**を○で囲む：	**合格**	**要補習**

インストラクターイニシャル ________ インストラクター番号 ______________ 日付 __________________

メガコードテストチェックリスト：シナリオ 1／3／8
徐脈 → 無脈性 VT → PEA → PCAC

受講者名 ______________________________ 試験日 ____________________

重要な能力基準	正しく完了した場合はチェックを入れる
チームリーダー	
チームメンバーに役割を割り当てる	
常に質の高い CPR が行われていることを確認する 圧迫のテンポ 100〜120 回/分 ☐ 圧迫の深さ ≧ 5 センチ ☐ 胸骨圧迫の割合 ＞ 80 % ☐ 胸郭の戻り（オプション） ☐ 換気（オプション） ☐	
チームメンバーが適切にコミュニケーションを取っていることを確認する	
徐脈の管理	
必要に応じて酸素投与を開始し，モニターを装着して静脈路を確保する	
モニターリードを適切な位置に装着する	
症候性徐脈だと認識する	
適切な用量のアトロピンを投与する	
二次治療の準備をする	
無脈性 VT の管理	
無脈性 VT を認識する	
心リズム解析前とショック施行前に患者から離れる	
ショック施行後，ただちに CPR を再開する	
適切な気道管理を行う	
投薬，心リズムのチェック／ショック，CPR を適切なサイクルで施行する	
適切な薬物を適切な用量で投与する	
PEA の管理	
PEA を認識する	
PEA の治療可能な原因について口頭で説明する（H と T）	
適切な薬物を適切な用量で投与する	
心リズムのチェック後，ただちに CPR を再開する	
心拍再開後の治療	
ROSC を確認する	
血圧測定と 12 誘導心電図を実施し，酸素飽和度を測定し，気管挿管と波形表示呼気 CO_2 モニターの必要性を口頭で説明し，臨床検査を指示する	
目標を設定した体温管理を検討する	

テスト終了

テスト結果 合格の場合は**合格**，補習が必要である場合は**要補習**を○で囲む：	**合格**	**要補習**
インストラクターイニシャル ________ インストラクター番号 ____________ 日付 ______________		

学習ステーション習熟度
☐ 徐脈 ☐ 頻拍 ☐ 心停止／心停止直後の治療 ☐ メガコード実習

メガコードテストチェックリスト：シナリオ 2／5
徐脈 → VF → 心静止 → PCAC

受講者名 ＿＿＿＿＿＿＿＿＿＿＿＿＿＿＿＿＿＿＿＿＿＿＿＿＿＿ 試験日 ＿＿＿＿＿＿＿＿＿＿＿＿＿＿

重要な能力基準	正しく完了した場合はチェックを入れる
チームリーダー	
チームメンバーに役割を割り当てる	
常に質の高い CPR が行われていることを確認する：圧迫のテンポ 100～120 回/分 □　圧迫の深さ ≧ 5 センチ □　胸骨圧迫の割合 ＞ 80 % □　胸郭の戻り（オプション） □　換気（オプション） □	
チームメンバーが適切にコミュニケーションを取っていることを確認する	
徐脈の管理	
必要に応じて酸素投与を開始し，モニターを装着して静脈路を確保する	
モニターリードを適切な位置に装着する	
症候性徐脈だと認識する	
適切な用量のアトロピンを投与する	
二次治療の準備をする	
VF の管理	
VF を認識する	
心リズム解析前とショック施行前に患者から離れる	
ショック施行後，ただちに CPR を再開する	
適切な気道管理を行う	
投薬，心リズムのチェック／ショック，CPR を適切なサイクルで施行する	
適切な薬物を適切な用量で投与する	
心静止の管理	
心静止を認識する	
心静止の治療可能な原因について口頭で説明する（H と T）	
適切な薬物を適切な用量で投与する	
心リズムのチェック後，ただちに CPR を再開する	
心拍再開後の治療	
ROSC を確認する	
血圧測定と 12 誘導心電図を実施し，酸素飽和度を測定し，気管挿管と波形表示呼気 CO_2 モニターの必要性を口頭で説明し，臨床検査を指示する	
目標を設定した体温管理を検討する	

テスト終了

テスト結果　合格の場合は**合格**，補習が必要である場合は**要補習**を○で囲む：	**合格**	**要補習**
インストラクターイニシャル ＿＿＿＿＿＿　インストラクター番号 ＿＿＿＿＿＿＿＿＿＿　日付 ＿＿＿＿＿＿＿＿＿＿＿＿		

学習ステーション習熟度
□ 徐脈　□ 頻拍　□ 心停止／心停止直後の治療　□ メガコード実習

メガコードテストチェックリスト：シナリオ 4／7／10
頻拍 → VF → PEA → PCAC

受講者名 ______________________________ 試験日 ______________

重要な能力基準	正しく完了した場合はチェックを入れる
チームリーダー	
チームメンバーに役割を割り当てる	
つねに質の高いCPRが行われていることを確認する 圧迫のテンポ 100〜120 回/分 ☐ 圧迫の深さ ≧ 5 センチ ☐ 胸骨圧迫の割合 ＞ 80 % ☐ 胸郭の戻り（オプション） ☐ 換気（オプション） ☐	
チームメンバーが適切にコミュニケーションを取っていることを確認する	
頻拍の管理	
必要に応じて酸素投与を開始し，モニターを装着して静脈路を確保する	
モニターリードを適切な位置に装着する	
不安定だと認識する	
頻拍を原因とする症状を認識する	
ただちに同期電気ショックを実施する	
VF の管理	
VF を認識する	
心リズム解析前とショック施行前に患者から離れる	
ショック施行後，ただちに CPR を再開する	
適切な気道管理を行う	
投薬，心リズムのチェック／ショック，CPR を適切なサイクルで施行する	
適切な薬物を適切な用量で投与する	
PEA の管理	
PEA を認識する	
PEA の治療可能な原因について口頭で説明する（H と T）	
適切な薬物を適切な用量で投与する	
心リズムのチェック後，ただちに CPR を再開する	
心拍再開後の治療	
ROSC を確認する	
血圧測定と 12 誘導心電図を実施し，酸素飽和度を測定し，気管挿管と波形表示呼気 CO_2 モニターの必要性を口頭で説明し，臨床検査を指示する	
目標を設定した体温管理を検討する	

テスト終了

テスト結果 合格の場合は**合格**，補習が必要である場合は**要補習**を○で囲む：	**合格**	**要補習**
インストラクターイニシャル ________ インストラクター番号 ____________ 日付 ______________		

学習ステーション習熟度
☐ 徐脈 ☐ 頻拍 ☐ 心停止／心停止直後の治療 ☐ メガコード実習

メガコードテストチェックリスト：シナリオ 6／11
徐脈 → VF → PEA → PCAC

American Heart Association.

受講者名 ______________________________ 試験日 ______________________

重要な能力基準	正しく完了した場合はチェックを入れる
チームリーダー	
チームメンバーに役割を割り当てる	
つねに質の高いCPR が行われていることを確認する 圧迫のテンポ 100～120 回/分 ☐ 圧迫の深さ ≧ 5 センチ ☐ 胸骨圧迫の割合 ＞ 80 % ☐ 胸郭の戻り（オプション）☐ 換気（オプション）☐	
チームメンバーが適切にコミュニケーションを取っていることを確認する	
徐脈の管理	
必要に応じて酸素投与を開始し，モニターを装着して静脈路を確保する	
モニターリードを適切な位置に装着する	
症候性徐脈だと認識する	
適切な用量のアトロピンを投与する	
二次治療の準備をする	
VF の管理	
VF を認識する	
心リズム解析前とショック施行前に患者から離れる	
ショック施行後，ただちに CPR を再開する	
適切な気道管理を行う	
投薬，心リズムのチェック／ショック，CPR を適切なサイクルで施行する	
適切な薬物を適切な用量で投与する	
PEA の管理	
PEA を認識する	
PEA の治療可能な原因について口頭で説明する（H と T）	
適切な薬物を適切な用量で投与する	
心リズムのチェック後，ただちに CPR を再開する	
心拍再開後の治療	
ROSC を確認する	
血圧測定と 12 誘導心電図を実施し，酸素飽和度を測定し，気管挿管と波形表示呼気 CO_2 モニターの必要性を口頭で説明し，臨床検査を指示する	
目標を設定した体温管理を検討する	

テスト終了

テスト結果 合格の場合は**合格**，補習が必要である場合は**要補習**を○で囲む：	**合格**	**要補習**
インストラクターイニシャル ________ インストラクター番号 ______________ 日付 ________________		

学習ステーション習熟度
☐ 徐脈 ☐ 頻拍 ☐ 心停止／心停止直後の治療 ☐ メガコード実習

メガコードテストチェックリスト：シナリオ 9
頻拍 → PEA → VF → PCAC

American Heart Association.

受講者名 ________________________________ 試験日 ____________________

重要な能力基準	正しく完了した場合はチェックを入れる
チームリーダー	
チームメンバーに役割を割り当てる	
常に質の高い CPR が行われていることを確認する 圧迫のテンポ 100〜120 回/分 ☐ 圧迫の深さ ≧ 5 センチ ☐ 胸骨圧迫の割合 ＞ 80 % ☐ 胸郭の戻り（オプション）☐ 換気（オプション）☐	
チームメンバーが適切にコミュニケーションを取っていることを確認する	
頻拍の管理	
必要に応じて酸素投与を開始し，モニターを装着して静脈路を確保する	
モニターリードを適切な位置に装着する	
頻拍を認識する（特定診断）	
頻拍を原因とする症状がないことを認識する	
適切な初回の薬物療法を検討する	
PEA の管理	
PEA を認識する	
PEA の治療可能な原因について口頭で説明する（H と T）	
適切な薬物を適切な用量で投与する	
心リズムと脈拍のチェック後，ただちに CPR を再開する	
VF の管理	
VF を認識する	
心リズム解析前とショック施行前に患者から離れる	
ショック施行後，ただちに CPR を再開する	
適切な気道管理を行う	
投薬，心リズムのチェック／ショック，CPR を適切なサイクルで施行する	
適切な薬物を適切な用量で投与する	
心拍再開後の治療	
ROSC を確認する	
血圧測定と 12 誘導心電図を実施し，酸素飽和度を測定し，気管挿管と波形表示呼気 CO_2 モニターの必要性を口頭で説明し，臨床検査を指示する	
目標を設定した体温管理を検討する	

テスト終了

テスト結果　合格の場合は**合格**，補習が必要である場合は**要補習**を○で囲む：	**合格**	**要補習**
インストラクターイニシャル ________ インストラクター番号 ____________ 日付 ______________		

学習ステーション習熟度

☐ 徐脈　☐ 頻拍　☐ 心停止／心停止直後の治療　☐ メガコード実習

メガコードテストチェックリスト：シナリオ 12
徐脈 → VF → 心静止／PEA → PCAC

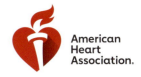

American Heart Association.

受講者名 ＿＿＿＿＿＿＿＿＿＿＿＿＿＿＿＿＿＿＿＿ 試験日 ＿＿＿＿＿＿＿＿＿＿＿＿

重要な能力基準	正しく完了した場合はチェックを入れる
チームリーダー	
チームメンバーに役割を割り当てる	
常に質の高い CPR が行われていることを確認する 圧迫のテンポ 100〜120 回/分 ☐　圧迫の深さ ≧ 5 センチ ☐　胸骨圧迫の割合 ＞ 80 % ☐　胸郭の戻り（オプション） ☐　換気（オプション） ☐	
チームメンバーが適切にコミュニケーションを取っていることを確認する	
徐脈の管理	
必要に応じて酸素投与を開始し，モニターを装着して静脈路を確保する	
モニターリードを適切な位置に装着する	
症候性徐脈だと認識する	
適切な用量のアトロピンを投与する	
二次治療の準備をする	
VF の管理	
VF を認識する	
心リズム解析前とショック施行前に患者から離れる	
ショック施行後，ただちに CPR を再開する	
適切な気道管理を行う	
投薬，心リズムのチェック／ショック，CPR を適切なサイクルで施行する	
適切な薬物を適切な用量で投与する	
心静止と PEA の管理	
心静止と PEA を認識する	
心静止と PEA の治療可能な原因について口頭で説明する（H と T）	
適切な薬物を適切な用量で投与する	
心リズムのチェック後，ただちに CPR を再開する	
心拍再開後の治療	
ROSC を確認する	
血圧測定と 12 誘導心電図を実施し，酸素飽和度を測定し，気管挿管と波形表示呼気 CO_2 モニターの必要性を口頭で説明し，臨床検査を指示する	
目標を設定した体温管理を検討する	

テスト終了

テスト結果　合格の場合は**合格**，補習が必要である場合は**要補習**を○で囲む：	**合格**	**要補習**
インストラクターイニシャル ＿＿＿＿　インストラクター番号 ＿＿＿＿＿＿　日付 ＿＿＿＿＿＿＿＿		

学習ステーション習熟度
☐ 徐脈　☐ 頻拍　☐ 心停止／心停止直後の治療　☐ メガコード実習

成人の心停止の学習ステーションチェックリスト（VF/無脈性 VT）

成人の心停止アルゴリズム（VF/無脈性VT）

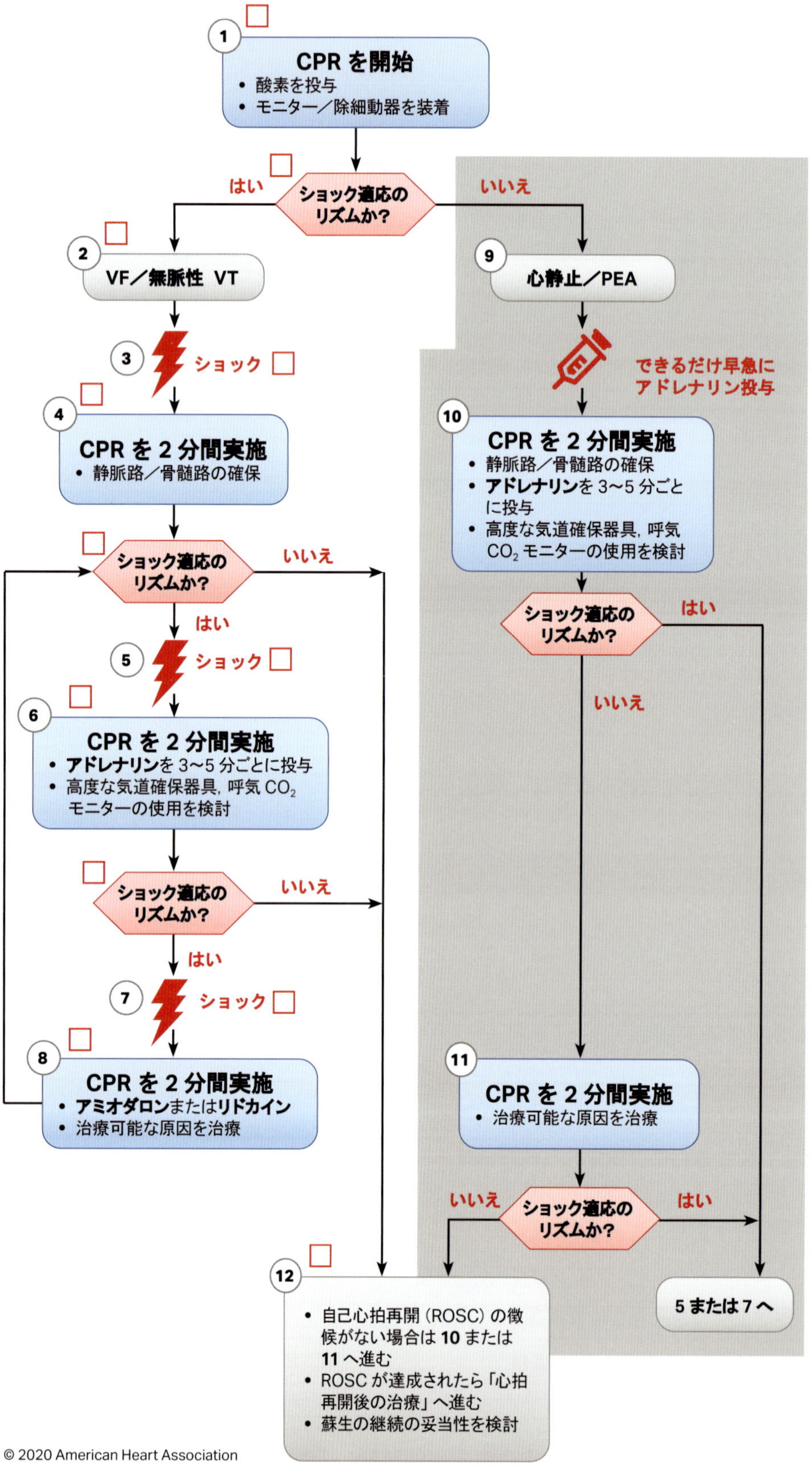

CPR の質

- 強く（少なくとも 5 cm），速く（100〜120 回/分）押し，胸郭が完全に元に戻るようにする。
- 胸骨圧迫の中断を最小限にする。
- 過換気を避ける。
- 2 分ごとに，または疲労した場合はそれより早く胸骨圧迫担当者を交代する。
- 高度な気道確保器具が装着されていない場合は，30 回の胸骨圧迫に対して 2 回の人工呼吸を行う。
- 定量的波形表示呼気 CO_2 モニター
  – $PETCO_2$ が低いまたは低下している場合，CPR の質を再評価する。

除細動のショックエネルギー量

- **二相性**：製造業者の推奨値（初回エネルギー量 120〜200 J）。不明な場合は最大値に設定する。2 回目以降のエネルギー量は初回と同等とし，より大きなエネルギー量を考慮してもよい。
- **単相性**：360 J

薬物療法

- **アドレナリン静注／骨髄内投与：** 3〜5 分ごとに 1 mg
- **アミオダロン静注／骨髄内投与：** 初回投与量：300 mg ボーラス投与。
  2 回目投与量：150 mg
  「または」
  リドカイン静注／骨髄内投与： 初回投与量：1〜1.5 mg/kg。
  2 回目投与量：0.5〜0.75 mg/kg。

高度な気道管理器具

- 気管挿管または声門上気道管理
- 波形表示呼気 CO_2 モニターまたはカプノメトリによる気管チューブの位置の確認およびモニタリング
- 高度な気道管理器具を装着したら，胸骨圧迫を続行しながら 6 秒ごとに 1 回（10 回/分）の人工呼吸

自己心拍再開（ROSC）

- 脈拍および血圧
- $PETCO_2$ の突発的な持続的増加（通常は≧ 40 mm Hg）
- 動脈内モニタリングで自己心拍による動脈圧波形を確認

治療可能な原因

- 循環血液量減少（**H**ypovolemia）
- 低酸素症（**H**ypoxia）
- 水素イオン（アシドーシス）（**H**ydrogen ion（acidosis））
- 低／高カリウム血症（**H**ypo-/hyperkalemia）
- 低体温症（**H**ypothermia）
- 緊張性気胸（**T**ension pneumothorax）
- 心タンポナーデ（**T**amponade, cardiac）
- 毒物（**T**oxins）
- 肺動脈血栓症（**T**hrombosis, pulmonary）
- 冠動脈血栓症（**T**hrombosis, coronary）

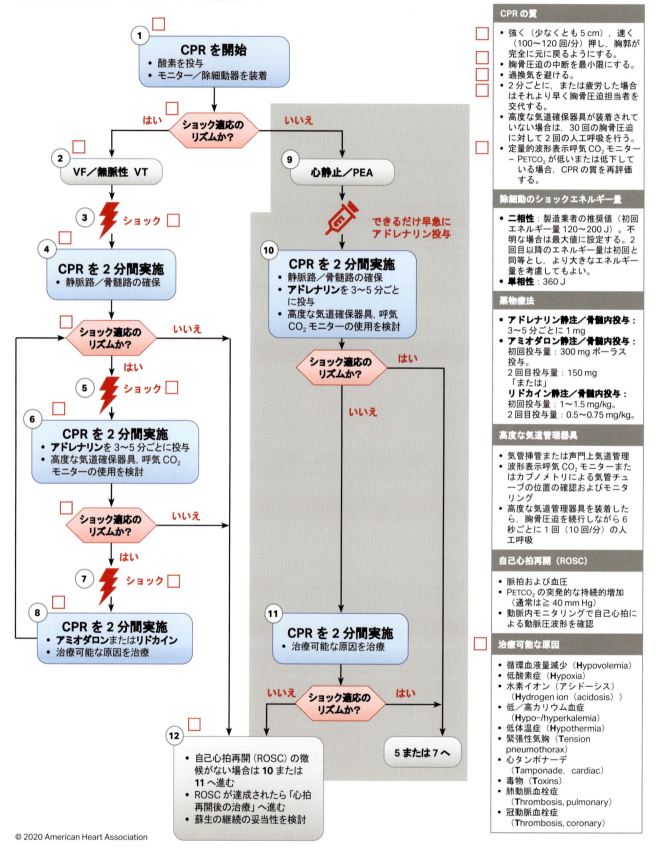

成人の心停止の学習ステーションチェックリスト（心静止／PEA）

成人の心停止アルゴリズム（心静止／PEA）

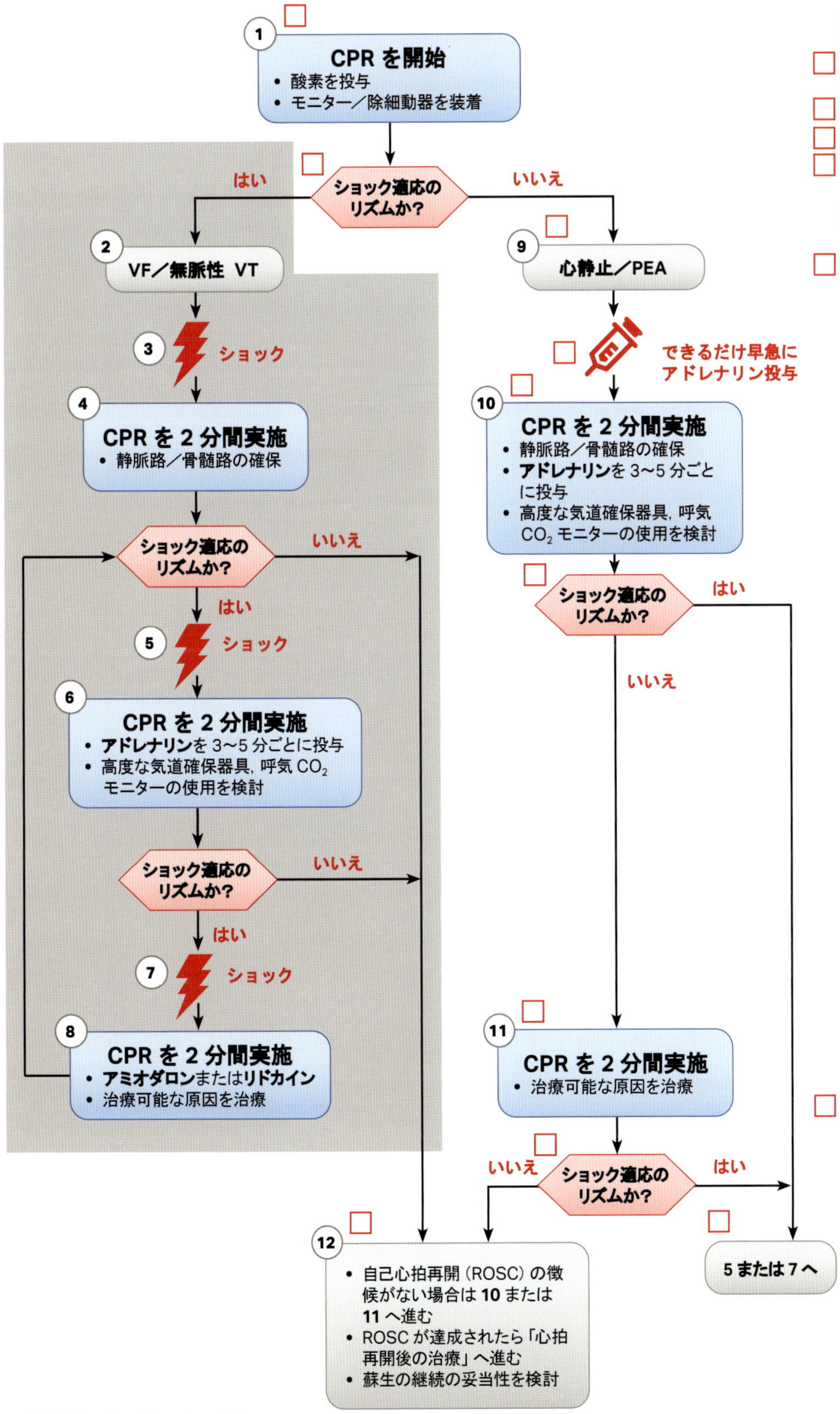

CPR の質

- 強く（少なくとも 5 cm），速く（100～120 回/分）押し，胸郭が完全に元に戻るようにする。
- 胸骨圧迫の中断を最小限にする。
- 過換気を避ける。
- 2 分ごとに，または疲労した場合はそれより早く胸骨圧迫担当者を交代する。
- 高度な気道確保器具が装着されていない場合は，30 回の胸骨圧迫に対して 2 回の人工呼吸を行う。
- 定量的波形表示呼気 CO_2 モニター
  – P_{ETCO_2} が低いまたは低下している場合，CPR の質を再評価する。

除細動のショックエネルギー量

- **二相性**：製造業者の推奨値（初回エネルギー量 120～200 J）。不明な場合は最大値に設定する。
  2 回目以降のエネルギー量は初回と同等とし，より大きなエネルギー量を考慮してもよい。
- **単相性**：360 J

薬物療法

- **アドレナリン静注／骨髄内投与：**
  3～5 分ごとに 1 mg
- **アミオダロン静注／骨髄内投与：**
  初回投与量：300 mg ボーラス投与。
  2 回目投与量：150 mg。
  「または」
  リドカイン静注／骨髄内投与：
  初回投与量：1～1.5 mg/kg。
  2 回目投与量：0.5～0.75 mg/kg。

高度な気道管理器具

- 気管挿管または声門上気道管理
- 波形表示呼気 CO_2 モニターまたはカプノメトリによる気管チューブの位置の確認およびモニタリング
- 高度な気道管理器具を装着したら，胸骨圧迫を続行しながら 6 秒ごとに 1 回（10 回/分）の人工呼吸

自己心拍再開（ROSC）

- 脈拍および血圧
- P_{ETCO_2} の突発的な持続的増加（通常は≧ 40 mm Hg）
- 動脈内モニタリングで自己心拍による動脈圧波形を確認

治療可能な原因

- 循環血液量減少（**H**ypovolemia）
- 低酸素症（**H**ypoxia）
- 水素イオン（アシドーシス）（**H**ydrogen ion（acidosis））
- 低／高カリウム血症（**H**ypo-/hyperkalemia）
- 低体温症（**H**ypothermia）
- 緊張性気胸（**T**ension pneumothorax）
- 心タンポナーデ（**T**amponade，cardiac）
- 毒物（**T**oxins）
- 肺動脈血栓症（**T**hrombosis, pulmonary）
- 冠動脈血栓症（**T**hrombosis, coronary）

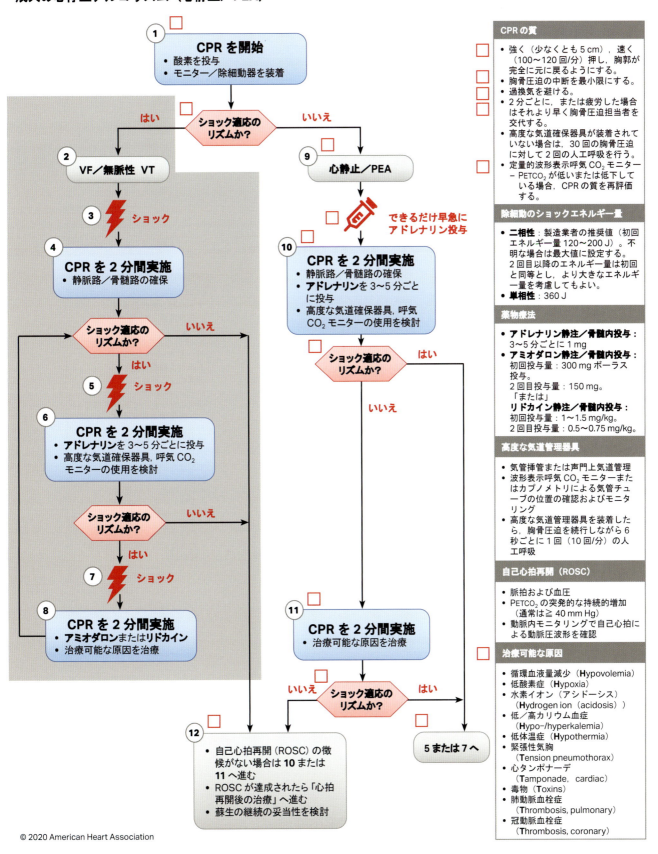

成人の徐脈の学習ステーションチェックリスト

成人の徐脈アルゴリズム

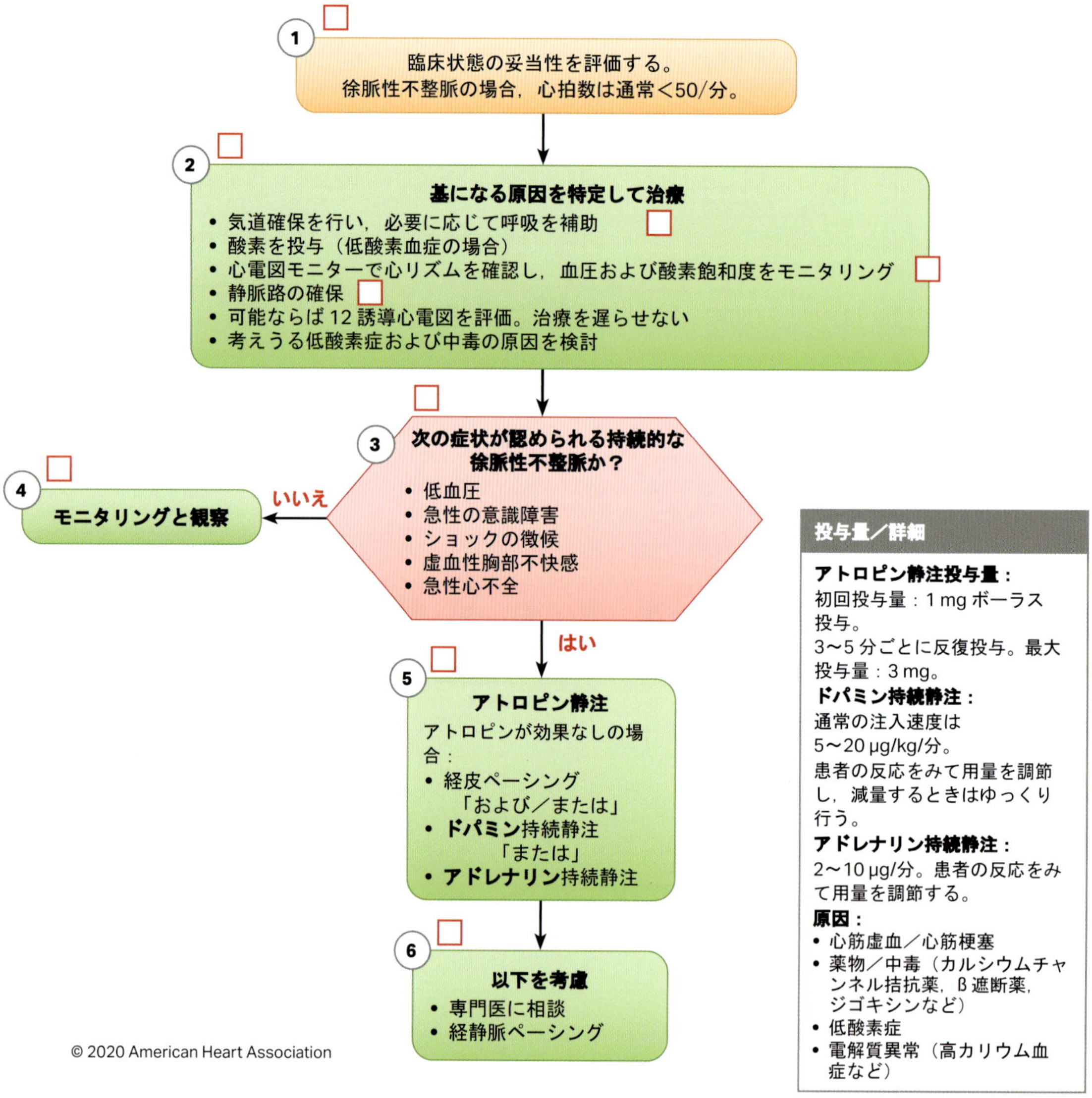

成人の脈拍のある頻拍の学習ステーションチェックリスト

成人の脈拍のある頻拍アルゴリズム

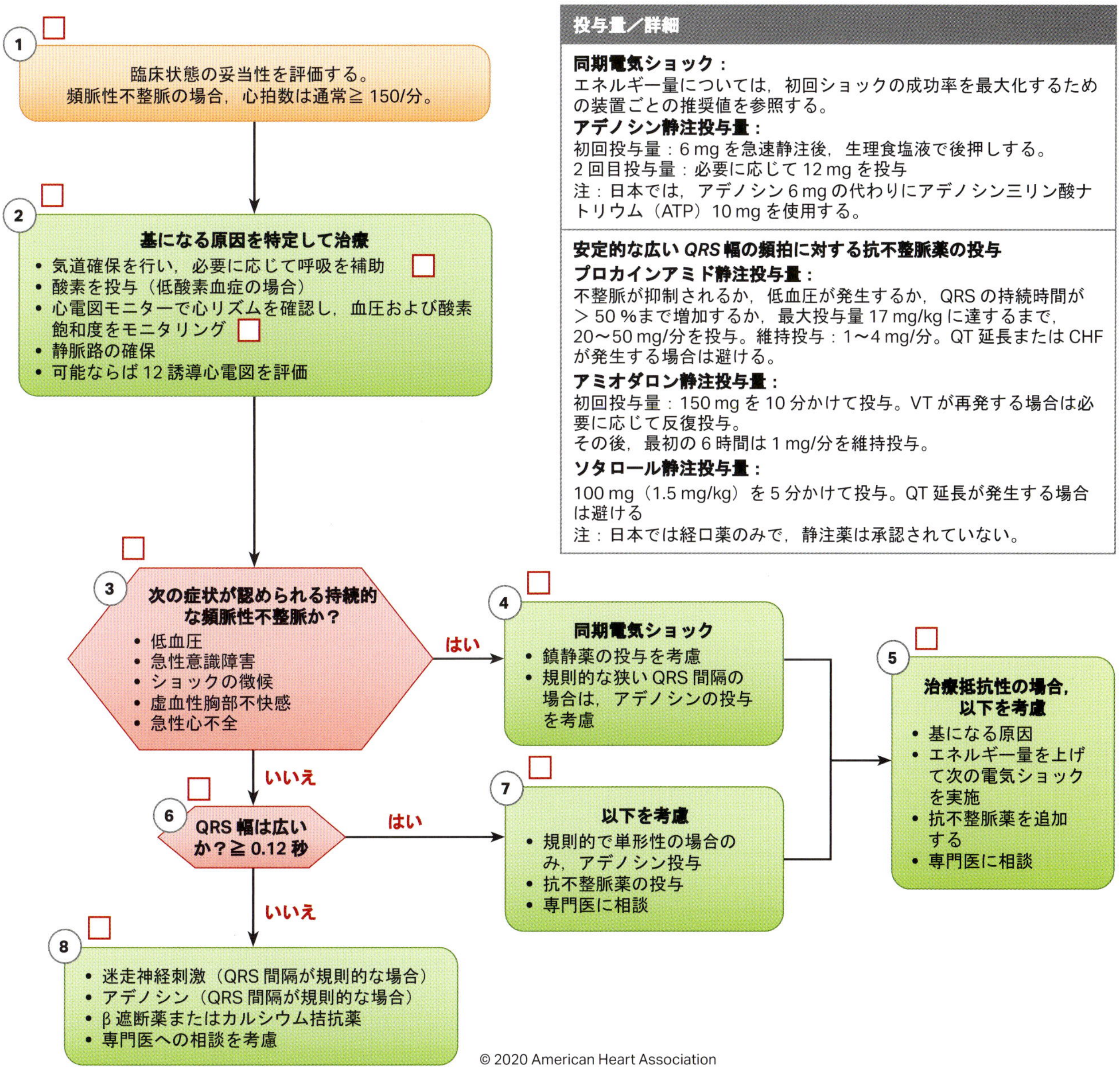

成人の心拍再開後の治療の学習ステーションチェックリスト

成人の心拍再開後の治療アルゴリズム

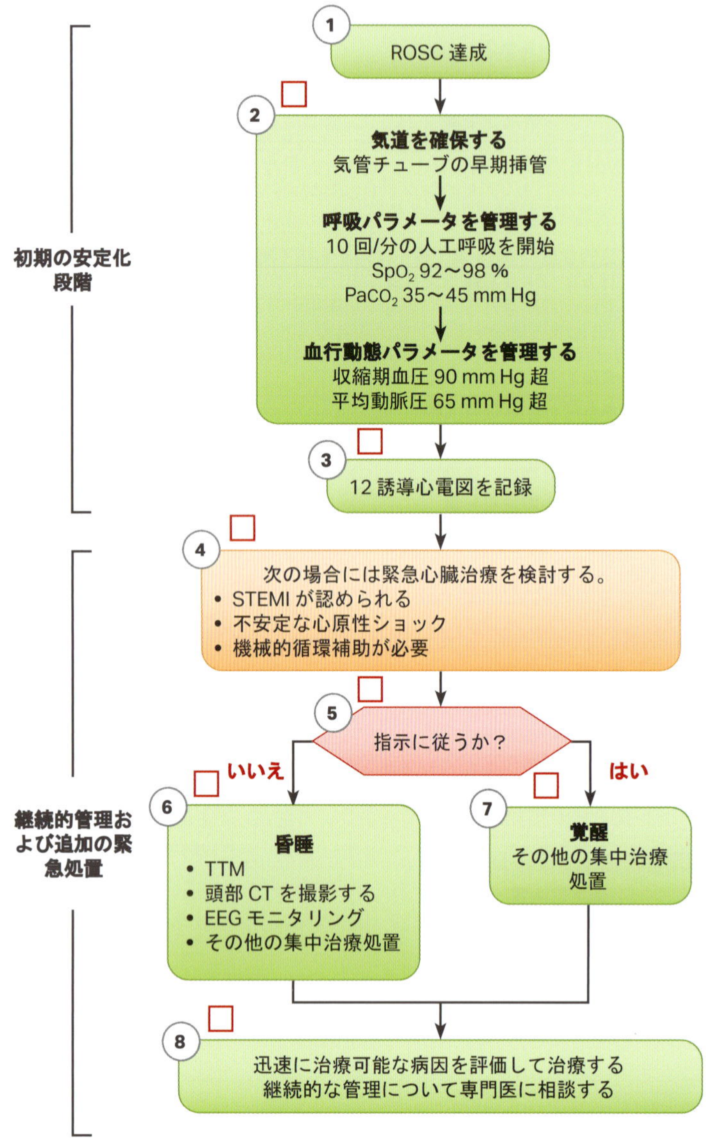

初期の安定化段階

- 蘇生処置は ROSC 後も継続して行われ，これらの処置は同時に行うことができる。ただし，優先順位付けが必要な場合は，次の順序に従う。
- 気道確保：波形表示呼気 CO_2 モニターまたはカプノメトリによる気管チューブの位置の確認およびモニタリング
- 呼吸パラメータを管理する：SpO_2 が 92〜98 %になるよう FIO_2 を調節する。10 回/分で人工呼吸を開始する。$PaCO_2$ が 35〜45 mm Hg になるよう調節する
- 血行動態パラメータを管理する：目標の収縮期血圧 90 mm Hg 超，または平均動脈圧 65 mm Hg 超を達成するために，晶質液および／または血管収縮薬または変力作用薬を投与する

継続的管理および追加の緊急処置

緊急心臓治療と同様に目標体温管理（TTM）が高い優先度が置かれるように，これらの評価を同時に行う必要がある。

- 緊急心臓治療：12 誘導心電図（ECG）の早期評価。心臓介入の決定を行うため血行動態を検討する
- TTM：患者が指示に従わない場合は，できるだけ早く TTM を開始する。フィードバックループ付きの冷却処置を使用して，24 時間，32〜36 ℃から始める
- その他の集中治療処置
  - 深部体温（食道，直腸，膀胱）の継続的モニタリング
  - 酸素正常状態，炭酸正常状態，および正常血糖の維持
  - 継続的または間欠的脳電図（EEG）モニタリングの実施
  - 肺保護換気の実施

H と T

循環血液量減少（**H**ypovolemia）
低酸素症（**H**ypoxia）
水素イオン（アシドーシス）（**H**ydrogen ion（acidosis））
低／高カリウム血症（**H**ypokalemia/**h**yperkalemia）
低体温症（**H**ypothermia）
緊張性気胸（**T**ension pneumothorax）
心タンポナーデ（**T**amponade，cardiac）
毒物（**T**oxins）
肺動脈血栓症（**T**hrombosis, pulmonary）
冠動脈血栓症（**T**hrombosis, coronary）

成人の心停止の学習ステーションチェックリスト（VF/無脈性VT／心静止／PEA）

成人の心停止アルゴリズム（VF／無脈性VT／心静止／PEA）

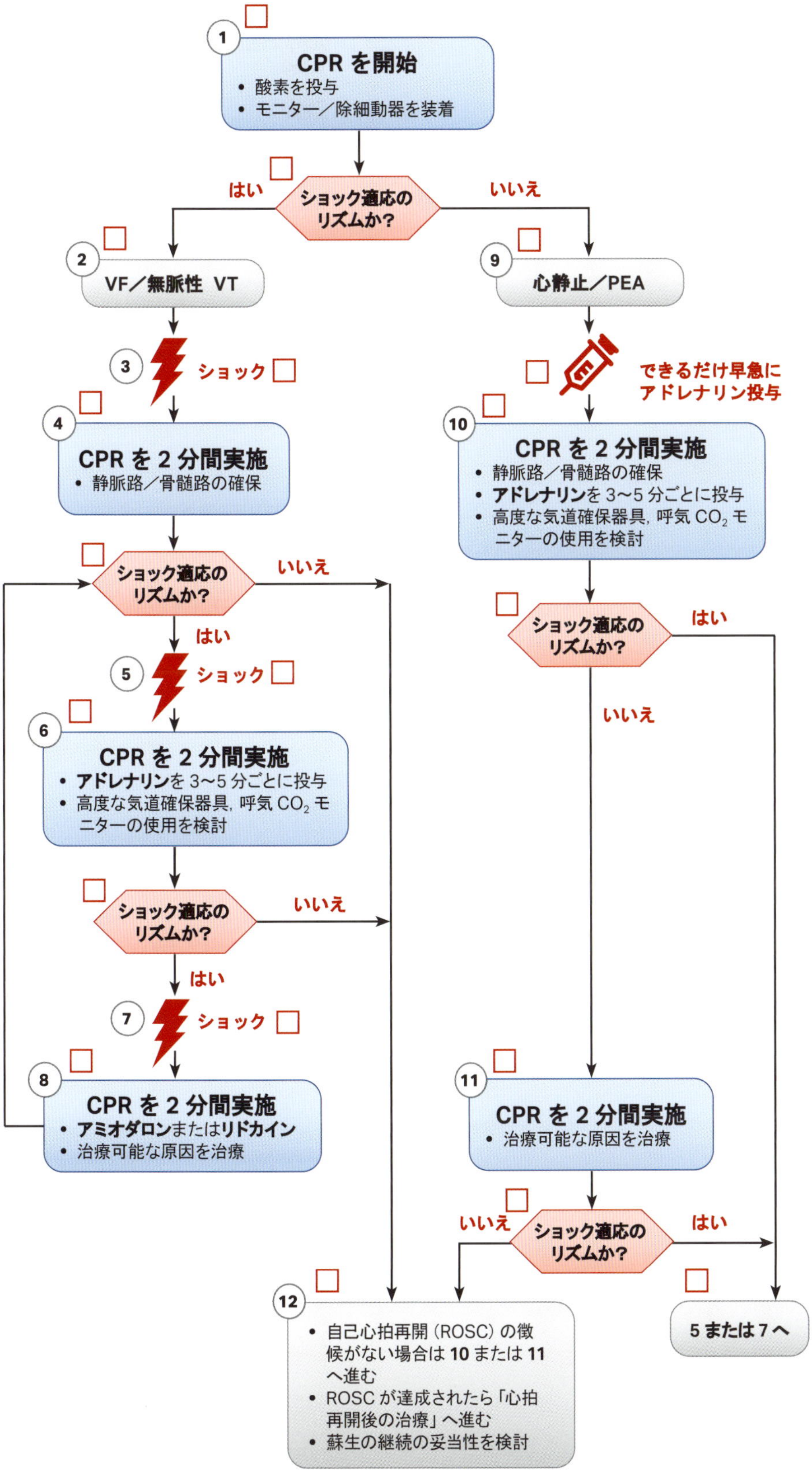

CPR の質

- 強く（少なくとも 5 cm），速く（100～120 回/分）押し，胸郭が完全に元に戻るようにする。
- 胸骨圧迫の中断を最小限にする。
- 過換気を避ける。
- 2 分ごとに，または疲労した場合はそれより早く胸骨圧迫担当者を交代する。
- 高度な気道確保器具が装着されていない場合は，30 回の胸骨圧迫に対して 2 回の人工呼吸を行う。
- 定量的波形表示呼気 CO_2 モニター
  - $PETCO_2$ が低いまたは低下している場合，CPR の質を再評価する。

除細動のショックエネルギー量

- **二相性**：製造業者の推奨値（初回エネルギー量 120～200 J）。不明な場合は最大値に設定する。2 回目以降のエネルギー量は初回と同等とし，より大きなエネルギー量を考慮してもよい。
- **単相性**：360 J

薬物療法

- **アドレナリン静注／骨髄内投与：**
  3~5 分ごとに 1 mg
- **アミオダロン静注／骨髄内投与：**
  初回投与量：300 mg ボーラス投与。
  2 回目投与量：150 mg
  「または」
  リドカイン静注／骨髄内投与：
  初回投与量：1～1.5 mg/kg。
  2 回目投与量：0.5～0.75 mg/kg。

高度な気道確保器具

- 気管挿管または声門上気道管理
- 波形表示呼気 CO_2 モニターまたはカプノメトリによる気管チューブの位置の確認およびモニタリング
- 高度な気道管理器具を装着したら，胸骨圧迫を続行しながら 6 秒ごとに 1 回（10 回/分）の人工呼吸

自己心拍再開（ROSC）

- 脈拍および血圧
- $PETCO_2$ の突発的な持続的増加（通常は≧ 40 mm Hg）
- 動脈内モニタリングで自己心拍による動脈圧波形を確認

治療可能な原因

- 循環血液量減少（**H**ypovolemia）
- 低酸素症（**H**ypoxia）
- 水素イオン（アシドーシス）（**H**ydrogen ion（acidosis））
- 低／高カリウム血症（**H**ypo-/hyperkalemia）
- 低体温症（**H**ypothermia）
- 緊張性気胸（**T**ension pneumothorax）
- 心タンポナーデ（**T**amponade，cardiac）
- 毒物（**T**oxins）
- 肺動脈血栓症（**T**hrombosis, pulmonary）
- 冠動脈血栓症（**T**hrombosis, coronary）

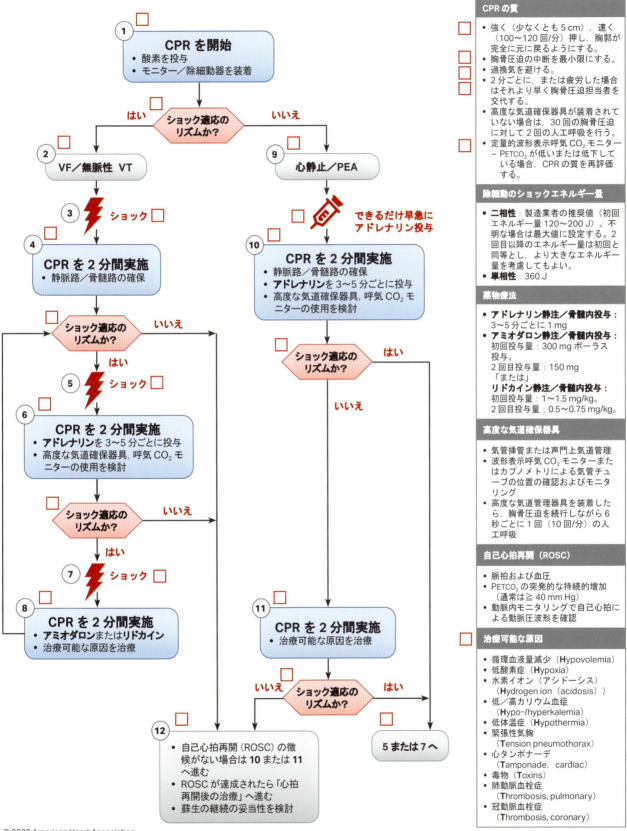

妊娠中の院内での心停止 ACLS 学習ステーションチェックリスト

妊娠中の院内での心停止 ACLS アルゴリズム

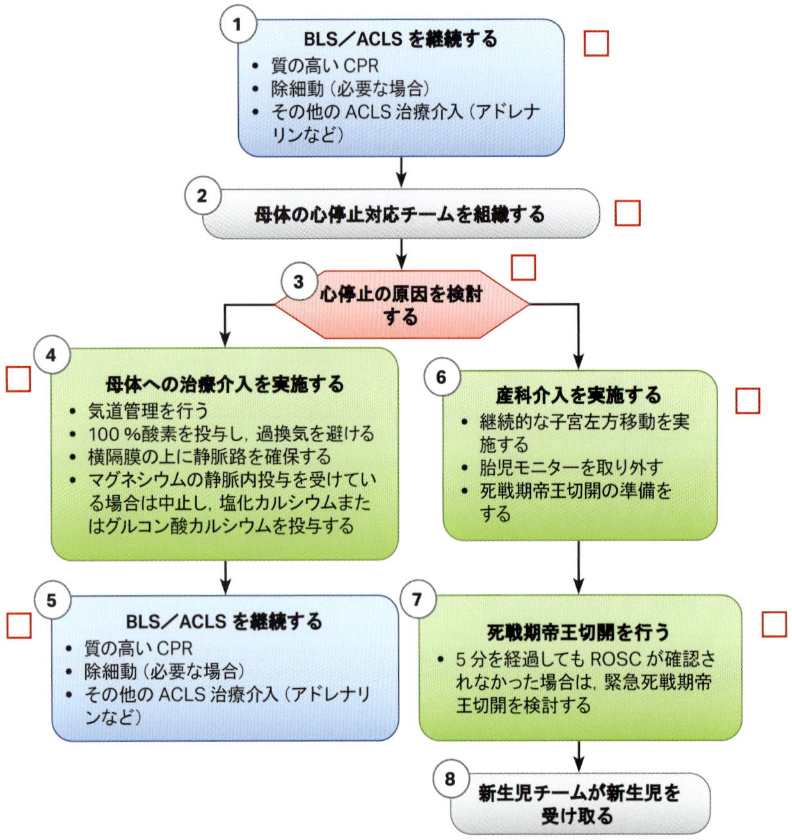

妊婦の心停止

- チームの計画は，産科，新生児，救急，麻酔，集中治療，心停止サービスの協力で立てられるべきである。
- 心停止が発生した妊婦に対しては，質の高い CPR の実施、子宮左方移動による大動静脈圧迫の緩和などが優先処置となる。
- 母体と胎児の転帰改善が死戦期帝王切開の目標である。
- 医療従事者のリソースと技能に基づいて，5 分で死戦期帝王切開を開始することが理想的である。

高度な気道確保器具

- 妊娠中は気道確保が困難な場合が多い。最も経験が豊富な医療従事者に担当させる。
- 気管挿管または声門上の高度な気道確保を行う。
- 波形表示呼気 CO_2 モニターまたはカプノメトリによる気管チューブの位置の確認およびモニタリングを行う
- 高度な気道管理器具を装着したら，胸骨圧迫を続行しながら 6 秒ごとに 1 回（10 回/分）の人工呼吸を行う。

母体心停止の原因として可能性のあるもの

A 麻酔薬の使用に伴う合併症（Anesthetic complications）
B 出血（Bleeding）
C 心血管系（Cardiovascular）
D 薬物（Drugs）
E 塞栓性（Embolic）
F 発熱（Fever）
G 心停止の産科以外の一般的な原因（H と T）（General nonobstetric causes of cardiac arrest）
H 高血圧（Hypertension）

成人の心室補助人工心臓の学習ステーションチェックリスト

成人の心室補助人工心臓アルゴリズム

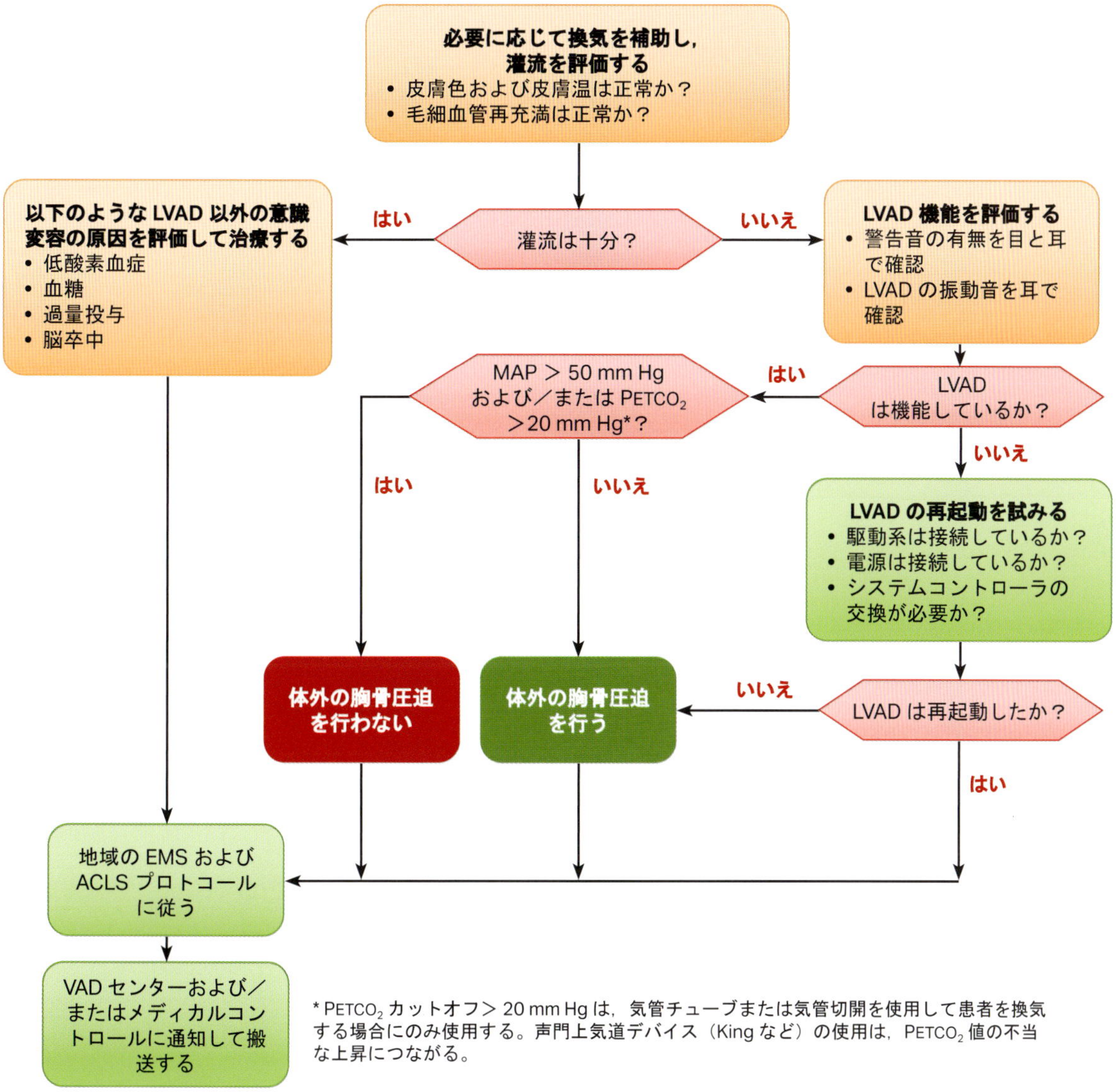
必要に応じて換気を補助し，灌流を評価する
• 皮膚色および皮膚温は正常か？
• 毛細血管再充満は正常か？
灌流は十分？
はい
いいえ
以下のような LVAD 以外の意識変容の原因を評価して治療する
• 低酸素血症
• 血糖
• 過量投与
• 脳卒中
LVAD 機能を評価する
• 警告音の有無を目と耳で確認
• LVAD の振動音を耳で確認
LVAD は機能しているか？
はい
MAP ＞ 50 mm Hg および／または PETCO2 ＞20 mm Hg*？
はい
いいえ
いいえ
LVAD の再起動を試みる
• 駆動系は接続しているか？
• 電源は接続しているか？
• システムコントローラの交換が必要か？
体外の胸骨圧迫を行わない
体外の胸骨圧迫を行う
いいえ
LVAD は再起動したか？
はい
地域の EMS および ACLS プロトコールに従う
VAD センターおよび／またはメディカルコントロールに通知して搬送する

*P_{ETCO_2} カットオフ＞ 20 mm Hg は，気管チューブまたは気管切開を使用して患者を換気する場合にのみ使用する。声門上気道デバイス（King など）の使用は，P_{ETCO_2} 値の不当な上昇につながる。

ACLS コードタイマー／レコーダーシート

American Heart Association.

チームが行動を開始した時刻：＿＿＿＿＿＿＿＿＿＿＿＿＿＿＿＿

胸骨圧迫を開始した時刻：＿＿＿＿＿＿＿＿＿＿＿＿＿＿＿＿

除細動器を装着した時刻：＿＿＿＿＿＿＿＿＿＿＿＿＿＿＿＿

最初に記録された脈拍のないリズム：＿＿＿＿＿＿＿＿＿＿＿＿＿＿＿＿

胸骨圧迫担当を交代した時刻：＿＿＿＿＿＿＿＿＿＿＿＿＿＿＿＿

時間	CPR の質	リズム	除細動 （エネルギー量）	薬物 （名前／投与量）	備考 （末梢ラインの装着，骨髄内投与，バイタルサイン，治療介入への反応など）

胸骨圧迫中断時間の注記：＿＿＿＿＿＿＿＿＿＿＿＿＿＿＿＿

胸骨圧迫の割合（CCF）：＿＿＿%

アドレナリン
（Adrenaline,
Epinephrine）

1 mg

ドパミン
（Dopamine）

アトロピン

1 mg

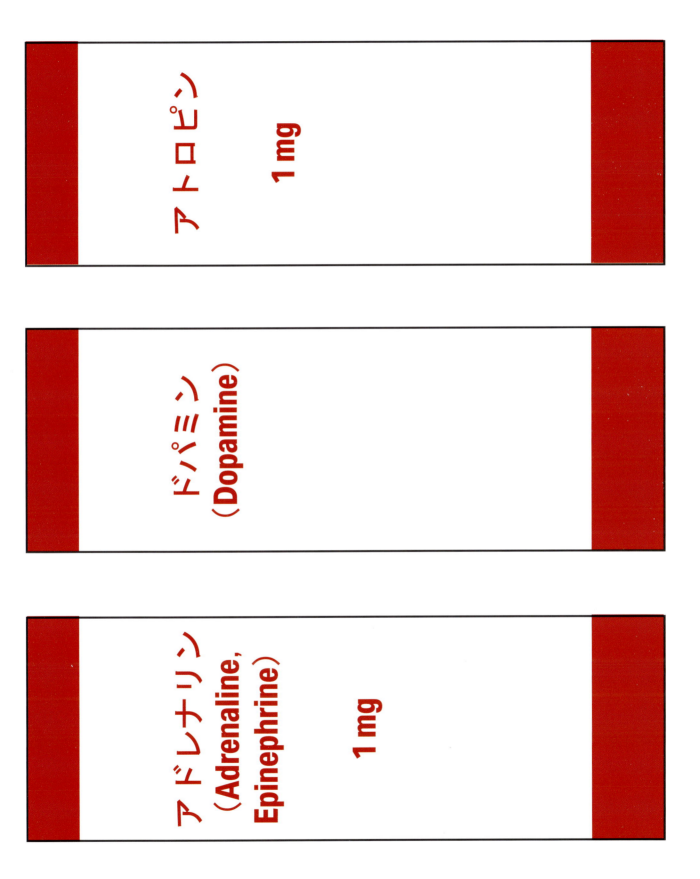

アトロピン

1 mg

ドパミン
（**Dopamine**）

アドレナリン
（**Adrenaline,
Epinephrine**）

1 mg

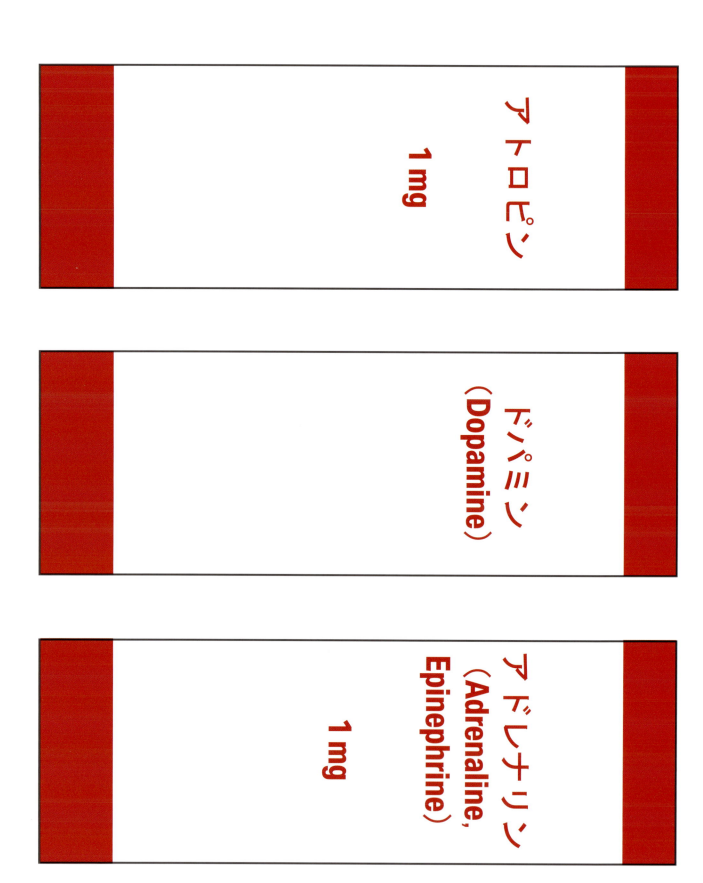

アデノシン

6 mg

アミオダロン

300 mg

リドカイン

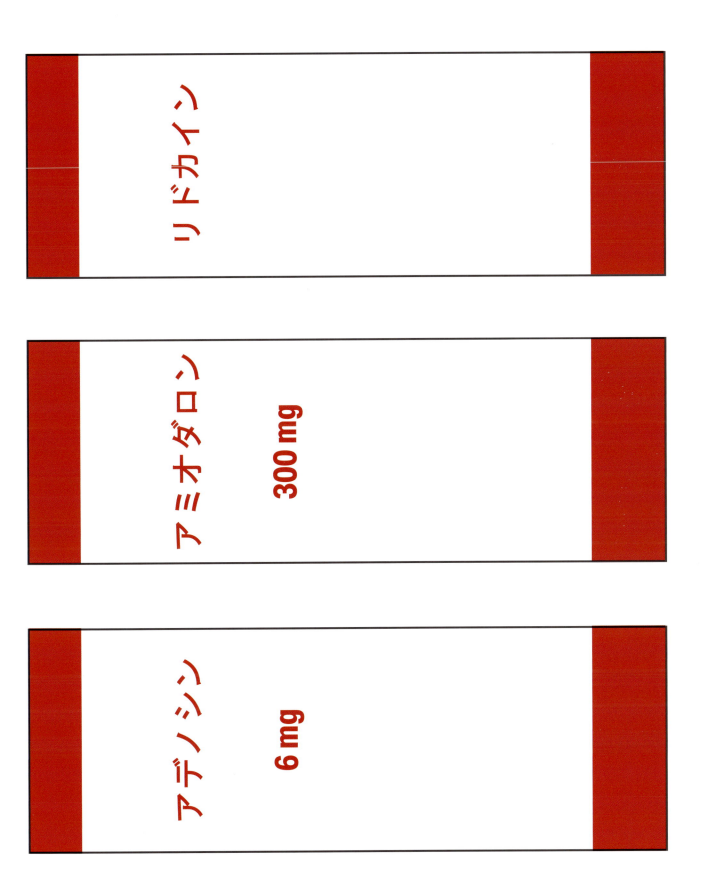

リドカイン

アミオダロン

300 mg

アデノシン

6 mg

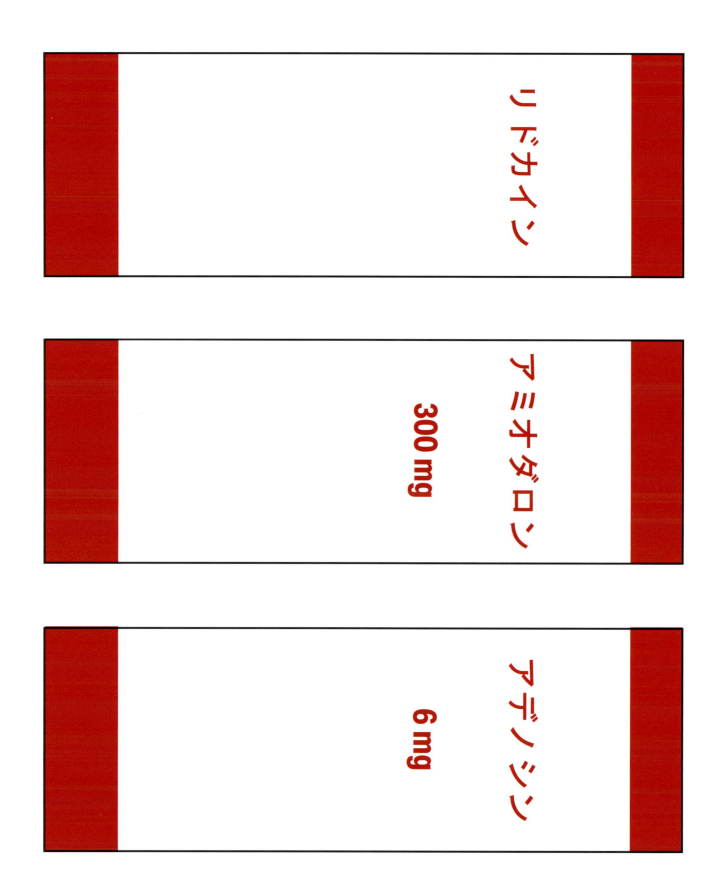

アデノシン

12 mg

アミオダロン

150 mg

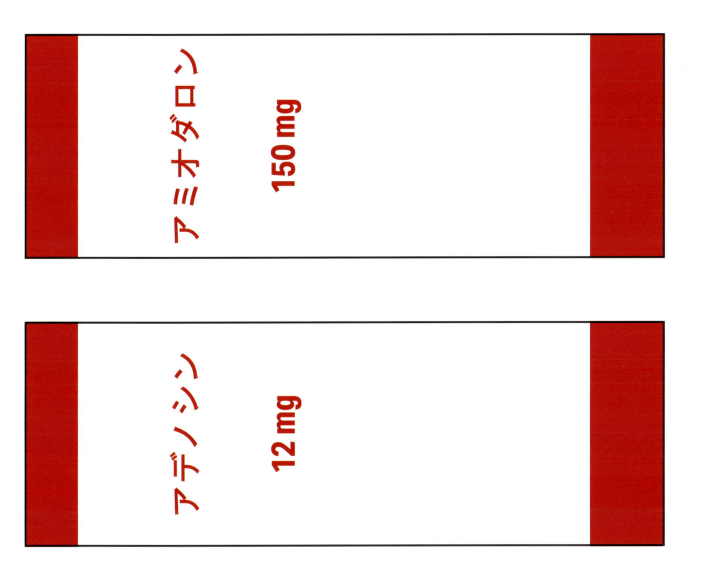

アミオダロン

150 mg

アデノシン

12 mg

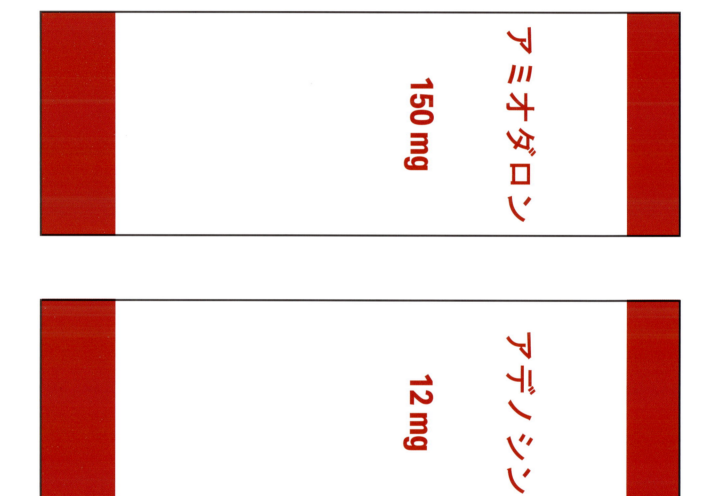

サイエンス要約表

この表は 2015 年と 2020 年を比較して，ACLS において何が変更され，何が新しくなったかを示すクイックリファレンスを提供する。

表 2015 年と 2020 年の ACLS 科学のトピック別比較

ACLS のトピック	2015	2020
換気	• 呼吸停止では，バッグマスク器具を使用し，5～6 秒ごとに1 回の換気 • 換気では，高度な気道管理を行いながら，6 秒ごとに1 回の換気	• 呼吸停止では高度な気道管理の有無に関係なく，心停止では高度な気道管理を行いながら，6 秒ごとに1 回の換気（地域や施設のプロトコールで心停止について連続的な胸骨圧迫と非同期換気が示されている場合は，バッグマスク器具を使用してこの速度を実現する）
徐脈	• アトロピン投与量：0.5 mg • ドパミン投与量：2～20 µg/kg/分	• アトロピン投与量：1 mg • ドパミン投与量：5～20 µg/kg/分
頻拍	• 同期電気ショックの推奨される初回エネルギー量： – 狭い QRS 幅，規則的なリズム：50～100 J – 狭い QRS 幅，不規則なリズム：120～200 J – 広い QRS 幅，規則的なリズム：100 J • 広い QRS 幅，不規則なリズム：除細動エネルギー量（非同期）	• 初回電気ショックの成功を最大限に高めるために個々の装置で推奨されるエネルギー量に従う • 広い QRS 幅，不規則なリズム：除細動エネルギー量（非同期）
心拍再開後の治療	• 酸素飽和度を≧ 94 %に調節する	• 酸素飽和度を 92～98 %に調節する
成人の救命の連鎖	• 5 リンク（院内心停止および院外心停止）	• 6 リンク（院内心停止および院外心停止）：両鎖の最後にリカバリーリンクを追加
静脈路／骨髄路の確保	• 静脈路の確保と骨髄路の確保は同等である	• 骨髄路の確保よりも静脈路の確保が優先される。ただし，静脈路を確保できない場合を除く（この場合は骨髄路の確保に進んでよい）

ACLS のトピック	2020
心停止	• 3～5 分ごと，または中間点として 4 分ごと（つまり，2 分ごとの心リズム解析の 2 回に 1 度など）に，アドレナリン 1 mg • アミオダロンとリドカインは同等の治療効果がある（どちらを使用してもよい） • 母体の心停止の情報およびアルゴリズムを追加（院内） • 心室補助装置（左心および右心補助装置）の情報およびアルゴリズムの追加 • 新しい予後予測の図および情報を追加 • 波形表示呼気 CO_2 モニターとバッグマスク器具の併用を推奨
脳卒中	• 脳卒中アルゴリズムを改訂 • EMS 搬送先に関する新しい脳卒中トリアージアルゴリズム • すべての医療従事者に対し，大血管閉塞に着目 • 血管内療法：治療時間 24 時間以上（以前は 6 時間以上） • 時間基準と適応基準が満たされた場合，アルテプラーゼと血管内療法の両方を投与／実施 • EMS が救急部をバイパスして画像診断室（コンピューター断層撮影（CT）／磁気共鳴画像）に直行することを考慮する。画像診断室で初期評価を行い時間を節約できる • 酸素飽和度を＞ 94 %に調節する

パート 6

ACLS レッスンプラン

レッスンは，ラベル貼付や便宜を図る目的のためのみに，番号が付けられている。レッスン 1～3 はコースの基本であるため，順番どおりに行う

受講前の準備

インストラクターへのヒント

- 準備に費やす時間は重要である。しっかりと準備を整え，質問や課題を想定する
- 以下など，起こり得る問題を予測し，困難な課題に対する計画を立てる。
  - インストラクターが来ない
  - 器材の不具合／誤動作
  - バッテリがなくなった（予備を持参）

クラス開始 30～60 日前

- コースの詳細を決定
  - 受講対象者
  - 受講者数
  - 特別な支援または器材
- ACLS 器材の見直しと確保
- 日程が決まり次第，教室を予約
- 必要に応じて追加インストラクターを予約（表 1）

表 1. コースアクティビティに対するクラスの規模および受講者とインストラクターの人数比

活動	推奨規模または比率
大人数グループのやり取り	グループの規模は，教室の大きさとビデオモニターまたはプロジェクタースクリーンの数によって制限される。
学習ステーションおよび高い能力を持つチーム：メガコードテスト	6:1，最大で 8:1 受講者とインストラクターの比率は，1 つの学習ステーションに 1 人のインストラクターと 6 人の受講者である。場合によっては，1 つの学習ステーションに対して 1 人のインストラクター，最大 8 人の受講者という比率が使用される場合もある

任意

インストラクターまたはトレーニングセンターは，ACLS コースを受講者が確実に理解できるように，コースの前に数日または数週間前に ACLS 準備コースを設けることを検討してもよい

- 心電図（リズム解析）
- 薬理学
- 気道管理
- BLS スキル

クラス開始 3 週間前まで

- 教室の予約と環境の整備状況を確認する
- 受講者に事前案内と教材を送付する
- ACLS コースに参加して成果を得るには受講前の準備が必要であることを受講者が理解できるようにする
- 受講者に，受講前自己評価および受講前学習（インタラクティブなビデオレッスン）に関する情報を提供する

- 参加する追加インストラクターの出席を確認する
- **地域や施設の治療プロトコールについて調べ，ディスカッションの準備をする**

講習前日

- 教室の準備を整える
- クラスの規模に合わせ，必要に応じて追加のインストラクターと計画を調整する
- 器材リスト（このマニュアルのパート２およびこのレッスンプランに記載）をチェックリストとして使用し，すべての器材が揃っていて動作テスト済みであることを確認する（フィードバック装置，およびタブレットコンピュータやスマートフォンなどのアクセサリー装置を含む）
  - 器材のための予備バッテリーを確保しておく
- トレーニングセンターのコーディネーターに確認を取って，トレーニングセンター独自の必要書類がないかを判断する
- 以下のようなコースのすべての書類が整っていることを確認する
  - ACLS 受講者名簿
  - テストチェックリスト
  - 学習ステーションチェックリスト

講習当日

- 器材が正常に動作することを確認する
- 到着した受講者を歓迎して受講者の気持ちを楽にさせる
- コース名簿への記入を受講者に指示する。コース名簿はトレーニングセンターによって異なる場合があるので，CPRverify（**www.CPRverify.org**）を参照する。必須条件：すべての受講者がクラス受講前に ACLS 受講前自己評価に合格し，すべての ACLS 受講前自己学習評価を完了していることを確認する（トラディショナルコースを除く。日程例を参照）。

器材リスト

この表は，このコースを適切に実施する上で必要な器材と用品をまとめたものである。院内（医療施設内）プロバイダー用のコードカート，院外（病院搬送前）プロバイダー用のジャンプキットおよび除細動器ユニットも含まれている。コードカードまたはジャンプキットには，表２に記載される器材と用品が含まれる。

表 2. クラスルーム器材および用品

器材および備品	必要な数量	器材が必要な学習／テストステーション
書類		
受講者名簿（コースロスター）	1クラスあたり1部	コースの最初
受講者グループのリスト	1クラスあたり1部	すべて
名札	受講者1人およびインストラクター1人あたり1つ	すべて
コース日程（アジェンダ）	受講者1人およびインストラクター1人あたり1つ	すべて
コース修了カード	受講者1人あたり1つ	コースの終了時
ACLS プロバイダーマニュアル	受講者1人およびインストラクター1人あたり1つ	すべて
ECC ハンドブック（オプション）	受講者1人およびインストラクター1人あたり1つ	すべて
事前案内	受講者1人あたり1つ	開講前
気道管理スキルテストチェックリスト	受講者1人あたり1つ	気道管理
成人に対する質の高い BLS スキルテストチェックリスト	受講者1人あたり1つ	質の高い BLS
高い能力を持つチーム：メガコードテストチェックリスト	受講者1人あたり1つ	メガコードテスト
ACLS プロバイダーコース試験（オンライン式でない場合）	受講者1人あたり1つ	試験
未記入の試験解答用紙（オンライン式でない場合）	受講者1人あたり1つ	試験
試験解答キー（オンライン式でない場合）	1クラスあたり1部	試験
『ACLS インストラクターマニュアル』（ケースシナリオを含む）および ACLS レッスンプラン	インストラクターごとに1つ	すべて
学習ステーションチェックリスト	受講者1人あたり1つ	質の高い BLS，気道管理，心停止の予防：徐脈，心停止の予防：頻拍（安定性頻拍および不安定性頻拍），高い能力を持つチーム：心停止および心拍再開後の治療，高い能力を持つチーム：メガコード実習

（続き）

器材および備品	必要な数量	器材が必要な学習／テストステーション
視聴覚機器		
コースビデオ：インターネットにアクセスでき，ストリーミングが可能な性能を備えたコンピュータとプロジェクションスクリーン	ステーションごとに1つ	高い能力を持つチーム
CPR および AED の器材		
CPR 用成人マネキン（シャツ着用）	受講者3人ごとに1つ	質の高い BLS
成人の気道マネキン	受講者3人ごとに1つ	気道管理
成人マネキン（気道，CPR，除細動に対応）	受講者6人ごとに1つ	テクノロジーの確認，心停止の予防：徐脈，心停止の予防：頻拍（安定性頻拍および不安定性頻拍），高い能力を持つチーム：心停止および心拍再開後の治療，高い能力を持つチーム：メガコード実習，高い能力を持つチーム：メガコードテスト
CPR／短いボード	ステーションごとに1つ	質の高い BLS，高い能力を持つチーム：心停止および心拍再開後の治療，高い能力を持つチーム：メガコード実習，高い能力を持つチーム：メガコードテスト
コードカートまたはジャンプキット	ステーションごとに1つ	テクノロジーの確認，徐脈，頻拍，高い能力を持つチーム：心停止および心拍再開後の治療，高い能力を持つチーム：メガコード実習，高い能力を持つチーム：メガコードテスト
ストップウォッチ／タイマー（換気の時間計測または CCF）	インストラクターごとに1つ	気道，高い能力を持つチーム：心停止および心拍再開後の治療，高い能力を持つチーム：メガコード実習，高い能力を持つチーム：メガコードテスト
カウントダウンタイマー	インストラクターごとに1つ	すべて
フィードバック装置（必須）	ステーションごとに1つ	質の高い BLS，気道管理，高い能力を持つチーム：心停止および心拍再開後の治療，高い能力を持つチーム：メガコード実習，高い能力を持つチーム：メガコードテスト
成人用 AED トレーニングパッド付きの AED トレーナー	受講者3人ごとに1つ	質の高い BLS

（続き）

器材および備品	必要な数量	器材が必要な学習／テストステーション
CPR で使用する踏み台	受講者 3 人ごとに 1 つ	質の高い BLS，高い能力を持つチーム：心停止および心拍再開後の治療，高い能力を持つチーム：メガコード実習，高い能力を持つチーム：メガコードテスト
超音波装置（オプション）	受講者 6 名ごとに 1 つ	高い能力を持つチーム：心停止および心拍再開後の治療，高い能力を持つチーム：メガコード実習，高い能力を持つチーム：メガコードテスト
気道および換気		
バッグマスク，リザーバ，チューブ	受講者 3 人ごとに 1 つ	質の高い BLS を除くすべて，心停止の予防：徐脈，心停止の予防：頻拍（安定性頻拍および不安定性頻拍）
口咽頭エアウェイと鼻咽頭エアウェイ	ステーションごとに 1 セット	質の高い BLS を除くすべて，心停止の予防：徐脈，心停止の予防：頻拍（安定性頻拍および不安定性頻拍）
水溶性潤滑剤	ステーションごとに 1 つ	質の高い BLS を除くすべて，心停止の予防：徐脈，心停止の予防：頻拍（安定性頻拍および不安定性頻拍）
非再呼吸式マスク	受講者 3 人ごとに 1 つ	質の高い BLS を除くすべて
波形表示呼気 CO_2 モニター	ステーションごとに 1 つ	気道管理，高い能力を持つチーム：心停止および心拍再開後の治療，高い能力を持つチーム：メガコード実習，高い能力を持つチーム：メガコードテスト
リズム認識および電気的治療		
心電図シミュレータ／リズムジェネレータ	ステーションごとに 1 つ	質の高い BLS を除くすべて，気道管理
電極	ステーションごとに 1 つ	質の高い BLS を除くすべて，気道管理
除細動／同期電気ショック，経皮ペーシングに対応したモニター	ステーションごとに 1 つ	質の高い BLS を除くすべて，気道管理
ペーシングパッド，除細動器のパッド，除細動器のジェル（パッドが使用されない場合）	ステーションごとに 1 つ	質の高い BLS を除くすべて，気道管理
予備バッテリーまたは電源コード	ステーションごとに 1 つ	質の高い BLS を除くすべて，気道管理

（続き）

器材および備品	必要な数量	器材が必要な学習／テストステーション
予備の心電図記録紙	ステーションごとに1つ	質の高いBLSを除くすべて，気道管理
推奨される薬物，薬物パッケージ，または薬物カード（付録）		
アドレナリン（Adrenaline，Epinephrine）	ステーションごとに1つ	心停止の予防：徐脈，高い能力を持つチーム：心停止および心拍再開後の治療，高い能力を持つチーム：メガコード実習，高い能力を持つチーム：メガコードテスト
アトロピン	ステーションごとに1つ	心停止の予防：徐脈，高い能力を持つチーム：心停止および心拍再開後の治療，高い能力を持つチーム：メガコード実習，高い能力を持つチーム：メガコードテスト
アミオダロンおよび／またはリドカイン	ステーションごとに1つ	心停止の予防：徐脈，心停止の予防：頻拍（安定性頻拍および不安定性頻拍），高い能力を持つチーム：心停止および心拍再開後の治療，高い能力を持つチーム：メガコード実習，高い能力を持つチーム：メガコードテスト
アデノシン	ステーションごとに1つ	心停止の予防：頻拍（安定性頻拍および不安定性頻拍），高い能力を持つチーム：メガコード実習，高い能力を持つチーム：メガコードテスト
ドパミン	ステーションごとに1つ	心停止の予防：徐脈，高い能力を持つチーム：心停止および心拍再開後の治療，高い能力を持つチーム：メガコード実習，高い能力を持つチーム：メガコードテスト
生理食塩液のバッグ／ボトル	ステーションごとに1つ	ACS，脳卒中，気道管理，および質の高いBLSを除き常時
IVポール	ステーションごとに1つ	質の高いBLSを除くすべて，気道管理
安全性		
鋭利医療器具廃棄容器（本物の針を使用している場合）	ステーションごとに1つ	質の高いBLSを除くすべて，気道管理

（続き）

器材および備品	必要な数量	器材が必要な学習／テストステーション
高度な気道管理器具（気管チューブと１つ以上の声門上気デバイスを選択すること）		
気管チューブおよび正しい挿入に必要なすべての器材と用品	ステーションごとに１つ	気道管理，高い能力を持つチーム：心停止および心拍再開後の治療，高い能力を持つチーム：メガコード実習，高い能力を持つチーム：メガコードテスト
正しい挿入に必要なラリンゲアルチューブおよび用品	ステーションごとに１つ	気道管理，高い能力を持つチーム：心停止および心拍再開後の治療，高い能力を持つチーム：メガコード実習，高い能力を持つチーム：メガコードテスト
正しい挿入に必要なラリンゲアルマスクエアウェイおよび用品	ステーションごとに１つ	気道管理，高い能力を持つチーム：心停止および心拍再開後の治療，高い能力を持つチーム：メガコード実習，高い能力を持つチーム：メガコードテスト
正しい挿入に必要な地域や施設により利用可能な声門上気道デバイス，すべての器材，および用品	ステーションごとに１つ	気道管理，高い能力を持つチーム：心停止および心拍再開後の治療，高い能力を持つチーム：メガコード実習，高い能力を持つチーム：メガコードテスト
受講者実習中および各コース後の消毒用品		
マネキン消毒用備品	場合により異なる	すべて

『注意』：適切な学習ステーションで，より現実的なケースに基づいたシナリオを実現するために，マネキンの配置に救急治療室または集中治療室用のベッドおよび／またはストレッチャーを使用することを検討する。

レッスン開始
挨拶，紹介，およびコース管理　15 分間

インストラクターへのヒント

- 伝えたいこと，それが重要な理由，およびその結果として期待することを認識することは，プレゼンテーションの成否に重要である。
- 臨機応変に：受講者のニーズに合わせてレッスンプランを調整できる準備を整え，当初のプランに固執するのでなく，生産性を高める指導に力を入れる。
- はじめに：視覚教材（フリップチャート，ホワイトボード）を使用して，自己紹介に必要な情報（氏名，職業，専門分野，職場の所在地）を表示する。

討論

大人数のグループで，全受講者と以下を行う。

- 自己紹介し，ほかにインストラクターがいる場合は必要に応じて紹介する
- 受講者に自己紹介を促し，以下の情報を知らせてもらうよう指示する
  - 名前
  - 職業
  - 専門分野
  - 職場
- 受講者が自己紹介している間，職業や専門分野を書き留める。この情報はインストラクターが今後のケースシナリオやレッスンを調整するのに役立つ
- コースは対話式であることを説明する
  - プロバイダーマニュアル，学習ステーションチェックリストの使用
  - スキルチェックリスト
  - 実践的学習ステーション
  - 心停止または呼吸停止の**学習とテストステーション**における**フィードバック装置**（視聴覚用）の使用について説明する。また学習とテストステーションにおいて**タイミング**が重要な要素であることも説明する。
- コースの一部に若干身体的に負担がかかる実習があることを説明する
  - 例えば，レッスン 2 では受講者が成人に対する CPR を行うが，胸骨圧迫を 2 分間行う必要があるため，身体的に負担がかかる可能性がある
- 膝や腰の問題など，身体的に困難な人は，インストラクターにその旨を伝えるように言う
- トイレや非常口などを含め，建物のレイアウトを説明する
- 建物のどこに AED があるかを受講者に知らせる
- 携帯電話を消音にするように受講者に指示する
- 電話に出なければならない場合は，廊下で通話するように受講者に指示する
- 受講者に終了予定時刻を伝える

レッスン 1
ACLS コースの概要と構成　　10 分間

インストラクターへのヒント

- コース日程，コースの構成，修了の要件など，コースの重要要素を必ず強調する
- 休憩：このコースの休憩時間をどのように活用したいかを考える。ほかの受講者の前で質問するのは恥ずかしいという受講者もいるため，休憩中も質問に答えられるような態勢を取っておく。また休憩時間には親密な関係を築いたり，フィードバックを得ることができる
- **このレッスンプランでは，重要度の高い項目を太字で記載している。**

討論

大人数のグループで，全受講者と以下を行う。

- コースの概要を説明する
- コースの日程，構成，および修了要件を説明する
- コースの主な構想を受講者が理解できるようにする
  - 患者の生存に対する質の高い CPR および早期の除細動の重要性
  - 効果的な BLS と ACLS 治療の統合
  - 患者の増悪の臨床的兆候（心停止の予防）
  - 患者の生存率に関連する高い能力を持つチームの機能
    - 時間管理，蘇生の質，チームの協調，積極的参加
- 蘇生実施時の効果的なチームの連携とコミュニケーションの重要性について討論する。学習ステーションとステーション間の移動について説明する
  - 受講者がステーション間を移動する方法について概要を説明する
- 受講者の質問に回答する
- **学習ステーションに適した小グループに受講者を割り振る**
  - 受講者数を 1 グループあたり 6 人（最大 8 人）に制限する
- **コース全体を通じて『プロバイダーマニュアル』を使用することを受講者に伝える**
- すべての CPR の実習およびテストで視聴覚的なフィードバック装置の使用が必須であることなど，コース修了要件について説明する。受講者は次の要件を満たす必要がある。
  - 成人への質の高い BLS スキルテストに合格する。
  - 気道管理スキルテストに合格する
  - 学習ステーションにおける技能の習熟度を実証する。
  - メガコードテストに合格する。
  - オープンリソースの筆記試験に，84 %以上の正解率で合格する（HeartCode を有する受講者には適用されない）。
    - オープンリソースの試験では，受講者は『ECC ハンドブック』や『プロバイダーマニュアル』，アルゴリズムなど使用可能なリソースを使用して情報を解析処理できると同時に，カリキュラムの内容を活用して独自に，かつ創造的に考えることができる
  - 受講者がコースを修了した後，クラス修了から 30 日以内にコース修了カードを発行する

レッスン 2A
学習／テストステーション：質の高い BLS の実習

45 分間

学習目標

- 迅速な胸骨圧迫の優先，AED 早期使用の統合など，迅速で質の高い BLS を実施する

インストラクターへのヒント

- 受講者は，スキルステーションで交代で実施する
- スキルテスト部分がこのレッスンの直後に行われることを受講者に伝える
- リアルタイム視聴覚的フィードバック装置を使用して，胸骨圧迫のテンポと深さをモニターする。可能であれば，胸郭の戻りもモニターする
- 受講者は，フィードバック装置からのリアルタイム出力に合わせて自身が行った胸骨圧迫を修正する
- 受講者がお互いにコーチングすることを，フィードバックによってサポートし，受講者が安心して他のプロバイダーを修正できるようにする

受講者による練習：胸骨圧迫

- 受講者をグループ分けし，マネキンを振り分ける（図 1）
  - マネキン 1 体あたりの受講者は 3 人までとする
  - インストラクター 1 名あたりマネキンは 2 体

図 1. CPR コーチのいる質の高い BLS 学習ステーションの位置。

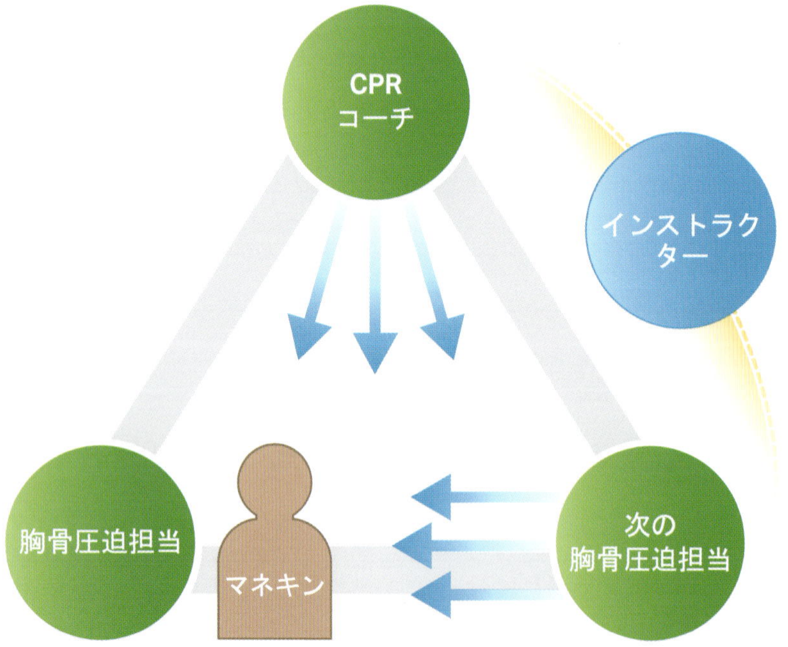

- マネキンに対する 2 分間の継続的な胸骨圧迫を続けながら受講者を交代させる。このとき，フィードバック装置および CPR コーチのリアルタイムの反応に合わせて受講者のパフォーマンスを調整する（表. 3）。

- 重要な点のまとめ
  - 質の高いBLSは蘇生成功の基礎である
  - 質の高いCPRを行うことは心停止からの生存率を高める主な要素であるが，モニタリング，実施，質の向上には大きなばらつきがある
  - 目標となるCPR能力指標は以下のとおりである
    - 強く圧迫：成人に対する胸骨圧迫の深さは≧5 cm
    - 速く圧迫：胸骨圧迫のテンポ100～120回/分
    - 圧迫を行うたびに胸郭が元に戻るまで待つ
    - 胸骨圧迫比（CCF）＞80%を達成することが理想的
    - 約2分ごとにプロバイダーを交代して疲労を防止する
- 実習セッション全体を通じて，受講者がいつでも正しい胸骨圧迫を実施するように心がける
- 視聴覚的フィードバック装置を使用して，胸骨圧迫のテンポと深さをモニターする。可能であれば，胸郭の戻りもモニターする
- フィードバック装置からのデータに基づいて，お互いにほかの受講者を指導させる
- 自習中に，胸骨圧迫担当者とCPRコーチにフィードバックを提供する

表 3. CPR コーチおよび胸骨圧迫担当者の学習ステーションに対する受講者の交代

1 巡目	2 巡目	3 巡目
受講者 1：胸骨圧迫担当者	受講者 1：CPR コーチ	受講者 1：次の胸骨圧迫担当者
受講者 2：次の胸骨圧迫担当者	受講者 2：胸骨圧迫担当者	受講者 2：CPR コーチ
受講者 3：CPR コーチ	受講者 3：次の胸骨圧迫担当者	受講者 3：胸骨圧迫担当者

受講者による練習：救助者 2 人体制の BLS

- 受講者数を割り当てる
- 実習セッション（1 体のマネキンを少人数グループで囲む）：スキルテストチェックリストに従って，救助者 1 人体制および 2 人体制のシーケンスを実習
- スキルテストチェックリストを使用できるようにしておく（『ACLS プロバイダーマニュアル』，プリントなど）
- 表 4 を使用して，実習生に 2 人体制の実習を割り当てる

表 4. 救助者 2 人体制での受講者数の割り当て

評価担当者と胸骨圧迫担当者	AED を持つ人
受講者 1	受講者 2
受講者 2	受講者 3
受講者 3	受講者 1

レッスン 2B
学習／テストステーション：
質の高い BLS テスト―テストの詳細

インストラクターへのヒント

- スキルテストチェックリストの使用方法を確実に熟知しておく（テストチェックリストの使用方法に関する詳細は，『インストラクターマニュアル』を参照）
- レッスンのこの部分では，各受講者について，スキルテストチェックリストを記入する
- 視聴覚的フィードバック装置を使用して，胸骨圧迫の質のリアルタイムフィードバックを提供する

1 回に 1 人の受講者をテストする

- テスト対象ではない受講者に，別室で別のマネキンで実習を進めるよう伝える
- 各受講者は，ほかの受講者からは見えない環境でテストを受ける
  - 各受講者は，「インストラクターの指示を受けずに」救助者 2 人体制の BLS 手順全体を実演しなければならない
  - 受講者ごとに，成人に対する質の高い BLS スキルテストチェックリストに記入する
- テスト中の受講者を注意深く観察する
  - 視聴覚的パフォーマンスモニタリング機器を使用して，胸骨圧迫の速さと深さをモニターし，可能であれば，胸郭の戻りもモニターする
- 受講者がテストに合格しなかった場合は，直後に補習を行うように案内する
  - 各受講者は，このステーションでもう 1 回だけ再テストを受けることができる
  - それでも受講者がテストに合格しなかった場合は，追加の補習を受けることができる（『インストラクターマニュアル』のパート 1 の「試験」および「補習」のセクションを参照）
- 患者の生存率に対する質の高い CPR の重要性についてまとめる

レッスン 3A
学習／テストステーション：
気道管理の実習　45 分間

学習目標

- 呼吸停止を認識する
- 呼吸停止の早期治療を実施する

インストラクターへのヒント

- **ストップウォッチ／タイマーまたはフィードバック装置を使用して，受講者が適切なテンポと容量で換気を行っていることを確認する**
- 質の高い胸骨圧迫と除細動を行うことが最優先である。十分な人員が確保でき次第，蘇生サポートのために換気と酸素化を開始する
- 受講者の換気が速すぎたり強すぎたりしていないことを確認する（換気バッグを半分押す程度の量を1 秒かけて）
- ヘルスケアプロバイダーが CPR 中，特に高度な気道管理器具が正しく取り付けられている場合には，過度に換気を行ってしまうことがよくある。以下の理由により，過度の換気は有害である。
  - 胸腔内圧が上昇し，静脈還流が阻害され，その結果心拍出量，脳血流量，および冠動脈灌流が減少する
  - エアトラッピングが起き，呼気終末肺気量が増える原因となる
  - 患者に高度な気道管理器具を使用していない場合，胃内容の逆流および誤嚥のリスクが上昇する
- 「呼吸停止のケース」では，バッグマスク換気および OPA/NPA スキルテストの実施中，インストラクターは導入および冒頭の情報のみを使用して，受講者を先導する必要がある。全呼吸シナリオを使用して，呼吸困難，呼吸不全，および呼吸停止などについて詳しく説明することもできる。ただし，このアプローチを含めるには，気道管理ステーションを拡張する必要がある。

受講者による練習：気道管理

- 受講者数を割り当てる
- 実習セッション（1 体のマネキンを少人数グループで囲む）：**OPA または NPA の挿入を実習し，酸素と吸引について討論し，救助者が 1 人および 2 人のバッグマスク換気を実習する**
- 図 2 のような受講者による救助者 1 人体制のバッグマスク換気の実習
- 表 5 のように救助者 2 人体制のバッグマスク換気の実習を行うよう実習生を割り当てる

図 2. CPR コーチのいる気道管理に関する学習とテストステーションの位置。

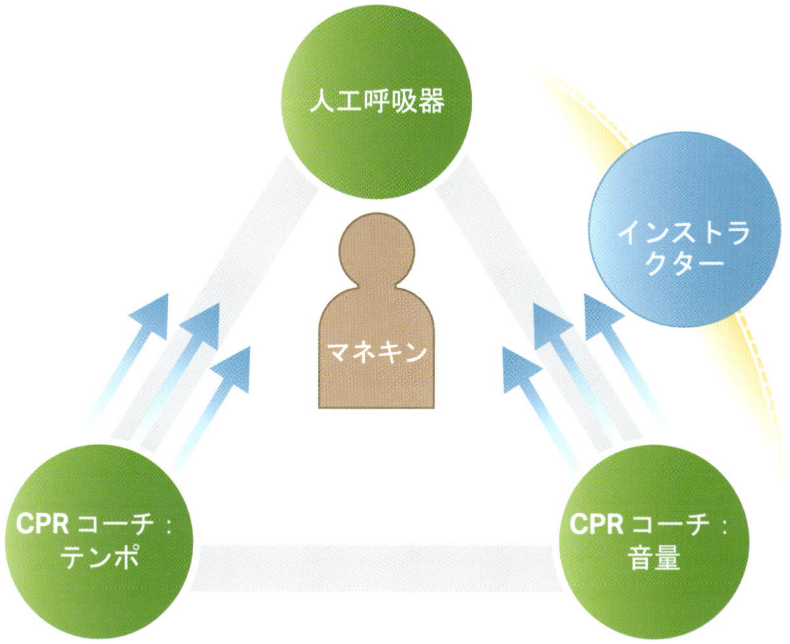

表 5. 気道管理実習の受講者の割り当て

バッグを押す救助者	マスクを保持する救助者
受講者 1	受講者 2
受講者 2	受講者 3
受講者 3	受講者 1

レッスン 3B
学習／テストステーション：
気道管理テスト—テストの詳細

1 回に 1 人の受講者をテストする

- OPA/NPA の挿入によるバッグマスク換気のテストが行われることを受講者に知らせる
- 呼吸のケースシナリオを提示する（ケースシナリオは『インストラクターマニュアル』またはインストラクター用リソースの「付録 A」に収録されている）
- 各受講者が気道管理ケースをひととおり管理する（テストセッション）
  - すべての評価の実施
  - 遅滞のない換気の開始
  - OPA または NPA の挿入
  - 酸素へのバッグマスクの接続および適切な流量の調整
  - OPA/NPA を使用した 1 分間のバッグマスク換気の実施（スキルテスト）
    - テンポ（6 秒ごとに 1 回）
    - スピード（バッグを 1 秒間押す）
    - 量（バッグ半分程度）
  - 各受講者が呼吸ケースの管理を正しく実演した場合は，スキルテストチェックリストにチェックを記入する
  - テンポと容量に関する情報が入手できる場合，**ストップウォッチ／タイマーまたはフィードバック装置を使用して**受講者が適切なテンポと適切な量で換気を行っていることを確認する。

レッスン 3C
学習／テストステーション：
気道管理—受講者実習の詳細（オプション）

インストラクターへのヒント

- レッスンのこの部分はオプションである
  - このレッスンを教えるかどうかは，クラスの構成によって異なる。このため，クラスの最初に受講者に自己紹介をしてもらい，職業についての情報を得ることが重要である

受講者による練習：高度な気道管理器具の挿入（オプション，受講者の職務範囲による）

受講者は，配置をシミュレートした高度な気道管理を使用して，換気を実習する（使用するマネキンの制約に応じて，インストラクターは，シミュレートした気道チューブに接続したバッグではなく，バッグマスクを備えた標準のマネキンを使用してもよい）

- すべての受講者が換気を実施できるように交代する
- オプションの高度な気道管理器具モジュール
  - ラリンゲアルチューブ
  - ラリンゲアルマスクエアウェイ
  - 気管チューブ

レッスン 4
テクノロジーの確認　15 分間

インストラクターへのヒント

- インストラクターが 2 人いる場合は，2 つの少人数のグループでこのアクティビティを行うこともできる。インストラクターが 1 人の場合は，クラスを大人数グループ 1 つに留める
- 学習ステーションとテストステーション中に，受講者が使用責任者となる器材に関して実践経験を得ることが重要である
- 実際の緊急時に使用する器材と同じ器材であれば理想的である
  - 現場では器材が異なる可能性があることを受講者に伝える

討論

- モニター／除細動機能，ボタン，接続の**実演**と復習（機能は器材によって異なる）
  - 電源ボタン
  - 経皮ペーシング
  - 同期電気ショック
  - 血圧
  - P_{ETCO_2}
  - パルスオキシメトリ
  - パッド接続
  - 心電図の接続とリード線の装着（3 誘導，4 誘導，5 誘導）
  - オプションの 12 誘導配置および右側の 12 誘導配置
- 救急カート／ジャンプキット用品の場所の確認
- CPR および換気に関連する**学習とテストステーション**における**フィードバック装置**（視聴覚用）の使用について説明する。また，学習とテストステーションにおいて**時間管理**および客観的評価が重要な要素であることも説明する。

レッスン 5A
学習ステーション：
心停止の予防：徐脈

60 分間

学習目標

- 心停止の発症，または蘇生転帰の悪化にいたる可能性のある徐脈を認識する。
- 心停止の発症，または蘇生転帰の悪化にいたる可能性のある徐脈の早期処置を実施する。

インストラクターへのヒント

- 受講者は房室心ブロックリズムの区別に困難を来すことがよくある。特定のリズムの詳細解析よりも，徐脈の治療に重点を置く
- 院内のケースシナリオのみ，受講者は RRT/MET の対応を要請する
- 受講者にデブリーフィングを行う場合：
  - グループでの討論を円滑に進め，詳細について討論するための自由回答形式の質問をする
  - 質問に答えるときは，視線を合わせることで質問した受講者を認め，次にクラス全体に向けて回答し，時折質問者に目線を戻す。

オプション：徐脈アルゴリズムのビデオの再生

- 受講者がビデオから学ぶことを説明する
- ビデオを再生する
- 受講者の質問に回答する

討論

- 必要に応じてモニター／除細動器のテクノロジーを確認する
  - ペーシング装置のパッドでペーシングが達成できるように，患者に四肢誘導を取り付ける
- 臨床的増悪の兆候
- 安定している患者と不安定な患者
- 不安定な自他覚症状の定義
- 1 度房室ブロック
- Mobitz I 型（Wenckebach型）2 度房室ブロック
- Mobitz Ⅱ 型2 度房室ブロック
- 3 度房室ブロック（完全房室ブロック）
- 接合部調律（徐脈）
- 心室固有調律
- H と T
- 地域や施設のプロトコール

レッスン 5B
学習ステーション：
心停止の予防：徐脈—ローテーション

インストラクターへのヒント

- この学習ステーションは，6 人の受講者のうち 3 人がこのレッスンでチームリーダーとなり，レッスン 6 の「頻拍」でほかの 3 人がチームリーダーとなるように設計されている。
- 実習中に受講者が役割を交代する必要がある場合は，受講者のパフォーマンスを効果的に観察およびモニタリングできるようにするため，ローテーションするのに十分な空間を設ける
- 知識を確実に実習に取り込めるようにするため，必ず受講者が除細動，同期電気ショック，経皮ペーシングのスキルを実際に行えるようにする

受講者による練習

チームの役割に応じた学習ステーションのケースでの受講者のローテーション

- 「**チームリーダー**」は，他のチームメンバーに行動を指示する。例えば，バッグマスク換気の実施で胸の上がりが見られない場合，チームリーダーが気道チームのメンバーを指導する。
- 「**チームメンバー**」は，チームリーダーが指示した治療を実施する。受講者にとって，これはスキルの実習とチームリーダーからのフィードバック入手の機会となる。受講者は，効果的なチーム行動を実演する（クローズドループコミュニケーション，明瞭な伝達など）
- **徐脈の場合**：「**時間管理／記録係**」は，徐脈の学習ステーションチェックリストの重要な行動のボックスにチェックを記入する。

受講者による練習

- 3 人の受講者に 3 つのケースを選択して，このステーションでの個別管理を行う（表 6）
- 受講者はシナリオを（個別に）実行し，3 ケースすべてのデブリーフィングを行う（ケースシナリオは『インストラクターマニュアル』またはインストラクター用リソースの「付録」に収録されている）

討論

- 受講者のデブリーフィングに対してフィードバックを与える（表 7）
  - ここで説明する収集，分析，要約のプロセスを使用する
- 困難だったことは何か？
- このケースでどの対応が適切であったか？

表 6. 徐脈学習ステーションでの受講者のローテーション

チームの役割	ケース 1（10 分間）	ケース 2（10 分間）	ケース 3（10 分間）
チームリーダー	受講者 6	受講者 1	受講者 2
気道担当者	受講者 1	受講者 2	受講者 3
静注／骨髄内投与／薬物投与担当者	受講者 2	受講者 3	受講者 4
モニター／除細動器	受講者 3	受講者 4	受講者 5
胸骨圧迫担当者（必要に応じて）	受講者 4	受講者 5	受講者 6
時間管理／記録係	受講者 5	受講者 6	受講者 1

表 7. 徐脈学習ステーションの体系化かつサポートされたデブリーフィングプロセス

段階	目標	行動
情報収集	各ケースにおいて何が起きたかを尋ね，そのイベントに対する共通のメンタルモデルを形成する。受講者の言うことに耳を傾け，受講者がシミュレーションについて何を考えどのように感じているかを理解する	• チームリーダーに感想を述べてもらう • 高い能力を持つチームから情報の明確化や補足を求める
分析	受講者に自身の行動に対する振り返りと分析を促す	• イベントの正確な記録を確認する • 観察内容を報告する（正しい手順と誤った手順の両方について） • 受講者がシミュレーション時のパフォーマンス，およびデブリーフィング時の認識について熟考および観察するのを支援する • セッションの目標から焦点がそれないように，デブリーフィング中の受講者の話の方向を調整する
要約	学んだ教訓のうち実践に活かせるものを特定し確認する後押しをする	• 受講者からのコメントや感想をまとめる • 受講者が高い能力を持つチームや個人の行動について，肯定的な面を特定できるようにする • 受講者が高い能力を持つチームや個人の行動について，変更や修正が必要な領域を特定できるようにする

レッスン 5C
学習ステーション：
心停止の予防：徐脈—
ケースローテーションの詳細

受講者による練習

表 8 を使用して，この学習ステーションのケースローテーションを決定します。

表 8. 徐脈学習ステーションのタイミングとタスク

ケースローテーション（3 回転，1 回あたり 10 分）	ケースローテーションの手順（インストラクターはシナリオをリアルタイムで実施する必要がある）
ケースシナリオの開始（6 分間）	• このケースに対する役割のローテーションチャートを参照し，割り当てられたチームの役割を確認する – 受講者が，割り当てられたチームの役割に対して何を期待されるか理解していることを確認する（例：「あなたの役割は，バッグマスクを使用して，胸の上がりを伴う換気を実施することです」などと伝える） • ケースシナリオを読んでケースを紹介する • タイマーを 6 分に設定する • チームリーダーにケースの管理を開始するよう指示する • チームリーダーに，ケースのタイミングに留意しながら観察と指導をするよう伝える • 受講者は，『ECC ハンドブック』，ポケットカード，または救急カートカードを使用できる • 観察と指導 – 効果的なチーム行動 – 適切なケース管理 – 必要に応じてシナリオ全編を通じた質の高い CPR など，質の高いスキルの実施 • ケースの管理全体を通じてチームリーダーをガイドする • 6 分後にケースを終了する
ケースのデブリーフィング（4 分間）	• タイマーを 4 分に設定する • ケースの最後にデブリーフィングを行う（『インストラクターマニュアル』の「デブリーフィングツール」を参照） • チームリーダーに，ケース，チームメンバーの役割，および改善の余地がある部分の情報収集，分析，要約を依頼する • 時間管理／記録係に，ケースの批評を依頼する • ケースの重要な概念についてまとめる – 徐脈によって引き起こされる自他覚症状と，徐脈とは無関係なものを鑑別する – 房室ブロックの存在および型の正しい認識 – 第一選択の薬物療法としてアトロピンを用いること – 経皮ペーシングの開始時期の決定 – 心拍数および血圧を維持するために，アドレナリンまたはドパミンをいつ開始するか決定すること – 複雑なリズム解析，薬物，または管理に関わる決定について，いつ専門医への相談を行うべきかを認識する

残りのケースについても同様に実施する。

レッスン 6A
学習ステーション：
心停止の予防：安定性頻拍および不安定性頻拍　60 分間

学習目標

- 心停止の発症，または蘇生転帰の悪化にいたる可能性のある頻拍を認識する
- 心停止の発症，または蘇生転帰の悪化にいたる可能性のある頻拍の早期処置を実施する

インストラクターへのヒント

- 最後を念頭に置く：伝えたいこと，それが重要な理由，およびその結果として期待することを認識することは，レッスンの成否に重要である
- 不安定な頻拍の患者に対する迅速な治療（電気的治療手段など）の必要性を強調する
- 院内のケースシナリオのみ，受講者は RRT/MET の対応を要請する
- 知識を確実に実習に取り込めるようにするため，必ず受講者が除細動，同期電気ショック，経皮ペーシングのスキルを実際に行えるようにする

オプション：頻拍アルゴリズムのビデオの再生

- 受講者がビデオから学ぶことを説明する
- ビデオを再生する
- 受講者の質問に回答する

討論

- 必要に応じてモニター／除細動器のテクノロジーを確認する
- 頻拍の復習
  - 安定している患者と不安定な患者
  - 洞性頻脈
  - リエントリー上室性頻拍
  - 心房細動（Atrial fibrillation）
  - 心房粗動（Atrial flutter）
  - 接合部調律（頻拍）
  - 単形性心室頻拍（脈拍あり）
  - 多形性心室頻拍（脈拍あり）
  - トルサ・デ・ポアン（心室頻拍）
  - 分類されない広い QRS 幅の頻拍
  - 地域のプロトコールについて討論する

レッスン 6B
学習ステーション：
心停止の予防：安定した頻拍および不安定な頻拍―
ローテーション

インストラクターへのヒント

- この学習ステーションは，6 人の受講者のうち 3 人がこのレッスンでチームリーダーとなり，レッスン 5「徐脈」でほかの 3 人がチームリーダーとなるように設計されている
- ほかの受講者に割り当てられる役割は，ステーションの受講者数によって変化する
- ケースを実施する順序は変更してもかまわないが，割り当てた受講者の役割は変更しないようにする必要がある
- 実習中に受講者が役割を交代する場合は，受講者のパフォーマンスを効果的に観察およびモニタリングできるようにするため，ローテーションするのに十分な空間を設ける

受講者による練習

蘇生チームの役割に応じた学習ステーションのケースでの受講者のローテーション

- 「**チームリーダー**」は，他のチームメンバーに行動を指示する。例えば，バッグマスク換気の実施で胸の上がりが見られない場合，チームリーダーが気道管理チームのメンバーを指導する
- 「**チームメンバー**」は，チームリーダーが指示した治療を実施する。受講者にとって，これはスキルの実習とチームリーダーからのフィードバック入手の機会となる。受講者は，効果的なチーム行動を実演する（クローズドループコミュニケーション，明瞭な伝達など）
- 「**時間管理／記録係**」は，頻拍の学習ステーションチェックリストの重要な行動のボックスにチェックを記入する

受講者による練習

- 3 人の受講者に 3 つのケースを選択して，このステーションでの個別管理を行う（表 9）
- シナリオを実行し，3 つのケースすべてのデブリーフィングを行う（ケースシナリオは『インストラクターマニュアル』またはインストラクター用リソースの「付録」に収録されている）

討論

- 受講者のデブリーフィングに対してフィードバックを与える
  - 困難だったことは何か？
  - このケースでどの対応が適切であったか？

表 9. 頻拍学習ステーションでの受講者のローテーション

チームの役割	ケース 1 （10 分間）	ケース 2 （10 分間）	ケース 3 （10 分間）
チームリーダー	受講者 3	受講者 4	受講者 5
気道担当者	受講者 4	受講者 5	受講者 6
静注／骨髄内投与／薬物投与担当者	受講者 5	受講者 6	受講者 1
モニター／除細動器	受講者 6	受講者 1	受講者 2
胸骨圧迫担当者（必要に応じて）	受講者 1	受講者 2	受講者 3
時間管理／記録係	受講者 2	受講者 3	受講者 4

レッスン 6C
学習ステーション：
心停止の予防：安定した頻拍および不安定な頻拍―
ケースローテーションの詳細

受講者による練習

表 10 を使用して，この学習ステーションのケースローテーションを決定します。

表 10. 頻拍学習ステーションのタイミングとタスク

ケースローテーション （3 回転，1 回あたり 10 分）	ケースローテーションの手順 （インストラクターはシナリオをリアルタイムで実施する必要がある）
ケースシナリオの開始 **（6 分間）**	• このケースに対する役割のローテーションチャートを参照し，割り当てられたチームの役割を確認する – 受講者が，割り当てられたチームの役割に対して何を期待されるか理解していることを確認する （例：「あなたの役割は，バッグマスクを使用して，胸の上がりを伴う換気を実施することです」などと伝える） • ケースシナリオを読んでケースを紹介する • タイマーを 6 分に設定する • チームリーダーにケースの管理を開始するよう指示する • 受講者は，『ECC ハンドブック』，ポケッカード，または救急カートカードを使用できる • 観察と指導 – 効果的なチーム行動 – 適切なケース管理 – 質の高いスキルの実施 – ケースの管理全体を通じてチームリーダーをガイドする • 6 分後にケースを終了する
ケースのデブリーフィング **（4 分間）**	• タイマーを 4 分に設定する • ケースの最後でデブリーフィングを実施する – 『インストラクターマニュアル』の「デブリーフィングツール」を参照する • チームリーダーに，ケース，チームメンバーの役割，および改善の余地がある部分のまとめを依頼する • 時間管理／記録係に，ケースの批評を依頼する • ケースの重要な概念についてまとめる – 最後を念頭に置く：伝えたいこと，それが重要な理由，およびその結果として期待することを認識することは，レッスンの成否に重要である – 頻拍によって引き起こされる自他覚症状と，頻拍とは無関係なものとの鑑別について討論する – 不安定な頻拍の患者に対する迅速な治療（電気的治療手段など）の必要性を強調する – 院内のケースシナリオのみ，受講者は RRT/MET の対応を要請する – 除細動，同期電気ショックについて討論する

残りの各ケース（安定した頻拍および不安定な頻拍）を同様に実施する。

レッスン 7
高い能力を持つチーム　30 分間

学習目標

- 高い能力を持つチームのメンバーまたはリーダーとして効果的なコミュニケーションの模範となる
- チームダイナミクスがチームの活動能力全体に与える影響を認識する

インストラクターへのヒント

- このレッスンの目的を明確に伝えて，受講者がレッスンに対する理解を深められるようにする
- このチームダイナミクスセクションは受講者の関与を深める優れた方法である
- 声の抑揚やペースを変えて，教室に活気が生まれるようにする

高い能力を持つチーム

ビデオ（院内，院外，その両方）の再生

- 『ACLS プロバイダーマニュアル』のパート 3（高い能力を持つチーム）を開くように受講者に伝える
- 受講者がビデオから学ぶことを説明する
- ビデオを再生する

討論

- 高い能力を持つチームについてどのような質問があるかを受講者にたずねる
  - どのような行動を確認したか？
  - 生存率への影響との関連について**タイミング**と**測定**を討論する
  - このケースでプロバイダーが診断に到達するのに役立つ H と T について討論する
  - 経験を積んだプロバイダーは超音波解析の実施を検討する場合がある（ただしその有用性は確立されていない）

重要な点の復習とまとめ

- コード又は蘇生中のチームダイナミクスは非常に重要である
- チームメンバーの相互の働きが，個々のメンバーの効果的な働きに大きく影響し，また，患者の生存にも大きく影響する
- チームとしてよい働き（タイミング，品質，調整，管理）をするほど，患者転帰は改善される
- そのため，チームメンバーであっても，チームリーダーであっても，蘇生の試みでは「何を」すべきかを理解するだけでなく，チームとして効果的に機能するよう，どのようにコミュニケーションを図り，どのように働くかを理解することが重要である

- 複数のアルゴリズムに従い，アルゴリズム間を移動できる能力は重要である
- チームとして蘇生手順を理解して実際に行うことの重要性と，タイミングに対する影響を強調する
- 質の高い BLS と ACLS ケアの連携について討論する
- 受講者に対し，学習ステーションとテストステーションで各自がチームリーダーやさまざまな役割のメンバーとして行動すること，またこれらの概念を応用する必要があることを伝える
- 高い能力を持つチームの重要な側面を確認する（図 3）

図 3. 高い能力を持つチームが，生存率を改善するために重視する重要分野。

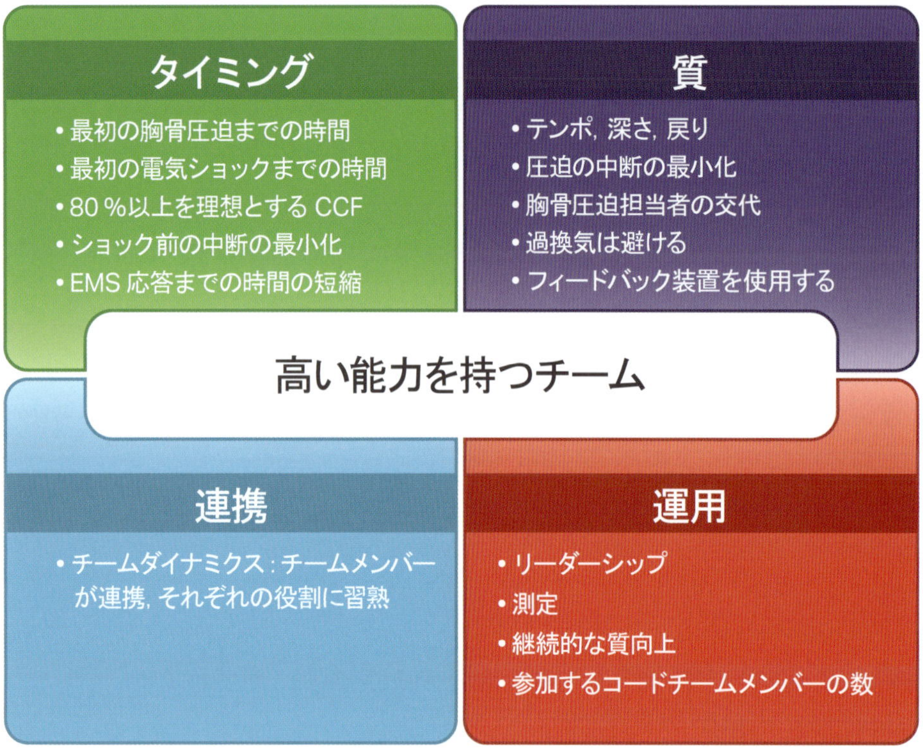
タイミング
• 最初の胸骨圧迫までの時間
• 最初の電気ショックまでの時間
• 80 %以上を理想とする CCF
• ショック前の中断の最小化
• EMS 応答までの時間の短縮
質
• テンポ，深さ，戻り
• 圧迫の中断の最小化
• 胸骨圧迫担当者の交代
• 過換気は避ける
• フィードバック装置を使用する
高い能力を持つチーム
連携
• チームダイナミクス：チームメンバーが連携，それぞれの役割に習熟
運用
• リーダーシップ
• 測定
• 継続的な質向上
• 参加するコードチームメンバーの数

レッスン 8A
学習ステーション：
高い能力を持つチーム：
心停止および心拍再開後の治療 148 分間

学習目標

- 高い能力を持つチームのメンバーまたはリーダーとして効果的なコミュニケーションの模範となる
- チームダイナミクスがチームの活動能力全体に与える影響を認識する
- 心停止の認識
- 蘇生中止または治療交代まで心停止の早期処置を実施する（心拍再開後の治療を含む）
- CPR の質の継続的な評価，患者の生理的反応のモニタリング，およびチームへのリアルタイムフィードバックの提供による，心停止中の蘇生努力の評価

インストラクターへのヒント

- このアクティビティは 6 人の受講者と 1 人のインストラクターで行ってもよい
  - 受講者数が 6 人に満たない場合は，複数の役割を個々の受講者に割り当てるか，これらの役割にほかのインストラクターを補足してもよい
- つなぎの言葉：ビデオを見せた後，ビデオの内容の概要や次の内容を説明する
- ケースの早期には『プロバイダーマニュアル』，ポケットリファレンスカード，『ECC ハンドブック』を使用してもよいが，ケースの進行に伴いこれらの資料に頼る機会を減らすように受講者に促す
- インストラクターは，受講者の現場に関連したすべての血管収縮薬について実際の知識を持ち合わせている必要がある
- ケースを開始する前に**プレブリーフィング**を実施する
  - チームは，**客観的なタイミング目標**など，各ケースの管理プランについて検討する必要がある
- **リアルタイムで学習ステーションのケースを実施する**
- 可能な場合，実際の装置を本番と同じ設定で受講者に使用してもらう
- 視聴覚的フィードバック装置を使用して，胸骨圧迫のテンポと深さを CCF と併せてモニターするさらに，胸郭の戻り（可能であれば）と換気をモニターする
- 心停止のケースに基づくシナリオ全編を通じて，リアルタイムフィードバックにより，質の高い CPR を実施する
- 受講者にデブリーフィングを行う場合：
  - 自由回答形式の質問をしてグループ討論を進め，詳しい話し合いができるようにする
  - **プレブリーフィング**の目標（CCF 82 %など）と実際の結果を比較し，次のケースでの実施を改善する方法を踏まえて討論する
  - 質問に答えるときは，視線を合わせることで質問した受講者を認め，次にクラス全体に向けて回答し，時折質問者に目線を戻す。

オプション：心停止アルゴリズムのビデオおよび心拍再開後の治療アルゴリズムのビデオの再生

- 受講者がビデオから学ぶことを説明する
- ビデオを再生する
- 受講者の質問に回答する

討論

- 必要に応じてモニター／除細動器のテクノロジーを確認する
- 各ケースでのチームの役割，責任，および割り当てを確認する（レッスンプラン 8B および 8C を参照）
  - ケースシナリオは『インストラクターマニュアル』またはインストラクター用リソースの「付録」に収録されている
- 受講者は，『ECC ハンドブック』，ポケットリファレンスカード，または救急カートカードを使用できる
- ケアを連続して示すため，VF ケースシナリオはすべて ROSC を達成する必要がある
- 4 つのケースは VF／無脈性VT で，ROSC に至る（心拍再開後の治療）
- 2 つのケースがは PEA と心静止に分かれる
- 受講者に心拍再開直後の治療の優先順位を思い出すように指示する
  - 酸素投与および換気の最大化
  - 血行動態の最大化
  - 12 誘導 ECG を記録する。ST上昇型急性心筋梗塞（STEMI）が認められる場合，心カテ室に移動する
  - 目標体温管理の実施
- 心拍再開後の治療で，確実に受講者に取り組ませる事項
  - 酸素投与と換気
  - 血行動態の最適化（血圧，12 誘導心電図，血糖管理）
  - 目標体温管理
  - 経皮的冠動脈インターベンションの基準
- 受講者にデブリーフィングを行うよう伝える
  - 『インストラクターマニュアル』の「デブリーフィングツール」を参照する
- 各受講者ができるようにケースを選択する。
- 地域のプロトコールについて討論する
- 成人の心拍再開後の治療アルゴリズムを通じて，効果的な患者管理を重点的に取り上げる

レッスン 8B
学習ステーション：高い能力を持つチーム：心停止および心拍再開後の治療—ローテーション

インストラクターへのヒント

各ケースですべての受講者が何らかの役割を持つことが重要である

- 受講者への役割の割り当ては，ステーションに参加している受講者数によって異なってくる。ただし，すべての受講者がいずれかのケースでチームリーダーを務める必要がある
- ケースを実施する順序は変更してもかまわないが，以降の学習ステーションで同じ受講者がいつも最初になるようなことがないようにする
- 追加の受講者には，追加の記録者の役割を与えることができる

受講者による練習

蘇生学習ステーションのケースでの蘇生チームの役割に応じた受講者のローテーション

- 「**チームリーダー**」は，他のチームメンバーに行動を指示する。例えば，バッグマスク換気の実施で胸の上がりが見られない場合，チームリーダーが気道管理チームのメンバーを指導する
- 「**チームメンバー**」は，チームリーダーが指示した治療を実施する。受講者にとって，これはスキルの実習とチームリーダーからのフィードバック入手の機会となる。受講者は，効果的なチーム行動を実演する（クローズドループコミュニケーション，明瞭な伝達など）
- 「**時間管理／記録係**」はストップウォッチを使用して，ケース管理の間隔である 2 分間の計時，2 分ごとの担当者交代時間の通知，および ACLS コードタイマー／レコーダーシート（『インストラクターマニュアル』またはインストラクター用リソースの「付録」）またはホワイトボードへの重要な行動の時間記録を行う。

受講者による練習

- 受講者にケースを選択して，このステーションでの個別管理を行う（表 11）
- シナリオを実行し，すべてのケースのデブリーフィングを行う（ケースシナリオは『インストラクターマニュアル』またはインストラクター用リソースの「付録」に収録されている）

討論

- 受講者のデブリーフィングに対してフィードバックを与える（表 12）
  - 困難だったことは何か？
  - このケースでどの対応が適切であったか？

表 11. 心停止および心拍再開後の治療の学習ステーションにおける受講者のローテーション

チームの役割	ケース 1	ケース 2	ケース 3	ケース 4	ケース 5	ケース 6
チームリーダー	受講者 1	受講者 2	受講者 3	受講者 4	受講者 5	受講者 6
気道担当者	受講者 2	受講者 3	受講者 4	受講者 5	受講者 6	受講者 1
静注／骨髄内投与／薬物投与担当者	受講者 3	受講者 4	受講者 5	受講者 6	受講者 1	受講者 2
モニター／除細動器／CPR コーチ	受講者 4	受講者 5	受講者 6	受講者 1	受講者 2	受講者 3
胸骨圧迫担当者	受講者 5	受講者 6	受講者 1	受講者 2	受講者 3	受講者 4
時間管理／記録係	受講者 6	受講者 1	受講者 2	受講者 3	受講者 4	受講者 5

表 12. 心停止および心拍再開後の治療の学習ステーションの体系化，かつサポートされたデブリーフィングのプロセス

段階	目標	行動
情報収集	各ケースにおいて何が起こったかを尋ね，イベントに対する共通のメンタルモデルを形成する。受講者の言うことに耳を傾け，受講者がシミュレーションについて何を考えどのように感じているかを理解する	• チームリーダーに感想を述べてもらう • 高い能力を持つチームから情報の明確化や補足を求める
分析	受講者に自身の行動に対する振り返りと分析を促す	• イベントの正確な記録を確認する • 観察内容を報告する（正しい手順と誤った手順の両方について） • 受講者がシミュレーション時のパフォーマンスについて熟考および検証し，デブリーフィング時の認識について熟考できるよう支援する • セッションの目標から焦点がそれないように，デブリーフィング中の受講者の話の方向を調整する
要約	学んだ教訓のうち実践に活かせるものを特定し確認する後押しをする	• 受講者からのコメントや感想をまとめる • 受講者が高い能力を持つチームや個人の行動について，肯定的な面を特定できるようにする • 受講者が高い能力を持つチームや個人の行動について，変更や修正が必要な領域を特定できるようにする

レッスン 8C
学習ステーション：高い能力を持つチーム：心停止および心拍再開後の治療―ケースローテーションの詳細

受講者による練習

表 13 を使用して，この学習ステーションのケースローテーションを決定する

表 13. 心停止および心拍再開後の治療の学習ステーションのタイミングとタスク

ケースローテーション（6 回ローテーション，1 回あたり 25 分）	ケースローテーションの手順（インストラクターはシナリオをリアルタイムで実施する必要がある）
ケースのプレブリーフィング（図 4）（5 分間）	• タイマーを 5 分に設定する • 客観的なタイミング目標など，ケースプランと目標を設定する
ケースシナリオの開始（10 分間）	• このケースに対する役割のローテーションチャートを参照し，割り当てられたチームの役割を確認する – 受講者が，割り当てられたチームの役割に対して何を期待されるか理解していることを確認する（例：「あなたの役割は，バッグマスクを使用して，胸の上がりを伴う換気を実施することです」などと伝える） • ケースシナリオを読んでケースを紹介する • タイマーを 10 分に設定する • チームリーダーにケースの管理を開始するよう指示する • 観察と指導 – 効果的なチーム行動 – 適切なケース管理 – CPR の質に対するリアルタイム視聴覚的フィードバック装置を使用し，シナリオ全編を通してリアルタイムで質の高い CPR を行うなど，質の高いスキルの実施 • ケースの管理全体を通じてチームリーダーをガイドする • 10 分後にケースを終了する
ケースのデブリーフィング（10 分間）	• タイマーを 10 分に設定する • ケースの最後でチームのデブリーフィングを実施する – 『インストラクターマニュアル』の「デブリーフィングツール」を参照する

残りの 5 つのケースを同様に実施する。

図 4. プレブリーフィングおよび体系化されたデブリーフィングのタスク：フローチャート。

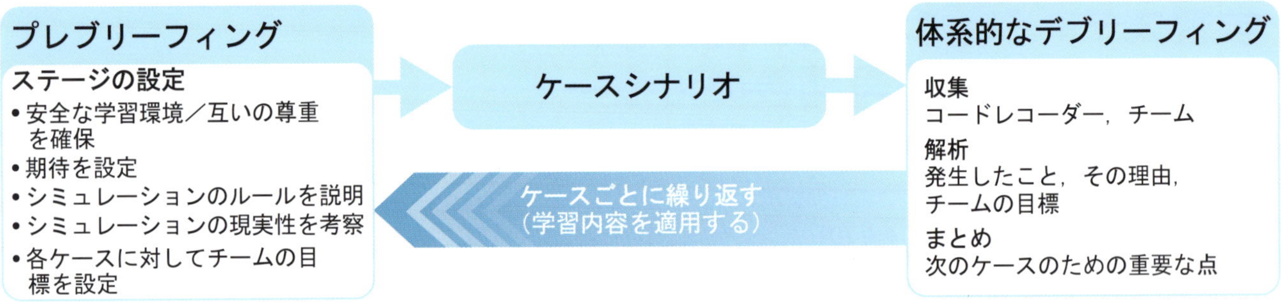
プレブリーフィング
ステージの設定
• 安全な学習環境／互いの尊重を確保
• 期待を設定
• シミュレーションのルールを説明
• シミュレーションの現実性を考察
• 各ケースに対してチームの目標を設定
ケースシナリオ
体系的なデブリーフィング
収集
コードレコーダー，チーム
解析
発生したこと，その理由，チームの目標
まとめ
次のケースのための重要な点
ケースごとに繰り返す
（学習内容を適用する）

レッスン 9A
学習ステーション：高い能力を持つチーム：メガコード実習

138 分間

インストラクターへのヒント

- それぞれ受講者 6 人で構成したステーションにまとめる。1 ステーションにつきインストラクター 1 人
- **リアルタイムで学習ステーションのケースを実施する（ケースを通してスキップしない）**
- 各シナリオは 10 分間，そのうちプレブリーフィングは 5 分間，デブリーフィングは 10 分間とする
- 体系化されたデブリーフィングの間もシナリオと同様に効果的な学習が達成できる

討論

- いくつかのアルゴリズムを通じて，効果的な患者管理を重点的に取り上げる
- **チームリーダーとしてメガコードのケースを実演する**
- 各ケースでのチームの役割，責任，および割り当てを確認する（レッスンプラン 9C および 9D を参照）
  - ケースシナリオは『インストラクターマニュアル』またはインストラクター用リソースの「付録」に収録されている
- 各受講者に，管理対象のメガコード実習ケースを提示する（レッスンプラン 9C を参照）
- 受講者は，『ECC ハンドブック』，ポケットリファレンスカード，または救急カートカードを使用できる
- ケースを開始する前に**プレブリーフィング**を実施する
  - チームは，**客観的なタイミング目標**など，各ケースの管理プランについて検討する必要がある
- 可能な場合，実際の装置を本番と同じ設定で受講者に使用してもらう
- リアルタイムフィードバック機能を搭載した視聴覚的フィードバック装置を使用して，胸骨圧迫のテンポと深さを CCF と併せてモニターするさらに，胸郭の戻り（可能であれば）と換気をモニターする
- 心停止のケースに基づくシナリオ全編を通じて，フィードバックを使用して，質の高い CPR を実施する
- 受講者に**体系的なデブリーフィング**を行うよう伝える

レッスン 9B
学習／テストステーション：高い能力を持つチーム：メガコード実習—インストラクターによるデモ

インストラクターへのヒント

受講者にデブリーフィングを行う場合：

- 受講者の心を魅了してエネルギーと集中力を高めるため，彼らの考え方を中心に自由回答形式の質問をする
- 質問に答えるときは，視線を合わせることで質問した受講者を認め，次にクラス全体に向けて回答し，時折質問者に目線を戻す。

受講者による練習

表 14 を使用して，この学習ステーションのタイミングとタスクを決定する

表 14. インストラクターケースシナリオの実演のタイミングとタスク

インストラクターがチームリーダー，受講者がチームの役割でケースシナリオを実演する	
ケースのプレブリーフィング（5 分間）	• タイマーを 5 分に設定する • 客観的なタイミング目標など，ケースプランと目標を設定する
ケースシナリオのデモを開始する（10 分間）	• ケースを紹介する • チームリーダーを割り当てる • チームメンバーの役割を受講者に割り当てる • タイマーを 10 分に設定する • ケースを開始する • 受講者はケース管理を実演し，次の点を示す – 効果的なチーム行動 – アルゴリズムを適切に適用する – シナリオ全編を通じたリアルタイムでの質の高い CPR など，質の高いスキルの実施 • 10 分後にケースを終了する
ケースのデブリーフィング（10 分間） **ケース実演の合計時間：25 分間**	• タイマーを 10 分に設定する • メガコードの実習の学習ステーションチェックリストを確認する • プレブリーフィングの目標と実際の結果について討論する • 学習内容の次のケースへの適用について討論する • ケースをまとめ，チームリーダーとチームメンバーの適切な役割を重点的に説明する

レッスン 9C
学習ステーション：高い能力を持つチーム：メガコードの実習—実習ケース

インストラクターへのヒント

- **受講者がメガコードケースの管理における各自の役割と責任について，理解しているかどうかを確認する**
- これがメガコードテストの前に学習を進める最後の機会である。この時間を利用して，受講者の弱点になりそうな重要な領域に対応する

受講者による練習

受講者ごとに，25 分間（プレブリーフィングに 5 分，ケースに 10 分，デブリーフィングに 10 分）のメガコード実習ケースを 1 回に 1 種類ずつ提示する

- 最初のケースのチームリーダーを決定する（次のレッスンプランのローテーションチャートを参照）
- チームリーダーは，ほかの受講者にチームの役割を割り当てる
- ケースのプレブリーフィングを実施する：客観的なタイミング目標を含む，ケースの目標を設定する
- チームに個々のケースを提供する
- 受講者は，『ECC ハンドブック』，ポケットリファレンスカード，または救急カートカードを使用できる
- チームリーダーは，メガコードケース全体を通じてチームの割り当てと指導を行う
- 残りの 5 ケースに対し，受講者の数に応じて全受講者がチームリーダーの役割を実習するように受講者を交代させる
- 時間管理/記録係は，2 分の経過を知らせ，メガコードテストチェックリスト上で重要な行動にチェックを記入する
- フィードバックを提供し，質問に回答する
- 体系的なデブリーフィングを実施し，受講者に学習内容を次のケースに適用してもらう

レッスン 9D
学習ステーション：高い能力を持つチーム：メガコード実習—ローテーション

インストラクターへのヒント

- ケースを実施する順序は変更してもかまわないが，割り当てたチームリーダーの役割は変更しないようにする必要がある
- 完全なメガコードをチームリーダーとして実行する機会が各受講者に与えられるようにする必要がある
- 受講者が実習中に役割を交代する必要がある場合は，実習中に受講者が動けるスペースを指定してインストラクターが受講者の成果を明確に観察およびモニタリングできるようにする

受講者による練習

表 15 を使用して，この学習ステーションのケースローテーションを決定する

表 15. 高い能力を持つチームの学習ステーションの受講者のローテーション

<table>
<tr><th>チームの役割</th><th>ケース 1</th><th>ケース 2</th><th>ケース 3</th><th>ケース 4</th><th>ケース 5</th><th>ケース 6</th></tr>
<tr><td>チームリーダー</td><td>受講者 2</td><td>受講者 3</td><td>受講者 4</td><td>受講者 5</td><td>受講者 6</td><td>受講者 1</td></tr>
<tr><td>気道担当者</td><td colspan="6" rowspan="5">チームリーダーは，ほかの受講者にチームの役割を割り当てる</td></tr>
<tr><td>静注／骨髄内投与／薬物投与担当者</td></tr>
<tr><td>モニター／除細動器担当者／CPR コーチ</td></tr>
<tr><td>胸骨圧迫担当者</td></tr>
<tr><td>時間管理／記録係</td></tr>
</table>

テストの詳細とテストステーションの設定（T1）

インストラクターへのヒント

- クラスの受講者数とインストラクター数に応じて，6 人の受講者を 2 つのグループにまとめてメガコードテストステーションに割り当てる
- このステーションでは，焦点を学習の円滑化から受講者のパフォーマンスの評価に移す。受講者は最初から最後までテストを行わなければならない。テストを完了するまで受講者を中断させない。問題点には補習時に対応する
- **リアルタイムでテストステーションのケースを実施する**

メガコードテストステーションと筆記試験（資料持ち込み可の試験）

- メガコードテストのテスト実施ローテーションと筆記試験について説明する
- オープンリソースの試験の合格点は 84 %以上であることを受講者に伝えて再確認する

推奨のテストステーション設定

- メガコードステーション 2 つ，インストラクター 2 人，それぞれのステーションに受講者 6 人（受講者評価を最適化するために，ステーションごとに 2 人のインストラクターを検討）
- 次の条件が満たされていれば，ほかのテスト設定も認められる
  - オープンリソースの筆記試験は監督付きで機密性が保たれる
  - オープンリソースの筆記試験では，受講者がメガコードテストに移動することによって試験が中断されない

高い能力を持つチーム：メガコードテストおよびメガコードテストの詳細（T2-T4）　12〜75 分間

メガコードテストステーション

- メガコードケースシナリオを提供する
- メガコードテストチェックリストを使用して，チームが合格するまでテストを実施する
- **インストラクターはシナリオを「リアルタイム」で実施する必要がある**
- **リアルタイムフィードバックを備えた視聴覚的フィードバック装置を使用して，CPR の質をモニタリングする**
- 受講者は，一定の制限の下で『ECC ハンドブック』，ポケットリファレンスカード，または救急カートカードを使用できる（『インストラクターマニュアル』を参照）
- 時間管理/記録係は 2 分の経過を知らせる
- テストには 10 分を超える時間をかけず，受講者にその成果についてのフィードバック（合格または不合格）を伝える
- テスト中は指導したりヒントを与えたりしてはならない
- 必要に応じて受講者に補習を案内する

メガコードテストのローテーション

表 16 を使用して，このテストのケースローテーションを必要に応じて決定する

表 16. 高い能力を持つチームのテストの受講者のローテーション

<table>
<tr><th>チームの役割</th><th>ケース 1</th><th>ケース 2</th><th>ケース 3</th><th>ケース 4</th><th>ケース 5</th><th>ケース 6</th></tr>
<tr><td>チームリーダー</td><td>受講者 5</td><td>受講者 6</td><td>受講者 1</td><td>受講者 2</td><td>受講者 3</td><td>受講者 4</td></tr>
<tr><td>気道管理担当者</td><td colspan="6" rowspan="5">チームリーダーは，ほかの受講者にチームの役割を割り当てる</td></tr>
<tr><td>静注／骨髄内投与／薬物投与担当者</td></tr>
<tr><td>モニター／除細動器担当者／CPR コーチ</td></tr>
<tr><td>胸骨圧迫担当者</td></tr>
<tr><td>時間管理／記録係</td></tr>
</table>

筆記試験および試験の詳細（T5，T6）

45 分間

筆記試験

- 試験はオンラインで実施されるが，ときには紙での試験が必要とされる場合もある。筆記試験の実施に関する詳細についてはインストラクターネットワークを参照のこと。
- 解答用紙を回収し，採点する
- 受講者とともに解答を確認する

筆記試験の詳細

- この試験はオープンリソースである
  - リソースには，プロバイダーマニュアルの印刷版または個人のデバイスで閲覧できる e ブック，受講者がクラス中に記録したメモ，ECC ハンドブック，『American Heart Association 心肺蘇生と救急心血管治療のためのガイドラインアップデート（AHA Guidelines for CPR and ECC）』などが含まれる。オープンリソースには，他の受講者やインストラクターとのオープンディスカッションは含まれない。
- 筆記試験中，受講者は話し合ってはならない
- 受講者が筆記試験を完了したら，採点する
- 注釈付きの解答集を参照して，正しく解答できなかった問題について話し合う
- 質問に回答する
- スコアが 84 %未満であった受講者には，直ちに補習を行う必要がある
  - 受講者が間違いを理解し，解答を修正できるようにする
  - 2 回目のテストを実施するか，不正解だった問題を口頭で復習して，受講者が間違いを確実に理解するようにする

メガコードテストステーションに受講者を移動するために筆記試験を中断してはならない

補習（REM）

インストラクターへのヒント

- メガコードの再テストでは，インストラクターがいくつかのチームメンバーの役割を果たしてもよく，手が空いているほかの受講者がチームメンバーになっても良い

筆記試験

次の情報は主にオンライン試験と紙での試験に適用され，HeartCode を有する受講生には適用されない。

- 補習が必要な受講者ごとに，コース教材を確認する
- 必要に応じて再テストを行う
- フィードバックを行う
- 習熟度を評価する

レッスン VAS
学習ステーション：血管確保（オプション）

インストラクターへのヒント

- このレッスンは ACLS コースの終了に必須ではない

「骨髄路」ビデオの再生

- 受講者がビデオから学ぶことを説明する
- ビデオを再生する
- 受講者の質問に回答する

受講者による練習

- 適切なマネキンで受講者に骨髄路挿入スキルの練習をさせる
- 受講者が骨髄内へのボーラス投与に必要な物品を迅速に準備できることを確認する
- 正しい成人薬物投与量を受講者に口頭で述べてもらう
- 各受講者が骨髄路の確保を適切に行え，骨髄針が髄腔に到達したことを確認できたかどうか確認する
- 各受講者がボーラス骨髄内投与のための各器具（三方活栓，注射器など）を準備できるかどうか確認する
- 各受講者を観察し，修正点をフィードバックする

レッスン COP
学習ステーション：死への対応（オプション）

インストラクターへのヒント

- 最近近親者を亡くした受講者には，このビデオを見るのは辛いかもしれないと伝える
- **このレッスンは ACLS コースの終了に必須ではない**
- 受講者は自分の判断でこのビデオを見ないことも選択できる

死への対応のビデオの再生

- 受講者がビデオから学ぶことを説明する
- ビデオを再生する（ビデオは自動的に一時停止される）
- 受講者の質問に回答する

討論

- どうすれば患者が死亡したことをもっと効果的に伝えられたかについて討論する
  - 蘇生の試み中，家族は入室を許可されなかった
  - 家族は病室に残るかどうかを選択できたことを知らされていなかった
  - 廊下でプライバシーのない状態で死亡を伝えられた
  - 死亡の説明に曖昧な言い回しが使用された
  - 「死亡」または「亡くなった」という言葉は使用されなかった
  - 医師は家族を残して「他の緊急事態」の対応に向かった
  - 医師は，家族を支えたり，質問に答える人物がいない状態で家族の元を離れた
- 受講者に質問がないかどうか尋ねる

死への対応のビデオを再開する

- ビデオを再生する
- 受講者の質問に回答する

レッスン ACLS–HeartCode P1
学習ステーション：HeartCode ACLS 実習　198 分間

インストラクターへのヒント

- これは HeartCode ACLS コースを受講し，スキルを伸ばすための架け橋となるよう支援する時間である
- このような受講者がマネキンで練習できるように十分な時間を設ける
- 必要なフィードバック装置を使用することが，受講者が胸骨圧迫の質を向上するために役立つ
- 各受講者がテストを受けるのに違和感がなくなるまで，適切な練習の機会が与える
- **リアルタイムで学習ステーションのケースを実施する（ビデオを早送りしない）**

受講者による練習

- 質の高い BLS：ACLS レッスン 2A およびレッスン 2B に従う
- OPA/NPA の挿入による気道管理：ACLS レッスン 3A およびレッスン 3B に従う
- メガコード実習：ACLS レッスン 9A からレッスン 9D に従う

レッスン ACLS–HeartCode T1
テストステーション：HeartCode ACLS
習熟度テスト

12～75 分間

インストラクターへのヒント

- このセクションは受講者の関与を深める優れた方法となる
- 声の抑揚やペースを変えて，教室に活気が生まれるようにする
- 受講者が共同作業し，質問に回答する準備ができるようにする
- スキルテストに進む前に，各受講者がすべてのスキルを習得していることを確認する
- **リアルタイムでテストステーションのケースを実施する（ケースシナリオをスキップしない）**

スキルテスト

- 質の高い BLS スキルテスト，OPA/NPA 挿入を含む気道管理スキルテスト，およびメガコードのテストを実施する
- ACLS レッスンプラン T2 から T4 に従う
- テストの詳細：
  - 受講者ごとに，質の高い BLS および OPA/NPA 挿入を含む気道管理をテストする
  - メガコードのチーム（受講者 3 人以上）の各受講者をテストする
  - 各受講者は，インストラクターの指示を受けずに，質の高い BLS，OPA/NPA 挿入を含む気道管理，およびメガコードの手順全体を実演しなければならない
  - テスト中に受講者を注意深く観察する
  - テスト中は指導したりヒントを与えたりしてはならない
  - 成人に対する質の高い BLS および気道管理スキルテストチェックリストおよびメガコードテストチェックリストに記入する
  - テストに不合格となった受講者には補習を案内する
- 必要に応じ，受講者をもう 1 回だけ再テストする。この再テストでも不合格になった受講者には，補習を指示する

レッスン **ACLS**–トラディショナル **2***
治療システム　　10 分間

学習目標

- 「治療システム」の定義

インストラクターへのヒント

- このセクションでは，『プロバイダーマニュアル』を使用して慣れ親しみ，情報保持に役立てるよう受講者に指示する
- コメントを付け加える場合はビデオを中断しないよう注意する。書き出しておいてビデオ終了時に討論する。受講者は同時に 2 つのことを聞こうとすると学習効率が下がる

治療システムのビデオの再生

- 『プロバイダーマニュアル』のパート 1 を開くように受講者に伝える
- ビデオを再生する

討論

- ビデオの内容からの受講者の質問に回答する
- 治療システムについて復習し，定義する
  - 有益性と改善の方法について討論する
- 地域のプロトコールと関連した AHA 救命の連鎖について討論する
- 傷病者の生存は，治療システムが全体としてタイムリーに機能することに依存にしていることを強調する

*ACLS トラディショナルコースの日程例を使用するオプションのレッスンプラン。**ACLS トラディショナルコース日程を使用する場合，このレッスンを追加する必要がある。**

レッスン ACLS–トラディショナル 3
学習ステーション：
蘇生科学

15 分間

このビデオレッスンでは，患者の生存可能性を高める重要な科学に重点を置く

インストラクターへのヒント

- つなぎの言葉：ビデオを見せた後，ビデオの内容の解説や次の内容を説明して，受講者が授業に戻るのを助ける
- ビデオで紹介された資料を受講者と振り返りながら，誘導的な質問をして討論を促す。講義は避ける

蘇生科学のビデオの再生

1 つの大人数グループまたは複数の少人数グループで以下を行う。

- 蘇生科学に関するビデオを紹介する
- ビデオを再生する
- 質の高い BLS とフィードバック装置について討論する
- 質問に回答する
- 重要な点の復習とまとめ

レッスン ACLS–トラディショナル 4
体系的なアプローチ

15 分間

学習目標

- 成人患者の系統的評価のために BLS，ACLS 一次アセスメント，ACLS 二次アセスメントの手順を適用する

インストラクターへのヒント

- このセクションでは，『プロバイダーマニュアル』を使用して関与を深め，情報保持に役立てるよう受講者に指示する
- コメントを付け加える場合はビデオを中断しないよう注意する。書き出しておいてビデオ終了時に討論する。受講者は同時に 2 つのことを聞こうとすると学習効率が下がる

「体系的なアプローチ」のビデオを再生する

- 『プロバイダーマニュアル』のパート 1 を開くように受講者に伝える
- ビデオを再生する

討論

- ビデオの内容からの受講者の質問に回答する
- 受講者に対し，学習ステーションとテストステーションで各自がチームリーダーやさまざまな役割のメンバーを交代しながら実行することを伝える
- 重要な点の確認およびまとめ（表 17 および 表 18 を参照）

表 17. BLS アセスメント

評価	評価方法と行動
反応の有無をチェックする。	• 肩などを軽くたたき，「大丈夫ですか？」と大きな声で尋ねる
近くにいる人たちに助けを求め／救急対応システムに出動を要請し，AED または除細動器を用意する。	• 大声で周囲に助けを求める。 • 救急対応システムに通報する。 • 利用可能であれば AED を用意する。または，誰かに出動要請と AED または除細動器の入手を依頼する。
呼吸と脈拍を確認する。	• **呼吸の有無または異常な呼吸**（呼吸なしまたは死戦期呼吸のみ）**をチェックするには，胸が上下しているかどうかを目で確認する**（5 秒以上 10 秒以内）。 • 5 秒以上 10 秒以内で脈拍をチェックする。 • 脈拍チェックと呼吸チェックを **10 秒以内**で同時に行い，CPR の遅延時間を最小限に抑える。 • 10 秒以内に呼吸および脈拍を確認できない場合は，胸骨圧迫から CPR を開始する。 • 脈拍を触知した場合は，6 秒ごとに 1 回の人工呼吸を開始する。約 2 分ごとに脈拍をチェックする。
除細動を行う。	• 脈拍が触知できない場合は，AED または除細動器が到着次第，ショック適応のリズムの有無をチェックする。 • 適応の場合はショックを施行する。 • ショック後，毎回ただちに胸骨圧迫から CPR を再開する。

表 18. ACLS 一次アセスメント

評価	評価方法と行動
気道（**A**irway） • 「患者の気道は開通しているか？」 • 「高度な気道管理は必要か？」 • 「気道管理器具の位置が適切であることを確認したか？」 • 「チューブが固定されており，位置が適切であることを頻繁に，かつ移動するたびに確認しているか？」	• 頭部後屈 – あご先挙上法，口咽頭エアウェイ，または鼻咽頭エアウェイを使用して，意識のない患者の気道開通を維持する。 • 必要に応じて，高度な気道管理を行う（ラリンゲアルマスクエアウェイ，ラリンゲアルチューブ，気管チューブなどを使用）。 – 高度な気道管理器具留置の有益性を，胸骨圧迫中断の悪影響と比較して実施を検討する。バッグマスク換気で十分な場合には，最初の CPR および除細動に患者が反応しないことが確認されるまで，または ROSC に達するまで，高度な気道管理器具の挿入を遅らせてもかまわない。ラリンゲアルマスクエアウェイ，ラリンゲアルチューブ，コンビチューブなどの高度な気道管理器具は，胸骨圧迫を継続中でも挿入可能である。 – 高度な気道管理器具を使用する場合： ▪ CPR と換気が適切に連携しているかどうかを確認する ▪ 高度な気道管理器具の適切な挿入を，身体検査と定量的波形表示呼気 CO_2 モニターで確認する ▪ チューブが抜けないよう固定する ▪ 定量的波形表示呼気 CO_2 連続モニターにより，気道管理器具の留置，CPR の効果，および ROSC をモニタリングする

評価	評価方法と行動
呼吸（**B**reathing） • 「換気および酸素化は十分か？」 • 「定量的波形表示呼気 CO_2 モニターおよび酸素飽和度はモニタリングされているか？」	• 適応のある場合は，酸素投与を行う。 – 心停止患者に対しては 100 %酸素を投与する。 – ほかの場合は，パルスオキシメトリで酸素飽和度が 95～98 %になるように酸素投与を調整する（ACS の場合は 90 %，心拍再開後の治療の場合は 92～98 %）。 • 以下によって，換気および酸素化が適切かどうかをモニタリングする。 – 臨床基準（胸の上がり，チアノーゼ） – 定量的波形表示呼気 CO_2 モニター – 酸素飽和度 – 過換気を避ける
循環（**C**irculation） • 「胸骨圧迫は効果的か？」 • 「心リズムは？」 • 「除細動または電気ショックの適応となるか？」 • 「静脈路／骨髄路は確保されているか？」 • 「ROSC が認められるか？」 • 「患者は脈拍があり不安定か？」 • 「心リズムや血圧の回復に薬物投与は必要か？」 • 「蘇生に輸液負荷は必要か？」	• CPR の質をモニタリングする。 – 定量的波形表示呼気 CO_2 モニター（呼気段階の最後の呼気中の CO_2 の分圧，または P_{ETCO_2} が 10 mm Hg 未満の場合は，CPR の質の向上を試みる）。波形表示呼気 CO_2 モニターの値は，CPR の質を向上しながら可能な限り高くすべきである。呼気二酸化炭素の量は肺を通過する血液の量と関連しているため，定量的波形表示呼気 CO_2 連続モニターにより，胸骨圧迫中の心拍出量を間接的に測定できる。胸骨圧迫中の $ETCO_2$ が 10 mmHg 未満の場合 ROSC にいたることは稀である。 – $ETCO_2$ の 25 mm Hg 以上への急増は，ROSC を示している場合がある。 – 動脈圧（弛緩期［拡張期］圧が 20 mm Hg 未満の場合は CPR の質の向上を試みる）。動脈圧は，CPR の質を向上しながら可能な限り高くすべきである。動脈圧モニタリングが可能な場合は，血圧を最適化するよう努力する。胸骨圧迫中の弛緩期（拡張期）圧が 20 mm Hg 未満の場合，ROSC に達することはまずない。 • モニターまたは除細動器を取り付け，不整脈または心停止リズム（VF，無脈性VT，心静止，PEA など）をモニタリングする。 • 除細動／電気ショックを実施する。 • 静脈路／骨髄路を確保する。 • 適切な薬物投与により，心リズムおよび血圧を管理する。 • 必要に応じて輸液を静脈内／骨髄内に投与する。 • グルコースおよび体温を確認する。 • 灌流状況を確認する。
神経学的評価（**D**isability）	• 神経機能を確認する。 • 反応，意識レベル，瞳孔散大をすばやく評価する。 • AVPU：意識清明（Alert），声に反応（Voice），痛みに反応（Painful），反応なし（Unresponsive）の略
全身観察（**E**xposure）	• 身体診察を行えるように衣服を脱がせる。 • 外傷の明らかな徴候，出血，熱傷，不自然な外傷，または，メディカルブレスレットの有無を確認する。

ACLS 二次アセスメント

- 焦点を絞った病歴（SAMPLE）
- H と T

レッスン ACLS–トラディショナル 5
CPR コーチ

10 分間

インストラクターへのヒント

- このセクションでは，『プロバイダーマニュアル』を使用して慣れ親しみ，情報保持に役立てるよう受講者に指示する
- コメントを付け加える場合はビデオを中断しないよう注意する。書き出しておいてビデオ終了時に討論する。受講者は同時に 2 つのことを聞こうとすると学習効率が下がる

CPR コーチビデオの再生

- 『プロバイダーマニュアル』のパート 3 を開くように受講者に伝える
- ビデオを再生する

討論

- ビデオの内容からの受講者の質問に回答する
- 受講者に対し，クラス全体を通して，CPR および気道管理ステーションでは CPR コーチの役割を果たすことを伝える
- 重要な点の確認およびまとめ（『ACLS プロバイダーマニュアル』を参照）

レッスン ACLS-トラディショナル 6
学習ステーション：認識：
臨床的増悪の兆候

10 分間

このビデオレッスンは，心停止の予防に重点を置いている

インストラクターへのヒント

- つなぎの言葉：ビデオを見せた後，ビデオの内容の解説や次の内容を説明して，受講者が授業に戻るのを助ける
- ビデオで紹介された資料を受講者と振り返りながら，誘導的な質問をして討論を促す。講義は避ける

認識のビデオの再生：臨床的悪化の徴候

1 つの大人数グループまたは複数の少人数グループで以下を行う。

- 認識のビデオの紹介：臨床的悪化の徴候
- ビデオを再生する

討論

- 院内心停止の MET/RRT（EMS のオプション）について復習し，定義する
- 質問に回答する
- 重要な点の復習とまとめ

レッスン ACLS-トラディショナル 7A
学習ステーション：急性冠症候群 —
ビデオに関する討論 1

30 分間

学習目標

- 急性冠症候群の認識と早期治療（適切な処置を含む）についての討論

インストラクターへのヒント

- 受講者が共同で質問に回答したり，自己発見できる機会を設ける
- ビデオの内容をまとめる際は，受講者にビデオで見たこと／学習したことを質問し，この討論を受講者に主導させるようにする
- 受講者は最初，質問に答えることに躊躇しがちである。このレッスンの前に，誘導的な質問を追加で書いておき速やかに討論に入れるようにする。ビデオを用いたこのようなレッスンは，プロバイダーの経験が浅いか深いかを問わず，インストラクターが受講者に問題を問いかけるように設定されている。コースの受講者の知識レベルに基づいて，質問の難易度を調整する

ACS のビデオの再生

- 受講者がビデオから学ぶことを説明する
- ビデオを再生する（自動的に一時停止）
  - ビデオを停止して行う討論 1 の質問 1，2，3 に対応する
- 『プロバイダーマニュアル』のパート 2 を参照する
- グループとの討論をリードする

討論

- 『ACLS プロバイダーマニュアル』のパート 2，ACS のケースを参照するように受講者に伝える。討論で出た主な概念を記録する

ビデオを停止しての討論 1

1. 安定狭心症，不安定狭心症，および心筋梗塞の違いは何か？

狭心症は，胸の中央またはその周囲の圧迫感または不快感として現れる（激しい痛みではない）。安定狭心症に伴う不快感の発症は予測できることが普通で，多くの場合は激しい活動中や強い興奮によって引き起こされる。これは症状であって，冠動脈疾患や急性虚血症状の診断とはならない。胸部不快感は，心筋虚血に伴うことも多いが，ほかの原因が存在することもあり得る。冠動脈疾患が存在する場合，狭心症の原因として最も多く見られるものは，冠動脈粥腫の閉塞または破綻である。

狭心症が安定していて，激しい活動や興奮による発症を予見できることがある。安静時には，固定した冠動脈粥腫があっても十分な血液供給が可能であるが，ストレスがある状態では十分な血流が得られなくなる。粥腫が不安定になると，ACS が発生する。血管の断面積が急激に減少するため，十分な血流が得られなくなる。これが原因で，「不安定狭心症」という臨床所見が生じる。これは安静時や最小労力で長時間狭心痛が起きることを特徴とする。心筋に損傷を与えるほど血流不足が深刻になると，心筋梗塞が起きると考えられている。このイベントはしばしば，15 分以上にわたる狭心痛と関連している。

2. この患者は胸部の不快感を訴えている。致死的となり得る胸部の不快感の原因として，最も可能性のあるものは？

大半の「致死的な」胸部の不快感は ACS に起因しているが，当初の緊急時の診断ではほかの疾患が挙げられることもある。ACS として診断することが不確実な場合は，引き続き評価を進めながら，考えられる診断として次の疾患を考慮する必要がある。

- 大動脈解離
- 肺塞栓症
- 胸水およびタンポナーデによる急性心筋炎
- 自然気胸
- 食道破裂

3. 急性虚血による胸部不快感の典型的な症状は何か？

虚血症候群を持つ大半の患者に見られる主な症状は，胸部の不快感である。この不快感は，痛みとして表現されないことがしばしばである。短時間の胸部不快感は虚血に起因していることがあり，梗塞に進行することもあれば，進行しないこともある。しかし，症状が継続して発生している場合は（症状が 15～20 分以上続く），心筋梗塞が存在している可能性がある。ACS が疑われる症状には次のものがある。

- 胸の中央部で数分間継続する不快な圧迫感，膨満感，絞扼感，または疼痛（梗塞：通常 15 分超）
- 肩，頸部，腕，またはあごに広がる疼痛，背中の疼痛，または肩甲部の間の疼痛
- めまい，卒倒，発汗，または悪心を伴う胸部不快感
- 胸部の不快感に伴う息切れ，または胸部の不快感を伴わない息切れ
- 胸痛／胸部不快感が起きていることの否認と重症度の過小評価

レッスン ACLS-トラディショナル 7B 学習ステーション：急性冠症候群 ― ビデオに関する討論 2

ACS のビデオの再生

- 受講者がビデオから学ぶことを説明する
- ビデオを再生する（自動的に一時停止）
  - ビデオを停止しての討論 2 の質問 1，2，3 に対応する
- 『プロバイダーマニュアル』のパート 2 を参照する
- グループとの討論をリードする

討論

- 『ACLS プロバイダーマニュアル』のパート 2，ACS のケースを参照するように受講者に伝える。討論で出た主な概念を記録する

ビデオを停止しての討論 2

1. ACS 患者の半数は，EMS による病院への搬送を受けていない。

ACS 患者にとって早期の EMS 出動が重要な理由は何か？

STEMI 患者では，冠動脈は完全に閉塞している。早い段階で冠動脈を開通させることで，死亡率を下げ梗塞サイズを縮小することができる。多くの場合，患者が病院に到着する前に EMS が症状を安定化させる処置を行うことが可能で，それにより迅速な，再灌流療法を早期に開始できる。「早い段階で冠動脈を開通させることで，死亡率を下げ，梗塞サイズを縮小することができる。」EMS によって搬送された患者には，より迅速な再灌流療法を受けられる。EMS プロバイダーは，STEMI 後の早期の VF のリスクを考慮すべきである。

地域の ACS 認識システムで最も重要な構成要素は？

成人の心停止の原因として最も多く見られるものは ACS である。各地域で，心停止への対応および ACS が考えられる患者の特定のためのプログラムを構築しておく必要がある。このプログラムは次の要素で構成する。

- ACS の症状を確認する
- EMS システムの出動要請
- 迅速な CPR を行う
- 市民救助者による CPR と除細動プログラムを通じて，AED による除細動を実施する

2. ACS 患者を治療する上での目標は何か？

治療システムを改善することで，ACS であることが考えられる患者を早い段階で再灌流療法できるようになり，目標達成の可能性も高くなる。この目標（『ACS』ビデオで詳しく説明）は次のとおりである。

- 虚血性胸部不快感の緩和
- 死亡，非致死性心筋梗塞（MI），梗塞後の緊急血行再建の必要性などの主要心事故の防止
- VF／無脈性 VT，症候性徐脈，不安定な頻拍など，ACS の急性で致死的な合併症の治療

再灌流療法では，薬物または機械的手段により，閉塞した冠動脈を再開通させる。「血栓バスター」として機能する薬物は，「フィブリン溶解薬（fibrinolytic）」と呼ばれており，これは血栓症解薬（thrombolytic）よりも正確な用語である。経皮的冠動脈インターベンション（PCI）は，閉塞した，または狭くなった冠動脈を広げる処置である。冠動脈造影に続いて心臓カテーテル法で実施するPCIにより，閉塞した冠動脈に対するバルーン拡張やステント留置が可能になる。初回の再灌流療法で実施するPCIは，「プライマリーPCI」と呼ばれる。

3. ACSでアスピリンが果たす役割は何か？その適応と禁忌は何か？

ACSの原因として最も多く見られるものは，薄い皮膜に包まれた脂肪に富む粥腫の破裂である。破裂後，血小板の単層が破裂した粥腫の表面を覆う（血小板粘着）。追加の血小板が補充され（血小板凝集）活性化される。アスピリンは血小板と不可逆的に結合し，血小板の機能を部分的に抑制する。

研究では，アスピリンには心筋梗塞による死亡率を引き下げる効果があることがわかっている。推奨の投与量は162～325 mgである。アスピリンは，ACSであることが考えられるすべての患者に適応する。

禁忌には，真性アスピリンアレルギーや最近または活動性の消化管出血などがある。

訳注）原文は fibrinolytic therapy「フィブリン溶解療法」という用語を用いているが，日本では便宜上用語として「血栓溶解療法」が使用されている。

レッスン ACLS-トラディショナル 7C
学習ステーション：急性冠症候群 —
ビデオに関する討論 3

ACS のビデオの再生

- 受講者がビデオから学ぶことを説明する
- ビデオを再生する（自動的に一時停止）
  - ビデオを停止しての討論 3 の質問 1，2，3 に対応する
- 『プロバイダーマニュアル』のパート 2 を参照する
- グループとの討論をリードする

討論

- 『ACLS プロバイダーマニュアル』のパート 2，ACS のケースを参照するように受講者に伝える。討論で出た主な概念を記録する

ビデオを停止しての討論 3

1. これまでの内容を確認する。ACS に対する初期の薬物療法は何か？アスピリンについては，すでに討論している。

初期の補助薬として，このほかに酸素（飽和度を 90% 以上に維持することが目的），ニトログリセリン，鎮痛薬（モルヒネなど）が挙げられる。

ニトログリセリンの投与量はどのくらいか。また，適応／禁忌／注意事項は何か？

ニトログリセリンは，錠剤または噴霧形式で舌下投与する。血圧と心拍数の評価を繰り返しながら，3 回投与できる。ACS 患者に対してニトログリセリンを慎重に使用する，または控える条件として，次のものがある。

- **下壁心筋梗塞および右室梗塞**：下壁 STEMI であることがわかっている患者では，ニトログリセリンの使用に注意を要する。このような患者では，右側胸部の心電図を測定し，右室が関与している程度を評価します。右側前胸部誘導または経験を積んだプロバイダーによる臨床所見で右室梗塞が確認された場合，ニトログリセリンまたはそのほかの血管拡張薬（モルヒネ）や体液喪失薬物（利尿薬）は禁忌となる。急性右室梗塞の患者は，心拍出量と血圧を維持するために右室充満圧（前負荷）にに大きく左右される。
- **低血圧，徐脈または頻拍**：低血圧（収縮期血圧が 90 mmHg 未満），極度の徐脈（50 回/分未満），または頻拍の患者では，ニトログリセリンの使用を避ける。
- **最近のホスホジエステラーゼ阻害薬の使用（勃起不全に対して使用することがよくある）**：ホスホジエステラーゼ阻害薬を直近で服用している患者の場合（例えば，シルデナフィルやバルデナフィルでは 24 時間以内，タダラフィルでは 48 時間以内），血管収縮薬では治療できない重度の低血圧が硝酸薬によって引き起こされる可能性がある。

2. 初期のACSのトリアージで効果的と考えられる心電図グループは何か？それらはどういう名前で呼ばれているか？

心電図のSTを解析することで，診断と治療の面からACS患者を2グループのいずれかに分類するトリアージが可能になる。STEMIおよびNSTE-ACS（高リスクの不安定狭心症／非ST上昇MIおよび正常または非診断的心電図）（ACSアルゴリズムを参照）。

受け入れ施設に心電図を事前通知することがEMSに推奨される理由は？

ACS患者，特にSTEMI患者では，良好な転帰を得る上で時間が重要な要素である。アメリカ心臓協会では，心臓専門の医療機関による治療が最も有効な患者を早い段階で認識できるように，12誘導心電図プログラムをEMSシステムに導入することを推奨している。高度な心電図を判読する訓練が不足しているEMSプロバイダーでも，12誘導心電図を救急部へ伝送すれば，そこで心電図の判読が可能である。STEMIの心電図診断により，EMSプロバイダーは地域のSTEMI対応計画をできるだけ早く発動する必要がある。

初期段階で心電図を判読し，受け入れ先の病院に通知することで，再灌流治療までの時間を短縮し，心筋を保護して死亡率を引き下げることができる。

3. このケースでSTEMIを重点的に取り上げている理由は何か？

STEMIに対する再灌流療法は，心血管疾患の治療における最も重要な進歩といえる。
早期の血栓溶解療法またはカテーテルによる直接の再灌流は，急性心筋梗塞患者に対する標準治療となっている。

再灌流療法により，死亡率を下げ心筋を保護することができる。再灌流の開始までの時間が短いほど効果は高くなる。例えば，発症後1時間以内に″血栓溶解療法″を実施したところ，死亡率は47％低下したことが報告されている。

ガイドラインでは，最初の医療従事者との接触からバルーン拡張までを「90分」以内とすることを目標としている。これらの目標達成には，STEMIの治療システム（EMSシステムおよび救急部による初期のトリアージ）が大きな影響を及ぼす。

レッスン ACLS-トラディショナル 8A
学習ステーション：急性期脳卒中 ―
ビデオに関する討論 1

30 分間

学習目標

- 脳卒中の早期認識と早期治療の開始（適切な処置を含む）について討論する

インストラクターへのヒント

- 受講者が共同で質問に回答したり，自己発見できる機会を設ける
  – 受講者間の対話を奨励する
- ビデオを用いたこのようなレッスンは，プロバイダーの経験が浅いか深いかを問わず，インストラクターが受講者に問題を問いかけるように設定されている。コースの受講者の知識レベルに基づいて，質問の難易度を調整する

脳卒中のビデオの再生

- 受講者がビデオから学ぶことを説明する
- ビデオを再生する（自動的に一時停止）
  – ビデオを停止して行う討論 1 の質問 1，2，3 に対応する
- 『プロバイダーマニュアル』のパート 2 を参照する
- グループとの討論をリードする

討論

- 『ACLS プロバイダーマニュアル』の「パート 2，急性期脳卒中」を参照するように受講者に伝える。討論で出た主な概念を記録する

ビデオを停止しての討論 1

1. この患者が示している徴候と症状は何か？

受講者は，患者が発話と移動が困難な状態にあることを認識する必要がある。これは，脳卒中の警告兆候である。脳卒中の警告徴候や症状として，他にどのようなものがあるかを受講者に尋ねる。

どのような面から，これが脳卒中の症状であるといえるか？

脳卒中の自他覚症状はわかりにくいことがある。自他覚症状には次のものがある。

- 特に一側性の顔面，腕，足の脱力や無感覚が突然発症する
- 突然の意識混濁
- 話すことや理解することが困難
- 片眼または両眼の突発的な視覚障害
- 突然の歩行困難
- 目まいや平衡感覚障害，協調運動障害
- 原因不明の重度の頭痛が突然認められる

2. 脳卒中の主なタイプは何か？

脳卒中には主に以下の種類がある。

- **虚血性脳卒中**：すべての脳卒中の 87 %を占め，通常は脳の任意の領域に血液を供給する動脈の閉塞が原因で発症する
- **出血性脳卒中**：すべての脳卒中の 13 %を占め，脳の血管が突然破裂して周囲の組織に血液が流れ込むことで発症する。このタイプの脳卒中では，血栓溶解療法は禁忌である

そのほか：

- **一過性脳虚血発作**：一過性脳虚血発作は，急性梗塞なしの局所脳虚血，脊髄虚血，網膜虚血を原因とする神経機能障害の一過性症状である

障害を軽減できる治療方法はあるか？

脳卒中とは総括的な言葉であり，脳の特定の領域に対する血液供給中断に続いて発生する，急性の神経学的障害を指す。すべての患者について迅速な脳卒中治療が重要だが，このケースでは急性期「虚血性」脳卒中の再灌流療法に重点を置く。血栓溶解薬による迅速な治療によって，脳卒中に起因する障害を軽減できる可能性があることがその理由である。

3. この患者が脳卒中を発症している場合，何が脳卒中治療の目標となるか？

脳卒中治療の目標は，脳損傷を最小限に抑え，患者を最大限に回復させることである。AHA とアメリカ脳卒中学会が示す脳卒中救命の連鎖は，突然の心停止の救命の連鎖と同様である。脳卒中からの回復を最大限にするために，患者，家族，およびヘルスケアプロバイダーが取るべき行動が連鎖されている。連鎖を構成する鎖は以下のとおりである。

- 脳卒中の警告徴候の迅速な発見と対応
- EMS システムへの迅速な出動要請
- EMS システムによる迅速な搬送と，受け入れ病院への到着前通知
- 病院での迅速な診断および治療

レッスン ACLS-トラディショナル 8B
学習ステーション：急性期脳卒中—ビデオに関する討論 2

脳卒中のビデオの再生

- 受講者がビデオから学ぶことを説明する
- ビデオを再生する（自動的に一時停止）
  - ビデオを停止しての討論 2 の質問 1，2，3 に対応する
- 『プロバイダーマニュアル』のパート 2 を参照する
- グループとの討論をリードする

討論

- 『ACLS プロバイダーマニュアル』の「パート 2，急性期脳卒中」を参照するように受講者に伝える。討論で出た主な概念を記録する

ビデオを停止しての討論 2

1. 脳卒中と考えられるこの患者に最良の転帰を実現するために，EMS にとって重要な評価と行動は何か？

- **徴候の特定**：一過性脳虚血発作および脳卒中の徴候を明らかにし認識する。
- **ABC の評価**：酸素飽和度が ≦ 94 %の場合または酸素飽和度が不明の場合は，酸素を投与する。
- **脳卒中評価の完了**：院外脳卒中評価をすばやく実行し，脳卒中の重症度スコアを評価する。
- **発症時刻の確定**：患者が最後に神経症状を発症する前であったと確認できる時刻を特定する。これをゼロ時間をとする。患者が睡眠状態から覚醒し，脳卒中の症状を呈していた場合，ゼロ時間は患者が最後に正常であるように見えた時期ということになる。
- **搬送**：脳卒中評価，脳卒中重症度スコア，地域の脳卒中プロトコールに基づいて，患者を脳卒中センターに搬送する。脳卒中の症状を発症した時刻を確認するために，目撃者，家族，介護者に同行を依頼することを検討する。
- **病院に通報**：受け入れ先病院に対して病院への事前通知を行い，脳卒中チームを発動する。
- **血糖値のチェック**：搬送中は心肺機能の補助と神経症候のモニターを行い，メディカルコントロールの許可があれば血糖値を確認する。

2. この患者にはどのようなタイプの病院が適切か？

脳卒中治療施設では，分野横断的な手法により，患者を迅速にトリアージし，治療できる。

事前通知が重要な理由は何か？

脳卒中患者を指定の脳卒中対応センター（一次治療施設／総合治療施設）に直接トリアージすることで大きな利点が得られることをエビデンスが示している。

事前通知があれば医療施設の脳卒中対応計画を発動し，脳卒中チームを発動できるので，評価と治療の遅れを最小限に抑えることができる。

3. ビデオで使用した脳卒中スクリーンは何か？

Cincinnati プレホスピタル脳卒中スケール（CPSS）

3 つの重要な身体所見は何か？

CPSS では，以下の 3 つの身体所見を基に脳卒中を特定する。

- 顔面下垂（笑ったり，歯を見せたりするよう患者に指示する）
- 上肢の脱力（眼を閉じ，両手を前に出すよう患者に指示する）
- 言語障害（患者に次のように言わせる「瑠璃（るり）も玻璃（はり）も照らせば光る」など）

CPSS を使用することで，医療スタッフは 1 分未満で患者を評価することができる。

CPSS の所見のうちの 1 つがみられる場合，脳卒中である確率は 72 %である。

3 所見のすべてで異常がみられる場合，脳卒中である確率は 85 %を超える。

レッスン ACLS-トラディショナル 8C
学習ステーション：急性期脳卒中—ビデオに関する討論 3

脳卒中のビデオの再生

- 受講者がビデオから学ぶことを説明する
- ビデオを再生する
  - ビデオを停止しての討論 3 の質問 1，2，3 に対応する
- グループとの討論をリードする

討論

- 『ACLS プロバイダーマニュアル』の「パート 2，急性期脳卒中」を参照するように受講者に伝える。討論で出た主な概念を記録する

ビデオを停止しての討論 3

1. これまでの内容を確認する。救急部による初期評価と安定化は何か？

- **ABCD の評価**：ABCD を評価し，ベースラインのバイタルサインを評価する。
- **酸素の供給**：酸素の供給：患者の酸素飽和度が ≦ 94 %で，患者が低酸素状態である場合または患者の酸素飽和度が不明な場合は，酸素を投与する。
- **静脈路の確保と採血**：静脈路を確保した上で，ベースラインの血算，凝固系初期検査，および血糖値の測定で使用するために採血を行う。ただし，このために脳の CT 検査が遅れることがあってはならない。
- **血糖値のチェック**：低血糖症を速やかに治療する。
- **神経学的スクリーニング評価を実施**：米国立衛生研究所脳卒中スケールまたはカナダ神経学的スケール。
- **脳卒中チームに出動を要請**：脳卒中チームに出動を要請するか，脳卒中の専門知識を持つ専門医に相談する準備をする。
- **脳 CT 検査を指示**：脳の緊急 CT 検査を指示し，直ちに放射線専門医による解読を依頼する。
- **12 誘導心電図を記録**：12 誘導心電図を記録する。これにより塞栓性脳卒中の原因として，最近または進行中の急性心筋梗塞や不整脈（心房細動など）を特定できる。致死的不整脈は特に脳内出血による脳卒中後，あるいはそれに伴って起こる場合がある。患者の血行動態が安定している場合，致死的ではない不整脈（徐脈，VT，房室ブロック）の治療は必ずしも必要ではない。これによって，脳の CT 検査の実施が遅れることがあってはならない。

2. CT 検査で得られる結果は何か？

脳卒中が疑われる患者で緊急に実施した CT 検査または磁気共鳴画像法スキャンは，ただちに専門家による判読を受ける必要がある。出血の有無によって，治療の次段階で実施する手順と，患者が”血栓溶解療法”適応であるかどうかが決まる。

患者が血栓溶解療法の適応であることになる検査結果は何か？

出血がない場合

CT 検査で出血のエビデンスが見出されなかった場合，その患者は血栓溶解療法の適応である可能性がある。

出血がある場合

CT 検査で出血が確認された場合，患者は血栓溶解療法の適応では**「ない」**。神経内科医または脳神経外科医に相談し，適切な施設への転送を検討する。

3. 虚血性脳卒中の患者に対する血栓溶解療法では何を実施するか？

急性期虚血性脳卒中の成人患者に発症時間から 3 時間以内にアルテプラーゼを投与することで，良好ないし極めて優れた機能的転帰の可能性が高くなることが複数の研究によって示されている。このような結果は，アメリカ国立神経疾患・脳卒中研究所のプロトコールの適応条件と治療規制に厳格に従った脳卒中プロトコールを使用し，病院で医師がアルテプラーゼを投与した場合に得られる。また，成人の前向き無作為化研究によるエビデンスでは，早期に治療を開始することで，さらに機能的転帰の可能性が高くなることも報告されている。

さらに，慎重に選出した患者で発症から 3〜4.5 時間の間に血栓溶解薬を投与することで，臨床結果の改善が見られたことを示す研究もある。この場合でも，発症から 3 時間を経過しないうちに治療を受けたグループに比べると，改善の程度は低くなっている。

レッスン ACLS-トラディショナル 8D
学習ステーション：急性期脳卒中—8 つの「D」の確認

インストラクターへのヒント

- 『ACLS プロバイダーマニュアル』のパート 2 を参照するように受講者に伝える。討論で出た主な概念を記録する

討論

全受講者を 1 つの大きなグループとして，以下を説明する。

- 急性期虚血性脳卒中を発症した患者が血栓溶解療法から得られる効果は，治療開始までの時間に依存する。これは，STEMI の患者と同様であるが，この時間依存性は大幅に短いものである
- 静注による血栓溶解療法開始までの時間はきわめて重要であり，発症時刻から算定される
  - 発見（**D**etection）：脳卒中の徴候および症状の迅速な認識
  - 出動（**D**ispatch）：素早い 119 番への通報と EMS の出動
  - 搬送（**D**elivery）：EMS の迅速な脳卒中の識別，管理，トリアージ，搬送，病院への事前通知
  - 到着（**D**oor）：早急な救急部による緊急エリアへのトリアージ，および脳卒中チームによる迅速な評価
  - データ（**D**ata）素早い臨床評価，臨床検査，脳撮像
  - 決定（**D**ecision）脳卒中の診断の確立および最適な治療選択の決定
  - 薬剤／器具（**D**rug/**D**evice）：適合する場合，血栓溶解療法および／または血管内療法の実施
  - 移送（**D**isposition）迅速な脳卒中専門ユニットまたは集中治療室への移送，または血管内療法のための緊急の施設間の転送

訳注）原文は fibrinolytic therapy「フィブリン溶解療法」という用語を用いているが，日本では便宜上用語として「血栓溶解療法」が使用されている。

